134 Anaesthesiologie und Intensivmedizin
Anaesthesiology
and Intensive Care Medicine

Thrombose und Embolie

Herausgegeben von H. Vinazzer

Mit Beiträgen von: K. Breddin und H.J. Krzywanek, Frankfurt am Main · P. Brücke, Linz · A.M. Ehrly, Frankfurt am Main · M. Fischer, Wien · A. Gisel, Wien U.F. Gruber, Basel · W. Hach, Bad Nauheim · W. Hofner † und F. Kummer, Wien · P. Hohler und U.F. Gruber, Basel V.V. Kakkar, London · F. Kummer, Wien · D. Loew, Wuppertal · R. May, Innsbruck · A. Mostbeck, Wien H. Poliwoda, Hannover · E.-I. Richter und E. Zeitler, Nürnberg · W. Rotter, Frankfurt a.M. · R. Schmutzler, Wuppertal · R.-M. Schütz, Lübeck · H. Vinazzer, Linz

Mit 124 Abbildungen und 48 Tabellen

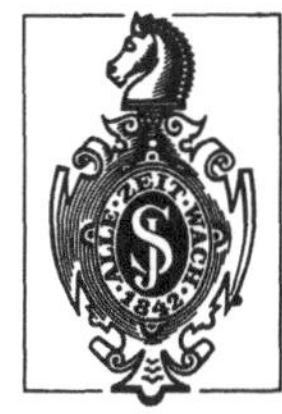

Springer-Verlag
Berlin Heidelberg New York 1981

Professor Dr. Helmut Vinazzer
Laboratorium für Blutgerinnung
Untere Donaulände 12
A-4020 Linz a.D.

ISBN-13:978-3-540-10393-6 e-ISBN-13:978-3-642-67843-1
DOI: 10.1007/978-3-642-67843-1

CIP-Kurztitelaufnahme der Deutschen Bibliothek
Thrombose und Embolie / hrsg. von H. Vinazzer.
– Berlin; Heidelberg; New York : Springer, 1981.
(Anaesthesiologie und Intensivmedizin; 134)
ISBN-13:978-3-540-10393-6 (Berlin, Heidelberg, New York)

NE: Vinazzer, Helmut [Hrsg.]; GT

Satz: Schreibsatz Service Weihrauch, Würzburg

2127/3321-543210

Vorwort

Thromboembolische Erkrankungen zählen zwar schon seit langer Zeit zu den diagnostischen und therapeutischen Problemen sowohl der operativen Fächer als auch der inneren Medizin, doch ist gerade in den letzten Jahren das Interesse an der Beherrschung dieser Komplikationen erheblich gestiegen. Die Ursachen dafür liegen einerseits in der beträchtlichen Verfeinerung der Diagnostik, anderseits in der Verfügbarkeit neuer prophylaktischer und therapeutischer Möglichkeiten. Bei konsequenter Anwendung sind diese imstande, das Thromboserisiko und die Folgezustände nach Thrombosen erheblich zu vermindern.

Es wurde deshalb der Versuch gemacht, das Problem der Thromboembolien umfassend darzustellen. Dabei kamen Anatomen, Physiologen, Pathologen, Angiologen, Radiologen, Chirurgen und Internisten zu Wort, die die mannigfaltigen Probleme aus der Sicht der verschiedenen Fachgebiete beschrieben.

Die Hauptkapitel des vorliegenden Bandes behandeln die Anatomie der Venen, die Physiologie der Hämostase und der Zirkulation, die pathophysiologischen Grundlagen von Thromboembolien, die Methoden der Diagnostik venöser und arterieller Thrombosen und Embolien und die prophylaktischen sowie die therapeutischen konservativen und chirurgischen Möglichkeiten. Besondere Schwerpunkte bilden die Gebiete der postoperativen Thrombosen sowie der arteriellen thromboembolischen Erkrankungen. Das Buch wendet sich an alle Kliniker, die sich mit dem Thromboseproblem befassen müssen und die sich über den derzeitigen Stand des einschlägigen Wissens umfassend orientieren wollen.

Linz, im Mai 1981 H. Vinazzer

Inhaltsverzeichnis

Referentenverzeichnis

Breddin, K., Prof. Dr., Leiter der Abteilung für Angiologie, Zentrum der Inneren Medizin, Theodor-Stern-Kai 7, 6000 Frankfurt/M. 70

Brücke, P., Prof. Dr., Leiter der 1. Chirurgischen Abteilung, Allg. Krankenhaus, Krankenhausstraße 9, A-4020 Linz

Ehrly, A. M., Prof. Dr., Zentrum der Inneren Medizin, Abteilung für Angiologie, Theodor-Stern-Kai 7, 6000 Frankfurt/M 70

Fischer, M., Prof. Dr., Leiter des Zentrallaboratoriums, Krankenhaus Wien-Lainz, Wolkersbergenstraße 1, A-1130 Wien

Gisel, A., Prof. Dr., Vorstand des Anatomischen Instituts der Universität, Währingerstraße 13, A-1090 Wien

Gruber, U.F., Priv.-Doz. Dr., Departement für Chirurgie, Allgemeinchirurgische Klinik, Kantonspital, Spitalstraße 21, CH-4031 Basel

Hach, W., Dr. med., Chefarzt der William Harvey Klinik, Am Kaiserberg 6, 6350 Bad Nauheim

Hofner, W. †, 2. Medizinische Universitäts-Klinik, Garnisongasse 13, A-1090 Wien

Hohler, P., Departement für Chirurgie, Allgemeinchirurgische Klinik, Kantonspital, Spitalstraße 21, CH-4031 Basel

Kakkar, V.V., Prof., King's College Hospital Medical School, Thrombosis Research Unit, Denmark Hill, London SE5 8RX, Great Britain

Krzywanek, H.J., Dr. med., Abteilung für Angiologie, Zentrum der Inneren Medizin, Theodor-Stern-Kai 7, 6000 Frankfurt/M. 70

Kummer, F., Doz. Dr., 2. Medizinische Universitäts-Klinik, Garnisongasse 13, A-1090 Wien

Loew, D., Dr. Dr. med. habil., Katernberger Straße 255, 5600 Wuppertal 1

May, R., Doz. Dr., Bozner Platz 6, A-6020 Innsbruck

Mostbeck, A., Prof. Dr., Leiter des Nuklearmedizinischen Institutes, Wilhelminenspital, Montleartstraße 37, A-1171 Wien

Poliwoda, H., Prof. Dr., Medizinische Poliklinik der Medizinischen Hochschule Hannover, Karl Wiechert Allee 9, 3000 Hannover 61

Richter, I., Dr., Abteilung Diagnostik, Radiologisches Zentrum, Flurstraße 17, 8500 Nürnberg

Rotter, W., Prof. Dr., Senkenbergisches Pathologisches Institut der Universität, Theodor-Stern-Kai 7, 6000 Frankfurt/M. 70

Schmutzler, R., Prof. Dr., Ltd. Med. Direktor, Klinik Bergisch-Land, Im Saalscheid 5, 5600 Wuppertal

Schütz, R.-M., Prof. Dr., Leiter der Abteilung für Angiologie und Geriatrie, Klinikum der Medizinischen Hochschule, Ratzeburger Allee 160, 2400 Lübeck

Vinazzer, H., Univ. Prof. Dr., Laboratorium für Blutgerinnung, Untere Donaulände 12, A-4020 Linz a.D.

Zeitler, E., Prof. Dr., Chefarzt der Abteilung Diagnostik, Radiologisches Zentrum, Flurstraße 17, 8500 Nürnberg

1 Anatomie und Physiologie

1.1 Einführung in die Anatomie und Physiologie der Venen der unteren Extremität

A. Gisel

In der fünften Embryonalwoche wächst aus der kaudalen Leibeswand die anfangs als Knospe, später wie eine gestielte Flosse konturierte untere Extremität aus. Sie besitzt nur eine axiale Arterie und ein feines Venennetz; seine Maschen sind zwischen zwei Randvenen ausgespannt; die mediale verschwindet; die laterale wird zu der in der Flexorenmasse gelagerten V. ischiadica. Sie sammelt das Blut aus der Fußplatte und führt es in den tiefen, Arterien begleitenden Venen, aber auch in einer oberflächlichen V. saphena parva ab. Aus dem symphysennahen Teil des Beckens sproßt dann eine Vene: V. femoralis, ins Extensorenblastem ein; sie gibt eine in die Subkutis der Regio subinguinalis vordringende V. saphena magna ab und entwickelt im distalen Drittel des Oberschenkels eine Anastomose zur V. ischiadica. Aus dem Unterschenkel wird ab diesem Zeitpunkt das Blut über diese Anastomose abgeleitet, die V. ischiadica des Oberschenkels bildet sich zurück, bleibt aber streckenweise erhalten (Teile der V. femoralis prof., V. femoropoplitea prof.) und persistiert auch noch in der Ursprungsregion als V. glutaea inferior.

1.1.1 Zur Nomenklatur

Bei einigen Venen sind von der anatomischen Nomenklatur abweichende Benennungen üblich geworden, die verwirren können. Nachstehend seien die wichtigsten Synonyma angeführt und auch die französischen bzw. englischen Bezeichnungen hinzugefügt. Schließlich schlage ich Namen für solche Venen vor, die voraussichtlich klinische Bedeutung erlangen werden.

V. saphena magna; veine saphène interne; (long =) internal saphenous vein
V. saphena arcuata posterior; V. arcuata cruris posterior; V. saphena minor;
klinisch: R. dorsalis v. saphenae magnae; posterior arch of the long posterior vein
V. saphena parva; veine saphène externe; (short =) external saphenous vein
V. saphena arcuata lateralis; V. arcuata cruris lateralis
V. saphena accessoria ant. (= lat.); -post.
V. femoropoplitea superficialis; -profunda; V. ischiadica; veine ischiadique
V. femoralis; klinisch: V. femoralis superficialis; veine fémorale superficielle; superficial femoral vein
V. femoralis prof.; veine fémorale profonde; deep femoral vein
V. femoralis communis (zwischen Lig. inguinale und Einmündung der V. prof. fem.; klinisch)
Vv. pudendae externae; klinisch: V. pudenda externa superficialis; -profunda

Erläuterungen: Die V. saphena arcuata posterior verläuft 3 cm dorsal von der V. saphena magna cruris; die V. saphena arcuata lateralis ca. 4 cm lateral von der V. saphena parva; die V. femoropoplitea superficialis verbindet die einmündende V. saphena parva in subkutanem Verlauf mit der V. saphena magna femoris, in tiefem Verlauf mit der V. femoralis; die V.

femoropoplitea profunda ist eine Verlängerung der V. saphena parva zur V. profunda fem. oder zur V. glutaea inferior.

Die in einer Region verlaufenden Venen entsprechen im anatomischen Präparat oder in einer Phlebographie optisch dem arteriellen Gefäßbaum; daher ist es üblich, auch an ihnen „Äste", „Zweige" und „Astklappen" zu beschreiben. Hiervon abweichend zeige und benenne ich in diesem anatomisch-physiologisch konzipierten Kapitel Venen als „Wurzeln" und will sie als „Zubringer" verstanden wissen, die in einen gleichsam als Vorfluter zu denkenden Venenschlauch münden.

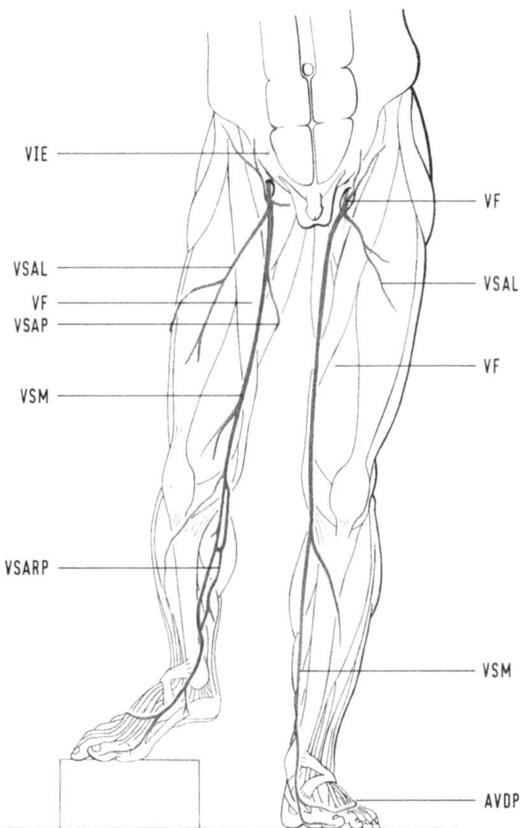

Abb. 1.1. Einzeichnung der vorderen Venen in die unteren Gliedmaßen eines Muskelmannes. (Aus: J.M. Fischer, 1806). AVDP – Arcus ven dorsi pedis; VF – V. femoralis; VIE – V. iliaca ext.; VSAL – V. saph. access. lat.; VSAP – V. saph. access. post.; VSARP – V. saph. arcuata post.; VSM – V. saph. magna

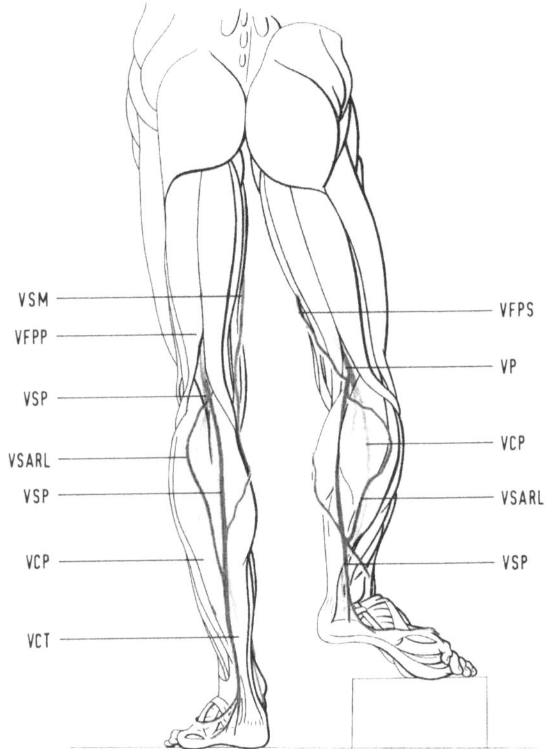

Abb. 1.2. Einzeichnung der hinteren Venen in die unteren Gliedmaßen eines Muskelmannes. (Aus: J.M. Fischer, 1806). VCP – V. collat. peron.; VCT – V. collat. tib. post.; VFPP – V. femoropopl. prof.; VFPS – V. femoropopl. superf.; VP – V. poplitea; VSARL – V. saph. arcuata lat.; VSM – V. saph. magna; VSP – V. saph. parva

1.1.2 Topographisch-funktionelle Systematik

Angepaßt an die sich bei Be- und Entlastung ändernden Druckverhältnisse in den Weichteilen des Fußes fließt das Blut vor allem über Venen des Fußrückens und der Knöchel ab. Sie umschließen als tiefe, klappenreiche „Venae collaterales" die Arterien und sind untereinander durch zahlreiche kurze Venenbrücken so sehr verbunden, daß sie gleichsam zu periartiellen Venenkörben werden.

In der subkutanen Schicht erfolgt der Abtransport in der V. saphena magna, deren Wurzeln sich vorwiegend prämalleolär vereinigen, und in der retromalleolär entstehenden V. saphena parva; sie werden von Ästen der Hautnerven (medial: N. saphenus; lateral: N. suralis) über- und unterkreuzt.

In der vorderen (= Extensoren-) Loge des Unterschenkels liegt der Gefäßstrang der Vasa tibialia anteriora; ins unterteilende Gleitgewebe der Wadenmuskeln, demnach zwischen Triceps surae und den tiefen Flexoren, sind die Vasa tibialia posteriora gebettet; die Vasa peronaea verlaufen im Canalis musculoperonaeus, also zwischen Fibula und dem M. flexor hallucis longus (Abb. 1.3, 1.5). Die Kollateralvenen, die sich zur V. poplitea zusammenschließen, besitzen Adventitiastrümpfe, deren Feinbau eine Scherengitterkonstruktion aus kollagenen

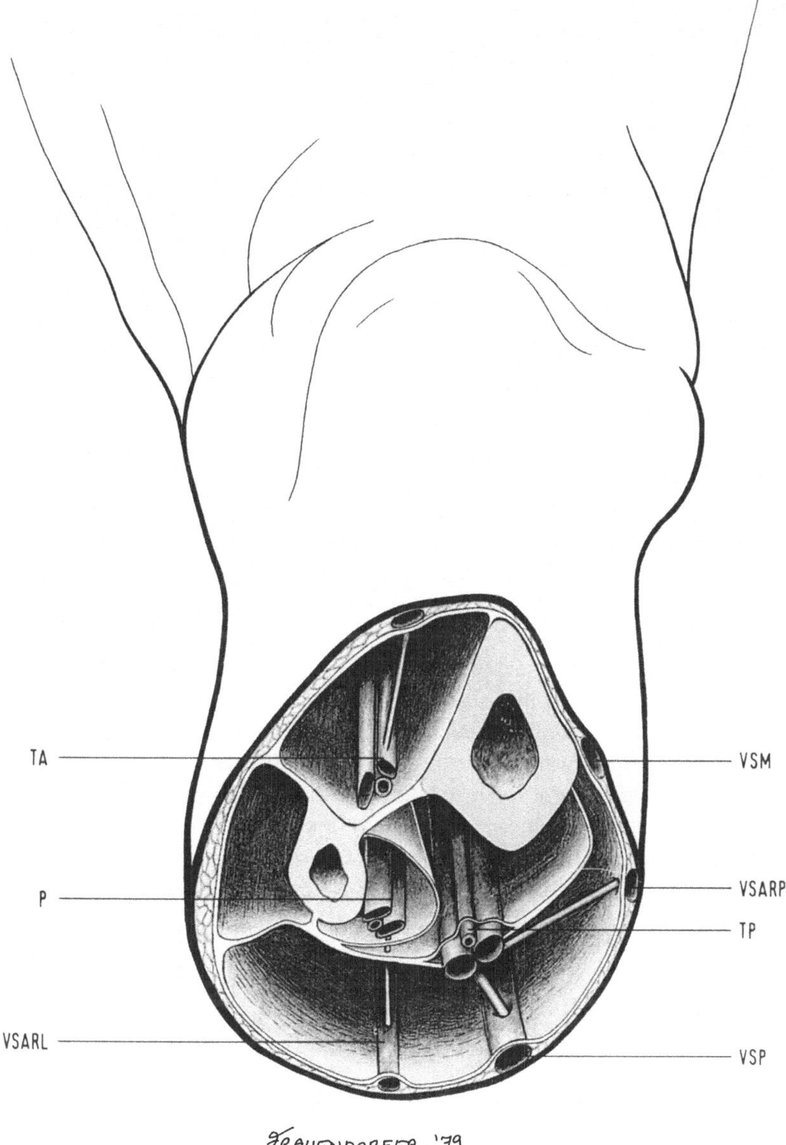

Abb. 1.3. Die Haut- und Muskelvenen des Unterschenkels. Darstellung der Muskellogen. P – Vasa peronaea; V. perforans; TA – Vasa tibialia antt.; V. perforans; TP – Vasa tibialia postt.; V. perforans; VSARL – V. saph. arcuata lat.; V. perforans; VSARP – V. saph. arcuata post.; V. perforans; VSM – V. saph. magna; V. perforans; VSP – V. saph. parva; V. perforans

und elastischen Fasern erkennen läßt. Diese Verspannungsschläuche sind an Perimysium- und Faszienflächen der anliegenden Muskeln in solcher Weise angehängt, daß sich Muskelkontraktionen hebend und streckend an der Venenwand auswirken. Die Vene wird außerdem durch die pulsatorische Ausdehnung der Arterie beeinflußt; ihre dem Herzen zuströmende Blutsäule wird komprimiert, weicht aus und wird, wenn sich die Klappen „gestellt“

haben, nunmehr „physiologisch richtig“ dirigiert. Diese der Hämodynamik dienende „Aneinanderkoppelung“ von Arterie und Venen wird ermöglicht durch weitere Scherengitterkörper, die eine gemeinsame Hüllmantelröhre formieren.

Bei vorzeitigem Verschleiß und Zerfall dieser Fasern wird die Halterung der Gefäßstränge verlorengehen.

Der venöse Blutfluß wird auch noch durch andere Strukturen bindegewebig-muskulärer Verankerung gefördert. So werden durch das Gleiten der Sehnen der tiefen Wadenmuskeln die aufgelagerten Venenröhren der Saphena magna hinter und unter dem Malleolus gleichsam massiert. Die Anspannung des M. soleus wird die an die Soleusarkade angehängte V. poplitea dehnen; in gleicher Weise wirken die Halterungen im Adduktorenschlitz und in der Fossa iliopectinea, in der ein kegelförmiger, von den Gefäßen durchbohrter Füllkörper verformbar an den Faszienwänden verspannt ist. Er plombiert mit einem Teil seiner Oberfläche jenen Ausschnitt in der Fascia lata, der früher „Fossa ovalis“ hieß, jetzt meist „Hiatus saphenus“ benannt ist; er ist demnach an dieser Stelle mit der Subkutis verwachsen, geht in sie über.

Auch aus der Art des Einbaus im periartikulären Gewebe der Hüfte und des Knies ergibt sich, daß die Venen bei Flexionen (es sei denn, diese wären extrem!) nicht geklemmt, sondern aufgedehnt, „gelüftet“, werden und der Blutabfluß nicht nur nicht behindert, sondern gefördert wird. Durch die Bewegungen in den Sprunggelenken werden die Venen gleichfalls nicht gestaut; außerdem ist hier zusätzlich Ableitung in die Tiefe (durch eine „Perforans“, Abb. 1.4, 1.5) möglich.

Ein Charakteristikum der Vv. saphenae (und mancher ihrer Wurzeln), der V. poplitea und der Vv. femorales ist ihre auffällige Wandstärke, die durch glatte Muskulatur bedingt ist. In flachen, an anderen Stellen eher steilen Schleifen ist diese ins kollagen-elastische Fasergerüst der Venenwände gleichsam lamellär eingewebt. Somit erscheinen von der Struktur her die großkalibrigen Venen zur Bewältigung der hämostatischen Belastung gut befähigt. Voraussetzung für einen derart adaptierten Venentonus ist natürlich die prompte Reaktion der Venenwandmuskulatur auf autonome Regulation (Sympathikus – Noradrenalinwirkung).

Demnach ist nicht auszuschließen, daß bei entsprechender Sympathikotonusinsuffizienz ein Beinvenenleiden eine durch die Konstitution geprägte „genetische“ Komponente hat.

1.1.3 Spezielle Anatomie der Beinvenen

Die Vv. collaterales der drei Unterschenkelarterien empfangen das Blut der Muskeln und des Periosts, außerdem auch Oberflächenblut, das ihnen durch Vv. perforantes[1] zugeführt wird. Diese leiten, wie ihre Mündungsklappen beweisen, das Blut in die Tiefe und sind in Lage, Verlauf und Zahl einigermaßen typisiert. Die klinisch bedeutsamen liegen in einer Linie, die medial der Achillessehne retromalleolär beginnt und die, will man sie auf die Haut projizieren, parallel zur Saphena magna bis ins obere Drittel der Wade zu ziehen ist. In dieser „Lintonschen Linie“ liegt die mehr oder weniger gut ausgeformte V. saphena arcuata posterior. Sie gibt, mißt man von der Fußsohle weg, in etwa 7, 13 und 17–18 cm Distanz die „Drei Cockettschen Perforantes“ ab. Oft sind sie von kleinen, aus der Tiefe kommenden Arterien

[1] Die Kliniker differenzieren nomenklatorisch nicht; (Kappert [6]: „Vv. communicantes sive perforantes“). Ich möchte eindeutig definieren: Vv. communicantes verbinden Vv. derselben Schicht, also tiefe mit tiefen, oberflächliche mit oberflächlichen! Vv. perforantes verbinden Venen der Hoch- mit Venen der Tieflage; sie perforieren daher die Faszie

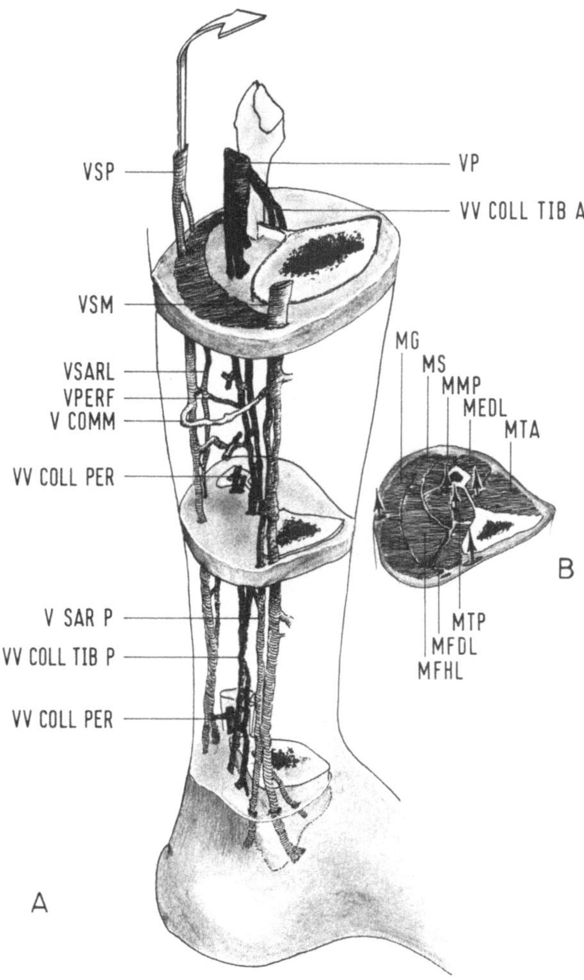

Abb. 1.4. (A) Übersichtsskizze der kruralen Venen. V COM – V. communicans; VV COLL PER – Venae collat. peroneae; VV COLL TIB AA – Venae collat. tib. antt.; VV COLL TIB PP – Venae collat. tib. postt.; VP – V. poplitea; VPERF – V. perforans; VSARL – V. saph. arcuata lat; VSARP – V. saph. arcuata post.; VSM – V. saph. magna; VSP – V. saph. parva
(B) Topographie der Muskeln und durch Pfeile markierten Venen. MEDL – M. ext. digit. long.; MFDL – M. fl. digit. long.; MFHL – M. fl. hall. long.; MG – M. gastrocnemius; MMP – Mm. peronaei; MS – M. soleus; MTA – M. tib. ant.; MTP – M. tib. post.

begleitet (Abb. 1.6). Bisweilen gehen Perforantes (angeblich sind bis acht nachgewiesen worden) auch von der Saphena magna direkt ab; die proximalste (Boyd) liegt unter dem medialen Tibiakondyl.

An unseren Präparaten werden 2–3 klinisch weniger wichtige Perforantes von der V. saphena parva, häufiger von dem zu ihr parallel verlaufenden Lateralgefäß (Benennungsvorschlag: V. saphena arcuata lateralis), abgegeben. Sie münden, schließlich den M. flexor hallucis longus durchsetzend, in die Begleitvenen der A. peronaea ein; auch Soleusblut nehmen sie auf. (Die wesentlichen Gastroknemiusvenen enden in der V. poplitea.)

Auch lateral von der vorderen Tibiakante können 1–2 inkonstante Vv. perforantes in die Vv. collat. tib. antt. münden.

Die Kollateralvenen saugen gleichsam mittels der Vv. perforantes Blut der Oberfläche an und entlasten die Saphenae, die den Folgen von Druck und Schnürung sehr ausgesetzt sind.

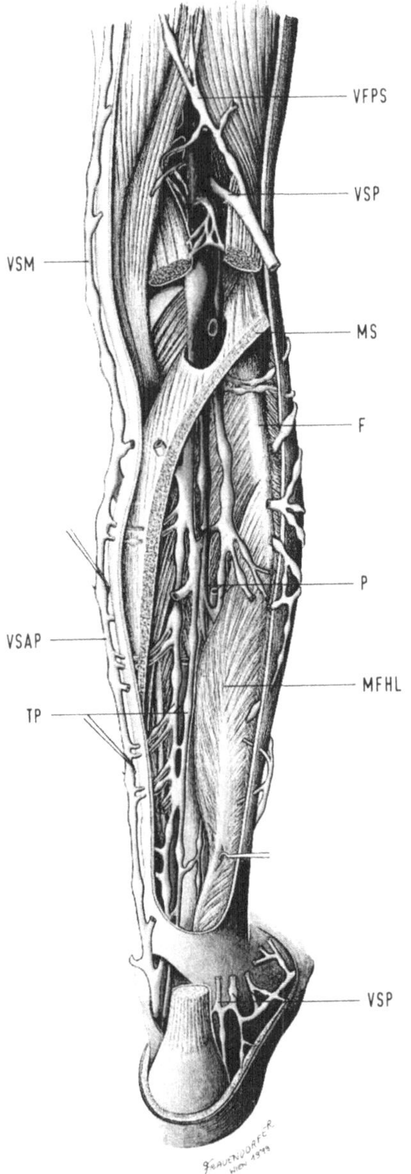

Abb. 1.5. Regio surae profunda. Die V. saphena arcuata post. mit Haken medial verzogen, retromalleoläre Anastomose! Muskelvenen münden in die Vv. collat. tib. postt. und in die V. poplitea ein. F – Fibula; MFHL – M. flex. hall. long.; MS – M. soleus; P – Vasa peronaea; TP – Vasa tib. postt.; VFPS – V. femoropopl. superf.; VSAP – V. saph. arcuata post.; VSM – V. saph. magna; VSP – V. saph. parva

Im oberen Wadendrittel tritt, bisweilen erst in der Kniekehle, die V. saphena parva durch die Faszie. Sie kann Gastroknemiusblut aufnehmen und endet in der V. poplitea; sie kann aber an dieser vorbeiziehen, um in die V. femoralis profunda überzugehen. Wir haben auch gesehen, daß sie medial aufwärtssteigend die Kniekehle verläßt und in den Adduktoren-

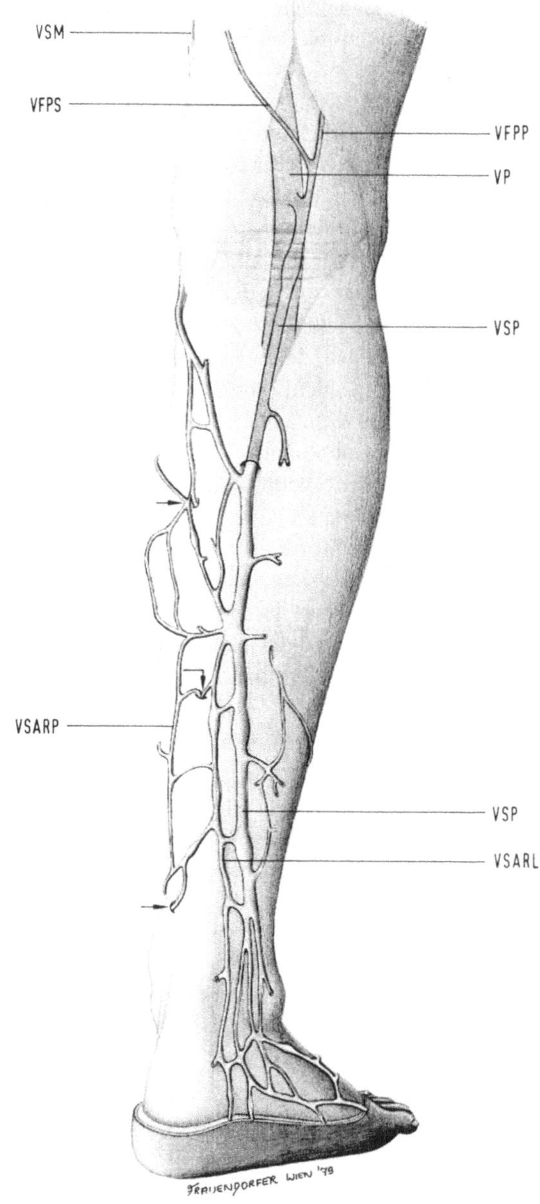

Abb. 1.6. Regio surae superficialis. Pfeile: Vv. perforantes (Cockett). VFP – V. femoropoplitaea post.; VFPS – V. femoropoplitaea superf.; VP – V. poplitea; VSARL – V. saph. arcuata lat.; VSARP – V. saph. arcuata post.; VSM – V. saph. magna; VSP – V. saph. parva

kanal eintritt, oder daß sie (sehr selten!) wieder die Faszie, etwa in Joberts Grube[2] durchbricht und epifaszial in die Saphena magna mündet.

Die Saphena magna, im Unterschenkel durch zahlreiche Vv. communicantes (auch „committantes“ wäre eine mögliche Bezeichnung) mit der Parva und den Arcutae vernetzt, tritt in subkutaner Lage in den Innenrand des Oberschenkels; dann wendet sie sich in dessen mittlerem Drittel leicht lateralwärts, nimmt (Abb. 1.7) Vv. saphenae accessoriae (ant., post.) auf, durchsetzt schließlich (mit Lymphgefäßen) die Lamina cribriformis und endet in der V. femoralis (communis, im klinischen Sprachgebrauch). In der Scheitelkrümmung, also noch epifaszial, nimmt sie Oberflächenvenen der Bauchwand und des äußeren Genitals auf, wodurch der „Venenstern“ (der Praktiker) entsteht. Er weist eine große Variabilität auf; wir sehen aber nie, wie in einem derzeit vielbenützten anatomischen Lehrbehelf dargestellt ist, daß jede dieser Venen (V. circumflexa ilium superfic.; V. epigastrica superfic.; Vv. pudendales externae) für sich in die V. femoralis (communis) mündet. Auch Tündury [13] schreibt in seinem Lehrbuch, diese Venen „münden nie direkt in die V. femoralis...“. Aus der Tiefe kommende kleine Arterien und die aufgelagerten Lymphknotenketten komplizieren jede chirurgische Intervention in der Regio subinguinalis.

Ist die Subkutis des Oberschenkels sehr fettreich, können die Saphenae (magna, accessoriae) Schlingen bilden, deren Kuppen alternierend die Haut, dann wieder die Faszie berühren. Da eine dicke Fettschicht durch Zwischenbindegewebe unterteilt wird, kann beim Präparieren dieses für die Faszie gehalten und die Orientierung schwierig werden.

Die tiefe Sammelvene des Unterschenkels, die V. poplitea, entsteht im „Popliteuskanal“, also in der Höhe der Soleusarkade. Sie nimmt Gastroknemius-, Kniegelenkvenen- und (meist) die Saphena parva auf.

Wenn diese hoch proximal die Faszie durchbricht, sehen wir häufig, daß ihr Durchtritt eingeschnürt und sie daher peripher in varikösen Schlingen verlängert ist.

Die Poplitea gelangt durch den Hiatus adductorius aus dem medial-proximalen Winkel der Fossa poplitea („Joberts Raum“ der alten Chirurgie) in die Tiefe der medialen Oberschenkelregion, verläuft nun als V. femoralis (superficialis), vorerst gedeckt von der Membrana vastoadductoria, im Adduktorenkanal und aus diesem weiter in die Fossa iliopectinea. Dort empfängt sie die Profunda femoris, die Tiefenvene der Flexoren, und die Vv. (oder nur eine) circumflexae femoris, falls diese nicht in der Profunda endeten; über diese tiefen Venen bestehen Nebenschlüsse zu Venen der Regio glutaea (Abb. 1.7, 1.8).

Schließlich verläßt die V. femoralis das Bein, durchsetzt das Septum femorale (die Cloquetsche Membran) und liegt, zur V. iliaca externa geworden, subperitonäal im großen Becken. Ihre Fortsetzung, die V. iliaca communis, kann durch die absteigende und sie ventral kreuzende A. iliaca comm. dextra eingeengt werden (Abb. 1.7).

Die korrekte Hämodynamik ist von der Suffizienz der Venenklappen abhängig. Wir finden selbst bei betagten Menschen ein ausreichendes Klappeninventar in den tiefen und großen Venen vor, in denen (nach Pirner [9]) etwa 80% des kruralen Blutes abfließt. Wir sehen in allen Vv. femorales Klappenpaare, nie weniger als 3, manchmal 5–7; die Poplitea hat 2 (3) Valvae[3]. Variabler ist die Klappenausstattung der Saphenae. Besonders im Unterschenkel werden sie reduziert (2 Valvae), in der Saphena femoris finden wir hingegen 6–7. In ihrer

[2] Joberts Grube ist die über dem Kniegelenk liegende Delle zwischen Sartorius und Gracilis

[3] Den „Klappenring“ nenne ich Valva, die Tasche Valvula; der von ihr umschlossene Raum ist der Sinus valvulae

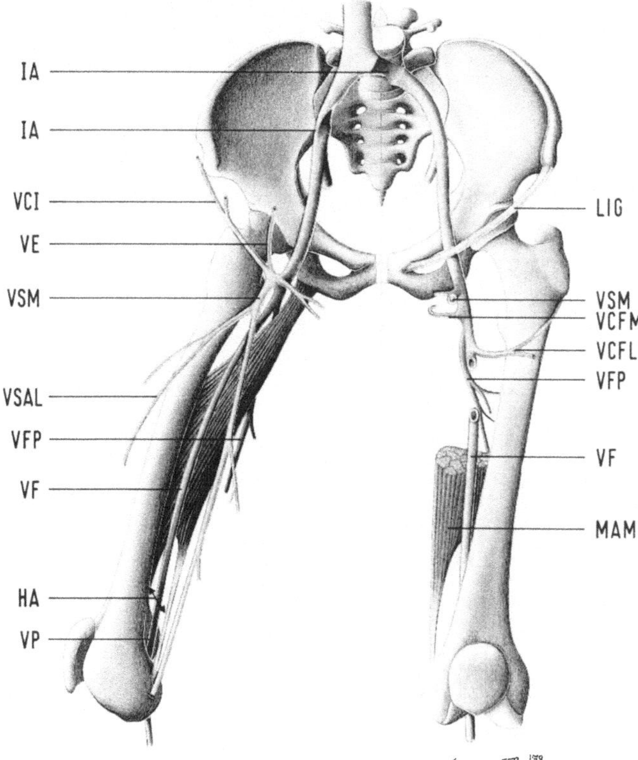

Abb. 1.7. Schema der Oberschenkelvenen. Die A. iliaca comm. dextra (nicht gezeichnet) liegt eingepreßt in der vorderen Wand der Vv. iliacae communes; V. fem. sin. teilweise reseziert. IA – Impressio arterialis; HA – Hiatus adduct.; LIG – Lig. inguinale; MAM – M. adductor magnus; VCFL – V. circumfl. fem. lat.; VCFM – V. circumfl. fem. med.; VCI – V. circumfl. ilium superf.; VE – V. epigastrica superf.; VF – V. femoralis; VFP – V. femoralis prof.; VP – V. poplitea; VSAL – V. saphena access. lat.; VSM – V. saphena magna

Substanz reduzierte Valvulae, also Klappenreste und an ihnen hängende feinfädige (thrombotische) Auflagerungen, sind besonders in den Saphenawurzeln häufig.

In den Perforantes junger Menschen scheinen Mündungsklappen obligat zu sein, auch ein oder zwei weitere Klappenpaare kommen vor. Fehlen Valvulae in einer Perforans, kann das in der Kollateralvene aufsteigende Blut in diese Perforans ab- und damit dem oberflächlichen System wieder zuströmen; in diesem kann es (retrograd) distalwärts absacken. In der V. femoropoplitea superficialis habe ich keine Klappen gefunden. Die Maschenvenen = Vv. communicantes superficiales (im Unterschenkel bilden sie eher senkrechte, im Oberschenkel annähernd waagrecht gelagerte Netzrhomben) haben wenige Valvae, oder sie scheinen nicht so ausreichend dimensioniert zu sein, daß sie nur *eine* Blutflußrichtung zulassen würden.

Im Oberschenkel besteht für das Blut, wenn die V. femoralis subinguinal gedrosselt oder verschlossen ist, die Möglichkeit des Ausweichens in tiefe Femoralvenen. Allerdings müßten bis dahin suffiziente Klappen in ihrer Substanz reduziert werden. In solchen Fällen wird das Blut aus präzonalen (also vor dem Beckenskelett gelegenen) Gefäßen in dia- (V. obturatoria), bzw. retrozonale (z.B. Vv. glutaeae) umgeleitet. Auch die gefäßchirurgische Ableitung ins andere Bein hat sich bewährt.

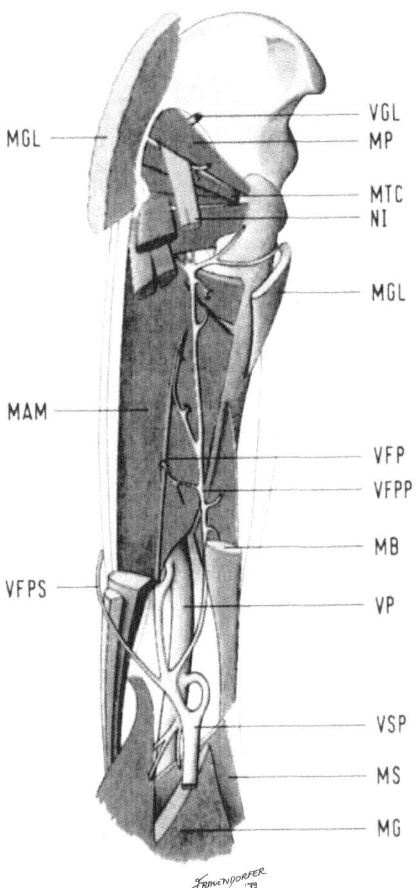

Abb. 1.8. Venae dorsales femoris. MAM – M. add. magnus; MB – M. biceps; MG – M. gastrocnemius; MGL – M. glutaeus max.; MP – M. piriformis; MS – M. soleus; MTC – M. triceps coxae; NI – N. ischiadicus; VFP – V. fem. prof., Vv. perforantes fem.; VFPP – V. femoropoplit. prof.; VFPS – V. femoropoplit. superf.; VGL – V. glutaea sup.; VP – V. poplitea; VSP – V. saph. parva

Literatur

Lehrbücher der systematischen, topographischen und praktischen Anatomie, sowie der Physiologie. Speziell wurden berücksichtigt:

1. Bogdanović D, Ilic A, Blagotić M, Teofilovski-Parapid G (1978) Venski zaliski butnih i bedrenih Vena. Fol Anat Jugosl VIII:49–54
2. Dodd H, Cockett FB (1976) The pathology and surgery of the veins of the lower limb. Churchill Livingstone, Edinburgh London New York
3. Feuerstein W (1979) Aktuelle Untersuchungsverfahren bei Bein- und Beckenvenenerkrankungen. Ö Ärzte Ztg 34/7:419–424
4. Goerttler K (1953) Über den Einbau der großen Venen des menschlichen Unterschenkels. Z Anat Entwgesch 116:591–609
5. Kania U (1949–1950) Die venösen Strombahnen des Beines. Anat Anz 97:430–446
6. Kappert A (1976) Lehrbuch und Atlas der Angiologie. Huber, Bern Stuttgart Wien
7. Krahn V, Luzius H (1977) Besondere Lagebeziehungen kleinerer Arterien zur Vena saphena magna im Bereich ihrer Einmündung in die Vena femoralis. Anat Anz 141:285–291

8. Lanz T v, Kressner A, Schwendemann R (1938) Der Einbau der oberflächlichen und der tieferen Venen am Bein, morphologisch und konstruktiv betrachtet. Z Anat Entwgesch 108:695–718
9. Pirner F (1956) Über die Bedeutung, Form und Art der Klappen in den Venae communicantes der unteren Extremität. Anat Anz 103:450–456
10. Platz F, Adelmann G (1976) Zur Anatomie der „Vena arcuata cruris posterior" und ihrer tiefen Anastomosen (Vv. communicantes sive perforantes). Verh Anat Ges 70:709–714
11. Sander E (1959) Untersuchungen über Verhalten und Einbau der Tiefenanastomosen – Venae communicantes – am Fuß und Unterschenkel. Anat Anz 106:145–167
12. Stolić E (1971) Über die Morphologie der gemischten Venae communicantes des Unterschenkels. Verh Anat Ges 66:673–677
13. Töndury G (1959) Angewandte und topographische Anatomie. Thieme Stuttgart

1.2 Physiologie der Hämostase

H. Vinazzer

1.2.1 Vorgang der normalen Blutstillung

Unter dem Begriff der Blutstillung werden alle Reaktionen zusammengefaßt, die durch eine Verletzung ausgelöst werden und deren Ziel die Abdichtung der Blutungsquelle ist. Es kommt dabei zu einem Zusammenwirken der Gefäßwand, der Zirkulation, der Thrombozyten und des plasmatischen Gerinnungsmechanismus. Daraus geht hervor, daß die Blutstillung nicht mit der Blutgerinnung identisch ist. Die Gerinnung ist nur ein Teil – wenn auch ein sehr wesentlicher – des Gesamtmechanismus.

Der physiologische Ablauf der Blutstillung erfolgt folgendermaßen: Nach einer Verletzung kommt es zunächst, und zwar binnen weniger Sekunden, zu einer reflektorischen Kontraktion der zirkulären Gefäßmuskulatur. Die Folge ist eine Verminderung und Verlangsamung des Blutstroms in dem verletzten Bereich. In den Gefäßen bewegen sich die Thrombozyten in der randständigen, langsameren Strömung und kommen dadurch mit der Verletzungsstelle in Kontakt. Dabei kommt es zu einem Vorgang, der durch eine Reihe von Thrombozytenenzymen gesteuert wird, zum Haften der Plättchen, vor allem an subendothelialem Kollagen. Dieser Vorgang ist unter dem Begriff der Thrombozytenadhäsion bekannt. Solcherart aktivierte Thrombozyten haften aber auch aneinander und an Plättchen, die mit dem Blutstrom neu herangeschwemmt werden. Diese Eigenschaft wird als Aggregation bezeichnet und wird ebenfalls enzymatisch gesteuert. Das Aggregat vergrößert sich rasch und verschließt innerhalb von 2–4 min das verletzte Gefäß, sofern es sich nicht um größere Gefäße von mehr als etwa 1 mm Durchmesser handelt. Durch diesen primären Thrombozytenthrombus wird die vorläufige Blutstillung erzielt. Dadurch kommt es in der Blutsäule hinter der verschlossenen Verletzungsstelle zu einer kompletten Stase. Diese begünstigt den eigentlichen Vorgang der Blutgerinnung, bei dem das im Plasma kolloidal gelöste Fibrinogen durch Polymerisation in ein festes Fibrinnetzwerk umgewandelt wird, in dem auch die geformten Bestandteile des Blutes festgehalten werden. Das zunächst lockere und gelatineartige Gerinnsel wird durch Quervernetzung weiter verfestigt und durch eine Eigenschaft der Thrombozyten, die Retraktion, noch zusammengezogen. Der Thrombozytenthrombus an der Verletzungsstelle erhält dadurch eine wesentliche Verstärkung und kann auch bei nunmehr nachlassender Gefäßkontraktion nicht mehr vom Blutstrom weggeschwemmt werden. Der Gesamtvorgang wird als endgültige Blutstillung bezeichnet. Er benötigt wegen der langsamer vor sich gehenden Retraktion insgesamt etwa eine Stunde. Die endgültige Reparation geschieht durch Fibroblasten, die vom Rand der Verletzung her in den Fibrinthrombus einwuchern und diesen in eine bindegewebige Narbe verwandeln. Dieser Vorgang ist in etwa 2 Wochen beendet.

Bei der Beschreibung dieses physiologischen Vorgangs finden sich bereits auffallende Parallelen zur Entstehung einer pathologischen Thrombose. Grundsätzlich sind ja beide Vorgänge identisch. Sie werden durch die gemeinsame Aktivität aller drei Komponenten der Virchowschen Trias hervorgerufen. Der Unterschied zwischen dem physiologischen und dem pathologischen Vorgang liegt lediglich in den Funktionen der Kompensationsmechanismen, die normalerweise die Entstehung eines Thrombus fernab einer Verletzungs-

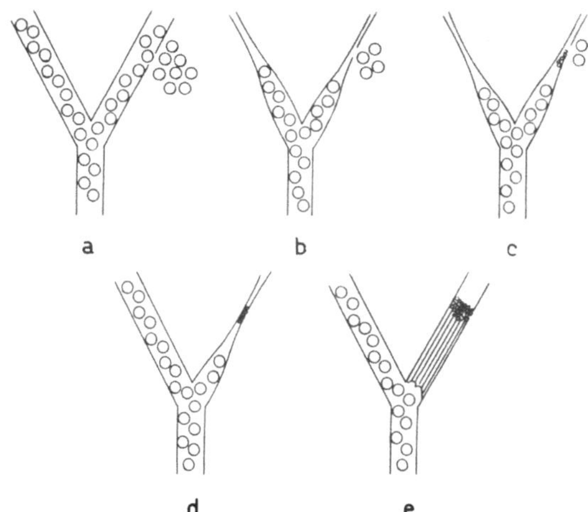

Abb. 1.9 a–e. Schema der Blutstillung. **a** Verletzung eines Gefässes; **b** reflektorische Gefäßkontraktion; **c** beginnende Adhäsion der Thrombozyten; **d** okkludierender Thrombozytenthrombus (primäre Blutstillung); **e** Thrombozytenthrombus durch Fibrinthrombus verstärkt (endgültige Blutstillung)

stelle verhindern und die auch die Ausbreitung eines im Rahmen der normalen Hämostase entstandenen Thrombus limitieren. Zum Verständnis der Thrombusentstehung ist daher auch eine genaue Schilderung des Gerinnungsmechanismus, der Thrombozytenfunktionen und der physiologischen Kompensationsmöglichkeiten erforderlich, die in den nächsten Abschnitten erfolgen soll.

1.2.2 Gerinnungsmechanismus

Das verfestigte Fibringerinnsel als Endprodukt des Gerinnungsvorgangs entsteht durch Zusammenwirken einer Reihe von enzymatischen Reaktionen, an denen sowohl Plasmaproteine als auch thrombozytäre Aktivitäten beteiligt sind. Die wesentlichen Grundzüge der Gerinnung waren bereits um die Jahrhundertwende bekannt. Nach dem Schema von Morawitz [7] wurde die Gerinnung als zweistufige Enzymreaktion dargestellt:

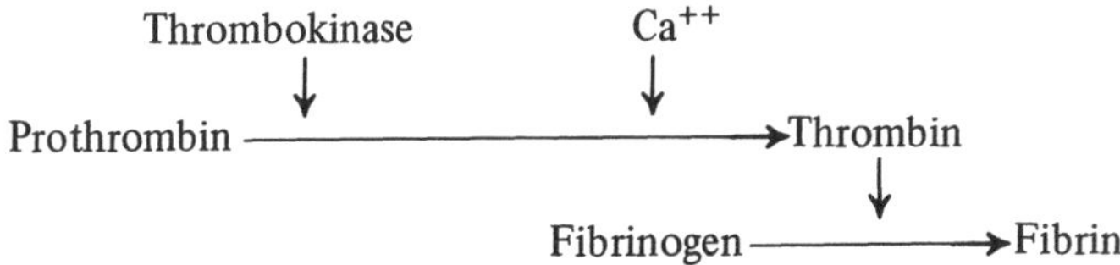

Nach dieser Theorie, die damals schon größtenteils experimentell belegt werden konnte, wird die inaktive Vorstufe eines Enzyms (Prothrombin) durch das Enzym Thrombokinase, das aus dem Gewebe stammt, in das aktive Enzym Thrombin umgewandelt. Dieses ist imstande, das Fibrinogen zu Fibrin zu polymerisieren. Die Grundzüge des alten Morawitz-Schemas haben auch heute noch volle Gültigkeit. Allerdings führte die Forschung der letzten drei

Jahrzehnte zur Auffindung zahlreicher weiterer Gerinnungsfaktoren, die an diesem Vorgang beteiligt sind. Dadurch wurde aus dem ursprünglich einfachen Schema eine vielstufige enzymatische Serienreaktion. Da die einzelnen Reaktionsschritte durch die Verwendung hochgereinigter Gerinnungsproteine und durch die zum größten Teil bereits erfolgte Aufklärung der Molekularstrukturen und der molekularen Interaktion weitgehend als bewiesen anzusehen sind, kann heute kaum noch von einer Gerinnungs„theorie" gesprochen werden.

Die plasmatische Gerinnungsaktivierung ist mit der Funktion der Thrombozyten, die durch lange Zeit viel zu wenig beachtet wurde, eng verknüpft. Dabei nehmen die Thrombozyten im Gerinnungsablauf eine zentrale Stellung ein und sind an zahlreichen enzymatischen Einzelvorgängen beteiligt. Es sollen deshalb die Funktionen der Thrombozyten zunächst besprochen werden.

1.2.2.1 Aufbau und Funktion der Thrombozyten

Die im Kreislauf befindlichen normalen Thrombozyten stellen sich als Scheibchen mit einem Durchmesser von 2,0–3,5 μm und einer Dicke von 0,5–0,75 μm dar. Ihre durchschnittliche Anzahl beträgt im Kapillarblut $1{,}5 \cdot 10^{11}$–$2{,}5 \cdot 10^{11}$/l, im Venenblut $2{,}0 \cdot 10^{11}$–$3{,}0 \cdot 10^{11}$/l und im arteriellen Blut $2{,}5 \cdot 10^{11}$–$3{,}5 \cdot 10^{11}$/l. Die Unterschiede stammen daher, daß das Kapillarblut bereits eine Wundfläche passiert hat und daher ein Teil der Thrombozyten durch den Adhäsionsvorgang nicht mehr zur Zählung kommen konnte und daß das Venenblut nach erfolgter Passage durch das RES einen Teil der überalterten Thrombozyten verloren hat, die vorwiegend in der Milz zerstört werden. Die normale Lebensdauer der Thrombozyten beträgt 7–11 Tage. Der Thrombozytenaufbau konnte durch elektronenoptische Untersuchungen in zahlreichen Details erfaßt werden, deren wesentlichste kurz beschrieben werden sollen.

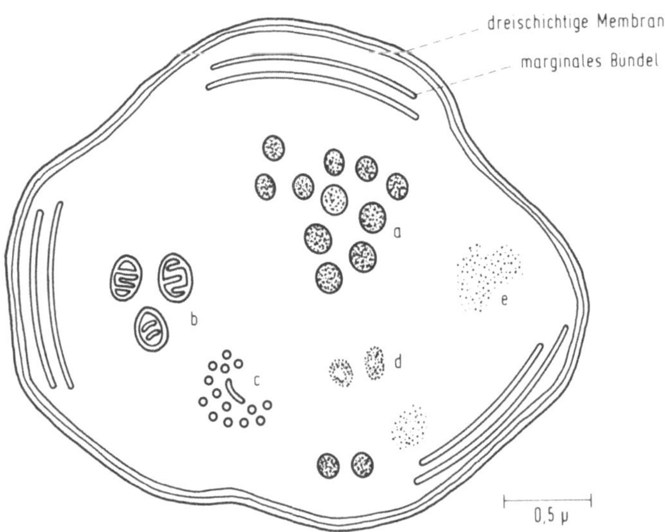

Abb. 1.10 a–e. Ultrastruktur des Thrombozyten (schematisch). **a** Dichte Granula; **b** Mitochondrien; **c** Mikrobläschen, Tubuli und Vakuolen; **d** Eisenspeichernde Granula; **e** Glykogengranula

Der Thrombozyt besitzt eine 8 nm dicke Zellmembran, die aus zwei Eiweißschichten besteht, zwischen denen eine Phospholipidschicht liegt. Dieser Membran aufgelagert findet sich eine bis zu 20 nm dicke Eiweißschicht, bei der es sich um Plasmaproteine handeln dürfte, die an die Oberfläche des Thrombozyten adsorbiert sind. Diese als „atmosphère plasmatique périplaquettaire" [12] bekannte Schicht ist von Bedeutung beim Gerinnungsvorgang, da in ihr die meisten plasmatischen Gerinnungsfaktoren angereichert sind. Das Innere des Thrombozyten besteht aus Zytoplasma und aus verschiedenen Granula. Die dichten Granula enthalten Lipoproteine, die in den Gerinnungsprozeß eingreifen. Weitere Granula enthalten Enzyme, die für den lebhaften Stoffwechsel des Thrombozyten erforderlich sind. Eine andere Art von Granula imponiert im Elektronenmikroskop als Bläschen. Bei diesen handelt es sich um Teile der Thrombozytenmembran, die von der Oberfläche abgeschnürt werden und so den Transport von Substanzen zwischen der Oberfläche und dem Inneren der Thrombozyten bewerkstelligen [1]. Schließlich wurden noch eisenspeichernde und glykogenspeichernde Granula unterschieden. Ferner findet sich unter der Thrombozytenmembran ein System von Röhrchen mit einem Durchmesser von 20 nm, die Mikrotubuli. Diese stellen ein Stützgerüst des Thrombozyten dar, doch dürften sie auch mit dem Formwandel der Thrombozyten im Zusammenhang stehen [2, 13].

Die Funktion der Thrombozyten beim Vorgang der Hämostase wird im wesentlichen durch eine Reihe von enzymatischen Reaktionen gesteuert.

Die Adhäsion, etwa an Kollagenfibrillen, kommt dadurch zustande, daß besondere Membranstrukturen, die als Rezeptoren [3] bezeichnet werden, Bindungen mit dem Kollagen der Gefäßwand eingehen. Dabei spielt das mit dem Kohlenhydratstoffwechsel der Thrombozyten zusammenhängende ADP eine wesentliche Rolle. Auf ähnliche Weise kommt auch die Aggregation zustande, wobei neben ADP auch Adrenalin und Thrombinspuren auslösend wirken. In diesem Zusammenhang ist auch der Arachidonsäurezyklus zu erwähnen. In diesem entsteht im Thrombozyten das aggregationsfördernde Prostaglandin E_2 und das Thromboxan A_2, dessen Inhibierung (etwa durch Azetylsalizylsäure) auch die Aggregation der Thrombozyten hemmt. Gleichzeitig entsteht aber aus Arachidonsäure in der Gefäßwand das Prostacyklin, das imstande ist, die Adhäsion zu verhindern und bereits entstandene Aggregate wieder zu desaggregieren; es handelt sich also hier bereits um einen Kontrollmechanismus.

Eine weitere Funktion der Thrombozyten ist die Ausbreitung. Sofort nach erfolgter Adhäsion kommt es zu einem Formwandel des Thrombozyten; er verliert seine scheibchenförmige Gestalt und sendet Pseudopodien in die Umgebung, schließlich „zerfließt" der Thrombozyt zu einer mehr oder minder großen ausgebreiteten Masse. Selbstverständlich bestehen enge Zusammenhänge zwischen Adhäsion, Aggregation und Ausbreitung.

Die bereits eingangs erwähnte Retraktion des Gerinnsels ist ebenfalls auf eine Aktivität der Thrombozyten zurückzuführen. Thrombozyten besitzen ein als Thrombosthenin bezeichnetes kontraktiles Protein [2]. Die Kontraktion dieses Proteins erfordert einen erheblich größeren Energieaufwand als die übrigen Thrombozytenfunktionen. Als Energiequelle dient dabei das ATP, das durch ATPase gespalten wird. Diese konnte mit Hilfe von kombinierten elektronenoptischen und histochemischen Methoden an der Plättchenmembran nachgewiesen werden [19]. Des weiteren finden sich in Thrombozyten gerinnungsaktive Substanzen. Von diesen ist besonders der Plättchenfaktor 3 zu erwähnen. Es handelt sich dabei um ein Phospholipid, das sich sowohl zwischen den beiden Proteinschichten der Plättchenmembran als auch in den dichten Granula befindet. Bei Berührung der Thrombozyten mit benetzbaren Oberflächen, aber auch bei der Aggregation, wird Plättchenfaktor 3 an der Thrombozytenmembran verfügbar. Er ist für eine Reihe von Reaktionen des plasmatischen Gerinnungssystems erforderlich. Eine Ausschwemmung des Plättchenfaktors 3 aus den Thrombozyten in das Plasma erfolgt in der Regel nicht oder nur in geringsten Spuren [14]. Es handelt sich also vorwiegend um eine Oberflächenaktivität. Im Gegensatz dazu ist der Plättchenfaktor 4, der eine Neutralisierung von Heparin bewirkt, in den Granula und im Zytoplasma lokalisiert. Er wird bei einer Schädigung der Thrombozyten oder im Rahmen der Aggregation in das Plasma abgegeben, kann also die Membran passieren [14, 15]. Ferner ist noch das in den Thrombozyten vorkommende Fibrinogen zu erwähnen, das weitgehend unabhängig vom Plasmafibrinogen ist. Durch dieses Protein kommt es bei der Entstehung des Thrombozytenthrombus zu einer zusätzlichen Bindung zwischen den Plättchen, wenn es durch Thrombinspuren zu Fibrin polymerisiert wird. Es wurde noch eine Reihe von weiteren Gerinnungsaktivitäten in den Thrombozyten gefunden. Diese sind teils thrombozyteneigene Substanzen, teils adsorbierte plasmatische Gerinnungsfaktoren. Die genaue Beschreibung aller dieser Proteine würde aber den hier gegebenen Rahmen überschreiten, so daß eine Beschränkung auf die wichtigsten thrombozytären Eigenschaften erfolgen muß.

1.2.2.2 Vorgang der plasmatischen Blutgerinnung

Die Erweiterung des alten Morawitz-Gerinnungsschemas durch die Entdeckung zahlreicher weiterer Gerinnungsfaktoren, die Fortschritte in der Trennung und Reinigung dieser Proteine und die Möglichkeit der Bestimmung ihrer Aminosäuresequenzen haben wesentliche Einblicke in das biochemische Geschehen des Gerinnungsprozesses gewährt. Nach der heutigen zum Großteil experimentell belegten Auffassung besteht der Gerinnungsvorgang in einer Reihe von Aktivierungsmechanismen. Sämtliche gerinnungsaktiven Proteine liegen in der Zirkulation in inaktivem Zustand als Proenzyme vor. Die Aktivierung eines dieser Gerinnungsfaktoren löst jeweils die der nächsten Reaktionsstufe aus. Die von oben nach unten zunehmende Konzentration dieser Proenzyme bewirkt dabei ein lawinenartiges Anschwellen der Reaktion, weshalb mit Recht von einer Kettenreaktion der Gerinnung gesprochen wird.

Die Unterscheidung der Gerinnungsproteine im Plasma erfolgt durch römische Ziffern, die die Gerinnungsfaktoren in der Reihenfolge ihrer Entdeckung erhielten. Aktivierte Faktoren werden mit dem Zusatz -a bezeichnet. Gerinnungsfaktoren sind mit Ausnahme des Fibrinogens, dessen Konzentration zwischen 240 und 400 mg/dl Plasma beträgt, durchwegs Spurenproteine, deren Konzentration zwischen 1 und 20 mg/dl Plasma liegt. Eine weitere Eigenschaft, die Gerinnungsfaktoren von den sonstigen Plasmaproteinen unterscheidet, ist ihre kurze Halbwertszeit im Plasma, die zwischen 5 h (Faktor VII) und 120 h (Fibrinogen, Faktor XIII) liegt. Neben den Ziffernbezeichnungen sind Gerinnungsfaktoren auch unter verschiedenen Namen bekannt, deren gebräuchlichste wiedergegeben werden:

Faktor	*Bezeichnung*	*Faktor*	*Bezeichnung*
I	Fibrinogen	IX	Antihämophil. Faktor B, Christmas factor
II	Prothrombin	X	Stuart-Prower-Faktor
III	Thrombokinase	XI	Plasma thromboplastin antecedent
IV	Kalzium	XII	Hamegan-Faktor
V	Proaccelerin	XIII	Fibrinstabilisierender Faktor
VI	Accelerin (wurde aufgegeben!)	Ohne Ziffer	Präkallikrein, Fletcher-Faktor
VII	Proconvertin	Ohne Ziffer	Hochmolekulares Kininogen, HMK, Fitzgerald-Faktor
VIII	Antihämophiles Globulin, AHG, Antihämophiler Faktor A		

Aus dieser Liste geht hervor, daß 15 Substanzen als Gerinnungsfaktoren bezeichnet werden, und zwar 13 numerierte und 2 ohne Nummernbezeichnung. Davon wurde Faktor III als Reaktionsprodukt erkannt und ist somit nicht ein Gerinnungsfaktor im engeren Sinne. Ebenso ist Faktor VI nur eine höhere Aktivitätsstufe von Faktor V und wurde daher aus dem System eliminiert. Schließlich ist die Bezeichnung Faktor IV für Kalzium nicht gebräuchlich, zumal es sich im Unterschied zu den Gerinnungsproteinen um eine anorganische Substanz handelt. Es verbleiben somit 12 Gerinnungsproteine, von denen 10 mit Nummern bezeichnet sind. Von diesen ist wiederum die Bezeichnung Faktor I für Fibrinogen und Faktor II für Prothrombin wenig gebräuchlich, während die Faktoren V–XIII heute allgemein mit ihrer Ziffer bezeichnet werden.

Der normale Gerinnungsvorgang wird durch Berührung des Faktors XII mit benetzbaren Oberflächen eingeleitet. Solche sind die körpereigenen Substanzen Kollagen aus dem Bindegewebe, Haut, Uratkristalle und nicht von Endothel überzogene atherosklerotische Plaques. Die Aktivierung erfolgt aber auch durch Glasoberflächen und durch die meisten Fremdkörper mit Ausnahme von wasserabstoßenden Oberflächen wie Plastiksubstanzen oder polierten Metallen. Bei Berührung mit benetzbaren Oberflächen erfolgt eine Umwandlung von Faktor XII in Faktor $XIIa_1$. Dabei kommt es aber lediglich zu einer Ausbreitung des Proteinmoleküls auf der Oberfläche ohne biochemische Veränderung. Durch diese Ausbreitung wird aber das aktive Zentrum des Moleküls exponiert. Dieses reagiert mit dem hochmolekularen Kininogen (HMK), das nun seinerseits aktiviert wird und von dem wahrscheinlich Peptidgruppen abgespalten werden. Die aktivierte Substanz HMKa führt zu einer Fraktionierung von Faktor $XIIa_1$ zu $XIIa_2$, wobei sich das Molekül von der Oberfläche wieder ablöst und damit für ein neues, noch inaktives Faktor-XII-Molekül Platz schaffen kann. $XIIa_2$ wandelt Präkallikrein (PK) zu Kallikrein (KK) um, wobei ebenfalls eine biochemische Veränderung des Moleküls eintritt, die das Proenzym zu Enzym aktiviert. KK spaltet einerseits HMK, wobei das vasoaktive Bradykinin entsteht, andererseits wandelt es – wahrscheinlich gemeinsam mit $XIIa_2$ – den Gerinnungsfaktor XI in seine aktive Form XIa um. Die Stabilität dieses Faktors im Plasma ist sehr gering, und er ist nur wenige Minuten haltbar. Innerhalb dieser Zeit wird jedoch durch XIa der Faktor IX in seine aktive Form IXa verwandelt. Für diesen Vorgang sind jedoch zusätzlich Kalziumionen erforderlich. Die schematische Darstellung des Gerinnungsablaufes bis zu dieser Stufe wird in Abb. 1.11 wiedergegeben.

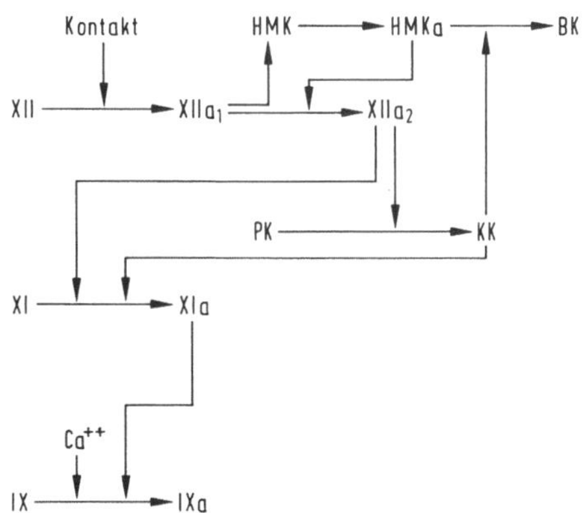

Abb. 1.11. Schema des initialen Gerinnungsablaufs

IXa bildet nun mit Faktor VIII einen Komplex. Dieser kommt dadurch zustande, daß IXa und VIII gemeinsam an ein Phospholipidmolekül gebunden werden, wozu wiederum die Anwesenheit von Ca^{++} erforderlich ist. Dieses Phospholipid kommt vor allem aus aktivierten Thrombozyten und entspricht dem Plättchenfaktor 3. Substanzen mit gleichem Effekt finden sich aber auch in Erythrozyten und in zahlreichen anderen Zellen. Die Komplexbildung kann man folgendermaßen darstellen:

$$\text{VIII} + \text{IXa} \xrightarrow{Ca^{++} \quad PL} (\text{VIII-IXa-}Ca^{++}\text{-PL})$$

Der bisher beschriebene Ablauf der Gerinnung wird als endogene Aktivierung bezeichnet. Es werden dazu lediglich Substanzen benötigt, die in der Zirkulation vorhanden sind. Daneben existiert aber ein weiterer Weg, der innerhalb kürzerer Zeit imstande ist, ein Reaktionsprodukt mit gleicher Wirkung auf den weiteren Gerinnungsablauf zu schaffen. Für diese Reaktion ist jedoch Gewebsthromboplastin erforderlich. Da dieses nicht im Blutplasma, sondern nur im Gewebe vorkommt, wird die Reaktion als exogene Aktivierung der Gerinnung bezeichnet. Gewebsthromboplastin findet sich in allen körpereigenen Geweben, besonders reichlich aber in Lunge, Gehirn und Placenta. Es handelt sich um ein Lipoprotein, das in die Gewebsflüssigkeit übergeht und deshalb bei Verletzungen mit dem austretenden Blut in Berührung kommt. Die exogene Gerinnung kommt durch Komplexbildung zwischen Faktor VII mit Gewebsthromboplastin (GT) bei Anwesenheit von Kalziumionen zustande:

$$\text{GT} + \text{VII} \xrightarrow{Ca^{++}} (\text{GT-VII-}Ca^{++})$$

Dieser Komplex ist in gleicher Weise wie der Komplex aus den Faktoren IXa und VIII imstande, den weiteren Gerinnungsablauf zu aktivieren. Sowohl der endogene als auch der exogene Komplex wandeln Faktor X in seine aktive Form Xa um.

Endogener Komplex:		Exogener Komplex:
(VIII-IXa-Ca^{++}-PL)		(GT-VII-Ca^{++})
↓		↓
X ⟶	Xa	⟵ X

Es handelt sich dabei wieder um eine enzymatische Reaktion, bei der die Reaktionsgeschwindigkeit von der Enzymmenge (also von der Menge des Komplexes) und die Menge des Produkts von der Substratmenge, also in diesem Fall Faktor X, abhängig ist. Faktor Xa steht am Kreuzungspunkt des endogenen mit dem exogenen Mechanismus und ist deshalb eine der wichtigsten Zwischenstufen der Gerinnungsaktivierung. In normalem Plasma ist Faktor Xa nur wenig stabil und hat eine Halbwertszeit von ca. 2 min [17].

Als nächster Schritt im Gerinnungssystem entsteht wiederum eine Komplexbildung. Diese entsteht zwischen Xa und Faktor V auf der Oberfläche eines Phospholipidmoleküls bei Anwesenheit von Kalziumionen, es handelt sich also wieder um einen Lipoproteinkomplex:

$$\text{Xa} + \text{V} + \text{PL} + Ca^{++} \longrightarrow (\text{Xa - V - PL - } Ca^{++})$$

Dieser Komplex stellt das eigentliche prothrombinumwandelnde Prinzip dar. Er entspricht also der „Thrombokinase" im klassischen Schema von Morawitz. Durch die Enzymeigenschaften dieses Komplexes wird das Prothrombinmolekül gespalten. Es entstehen dabei mehrere kleinere Bruchstücke, deren wichtigstes für die Gerinnung das Thrombin ist, das im Gerinnungssystem die Bezeichnung Faktor IIa erhalten hat. Thrombin hat Enzymeigenschaften, deren wichtigste die Spaltung des Fibrinogenmoleküls ist. Daneben wirkt es aber auch auf die Thrombozyten und fördert die Aggregation, Adhäsion und Freisetzung gerinnungsaktiver Substanzen. Ebenso werden die Gerinnungsfaktoren V und VIII durch Thrombin verändert. Vom Fibrinogenmolekül werden durch Thrombin vier kleine Bruchstücke abgespalten und zwar je zwei Moleküle Fibrinpeptid A und Fibrinpeptid B. Dadurch wird das Molekulargewicht des Fibrinogens von 340000 auf etwa 331000 vermindert. Das als Fibrinmonomer bezeichnete Restmolekül kann nun durch Aneinanderlagerung zu Ketten polymerisieren. Es ist heute noch nicht sicher bekannt, ob dieser Vorgang spontan eintritt oder ob dazu eine weitere enzymatische Aktivität erforderlich ist. Sicher weiß man aber, daß das Monomer sowohl mit anderen Monomermolekülen als auch mit intakten Fibrinogenmolekülen Bindungen eingehen kann. Dabei führen nur die Bindungen zwischen Monomeren zu einer Längspolymerisation in Form von Ketten. Dieser Vorgang setzt bereits ein, wenn vom Fibrinogenmolekül nur das Peptid A abgespalten ist. Es resultiert dann ein schon makroskopisch sichtbares Gerinnsel, allerdings von noch geringer Festigkeit. Die langsamer erfolgende Abspaltung von Peptid B führt dann zu einer noch weiteren Vernetzung und damit zu einer größeren Festigkeit des Gerinnsels. Dieses Polymer stellt aber noch nicht das Endprodukt der Gerinnung dar. Seine Festigkeit ist noch relativ gering und es ist in 5 mol/l Harnstoff wieder löslich. Die Substanz wird daher auch als lösliches Fibrin (Faktor Ia) bezeichnet. Eine weitere Verfestigung erfolgt durch Faktor XIII, der durch Thrombin bei Anwesenheit von Kalziumionen aktiviert wird. Es entsteht wiederum ein Enzym, das unter Abspaltung von Ammoniak Bindungen zwischen einem Gammaglutaminrest der einen und einem Epsilonlysinrest der anderen Kette bewerkstelligt [5, 6, 9]. Es kommt dadurch zu einer beträchtlichen Verfestigung des Fibringerinnsels, das nunmehr auch in Harnstoff unlöslich ist (Faktor Ib). Die Umwandlung von Fibrinogen in Fibrin ist demnach eine vierstufige Reaktion:

1. Fibrinogen (I)	Thrombin	Fibrinmonomer + Peptid A
2. Fibrinmonomer		Längspolymer
3. Längspolymer	Thrombin	Lösliches Fibrin (Ia) + Peptid B
4. Lösl. Fibrin (Ia)	XIII, Ca^{++}, Thrombin	Unlösliches Fibrin (Ib)

Allerdings erfolgt diese vierstufige Aktivierung nicht in strengem zeitlichem Ablauf hintereinander, sie verläuft bis zu einem gewissen Grad parallel. Dies ergibt sich schon daraus, daß Peptid A anfänglich zwar rascher als Peptid B freigesetzt wird, die Abspaltung beider Peptide jedoch zum gleichen Zeitpunkt beginnt und nur die Geschwindigkeit der beiden Reaktionen verschieden groß ist.

Die vom Fibringerinnsel umschlossenen Thrombozyten sind zu diesem Zeitpunkt des Gerinnungsvorgangs bereits soweit verändert, daß sich das Thrombosthenin kontrahiert und damit die Retraktion einsetzt. Durch diese wird das Gerinnsel auch auf mechanischem Wege verfestigt und verkürzt, wobei Serum ausgepreßt wird. Mit dem Abschluß der Retraktion ist der eigentliche Gerinnungsvorgang beendet.

Der Mechanismus der Gerinnung in seiner Gesamtheit wird in Abb. 1.12 wiedergegeben.

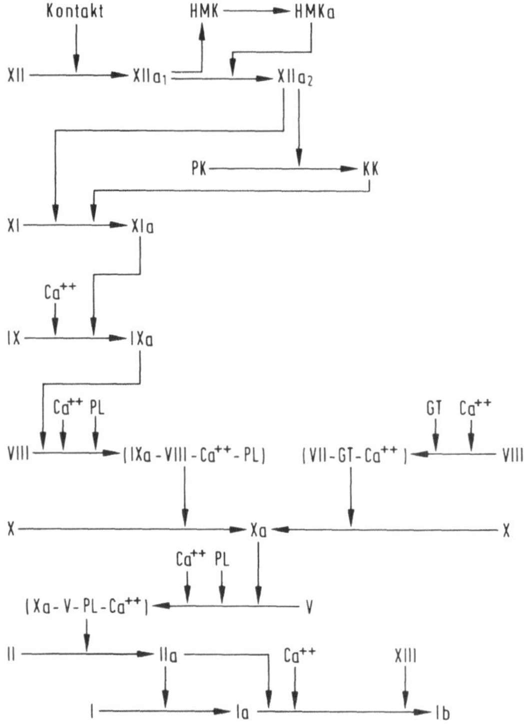

Abb. 1.12. Schema der Blutgerinnung

1.2.3 Kontrollmechanismen der Gerinnung

Die Aktivierung der Blutgerinnung hat zur Folge, daß aktive Intermediärprodukte des Gerinnungsmechanismus in großen Mengen gebildet werden. Diese sind neben Thrombin vor allem Faktor Xa sowie die aktiven Vorstufen IXa, XIa, Kallikrein und XIIa. Da die Geschwindigkeit der Fibrinbildung in direktem Zusammenhang mit der vorhandenen Thrombinmenge steht, ist eine überschießende Thrombinbildung zunächst im Sinne einer raschen Blutstillung durchaus zweckmäßig. Es muß aber andererseits verhindert werden, daß das überschüssige Thrombin und andere aktivierte Faktoren vom Ort der Verletzung weggeschwemmt werden und in Bereichen zu Gerinnseln führen, die sich außerhalb der Verletzungszone befinden. Der Organismus besitzt dafür eine Reihe von Schutzmechanismen, die in der Folge besprochen werden sollen.

1.2.3.1 Die Antithrombine

Die Inaktivierung von Thrombin und Faktor Xa wird durch die Antithrombine bewerkstelligt. Es wurde eine Reihe von verschiedenen Substanzen mit Antithrombinwirkung beschrieben. Dabei stellte sich später allerdings heraus, daß einige dieser Substanzen identisch waren, andere wiederum nicht als echte Thrombininhibitoren bezeichnet werden konnten.

Unter der Bezeichnung „Antithrombin I" verstand man das Fibringerinnsel selbst. Dieses ist imstande, Thrombin an seine Oberfläche zu adsorbieren. Dadurch wird die Reaktion von Thrombin mit weiteren Fibrinogenmolekülen blockiert, wenn auch Thrombin auf diese Weise nicht inaktiviert werden kann.

Ein echter Inaktivator des Thrombins ist hingegen das Antithrombin III, das mit dem früher getrennt beschriebenen Antithrombin II identisch ist. Es handelt sich um ein im Plasma vorhandenes Alpha-2-Globulin, das mit Thrombin, aber auch mit Faktor Xa eine irreversible Bindung eingeht und dadurch diese Aktivitäten blockiert. Die Menge des Antithrombin III im Plasma ist so groß, daß selbst ein Mehrfaches der gesamten Mengen an Thrombin und Faktor Xa, die bei voller Gerinnungsaktivierung entstehen könnten, inaktiviert werden. Die Reaktion mit Antithrombin III erfolgt allerdings nicht plötzlich, sondern mit zeitlicher Verzögerung. Untersuchungen haben gezeigt, daß bei Anwesenheit von Antithrombin III in einer Konzentration, die der im normalen Plasma entspricht, die Halbwertszeit von Thrombin und von Faktor Xa etwa 2 min beträgt. Da die Reaktion zwischen Thrombin und Fibrinogen wesentlich rascher erfolgt, kann Thrombin am Ort der Verletzung zwar mit Fibrinogen reagieren, doch wird das überschüssige Thrombin (und auch Faktor Xa) dann relativ rasch abgebaut. Eine weitere Substanz, die Thrombin inaktiviert, ist das Alpha-2-Makroglobulin. Dieses reagiert allerdings wesentlich träger mit Thrombin als Antithrombin III. Diese Reaktionen sind für den Thrombinabbau im Rahmen der normalen Hämostase völlig ausreichend. Es existiert aber auch ein Notfallsmechanismus, der eine sofortige Inaktivierung von Thrombin und Faktor Xa ermöglicht. Dieser tritt besonders dann in Erscheinung, wenn plötzlich große Thrombinmengen im Kreislauf entstehen. Diese Situation kann bei hochgradiger Verlangsamung der Zirkulation eintreten, etwa im Schock oder physiologischerweise bei winterschlafenden Tieren. In solchen Fällen kommt es aus den Gewebsmastzellen zu einer Ausschüttung von Heparin in den Kreislauf. Heparin besitzt saure Valenzen, die sich an einen Lysinrest des Antithrombin III binden. Dadurch kommt es zu einer wesentlichen Beschleunigung der Reaktion zwischen Antithrombin III einerseits und Thrombin bzw. Faktor Xa andererseits.

Die Menge des sofort inaktivierten Gerinnungsenzyms ist dann von der zur Verfügung stehenden Heparinmenge abhängig. Bei entsprechend hoher Heparinkonzentration kann durch diesen Mechanismus das Blut sogar ungerinnbar werden. Allerdings hat sich gezeigt, daß bei dieser Reaktion Antithrombin III in annähernd normaler Konzentration im Plasma vorhanden sein muß. Bei einer Verminderung von Antithrombin III auf Werte unter 70% der Norm nimmt auch die Heparinwirkung sehr rasch ab [4].

Auch Faktor XIa wird von Antithrombin III inaktiviert und dieser Prozeß wird durch Heparin stark beschleunigt [11]. Kallikrein wird hingegen von Antithrombin III nicht inaktiviert, sondern von der C^1-Esterase des Komplementsystems [10]. Auch Faktor XIIa reagiert anscheinend nicht mit Antithrombin III, da er im Plasma lange Zeit stabil bleibt [16].

Durch dieses System der Inaktivierung gerinnungsaktiver Substanzen mit Hilfe von Antithrombin III und durch den Beschleunigungsmechanismus mit Heparin steht eine wirksame physiologische Kontrolle des Gerinnungsmechanismus zur Verfügung. Dieser ist zur Kompensation einer überschießenden Gerinnungsaktivierung in relativ weiten Grenzen ausreichend. Allerdings können damit nicht sämtliche pathologischen Thrombosen verhindert werden, vor allem nicht, wenn im Bereich der anderen Systeme, die die Hämostase beeinflussen, nämlich Zirkulation und Gefäßwand, ebenfalls Änderungen auftreten, die den Gerinnungsmechanismus begünstigen.

In diesem Zusammenhang soll nicht unerwähnt bleiben, daß auch in der normalen Zirkulation ständig eine unterschwellige Aktivierung der Gerinnung stattfindet und die entstehenden aktiven Intermediärprodukte laufend inaktiviert werden. Dies geschieht teils durch das Antithrombinsystem, teils aber auch durch Zerstörung aktiver Zwischenprodukte im RES. Die normale Kreislauffunktion ist daher für den raschen Abtransport von Resten aktiver Substanzen erforderlich. Bei lokaler oder genereller Drosselung der Zirkulation kann es daher trotz der Kontrollmechanismen zu einer unerwünschten Thrombusbildung kommen.

1.2.3.2 Fibrinolyse

Neben der Wirkung des Antithrombins existiert noch ein weiteres System, das imstande ist, einer Gerinnselbildung im Kreislauf wirksam zu begegnen. Es handelt sich um den Mechanis-

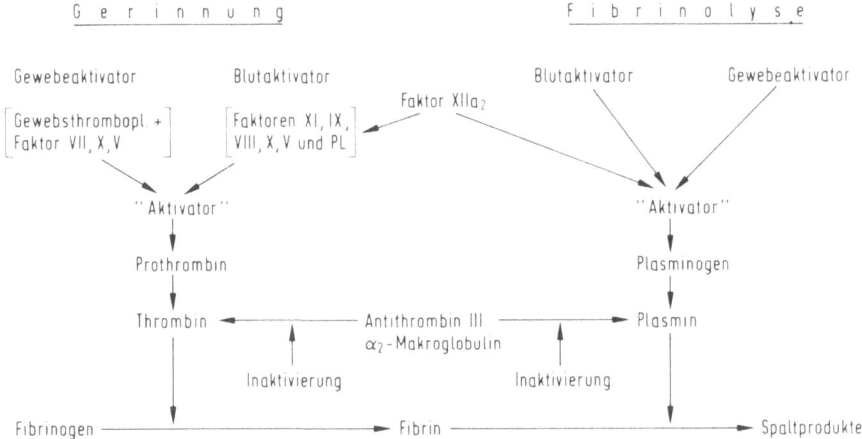

Abb. 1.13. Beziehungen zwischen Blutgerinnung und Fibrinolyse

mus der Fibrinolyse. Dieser ist ebenfalls ein enzymatisch gesteuerter Vorgang, der nicht nur auffallende Parallelen zur Aktivierungskette der Gerinnung, sondern auch indirekte Verknüpfungspunkte mit dieser besitzt (Abb. 1.13).

Im Mittelpunkt des Lysesystems steht das Proenzym Plasminogen. Dieses ist die inaktive Vorstufe des fibrinolytischen Enzyms Plasmin. Es kann mit der Bedeutung des Prothrombin bei der Gerinnungsaktivierung verglichen werden. Durch eine Reihe verschiedener Aktivatoren kann Plasminogen in das aktive Enzym Plasmin umgewandelt werden, wobei es wieder zu einer Spaltung des Plasminogenmoleküls kommt. Die wichtigsten Aktivatoren der Fibrinolyse sind in Abb. 1.14 dargestellt.

Bei den Aktivatoren fällt besonders auf, daß der Gerinnungsfaktor $XIIa_2$ gleichzeitig auch ein Aktivator der Fibrinolyse ist. Es wird daher mit der Einleitung des Gerinnungsvorgangs auch die Fibrinolyse in Gang gesetzt. Daneben sind Gewebsaktivatoren bekannt, die besonders reichlich in der Intima der Venen zu finden sind. Sie treten bereits bei venöser Stauung in den Kreislauf über und aktivieren den Fibrinolysevorgang [8, 18]. Ebenso findet über die Gewebsaktivatoren eine indirekte Auslösung der Fibrinolyse im Schock oder durch Allergene und Pyrogene statt. Einige Organe (s. Abb. 1.14) sind besonders reich an Aktivatoren der Fibrinolyse. Ferner sind bakterielle Aktivatoren bekannt, von denen besonders die Streptokinase größere therapeutische Bedeutung erlangt hat.

Auch der fibrinolytische Mechanismus ist wieder Kontrollmechanismen unterworfen. Plasmin ist, ebenso wie die aktivierten Gerinnungsfaktoren, im Kreislauf sehr kurzlebig. Seine Inhibitoren sind das Antithrombin III, das Alpha-2-Makroglobulin und das Alpha-1-

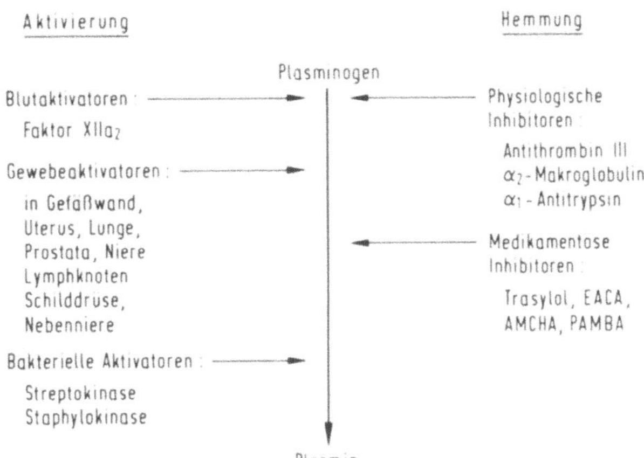

Abb. 1.14. Aktivierung und Hemmung der Fibrinolyse

Antitrypsin. Es bestehen also auch Verknüpfungspunkte zwischen der Hemmung von Thrombin und von Plasmin. Ferner wurde eine Reihe von medikamentösen Inhibitoren gefunden, die teils die Aktivierung verhindern, teils aber erst das aktive Plasmin binden.

Das durch die Aktivierung von Plasminogen entstandene Plasmin ist imstande, ein Fibringerinnsel wieder aufzulösen, auch dann, wenn bereits die Quervernetzung als Folge der Faktor-XIII-Wirkung entstanden ist. Dabei wird Fibrin zu verschiedenen löslichen Bruchstücken abgebaut. Die Wirkung von Plasmin ist aber nicht streng substratspezifisch. Neben Fibrin wird auch das Fibrinogenmolekül abgebaut, außerdem die Gerinnungsfaktoren V und VIII. Es kann daher bei einer beträchtlichen Plasminämie nicht nur zu einer reinen Fibrinolyse, sondern auch zu einer Gerinnungsstörung kommen. Diese kommt auch dadurch zustande, daß bestimmte Fibrinabbauprodukte die Polymerisation von Fibrinogen hemmen und damit den Gerinnungsvorgang in seiner letzten Phase beeinträchtigen. Die gleichen Spaltprodukte hemmen überdies auch die Aggregation der Thrombozyten. Die Gesamtmenge an Inhibitoren im Plasma ist, analog den Thrombininhibitoren, wiederum größer als die gesamte potentielle Plasminmenge, die aus dem vorhandenen Plasminogen entstehen könnte.

Die mehrfachen Bindungen zwischen Aktivierung und Inaktivierung sowohl der Gerinnung als auch der Fibrinolyse lassen das fein ausgewogene Gleichgewicht zwischen diesen beiden Hauptkomponenten der Hämostase erkennen. So wird bei der Aktivierung des endogenen Gerinnungsmechanismus gleichzeitig auch die Fibrinolyse mitaktiviert und die Hemmung aktiver Gerinnungsprodukte geschieht durch die gleichen Proteine wie die Hemmung des Plasmins. Diese Mechanismen sind vor allem bei ausgedehnten Thrombosierungen, etwa im Rahmen der diffusen intravaskulären Gerinnung von besonderer Bedeutung. Im Schock mit hochgradiger Verlangsamung der Abräumfunktion des Kreislaufs kommt es häufig zur Aktivierung der Gerinnung in der gesamten Zirkulation. Das dabei entstehende Thrombin wird durch Antithrombin III gebunden, das aber bei diesem Vorgang auch selbst inaktiviert wird. Gleichzeitig wird die Fibrinolyse aktiviert, und zwar sowohl durch Faktor $XIIa_2$ als auch durch die Ausschüttung eines Gewebeaktivators. Da Antithrombin III bereits durch das Thrombin vermindert wurde, ist der Abbau von Plasmin verzögert und die lytische Wirkung, etwa auf bereits entstandene Mikrogerinnsel, kann daher besser zur Entfaltung kommen. Schließlich greifen noch vegetative Regulationsmechanismen in das Geschehen ein. Je nach

Überwiegen des Sympathikus- oder Vagustonus kann dabei eine höhere Fibrinolyse- oder Gerinnungsbereitschaft entstehen. Erst bei Durchbrechen dieser zahlreichen Kompensationsmechanismen kommt es zur Manifestation einer hämorrhagischen Diathese oder einer Thrombosebereitschaft.

Literatur

1. Bennett HS (1956) The concepts of membrane flow and membrane vesiculation as mechanisms for active transport and ion pumping. J Biophys Biochem Cytol [Suppl] 2:99
2. Bettex-Galland M, Lüscher EF (1961) Thrombosthenin. A contractile protein from thrombocytes. Its extraction from human blood platelets and some of its properties. Biochem Biophys Acta 49: 536
3. Born GVR (1966) Inhibition of thrombogenesis by inhibition of platelet aggregation. In: Pathogenesis and treatment of thromboembolic diseases. Thromb Diath Haemorrh (Stuttg) [Suppl] 21:159
4. Egeberg O (1965) Inherited antithrombin deficiency causing thrombophilia. Thromb Diath Haemorrh (Stuttg) 13:516
5. Lorand L, Downey J, Gotoh T, Jacobsen A, Tocura S (1968) The transpeptidase system which crosslinks fibrin by Gamma-glutamyl, epsilon-lysin bonds. Biochem Biophys Res Commun 31:222
6. Matacic S, Loewy AG (1968) The identification of isopeptide crosslinks in insoluble fibrin. Biochem Biophys Res Commun 30:356
7. Morawitz P (1905) Die Chemie der Blutgerinnung. Erg Physiol 4:307
8. Nilsson IM, Robertson B (1968) Effect of venous occlusion on coagulation and fibrinolytic components in normal subjects. Thromb Diath Haemorrh (Stuttg) 20:397
9. Pisano JJ, Finlayson JS, Peyton MP (1968) Cross-link in fibrin polymerized by factor XIII. Science 160:892
10. Ratnoff OD, Pensky J, Ogston D, Naff GB (1969) The inhibition of plasmin, plasma kallikrein, plasma permeability factor, and the C^1r subcomponent of the first component of complement by serum C'1 esterase inhibitor. J Exp Med 129:315
11. Rosenberg RD (1974) The effect of heparin on factor XIa and plasmin. Thromb Diath Haemorrh (Stuttg) 33:51
12. Roskam J (1923) Contribution a l'etude de la physiologie normale et pathologique du globulin (plaquette de Bizzozero). Arch Intern Physiol 20:241
13. Sixma JJ, Molenaar I (1966) Microtubules and microfibrils in human platelets. Thromb Diath Haemorrh (Stuttg) 16:153
14. Vinazzer H (1978) On the interaction between acetylsalicylic acid and blood platelets. In: Breddin K, Dorndorf W, Loew D, Marx R (eds) Acetylsalicylic acid in cerebral ischemia and coronary heart disease. Schattauer, Stuttgart, p 39
15. Vinazzer H (1978) A simplified assay method for platelet factor 4 with a chromogenic substrate. Haemostasis 7:352
16. Vinazzer H (1979) Assay of total factor XII and of activated factor XII in plasma with a chromogenic substrate. Thromb Res 14:155
17. Vinazzer H, Heimburger N (1978) Assay of factor Xa in intact plasma as a possible method for early diagnosis of intravascular coagulation. Thromb Res 12:503
18. Vinazzer H, Loew D (1978) Beeinflussung stasebedingter Änderungen des Gerinnungsmechanismus durch niedrig dosiertes Heparin und durch Azetylsalizylsäure. Blut 36:275
19. White JG, Krivit W (1965) Fine structural localization of adenosine triphosphatase in human and other blood cells. Blood 26:554

2 Thrombosefördernde Faktoren

2.1 Der Einfluß von Veränderungen der Gefäßwand und der Hämodynamik auf die Thrombogenese[1]

H. Poliwoda

Der folgende Beitrag behandelt die Einflüsse von zwei Faktoren der Virchowschen Trias auf die Thrombusbildung. Um den Bezug zur Thrombogenese in ihrer Gesamtheit nicht zu verlieren, wird an entsprechender Stelle auch jeweils auf den dritten Faktor dieser Trias Bezug genommen werden. Die vorliegenden Ergebnisse stützen sich überwiegend auf Befunde, die mit physikalischen Methoden gewonnen wurden. Dies birgt die Gefahr in sich, daß der Leser den Eindruck gewinnt, den mit biochemischen Methoden gewonnenen Einblicken in die Thrombusentstehung käme ein geringerer Stellenwert zu. Durch jeweils entsprechende Hinweise auf korrelierende bzw. ergänzende biochemische Ergebnsse wird jedoch versucht, unser heutiges, letztlich auf vielfältigen Methoden beruhendes Wissen über die komplexen Mechanismen der Thrombusentstehung stellengerecht darzustellen.

Die vorliegenden Ausführungen beschränken sich auf die pathophysiologischen Mechanismen im Bereich der sog. Makrozirkulation, also auf die Gefäßabschnitte von der Aorta bis zu den Arteriolen und von den drainierenden Venolen bis zur Vena cava. Die pathophysiologischen Veränderungen im Bereich der terminalen Strombahn finden keine Berücksichtigung. [Einen umfassenden Überblick dazu findet der Leser in: Meessen H (1977) Mikrozirkulation. Springer, Berlin Heidelberg New York (Handbuch der allgemeinen Pathologie, Bd 3/7).]

2.1.1 Geschichtliches

Vor mehr als 100 Jahren führte bereits Zahn [30] Thrombose- und Hämostaseversuche durch und fand dabei an Verletzungsstellen jeweils „weiße Zellablagerungen", die 1888 von Eberth und Schimmelbusch [9] als Thrombozyten identifiziert wurden. Zuvor hatte Haym [15] 1877 die zunächst von ihm irrtümlich als Hämoblasten bezeichneten Zellelemente gefunden, die später (1882) von Bizzozero [5] die endgültige Bezeichnung „Thrombozyten" erhielten.

Sowohl bei den Untersuchungen von Zahn [30] als auch bei Eberth und Schimmelbusch [9] sowie wenig später von Sophie Lubnitzky [18] fiel bereits auf, daß die Größe des Thrombus und seine Entstehungsgeschwindigkeit sowohl vom Ausmaß der Gefäßläsion als auch den Strömungsbedingungen abhängen, und zwar jeweils im Sinne der positiven Korrelation. Eine Verlangsamung des Blutflusses ging stets mit einer verlangsamten Entstehungsgeschwindigkeit und geringerer Größe des Thrombus einher, aber auch die Größe der Gefäßläsion wirkte sich gleichsinnig auf die Größe und die Wachstumsgeschwindigkeit des Thrombus aus. Damit war auf die engen Wechselwirkungen zwischen Gefäßwand- und Strömungsveränderungen im Rahmen der Thrombogenese (= Thema dieses Beitrags!) erstmals hingewiesen.

---

[1] Herrn Dipl.-Phys. J. Deinhardt bin ich für die wertvolle Mithilfe bei der Interpretation physikalischer Zusammenhänge sehr zu Dank verpflichtet

2.1.2 Physiologische Mechanismen zur Aufrechterhaltung der normalen Blutzirkulation

Jedem Rohrleitungssystem droht auf die Dauer die Verstopfung. Dieses Problem ist nicht nur Besitzern von alten Häusern mit kalkhaltigem Wasser bekannt, sondern auch der modernen Technologie. So erfordert die Unterhaltung einer Ölpipeline in ca. vier- bis sechswöchigen Abständen die Befreiung der Rohrwände von Ablagerungen. Man muß ein mechanisches Reinigungsgerät, vergleichbar einer Kaminkehrerbürste – den sog. Molch –, in die einzelnen Abschnitte der Pipeline schicken, um die Rohrwände von Ablagerungen – vornehmlich von Paraffin und verwandten Stoffen – zu reinigen.

Aber nicht nur Wandablagerungen bedrohen eine Rohrleitung, sondern auch Rohrbrüche. Rohrbrüche können bekanntlich nur durch eine von außen erfolgende Reparatur beseitigt werden, denn die üblichen Flüssigkeiten besitzen nicht ein „inneres Reparatursystem", das Lecks zu verschließen vermag.

Beide Nachteile treffen nicht für das Blutgefäßsystem zu. Unter normalen Bedingungen bleiben die Lumina der Blutgefäße über viele Jahrzehnte frei von Ablagerungen, und bei Eintritt von Läsionen – bis zu bestimmten Größenordnungen – vermag das Blut, mittels seines eigenen Reparatursystems – der Hämostase – das Leck innerhalb von Minuten zu schließen. Dieses großartige Funktionieren des Blutgefäßsystems basiert auf mehreren, optimal aufeinander abgestimmten Mechanismen und Reaktionen zwischen strömender Flüssigkeit (Blut) und Gefäßwand. Da die Kenntnis dieser zielgerichteten physiologischen Mechanismen den Zugang zu den komplexen pathophysiologischen Abläufen erleichtert, seien sie deren Darstellung vorangestellt.

Das Blut strömt in den Gefäßen laminar, d.h. die einzelnen Flüssigkeitsschichten strömen parallel zur Gefäßwand. Das Strömungsprofil gleicht einer abgeplatteten Parabel, wobei die Abplattung in der Arterie ausgeprägter ist als in der Vene (Abb. 2.1). Im Anfangsteil der Aorta zeigt das Strömungsprofil während der Diastole eine dem M angenäherte Form, um in der Systole die Form einer relativ spitzbogigen Parabel anzunehmen (Abb. 2.2). Der Übergang vom M-förmigen zum parabelförmigen Strömungsprofil führt in der Regel zu turbulen-

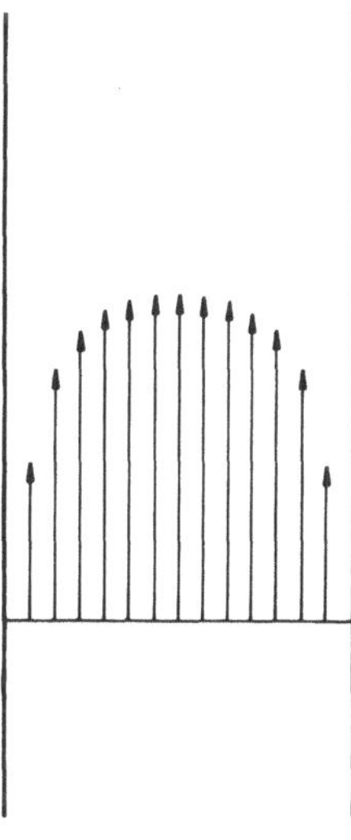

Abb. 2.1. Laminares Strömungsprofil

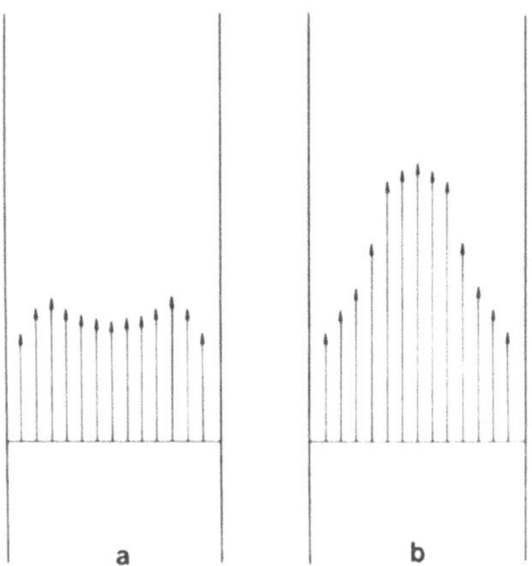

Abb. 2.2 a, b. Strömungsprofil im herznahen Aortenabschnitt während der Diastole (a). Strömungsprofil im herznahen Aortenabschnitt während der Systole (b)

ter Strömung in der Gefäßmitte, jedoch nicht in Wandnähe, so daß diese Turbulenzen weder hörbar noch für die Thrombogenese relevant sind. Erst bei einem deutlichen Nachlassen der Gefäßelastizität, d.h. einer nahezu aufgehobenen Windkesselfunktion der Aorta, treten auch in Wandnähe Turbulenzen auf, die dann als sog. Strömungsgeräusche imponieren.

Wenn man von den klappennahen Abschnitten der Aorta absieht, ähnelt also das Strömungsprofil in allen Gefäßabschnitten der Makrozirkulation einer Parabel. Dies bedeutet einmal, daß in der Mitte des Gefäßes das Maximum der Strömungsgeschwindigkeit liegt, während am Rand die Geschwindigkeit ein Minimum aufweist bzw. in der Prandtelschen Grenzschicht den Wert Null annimmt. Zum anderen ist die Scherkraft (dyn/cm^2), also die tangential auf die Blutkörperchen und Flüssigkeitsteile einwirkende Kraft, die eine gegenseitige Verschiebung der Flüssigkeitslamellen und damit Strömung erzwingt [28], in der Gefäßmitte minimal, um am Gefäßrand relativ hohe Werte anzunehmen. Die Größenordnung dieser wandnahen Scherkräfte liegt bei 10–50 dyn/cm^2 [17]. Scherkräfte dieser Größenordnung werden von den Blutzellen einschließlich der Plättchen offenbar gut toleriert (Einfluß der Scherkräfte auf das Aggregationsverhalten der Plättchen s. unten).

Das parabelförmige Strömungsprofil bedingt ein ständiges Abdrängen der Blutzellen zur Mitte des Gefäßes. In Abb. 2.3 sind die physikalischen Bedingungen dieses Verhaltens skizziert. Am wandnahen Abschnitt der Blutzelle ist die Plasmageschwindigkeit kleiner als die der Zelle, d.h. sie wirkt praktisch der Flußrichtung der Zelle entgegen, während an dem zur Gefäßmitte hin befindlichen Zellabschnitt die Plasmageschwindigkeit größer als die der Zelle ist. Dadurch wird der Strömungsschwerpunkt in Richtung Wand verlagert, woraus die Abdrängung der Zelle zur Mitte resultiert. Die Abdrängung der Zellen in Richtung des Gefäßzentrums bedingt einen relativ breiten Plasmasaum zwischen Gefäßwand und strömenden Zellen (Größenordnung 0,5–1,5 μm). Dadurch werden die Zellen an einem Kontakt mit der Gefäßwand gehindert. Sie bleiben ständig durch einen Plasmamantel von der Gefäßwand getrennt. Dies gilt aber nur unter der Voraussetzung der laminaren Strömung.

Obwohl der eben geschilderte Mechanismus in erster Linie für die Erythrozyten gilt, kann er im arteriellen Stromgebiet cum grano salis auch für Thrombozyten und Leukozyten angenommen werden, während im Niederdrucksystem die Leukozyten, sobald sie einmal Kontakt mit der Gefäßwand erhalten haben, – unabhängig von der Strömungsgeschwindig-

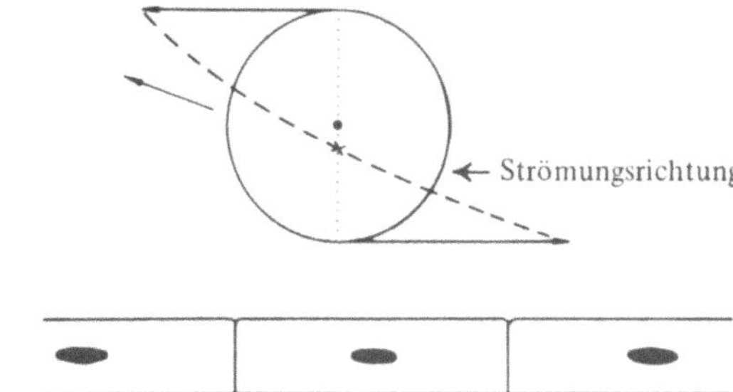

Abb. 2.3. Darstellung der Plasmaströmung relativ zur Blutzelle und der dadurch bedingten Verlagerung des Strömungsschwerpunktes der Zelle

keit der übrigen Blutelemente – langsam an der Gefäßwand entlang rollen. Da im Mittel auf 1000 Erythrozyten nur 1 Leukozyt kommt und damit der Volumenanteil zwischen Leukozyten und Erythrozyten im normal zusammengesetzten Blut 1:125 beträgt, darf der Einfluß dieser Zellen und auch der kleinvolumigen Plättchen auf das Strömungsverhalten des Blutes im Vergleich zu den Erythrozyten vernachlässigt werden. Aber auch bei Kollisionen der Blutzellen mit der Gefäßwand kommt es nicht zwangsläufig zu einer Adhäsion der Zellen am Endothel. Hierfür stehen im wesentlichen zwei Gegenmechanismen bzw. Kräfte zur Verfügung, und zwar einmal die gleichsinnige Ladung der Membranoberflächen der Blutzellen (Coulombsche Kräfte) und zum anderen – dies gilt nur für die Plättchen – die ständige Produktion des adhäsionshemmenden Stoffes Prostazyklin in den Gefäßendothelien.

Die Coulombschen Kräfte zwischen einem Erythrozyten und einer Endothelzelle sind wegen des relativ großen Radius dieser Zellen gering, denn für einen kugeligen Körper ist die Feldstärke an seiner Oberfläche umgekehrt proportional seinem Krümmungsradius. Das bedeutet aber, daß die Coulombschen Kräfte zwischen zwei sehr kleinen Körpern erheblich sein können. So sind die Abstoßungskräfte, zum Beispiel zwischen zwei Albuminmolekülen (Längsdurchmesser ca. 150 Å) um den Faktor $2{,}5 \cdot 10^5$ größer als zwischen zwei gewaschenen Erythrozyten. Daraus folgt, daß bei ausreichender Albuminkonzentration des Plasmamantels der Blutzellen die Abstoßungskräfte wegen der darin enthaltenen Albuminmoleküle relativ groß sind. Außerdem verhindert der Plasmamantel mit den darin unter anderem enthaltenen Albuminen die Entfaltung der Adhäsionskräfte, die zwischen zwei Körpern auftreten, wenn sie in einen so engen Kontakt treten, daß sich lediglich ein dünner Wasserfilm zwischen ihnen befindet. Wegen der nahezu aufgehobenen Adhäsionskräfte und der Coulombschen Abstoßungskräfte führt auch ein mehrstündiger Stillstand des Blutes bei intakter Gefäßwand nicht zur irreversiblen Verklumpung des Blutes. Wie auch die normale Blutsenkungsgeschwindigkeit anzeigt, bleiben die Blutzellen bei längerem Stehen individuell in Suspension, während bei Verringerung der Abstoßungskräfte, zum Beispiel infolge Abnahme der Albuminkonzentration und Zunahme großmolekularer Eiweißkörper (z.B. Fibrinogen, Alpha-2-Makroglobulin, IgM u.a.), diese Stabilität verloren geht. In diesem Zusammenhang sei auch darauf hingewiesen, daß im stehenden Blut bei intakter Gefäßwand die Blutgerinnung bzw. der Hämostasemechanismus nicht gezündet wird.

Die Wechselwirkung zwischen Prostazyklin (PGI_2) in den Endothelien und den Plättchen ist in Abbildung 2.4 dargestellt. Die Stimulation der Plättchen in Richtung Aggregation führt im Plättchen zur Synthese von Prostaglandinendoperoxiden. Diese Stoffe können entweder zu Thromboxan A_2 umgewandelt werden, wodurch die Aggregationsneigung der Plätt-

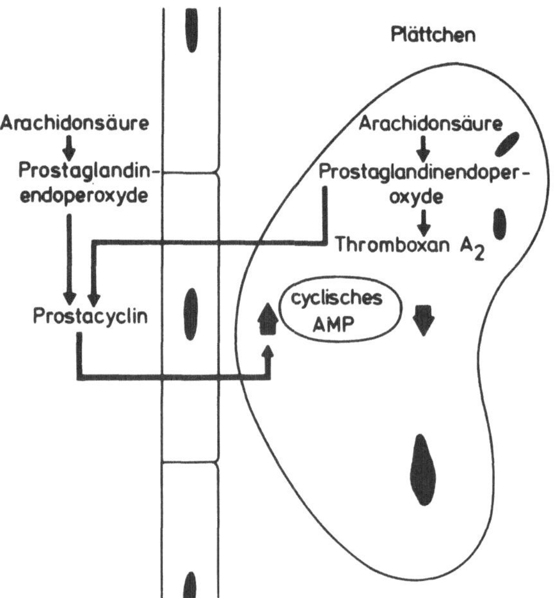

Abb. 2.4. Wechselwirkung zwischen Thrombozyten und intakter Gefäßwand (s. Text)

chen gefördert wird, da Thromboxan A_2 eine Verminderung von zyklischem AMP im Plättchen durch Blockierung der Adenylatzyklase bedingt. Die Prostaglandinendoperoxide können das Plättchen auch verlassen und werden durch die Prostazyklinsynthetase zu Prostazyklin (PGI_2) umgewandelt. PGI_2 kann aber auch von den Endothelien – genauso wie in den Plättchen – aus Arachnoidonsäure synthetisiert werden. Prostazyklin besitzt einen stark stimulierenden Effekt auf die Adenylatzyklase der Plättchen, wodurch der Gehalt an zyklischem AMP in den Plättchen beträchtlich ansteigt und die Aggregation stark gehemmt wird. Bei Zerstörung der Endothelien fällt dieser Aggregationsmechanismus fort. Nach den Untersuchungen von Harker und Ross [14] darf angenommen werden, daß die der Läsion benachbarten Endothelzellen ihre PGI^2-Produktion erheblich steigern und über eine vermehrte Abgabe PGI^2 mithelfen, die Thrombose lokal zu begrenzen.

Schließlich muß noch – wenn man den eingangs angeführten Vergleich mit der Pipeline im Auge hat – darauf hingewiesen werden, daß sowohl die Gefäßwand als auch alle Blutbestandteile einem fein regulierten, aber kontinuierlichen Austausch bzw. Erneuerungsprozeß unterliegen. Endothelzellen werden durch mitodische Teilung erneuert, gealterte Blutzellen im RES – vornehmlich in der Milz – abgefangen und durch neue Zellen aus dem Knochenmark ersetzt. Die Plasmaeiweißkörper werden relativ rasch ausgetauscht bzw. verbraucht, denn die Lebensdauer der am längsten lebenden Plasmaeiweißkörper, nämlich der Gammaglobuline, liegt bei 20 Tagen. Lediglich bestimmte Lymphozytensubpopulationen haben eine deutlich längere Lebensdauer als die übrigen Blutelemente, doch spielt diese Zellklasse bei den hier zu betrachtenden Vorgängen keine Rolle.

Zusammenfassend darf gesagt werden:

Optimale physiologische Strömungsmechanismen und darauf funktionell hervorragend angepaßte Strömungseigenschaften der Blutzellen sowie die stetige Erneuerung der gefährdeten Wandteile garantieren eine langzeitige, uneingeschränkte Funktionstüchtigkeit des Systems „Blutkreislauf". Das im Blut enthaltene, sensibel reagierende Hämostasesystem bleibt dabei ruhend. Aber auch Zustände von Hyperkoagulabilität des Plasmas oder erhöhte Aggregationsneigung der Plättchen kommen bei intakter Gefäßwand und normalen Strömungsverhältnissen nicht zum Tragen, d.h. Ablagerungen von Blutelementen an den Gefäßwänden im Bereich der Blutzirkulation bleiben auch unter diesen Umständen aus.

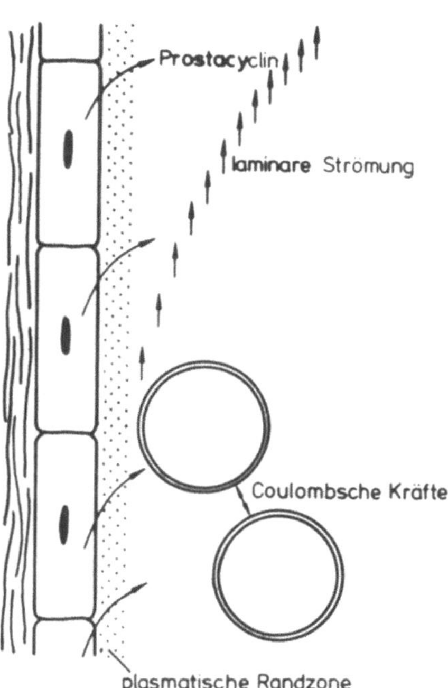

Abb. 2.5. Darstellung der wichtigsten physiologischen Mechanismen zur Verhütung der Adhäsion von Zellen inbesondere Plättchen an der Gefäßwand und der Aggregation von Zellen untereinander

2.1.3 Thrombogene Mechanismen durch Änderung der Hämodynamik und der Wandeigenschaften

Die Darstellung der thrombogenen Mechanismen, die von Änderungen der Hämodynamik und der Wandeigenschaften ausgehen können, ist didaktisch dadurch erschwert, daß beide in sehr enger Wechselwirkung miteinander stehen und somit Stellenwerte und Rangfolge beider Einflüsse nicht immer eindeutig festzulegen sind. Jede Änderung der idealen Wandbeschaffenheit kann den Hämostasemechanismus des Blutes zünden und damit zu thrombotischen Ablagerungen führen, hebt aber auch gleichzeitig die idealen Strömungsbedingungen im betroffenen Wandabschnitt auf. Umgekehrt können auch Strömungsveränderungen Endothelläsionen hervorrufen (Stase → hypoxische Endothelschädigung, Turbulenzen, Prallströmung u.a.m. → Endothelabrisse u.a.). Die nachfolgend getrennte Darstellung der thrombogenen Mechanismen, die von Gefäßläsionen und von Änderungen der Hämodynamik ausgehen können, erfolgt nur aus Gründen der Übersicht, doch sollte der Leser die engen Wechselwirkungen zwischen beiden Mechanismen stets im Auge behalten.

2.1.3.1 Thrombogene Mechanismen, die von einer Gefäßläsion ausgehen

In Abb. 2.6a ist ein normales Mesenterialgefäß der Ratte dargestellt, während Abb. 2.6b im selben Gefäß 10 s nach Setzen einer Intimläsion (Durchmesser 10 μm) mittels eines Laserimpulses einen weißen Abscheidungsthrombus zeigt. Durch die Photonen des Laserimpulses werden die Endothelzellen mittels Hitzekoagulation zerstört, und die darunterliegenden Strukturen, unter anderem Kollagenfasern, erhalten Kontakt mit dem Blutstrom. Die ersten Reaktionspartner zwischen der Gefäßläsion und dem Blut sind allein die Plättchen. Die plasmatische Fibringerinnung mag in den ersten Sekunden zwar schon Aktivierungsschritte erfahren, aber Fibrinfasern selbst sind erst in der Größenordnung von Minuten nach Eintritt

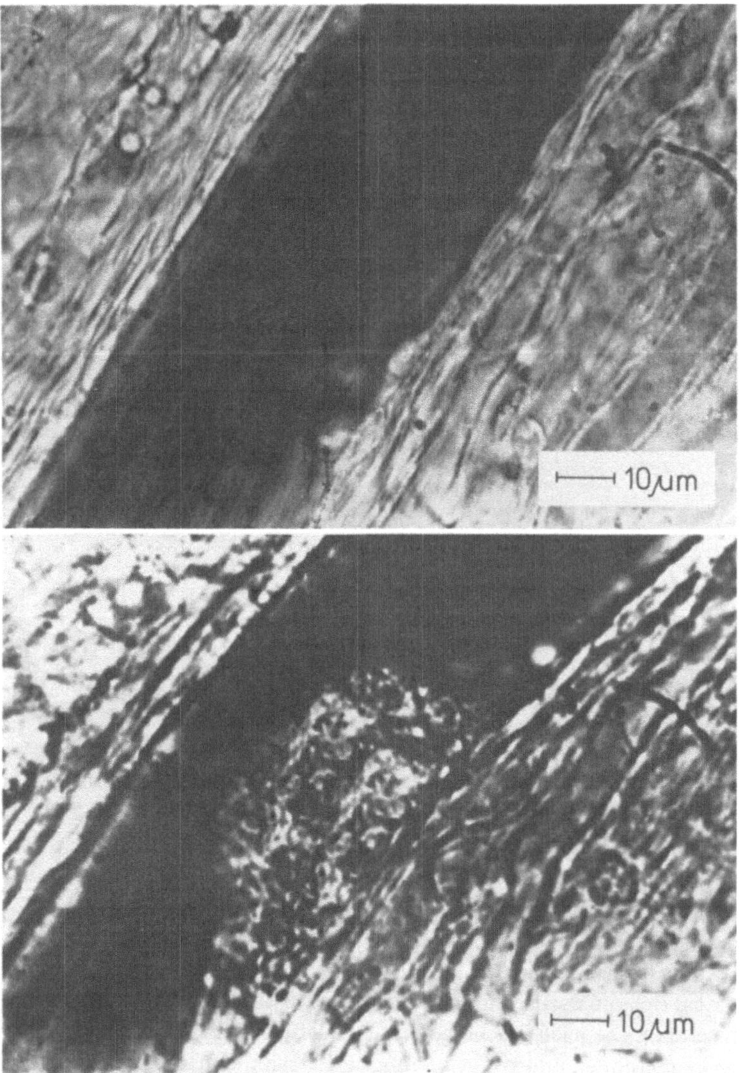

Abb. 2.6 a, b. Ungeschädigtes Mesenterialgefäß der Ratte **(a)**. Derselbe Gefäßabschnitt 10 s nach Setzen einer Intimaläsion mittels eines Laserimpulses (50 mWs) **(b)**

der Läsion nachweisbar. Die Frühphase der Thrombusbildung hat daher die Interaktion zwischen Plättchen und Gefäßläsion zum Gegenstand.

Bilanziert man das überraschend schnelle Wachstum des Abscheidungsthrombus, so ergibt die mathematische Analyse dieser Frühphase der Thrombusbildung, daß nicht nur die per Kontakt an der Gefäßläsion vorbeiströmenden Thrombozyten an der Thrombusbildung teilnehmen, sondern auch solche, die in einiger Entfernung an der Läsion hätten vorbeischwimmen müssen. Bei Gefäßen mit einem Durchmesser zwischen 60–80 μm ergab die Analyse, daß Plättchen mindestens – unter der Voraussetzung der statistischen Verteilung der Plättchen im Blutstrom – aus einer Entfernung bis 25 μm an die Läsionsstelle gelangt sein müssen, da sonst die Bilanz nicht erfüllt wäre [7, 25]. Die nicht statistische Verteilung der Plättchen im Blutstrom, d.h. ihre Anhäufung entweder in den wandnahen Abschnitten oder im Axialstrom, würde eine noch größere Reichweitenbeziehung ergeben. Weiterhin ergab die mathematische Analyse, daß die Kontaktzeit der Plättchen in Wandnähe bei einer Läsionsgröße von rund 10 μm in der Größenordnung von 1 ms liegt. Schmid-Schönbein [28] gelangte bei der Berechnung der Kontaktzeit der Plättchen an einer Gefäßinzision

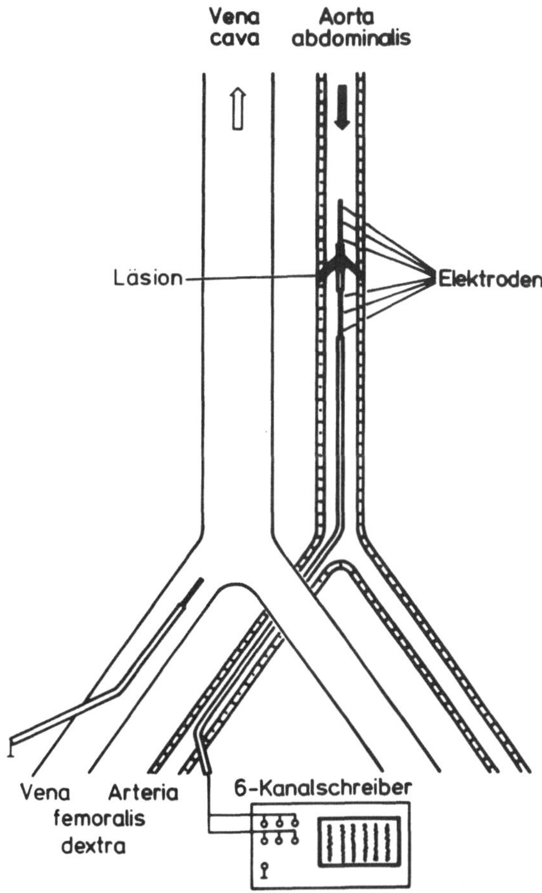

Abb. 2.7. Schematische Darstellung der Versuchsanordnung zum Nachweis von strömungselektrischen Potentialen nach mechanischer Erzeugung einer Gefäßläsion in der Aorta des Hundes

(Durchmesser 10 μm) zum gleichen Ergebnis. Diese Ergebnisse weisen darauf hin, daß alle bisherigen Vorstellungen über die chemische Aktivierung der Plättchenadhäsion revidiert werden müssen, da diese zeitlich mindestens um zwei Größenordnungen langsamer erfolgt, als es bei den Bedingungen in vivo notwendig ist. Diese Überlegung ist auch kürzlich von Born angestellt und belegt worden [6].

Da also chemische Wirkkräfte, die zum Beispiel von ADP, Thromboxan A^2, Thrombin, Thromboplastin u.a. ausgehen könnten, über Entfernungen bis zu 25 μm nicht wirken können und auch die Geschwindigkeit der Plättchenabscheidung nicht erklären, mußte nach weiter reichenden, sehr rasch wirkenden Signalen Ausschau gehalten werden, die nur physikalischer Natur sein konnten. Avenarius et al. [1] haben die in Abb. 2.7 schematisch skizzierten Untersuchungen an der Aorta des Kaninchens und des Hundes durchgeführt. Nach Einbringen einer speziell konstruierten Sonde, die ein ausfahrbares Messer enthält und sowohl oberhalb als auch unterhalb des Messers Elektroden besitzt, konnten nach Verletzung der Aortenwand die in Abb. 2.8 wiedergegebenen Signale stromaufwärts als auch stromabwärts der Läsionsstelle registriert werden. In mehrfach durchgeführten Untersuchungen konnten die Autoren zeigen, daß diese Signale stets reproduzierbar waren und an Intensität zunahmen, je näher die Elektrode an der Gefäßläsion lag. Das bedeutet, die der Läsion sich nähernden Plättchen gelangen in ein elektrisches Feld, dessen Stärke zur Läsion hin ständig zunimmt. Die gemessene Spannung dieser Signale lag bei den Untersuchungen an der Aorta des Hundes zwischen 70 und 80 mV. Diese Potentiale sind Ausdruck eines strömungselektrischen Stromes, der gesetzmäßig in jedem Rohrleitungssystem auftritt, wenn folgende Voraussetzungen erfüllt sind:

1. Die Dielektrizitätskonstanten (DK) der strömenden Flüssigkeit und des Wandmaterials müssen einen deutlichen Unterschied aufweisen.

2. Die bei der Berührung der Wand mit der benetzenden Flüssigkeit entstehende Berührungsspannung muß mechanisch getrennt werden, d.h. die Flüssigkeit muß strömen. Die strömende Flüssigkeit erzeugt also durch ständige Ladungstrennung einen elektrischen Strom, der um so größer ist, je schneller die Flüssigkeit strömt und je größer der Unterschied der beiden Dielektrizitätskonstanten ist.

Beide Voraussetzungen sind bei einer Gefäßläsion, bei der die Kollagenfasern Kontakt mit dem Blut erhalten, gegeben. Die Dielektrizitätskonstante des Kollagens liegt über 3000, während die DK von Blut – entsprechend dem hohen Wassergehalt – bei 80 liegt. In entsprechenden Experimenten ist relativ leicht zu beweisen, daß die Gesetzmäßigkeiten über die elektrischen Felder in der Grenzschicht zweier Substanzen [24] auch für das biologische Objekt „Blutgefäßsystem" Geltung haben.

Poliwoda et al. [27] gingen der Frage nach, inwieweit diesen elektrischen Potentialen eine relevante Funktion bei der Thrombusentstehung zukommt, wobei die Frage lautete: „Übt das elektrische Potential auf die stromaufwärts befindlichen Plättchen eine nachweisbare Wirkung aus, wodurch der Haftmechanismus der Thrombozyten induziert oder wenigstens gefördert wird?" Die Autoren konnten zeigen, daß bei gleich großer Läsionsfläche, aber – durch Anlegen einer Gegenspannung – abgeschwächtem Potential die Bildungsgeschwindigkeit des Thrombus signifikant gesenkt werden kann. Umgekehrt konnte durch Verstärkung des Feldes eine erhöhte Abscheidungsgeschwindigkeit der Plättchen an der Läsionsstelle nachgewiesen werden. Aus diesen Untersuchungen darf gefolgert werden, daß die Plätt-

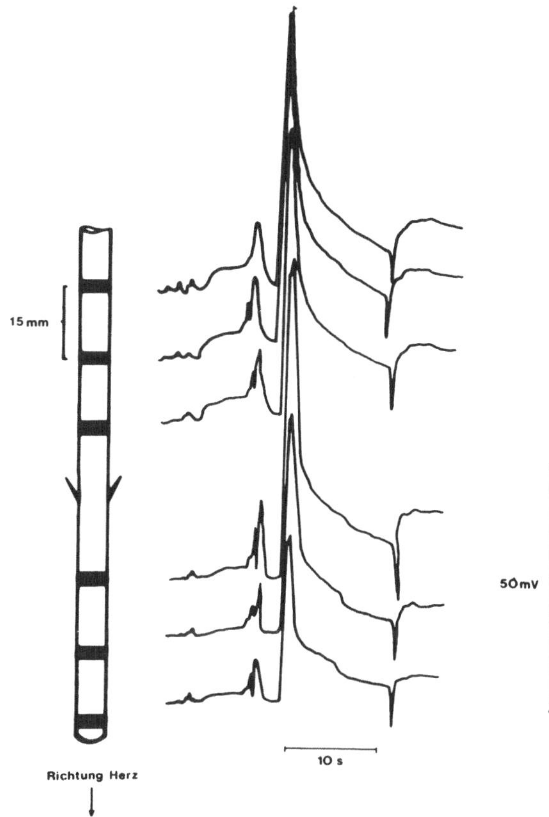

Abb. 2.8. Kurvenverlauf der strömungselektrischen Potentiale nach erfolgter Gefäßläsion (Originalkurven)

chen in der Frühphase der Thrombusbildung, d.h. in den ersten 5–10 s – also jenem Zeitraum, in dem die rasche Abdeckung der Gefäßläsion erfolgt und das Strömungspotential vorhanden ist –, von diesem elektrischen Signal maßgebend beeinflußt werden. Welche Mechanismen könnte das strömungselektrische Potential an den Thrombozyten auslösen? Plättchen enthalten nicht nur erregbare Strukturen (Thrombosthenin), die von den gleichen Stoffen stimuliert werden können wie glatte Endothelzellen [19], sondern verhalten sich nach Born [6] auch wie Nervenzellen (tryptaminerge Neurone). Es wäre daher denkbar, daß Plättchen Membranrezeptoren für elektrische Potentiale besitzen, über die der Adhäsionsmechanismus ausgelöst wird. Darüber hinaus wäre denkbar, daß auch die plasmatische Gerinnung durch das strömungselektrische Potential aktiviert werden könnte, und zwar durch Konformationsänderungen am Molekül des Faktors XII (Hagemann-Faktor). Nach den Untersuchungen von Griffin u. Cochrane [13] bedingen Konformationsänderungen, daß das Faktor-XII-Molekül der proteolytischen Aktivierung durch Plasmakallikrein oder anderer Proteasen signifikant besser zugänglich wird.

Bei den Untersuchungen von Poliwoda et al. [27] zeigte sich auch die enge Verknüpfung zwischen den elektrischen Phänomenen und Änderungen der Hämodynamik, denn bei jeder Gefäßläsion, die ein strömungselektrisches Potential erzeugt, wird auch gleichzeitig die laminare Strömung im Bereich der Läsion aufgehoben. Es treten dort leicht Wirbel und bei entsprechend hoher Strömungsgeschwindigkeit auch lokalisierte Turbulenzen auf. Dadurch steigen in diesem Bereich die Scherkräfte erheblich an. Bereits 1965 konnten Dintenfass u. Rozenberg [8] zeigen, daß durch erhöhte Scherkräfte die Plättchen aktiviert werden. Diesen Mechanismus konnten Schmid-Schönbein [28] bestätigen und mit verfeinerter Methodik zahlreiche Details aufdecken.

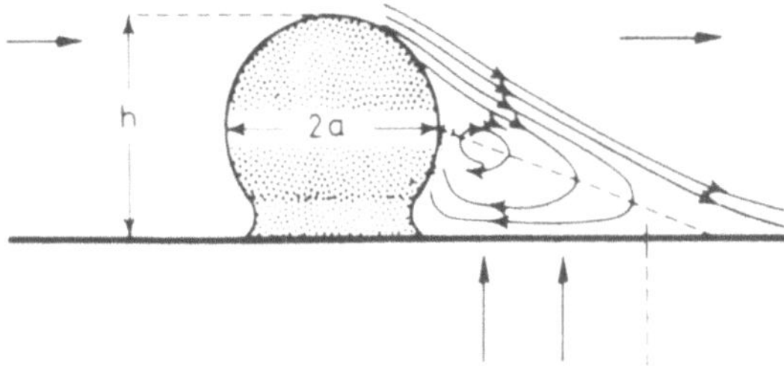

Abb. 2.9. Darstellung der Strömungsverhältnisse im Bereich größerer muraler Thromben. (Aus: Schmid-Schönbein [28])

In diesem Abschnitt sei aber noch auf eine weitere Einflußgröße hingewiesen, die an die chemische Natur der Gefäßläsion oder – einfacher gesagt – an den Landeplatz der Plättchen gebunden ist. Wir wissen heute, daß es sich dabei um Kollagen handelt, und zwar speziell um Typ III, und dort wiederum um einen ganz bestimmten Bezirk von neun Aminosäuren, der sich in der Alpha-Kette des Typ-III-Kollagens befindet [10]. Die chemischen Bindungskräfte, die zwischen Kollagen und Thrombozytenmembran auftreten, bedingen – da es sich um kovalente Bindungen handelt – eine sehr hohe Haftfestigkeit der Plättchen, die sogar Scherraten in der Größenordnung von 10^5 dyn/cm^2 (600 mm Hg) standhalten können. Vergleichbare Haftkräfte müssen naturgemäß auch bei der Aggregation von Thrombozyten untereinander angenommen werden. Diese Haftkräfte existieren in Abwesenheit von Fibrin, d.h. bereits in der Frühphase der Thrombusbildung, werden aber hernach durch das Fibringerüst, das den Thrombus durchspinnt und an der Gefäßläsion fest verankert, noch zusätzlich verstärkt.

Kollagen aktiviert aber auch die Fibringerinnung über eine Aktivierung des Faktors XII [22], gleiches gilt für Plättchen, die mit Kollagen in Interaktion getreten waren. Schließlich sei auch noch darauf hingewiesen, daß bei Endothelzelläsionen Thromboplastin frei wird, das ebenfalls die Fibringerinnung fördert [21]. Daß auch ein Plasminogenaktivator von lädierten Endothelzellen freigegeben wird [23] und der aktivierte Faktor XII einen Plasminogenproaktivator stimuliert bzw. aktiviert [16], sei an dieser Stelle nur der Vollständigkeit halber erwähnt. Spätestens nach der Anhaftung an subendothelialem Kollagen wird bei den Plättchen die Freisetzungsreaktion ausgelöst, womit augenblicklich ein vielfältiger Verstärkermechanismus hinsichtlich Adhäsion und Aggregation der Plättchen sowie die Beschleunigung der plasmatischen Gerinnung wirksam wird (s. unten, Abb. 10 a–c).

2.1.3.2 Thrombogene Mechanismen durch Änderungen der Hämodynamik

Im vorangehenden Abschnitt waren bereits schon einige Aspekte der hämodynamischen Einflüsse auf die Thrombusentstehung gestreift worden. Es wurde auch darauf hingewiesen, daß die Plättchen das bevorzugte Objekt hinsichtlich der Einflußnahme hämodynamischer Kräfte darstellen.

Die wegweisenden Ergebnisse nahmen ihren Ausgang von Dintenfass u. Rozenberg [8], wurden dann von Schmid-Schönbein [28], von Goldsmith und Mitarbeitern [11, 12] sowie Baumgartner [2, 3, 4] konsequent weiterverfolgt. Die Vielzahl der Beiträge anderer Autoren zu diesem Thema sei dadurch nicht geschmälert, doch würde es den Rahmen dieses Artikels überschreiten, alle einschlägigen Arbeiten hier zitieren zu wollen. Der zentrale Parameter, der den hier interessierenden hämodynamischen Veränderungen zugrunde liegt, ist die sog. Scherkraft, die im strömenden Blut unter den verschiedensten Bedingungen in überraschend großem Ausmaß variieren kann. Bei normaler laminarer Strömung rangieren – wie bereits erwähnt – die wandnahen, auf die Blutzellen wirkenden Scherkräfte zwischen 10 und 50 dyn/cm^2. Von Schmid-Schönbein [28] stammt folgende Berechnung: An einer Inzision mit einem Lochdurchmesser von 10 μm steigen die wandnahen Scherkräfte auf Größenordnungen um 10^4 dyn/cm^2 an. Überraschend hoch ist auch der Druckgradient über einem derartigen Gefäßloch. Nimmt man eine Wanddicke von 5 μm an, dann beträgt der Druckgradient rund 600 mm Hg/mm [28]. Trotz dieser enormen Kräfte können die Plättchen den hämostatischen Pfropf bilden. Alle Untersuchungen über die Auswirkungen der Scherkräfte auf die Plättchen zeigen jedoch, daß diese Kräfte gegenüber den Plättchen ein Doppelgesicht aufweisen, denn sie vermögen gleichzeitig, den Adhäsionsmechanismus zu induzieren und somit fördernd auf die Plättchenanheftung zu wirken [28].

Bereits 1970 konnten Poliwoda et al. [25] zeigen, daß die Plättchenabscheidung an Fremdoberflächen abhängig von der Blutströmungsgeschwindigkeit ist. Bei dem gewählten Modell lag das Maximum der Plättchenabscheidung bei einer Strömungsgeschwindigkeit von 8 cm/s, um bei noch höheren Strömungsgeschwindigkeiten wieder abzunehmen, wahrscheinlich bedingt durch die mit dem Quadrat der Strömungsgeschwindigkeit anwachsenden Abrißkräfte. Dieses Ergebnis wurde von Baumgartner [2] 1973 an seinem Modell im Prinzip bestätigt, d.h. die Abscheidung von Plättchen an subendothelialen Gefäßstrukturen zeigte ebenfalls eine Geschwindigkeitsabhängigkeit in der oben beschriebenen Weise. Doch darüber hinaus fand Baumgartner [3] eine umgekehrt proportionale strömungsabhängige Abscheidung von Plättchen und Fibrin in seinem Modell:

Scherrate	$500\ s^{-1}$	$2000\ s^{-1}$	$4000\ s^{-1}$
Plättchenabscheidung nach 3 min	23%	43%	66%
Fibrinabscheidung nach 3 min	67%	26%	10%

Diese Geschwindigkeitsabhängigkeit hinsichtlich der Thrombuszusammensetzung korreliert mit dem alten Wissen der pathologischen Anatomie über den unterschiedlichen Anteil von Plättchen und Fibrin in venösen und arteriellen Thromben.

Besonders wichtig erscheint es noch, auf die Wechselbeziehungen zwischen Plättchen und Erythrozyten hinzuweisen. Hierbei handelt es sich um ein enges Nebeneinander von physikalischen und biochemischen Mechanismen [6]. So steigt zum Beispiel die Rate der Plättchenanlagerung an natürlichen Oberflächen in Anwesenheit von Erythrozyten um das mehr als 50fache gegenüber der Abscheidung aus plättchenreichem Plasma an. Dabei handelt es sich jeweils um die Frühphase der Abscheidung, d.h. um die ersten 60–120 s [29].

Während in der Frühphase der Thrombusbildung die in dieser Zeit existenten Scherkräfte von wesentlicher Bedeutung sind, treten bei bereits größeren muralen Thromben noch andere hämodynamische Phänomene hinzu, mit z.T. fördernder, z.T. auch hemmender Wirkung. Abb. 2.9 zeigt die von Goldsmith [11] (1972) stammende Darstellung der Strömungsverhältnisse bei relativ großen muralen Thromben. Zunächst nehmen die Scherkräfte an der

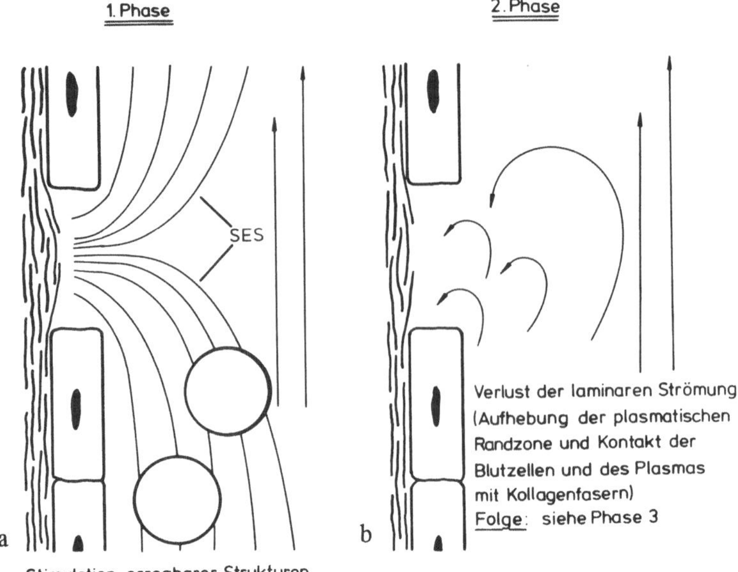

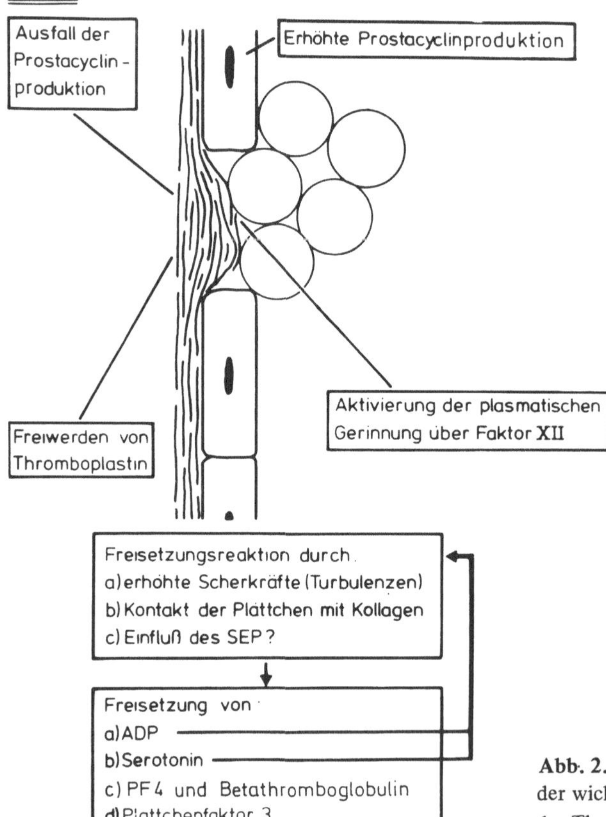

Abb. 2.10 a–c. Schematische Darstellung der wichtigsten Faktoren im Ablauf der Thrombusfrühphase (s. Text)

stromaufwärts gelegenen Schulter und direkt über der Schulter des Thrombus zu, wodurch auf der einen Seite das Adhäsions- und Aggregationsvermögen der ankommenden Plättchen aktiviert wird, auf der anderen aber die Abrißkräfte an dieser Stelle auch deutlich zunehmen. Hinter der stromabwärts gelegenen Schulter kommt es zu einer Strömungsverlangsamung und Strudelbildung mit niedrigen Scherkräften. In den Strudeln hinter dem Thrombus können sowohl zelluläre Elemente als auch Plasma relativ lange Zeit arretiert sein, so daß dort Zeiten für die Aktivierung und den Ablauf von enzymatischen Gerinnungsprozessen zur Verfügung stehen.

In Abb. 2.10 a–c sind die wichtigsten thrombogenen Mechanismen beim Eintritt einer Gefäßläsion dargestellt. Abb. 10 a zeigt den ungefähren Verlauf der strömungselektrischen Stromlinien, deren Dichte zur Läsion hin zunimmt. Das Feld der Stromlinien dürfte stromaufwärts und stromabwärts symmetrisch sein. Die durch den strömungselektrischen Strom aktivierten Plättchen geraten an der Läsionsstelle in eine nichtlaminare Strömungszone (Abb. 10 b), in der durch Wirbel oder sogar Turbulenzen die Scherkräfte signifikant zunehmen, wodurch die Entfaltung des Adhäsions- und Aggregationsmechanismus gefördert wird. In Abb. 10 c ist die Anhaftung der Plättchen an den subendothelialen Fasern der Gefäßläsion bereits erfolgt. Spätestens jetzt ist die Freisetzungsreaktion der Plättchen erfolgt, und die damit verbundenen Verstärkermechanismen stehen zur Verfügung.

Diese Reaktionsfolge gilt im Prinzip für die Mehrzahl der Thrombosen, d.h. sowohl bei arterieller Verschlußkrankheit, bei der z.B. eine Deckplatte über einer arteriosklerotischen Plaque einbricht, oder bei entzündlichen Venenwandveränderungen, die mit entsprechender Endothelschädigung einhergehen, kommen diese Mechanismen zum Tragen. In der arteriellen Strombahn werden Mechanismen der ersten und zweiten Phase dominieren, während in der Vene die komplexen Mechanismen der dritten Phase mit baldigem Überwiegen der Fibringerinnung das Thrombosegeschehen bestimmen. Daraus leitet sich auch die bekannte therapeutische Faustregel ab, wonach die Prophylaxe auf der arteriellen Seite in erster Linie die Hemmung der Plättchenreaktion zum Ziel haben muß, während auf der venösen Seite nach wie vor die Hemmung der Fibringerinnung erfolgversprechend ist.

Literatur

1. Avenarius HJ, Deinhardt J, Küpper W, Poliwoda H (to be published) Investigations on the early phase of thrombus formation. II. Detection of bioelectrical signals after experimental intimal lesions
2. Baumgartner HR (1973) The role of blood flow in platelet adhesion, fibrin deposition, and formation of mural thrombi. Mecrovasc Res 5:167–179
3. Baumgartner HR (1977) Platelet and fibrin deposition on subendothelium: opposite dependence on blood shearrate. Thromb Haemostas 38:133
4. Baumgartner HR, Muggli R, Tschopp TB, Turitto VT (1976) Platelet adhesion, release and aggregation in flowing blood: effects of surface properties and platelet function. Thromb Haemostas 35: 124–138

5. Bizzozero J (1882) Über einen neuen Formbestandteil des Blutes und dessen Rolle bei der Thrombose und Blutgerinnung. Virchows Arch [Pathol Anat] 90:261
6. Born GVR (1977) Fluid-mechanical and biochemical interactions in haemostasis. Br Med Bull 33 3:193–197
7. Deinhardt J, Poliwoda H, Avenarius HJ (to be published) Investigations on the early phase of thrombus formation. I. Mathematical analysis
8. Dintenfass L, Rozenberg MC (1965) The influence of the velocity gradient on in vitro blood coagulation and artificial thrombosis. J Atheroscler Res 5:276–290
9. Eberth CJ, Schimmelbusch L (1888) Die Thrombose nach Versuchen und Leichenbefunden. Enke, Stuttgart
10. Fauvel F, Legrand YJ, Bentz H, Pignand G, Kühn K, Caen JP (1979) Amino acid sequence of a peptide from type III collagen involved in platelet (Abstract). Thromb Haemostas 42 1:162
11. Goldsmith HL (1972) The flow of model particles and blood cells and its relations to thrombogenesis. In: Spaet TH (ed) Hemostasis and thrombosis. Grune & Stratton, New York, p 97
12. Goldsmith HJ, Yu SSK, Marlow J (1975) Fluid mechanical stress and the platelet. Thromb Diath Haemorrh (Stuttg) 34:32–41
13. Griffin JH, Cochrane ChG (1979) Recent advances in the understanding of contact activation reactions. Semin Thromb Hemostas 5/4:254–273
14. Harker LA, Ross R (1979) Pathogenesis of arterial vascular disease. Semin Thromb Hemostas 5/4:274–292
15. Haym (1896) Compt. rendu de l'acad. des sciences, 31. Dezember 1877. Zitiert nach R.R. v. Limbeck: Grundriß einer Klinischen Pathologie des Blutes. Fischer, Jena
16. Kaplan AP, Meier HL, Mandle RJr (1976) Hagemann factor dependent pathways of coagulation, fibrinolysis, and kinin-generation. Semin Thromb Hemostas 3:1–26
17. Lipowsky HH, Zweifach BW (1974) Network analysis of microcirculation of cat mesentery. Microvasc Res 7:73–83
18. Lubnitzky S (1885) Die Zusammensetzung des Thrombus in Arterienwunden in den ersten fünf Tagen. Arch Exp Pathol Pharmacol 19:185–208
19. Lüscher EF (1977) New insights into the structure and function of platelet membrans. In: Mills DCB, Pareti FI (eds) Procedings of the Serono Symposia, vol 10. Academic Press, London New York San Francisco
20. Moncada S, Vane JR (1978) Unstable metabolites of arachidonic acid and their role in haemostasis and thrombosis. Br Med Bull 34/2:129–135
21. Nemerson Y, Pitlick FA (1972) Extrinsic clotting pathways. Prog Hemost Thromb 1:1–37
22. Niewiarowsky S, Stuart RK, Thomas DP (1967) Activation of intravascular coagulation by collagen. Proc Soc Exp Biol Med 133:196–200
23. Nilsson IM, Pandolfi M (1970) Fibrinolytic response of the vascular wall. Thromb Diath Haemorrh (Stuttg) [Suppl] 40:231–242
24. Pohl RW (1964) Elektrizitätslehre, 19. Aufl. Springer, Berlin Göttingen Heidelberg New York, S. 297–300
25. Poliwoda H, Hagemann G, Jacobi E (1970) Geschwindigkeitsabhängige Wechselwirkungen zwischen Thrombozyten und verschiedenen Oberflächen. Klin Wochenschr 48:442–443
26. Poliwoda H, Deinhardt J, Pluta M, Hagemann G, Welling H (1973) Cinematographic investigations of the early phase of thrombus formation. In: Gerlach E, Moser K, Deutsch E, Willmanns W (eds) Erythrocytes thrombocytes leucocytes. Thieme, Stuttgart, pp 316–320
27. Poliwoda H, Deinhardt J, Avenarius HJ (1979) Investigations about the relevance of bio-electrical signals on platelet functions (Abstract). European and African Division Fifth Meeting, Hamburg, Aug. 26th–31th. Int Soc Haematol
28. Schmid-Schönbein H (1977) Microrheologie of erythrocytes and thrombocytes, blood viscosity and the distribution of blood flow in the microcirculation. In: Meesson H (Hrsg) Handbuch der Allgemeinen Pathologie. Springer, Berlin Heidelberg New York, S 289–384
29. Turitto VT, Baumgartner HR (1975) Effect of physical factors on platelet adherence to subendothelium. Thromb Diath Haemorrh (Stuttg) [Suppl] 60:17–24
30. Zahn FW (1875) Untersuchungen über Thrombose – Bildung der Thrombose. Virchows Arch [Pathol Anat] Physiol 62:81–123

2.2 Thrombozytär bedingte Thrombosebereitschaft

K. Breddin und H.J. Krzywanek

2.2.1 Physiologische Aufgaben der Thrombozyten

Wahrscheinlich ist es eine physiologische Aufgabe der Plättchen, ständig auftretende Endothellücken im Bereich der Kapillaren abzudichten und auch im Bereich der größeren Gefäße auftretende Endotheldefekte zu versiegeln, bis sie wieder durch neue Endothelzellen ausgekleidet sind. Außerdem wirken die Blutplättchen entscheidend an der primären Blutstillung nach Verletzungen mit. Die ersten Schritte der Hämostasereaktion laufen nach unseren Vorstellungen ab, wie in Tabelle 2.1 dargelegt [20]. Die Mitwirkung der Thrombozyten und des Gerinnungssystems an der Blutstillung ist gleichzeitig für die Wundheilung von Bedeutung.

Tabelle 2.1. Thrombozytäre Reaktionen bei der primären Blutstillung

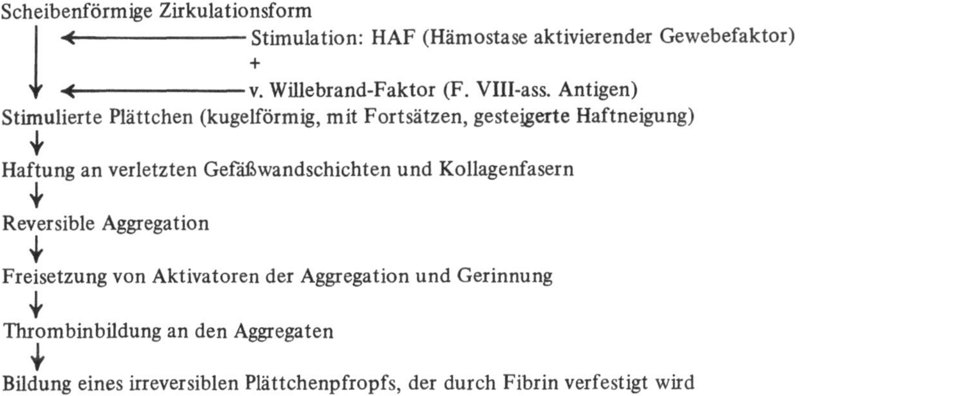

2.2.2 Thrombozytenstimulation, Aggregation und Thromboseentstehung

Im strömenden Blut zirkulieren Blutplättchen in einer scheibenförmigen „Ruheform" (Abb. 2.11). Auf verschiedene Reize wandeln sie sich außerordentlich rasch in sog. Reizformen um, d.h. sie schwellen und bilden Fortsätze (Abb. 2.12). Die Faktoren, die in vivo diese Reizformbildung bewirken, beginnen wir erst seit kurzem besser kennenzulernen.

Auch strömungsdynamische Vorgänge dürften eine Rolle dabei spielen. Die Reizformbildung ist vollständig reversibel.

Die reversible Aggregation hängt wahrscheinlich weitgehend vom Ausmaß der lokalen Gefäßwandveränderungen ab. Die Membranveränderungen, die die Aggregation begünstigen, gehen mit Einstrom von Kalzium in die Membranen und in submembranöse Strukturen der Plättchen einher. Die Plättchen geben während der Aggregation eine Reihe von Inhalts-

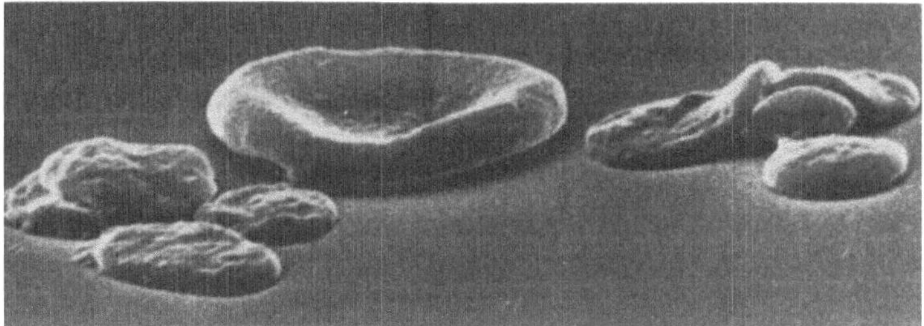

Abb. 2.11. Scheibenförmige Thrombozyten = Zirkulationsform gewonnen durch Fixation von Venenblut bei der Entnahme von 1%igem Glutardialdehyd. Rasterelektronenmikroskopie. (Wir danken Herrn Prof. Dr. Ludwig, Essen, für die Herstellung der am Rasterelektronenmikroskop durchgeführten Aufnahmen)

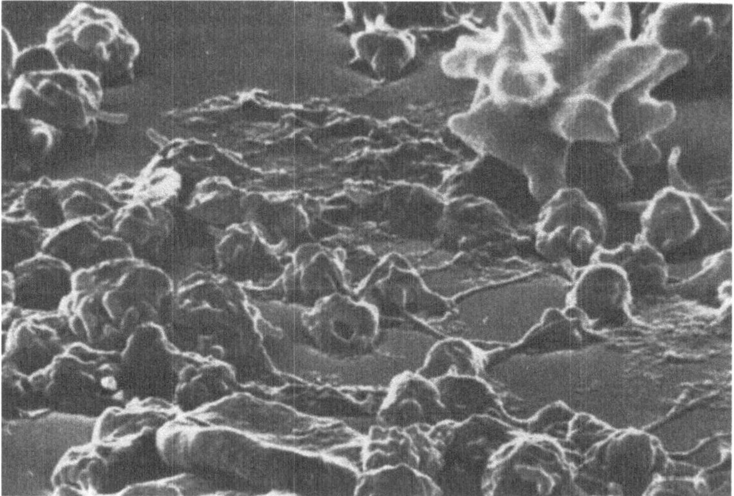

Abb. 2.12. Kugelförmige Thrombozyten „Reizformen" mit Fortsätzen. Zitratblut, Fixation 30 Min. nach Blutentnahme. Rasterelektronenmikroskopie. (Wir danken Herrn Prof. Dr. Ludwig, Essen, für die Herstellung der am Rasterelektronenmikroskop durchgeführten Aufnahmen)

stoffen ab, insbesondere ADP, Serotonin, Adrenalin, Mukopolysaccharide, lysosomale Enzyme und Kalzium, noch bevor Membrandefekte zur Freisetzung von Phospholipiden führen. Es ist noch nicht geklärt, inwieweit die Plättchenbestandteile in vivo im einzelnen die weitere Thrombusbildung fördern.

An der Bildung venöser und arterieller Thromben sind Gefäßendothel, Blutplättchen und plasmatisches Gerinnungssystem beteiligt. Endothelschäden sind Voraussetzung für die Thrombusbildung. Die Gefäßwandschädigung kann auch in Membranveränderungen von Endothelzellen oder ihrem Verlust etwa durch Bakterien, Endotoxine, Antikörper und andere toxische Substanzen (CO_2 ?), aber auch in gröberen Gefäßwandveränderungen wie frischen oder aufgebrochenen atherosklerotischen Herden, bestehen. An beschädigten Endothelzellen oder an subendothelialen Strukturen bleiben Thrombozyten haften, dabei wandeln sie sich von ihrer scheibenförmigen Zirkulationsform in Kugeln mit Fortsätzen um. Die Thrombozyten haften auch vermehrt an subkutanem Bindegewebe, hier besonders an Kollagenfasern des Typs III [7]. Parallel zu diesen morphologischen Veränderungen oder sogar ihnen vorausgehend nimmt die Plättchenhaftneigung deutlich zu. An den ersten haftenden Plättchen können weitere Thrombozyten hängen bleiben. Es bildet sich ein zunächst reversibles Plättchenaggregat, aus dem Inhaltsstoffe der Plättchen freigesetzt werden (Tabelle 2.2), die ihrerseits die Anlagerung weiterer Plättchen fördern, den Gerinnungsvorgang aktivieren und zur Fibrinbildung an der Plättchenoberfläche führen. Tabelle 2.3 zeigt den wahrscheinlichen Ablauf der ersten Reaktionen bei der Thrombusbildung.

Tabelle 2.2. Gerinnungsfördernde Plättcheninhaltsstoffe

1. Plättchenfaktor 3 – intravasaler Gerinnungsaktivator
2. Plättchenfaktor 4 – Antiheparinfaktor
3. Plättchenfibrinogen
4. Thrombostenin
5. Plättchenantiplasmin

Tabelle 2.3. Plättchenreaktionen bei der Thrombusbildung

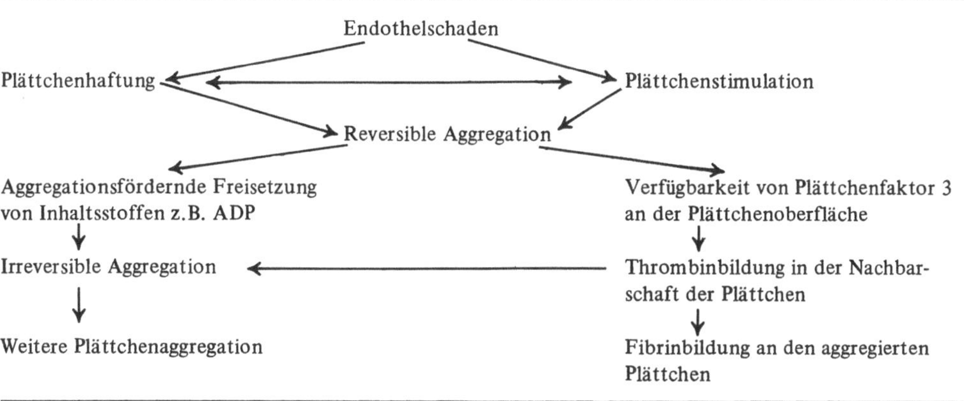

Im weiteren Verlauf kommt es zur irreversiblen Aggregation und auch zur Freisetzung des schon vorher an der Plättchenoberfläche vermehrt verfügbaren Plättchenfaktors 3, der die lokale Thrombinbildung fördert. Thrombin selbst wirkt stark plättchenaggregierend und führt gleichzeitig zur Fibrinpolymerisation [75]. Thrombin wird wahrscheinlich in der Regel zuerst an der Oberfläche der Plättchen gebildet und löst ebenfalls die nachfolgende Anlagerung weiterer Plättchen aus.

Unter relativ einfachen Versuchsbedingungen kann an verletzten Arterien oder Venen am Rattenmesenterium beobachtet werden, wie die Thrombozyten nach wenigen Sekunden an der verletzten Stelle haften und sich umwandeln. Weitere Plättchen bleiben kleben. Es bilden sich zunächst lockere Aggregate, die z.T. von der Blutströmung mitgerissen werden. Nach etwa 30–40 s entsteht ein Plättchenpfropf, der das Gefäßlumen verschließt und der u.U. Ausgangspunkt für einen weiterwachsenden Thrombus wird.

Intravasale Thrombosen beginnen mit der Haftung und Aggregation von Thrombozyten an einem Gefäßwanddefekt. Die niedrige Fließgeschwindigkeit des Blutes in der Vene begünstigt die lokale Blutgerinnung. Ein venöser Thrombus besteht daher zu einem erheblichen

Teil aus Fibrin und eingelagerten Erythrozyten, man nennt ihn roten Thrombus. Der arterielle Thrombus besteht zum größten Teil aus Plättchenmaterial und auch aus Fibrin.

Die Faktoren, die für die Auslösung und für das Weiterwachsen des Thrombus in vivo entscheidend sind, sind aber noch nicht hinreichend genau bekannt. Erst vor kurzer Zeit konnten wir in menschlichen und tierischen Geweben, aber auch aus Atherommaterial [11, 77] eine Lipoproteinfraktion gewinnen, die die Plättchenumwandlung und Haftneigung sehr stark stimuliert.

Eine lokale Gefäßwandschädigung, aber auch ein plötzlicher Einbruch eines atherosklerotischen Herdes könnten zur lokalen Freisetzung des hämostaseaktivierenden Faktors führen, der außerordentlich rasch eine zusätzliche Steigerung der Plättchenhaftung und Umwandlung bedingt.

2.2.3 Stase und Thrombogenese

Die Immobilisation im Anschluß an einen operativen Eingriff ist ein Beispiel für die Bedeutung der venösen Stase bei der Bildung venöser Thromben. Soweit Gefäßwandschäden hier eine Rolle spielen, sind sie wahrscheinlich schon vor dem operativen Eingriff vorhanden. Der verlangsamte Blutfluß und die teilweise Aktivierung von Plättchen und einzelnen Gerinnungsfaktoren begünstigen die Thrombusbildung. Das Auftreten von Thrombosen nach langen Reisen im Flugzeug, Auto oder nach stundenlangem Fernsehen sind ebenfalls anzuführen. Über die pathogenetischen Mechanismen, besonders über den Anteil, den Thrombozytenhaftung, Aggregation und Gerinnung dabei spielen, wissen wir aber immer noch zu wenig.

2.2.4 Beziehung zwischen Thrombose und Atherosklerose

Die Ursachen atherosklerotischer Frühläsionen sind immer noch nicht hinreichend bekannt. Auch hier wird den Thrombozyten eine gewisse auslösende Rolle zugesprochen, insbesondere nachdem R. Ross [107, 108] in den Thrombozyten einen Faktor isolieren konnte, der das Wachstum glatter Muskelzellen wesentlich stimuliert.

Auch die Befunde von Frost u. Hess [45, 46] sowie Hess und Mitarb. [66] über die Ablagerung von Blutplättchen an ganz frischen Endotheldefekten könnten für eine primäre Rolle der Plättchen bei der Atherogenese sprechen. Wahrscheinlicher ist jedoch, daß eine Vielfalt von Noxen erste atherosklerotische Wandveränderungen bedingen kann und daß die Plättchen an der Bildung primärer atherosklerotischer Läsionen nicht wesentlich beteiligt sind. Es steht aber außer Zweifel, daß das Fortschreiten der Atherosklerose und die Entwicklung der Verschlußkrankheit in Gefäßen des Herzens, des Gehirns und in peripheren Arterien durch die Thrombusbildung an vorhandenen atherosklerotischen Herden wesentlich gefördert und entscheidend beeinflußt werden. An der Entwicklung der arteriellen Verschlußkrankheiten können die Plättchen teilnehmen, indem sich wandständige Thromben im Bereich vorhandener atherosklerotischer Herde bilden, die wieder endothelüberkleidet und schließlich in die Arterienwand einbezogen werden, und durch die Bildung verschließender Thromben im Bereich atherosklerotischer Wandläsionen. Hier könnte auch die lokale Freisetzung von Phospholipiden im Bereich von Intimarissen eine wichtige Auslöserolle spielen. Insgesamt ist aber die Rolle der Blutplättchen bei der Entwicklung der atherosklerotischen Herde selbst noch immer nicht hinreichend genau aufgeklärt.

2.2.5 Veränderungen der Thrombozyten, die die Entwicklung von Thrombosen begünstigen

2.2.5.1 Thrombozytose und Thrombose

Von einer Thrombozytose spricht man bei Plättchenzahlen über 400 000/μl. Kurzzeitige und auch länger dauernde Thrombozytosen werden nach Splenektomie beobachtet [63], auch bei Patienten, die vorher an einer idiopathischen thrombozytopenischen Purpura litten. Nach der Splenektomie, besonders bei vorbestehender Thrombozytopenie, fällt die Milz als Abbauorgan für die Plättchen aus, während die Produktion im Knochenmark noch eine Zeitlang erheblich gesteigert sein kann.

Venenthrombosen und Lungenembolien sind häufig in dieser Phase, wenn keine Thromboseprophylaxe angewendet wird. Langdauernde Thrombozytosen finden sich bei chronisch myeloproliferativen Erkrankungen, die manchmal in Blastenkrisen übergehen können und zu denen insbesondere die Polycythaemia rubra vera gehört. Thrombozytosen finden sich aber auch häufig bei Bronchialkarzinomen [27], bei der Colitis ulcerosa und beim M. Crohn [87]. Die Genese der Thrombozytose bei Malignomen und bei chronisch entzündlichen Erkrankungen ist noch nicht hinreichend bekannt. Mason et al. [84] beobachteten bei 64% von 111 Patienten mit chronisch myeloischer Leukämie eine Thrombozytose (über 400 000/μl) entweder bei Diagnosestellung (56 Pat.) oder während des Verlaufs der Erkrankung (55 Pat.). Patienten mit Thrombozytose neigen vermehrt zu thromboembolischen Komplikationen. So fanden Barabas et al. [8] unter 200 Patienten mit Polycythaemia rubra vera 98 Patienten mit Gefäßkomplikationen und zwar arteriellen Gefäßverschlüssen in 34% und venösen Thrombosen in 13%. Bei diesen Gefäßkomplikationen standen zerebrovaskuläre Anfälle (39 Pat.) und periphere Gefäßverschlüsse (25 Pat.) im Vordergrund. Eine koronare Herzkrankheit fand sich zehnmal, bei 25 Patienten wurden tiefe Beinvenenthrombosen und bei 30 oberflächliche Thrombophlebitiden beobachtet. Auch Gefäßverschlüsse im Bereich der Mikrozirkulation treten bei Patienten mit Thrombozytose nicht selten auf. Besonders Zehen- und Fingerkuppennekrosen wurden beobachtet [117]. Über eine erbliche Thrombozytose berichteten Anguissola und Prato [5]. In vielen Fällen kann eine definitive Ursache der Thrombozytose nicht ermittelt werden.

Bei Thrombozytosen sind auch Blutungsmanifestationen häufig, und bei vielen Patienten mit Thrombozytose und Blutungsneigung wurden funktionelle Plättchendefekte beschrieben. Reuter [104] fand bei 19 Patienten mit Thrombozytose häufig eine Hemmung der Thrombozytenausbreitungsfunktion.

Behandlung der Thrombozytose. Die nach Splenektomie auftretende Thrombozytose bedarf in der Regel keiner Behandlung, da sich die Plättchenzahlen meist nach Wochen bis Monaten wieder normalisieren. Bei Patienten mit extremer Thrombozytose (über 1 Mill./μl) oder mit hohem Thromboserisiko (z.B. postthrombotischem Syndrom oder ausgeprägter Varikose) sollte eine Thromboseprophylaxe durchgeführt werden. Hierzu eignen sich niedrig dosiertes Heparin (z.B. 3 × 5000 E sc.), Acetylsalicylsäure (3 × 0,5 g/Tag) oder ein Kumarinderivat (Marcumar).

Dauernd bestehende Thrombozytosen bedürfen oft einer zytostatischen Behandlung, soweit diese nicht bereits wegen der Grundkrankheit erforderlich ist, z.B. mit Busulfan (2–6 mg/Tag).

Ergänzend ist noch darauf hinzuweisen, daß Thrombozytosen insbesondere bei Plättchenzahlen über 1 000 000/μl fälschlich zur Annahme einer Hyperkaliämie führen können, da bei der Gerinnung in vitro große Mengen Kalium aus den Plättchen freigesetzt werden. Die Kaliumbestimmung sollte in diesen Fällen im zentrifugierten EDTA-, Zitrat- oder Heparinblut erfolgen.

2.2.5.2 Störungen der Thrombozytenfunktion und gesteigerte Thromboseneigung

Gibt es Störungen der Plättchenfunktion, die mit einer vermehrten Häufung thromboembolischer Komplikationen einhergehen oder die sogar die Vorhersage einer Thrombose ermöglichen? Zahlreiche Untersucher haben versucht, Methoden zu entwickeln, die ein erhöhtes Thromboserisiko entweder durch Erfassung von Störungen des Gerinnungssystems oder durch Beurteilung einer bestimmten Plättchenfunktion erkennen lassen.

Mit folgenden Methoden wurde versucht, eine gesteigerte Plättchenfunktion zu erfassen:

1. Messung der Plättchenadhäsion, meist unter Verwendung sog. Retentionstests, bei denen die Differenz der Plättchenzahl vor und nach der Passage eines Filters aus verschiedensten Materialien unter Verwendung von Vollblut oder Zitratblut bestimmt wird [65, 72, 88, 110].
2. Messung der ADP-, Kollagen- oder Adrenalin-induzierten Aggregation unter Verwendung des Prinzips von Born [14] und O'Brien [93]. Bei der ADP-induzierten Aggregation sind das Ausmaß der Desaggregation oder der Mindestmenge ADP, die zur Auslösung der Aggregation notwendig ist, die meist verwendeten Beurteilungskriterien.
3. Messung der spontanen Aggregation unter Verwendung des gleichen Testsystems [131].
4. Messung der spontanen Plättchenaggregation mit den Plättchenaggregationstests I und III, die in unserer Arbeitsgruppe entwickelt wurden [16, 19].
5. Messung von Plättcheninhaltsstoffen im Plasma, Plättchenfaktor 3 und 4 und Betathromboglobulin.
6. Beurteilung von in vivo entstandenen Plättchenaggregaten [135].
7. Messung der Thrombozytenüberlebenszeit unter Verwendung von Chrom-, Indium- oder Technecium-markierten Plättchen [6, 75].

Die Plättchenretention und das Aggregationsverhalten der Thrombozyten ändern sich mit der Zeit nach der Blutentnahme wesentlich [20]. Diese zeit- und temperaturabhängigen Änderungen sind in erster Linie bedingt durch zunehmende „Stimulation" der Plättchen in der Blutprobe nach der Blutentnahme. Diese Änderungen wurden bei zahlreichen klinischen Studien nicht berücksichtigt. Die außerordentlich große Differenz zwischen den Befunden verschiedener Untersucher bei ähnlichen Patientenkollektiven ist mindestens teilweise darauf zurückzuführen, daß die Untersuchungen nicht unter vergleichbaren Bedingungen vorgenommen wurden.

2.2.5.3 Gesteigerte Plättchenadhäsion und Thromboseneigung

Die bisher beschriebenen Methoden zur Messung der Plättchenhaftneigung beruhen in der Regel auf dem Prinzip der Plättchenzählung vor und nach Kontakt der Plättchen mit einer definierten Oberfläche (z.B. Glaskolben [134]) oder vor und nach der Passage von Vollblut oder Zitratblut durch ein Filter aus Glaswolle [88], Glasperlen [65, 110] oder anderem Material. Die Differenz bei der Zählung wird in der Regel als % Retention angegeben. Die Ergebnisse derartiger Tests hängen nicht nur von der Plättchenhaftung, sondern ebenso vom Ausmaß der Aggregation in der untersuchten Probe ab und sind daher mehr oder weniger unspezifisch. Mit einer von uns beschriebenen Methode [15] wird zwar die tatsächlich haftende Plättchenzahl ermittelt, bei diesem Verfahren wird jedoch Zitratplasma verwendet und die Plättchen sind weitgehend „stimuliert". Bei einem von Jacobi [72] angegebenen Verfahren wird der Eiweißgehalt der nach Passage eines Filters aus Nylonfasern an diesem haftenden Plättchen ermittelt.

Bei der Methode von H.P. Wright [134] fanden McDonald u. Edgill [82], Slack et al. [120] und Chaudhuri [26] eine gesteigerte Haftneigung bei Patienten mit Zustand nach Herzinfarkt. Eine gesteigerte Haftneigung bei zerebralen Gefäßprozessen beobachteten Danta [33], Subhash et al. [129] und Acheson [3], wobei Danta auch eine lineare Korrelation zwischen den Ergebnissen der Methode von H.P. Wright und der Glasperlenfiltermethode von Hellem feststellte. Eine erhöhte Adhäsivität bei Patienten mit arterieller Verschlußkrankheit wurde von Pfleiderer u. Rückert [100] beschrieben. Hamer et al. [55] berichteten über eine signifikante Korrelation zwischen der gesteigerten Haftneigung und postoperativen Reverschlüssen bei Patienten mit arteriellen Gefäßoperationen. Ham et al. [54] fanden keine gesteigerte Plättchenhaftneigung mit der gleichen Methode bei Patienten mit Prostatakarzinom. Postoperativ fanden Ham et al. [53] sowie Bennet [12] eine gesteigerte Plättchenhaftneigung. Bygdeman et al. [22] und Negus et al. [91] fanden zwischen den Befunden einer gesteigerten Adhäsivität bei Patienten, die vor und nach einem operativen Eingriff untersucht wurden, und dem nachfolgenden Auftreten einer venösen Thrombose keine Korrelation.

Unter Verwendung der Glaswolle- oder Glasperlenmethode fanden Moolten et al. [88], Eisen et al. [38], Hellem [65], Horlick [68] und Salzman [110] eine Steigerung der Retention bei Patienten mit peripherer Verschlußkrankheit; Nestel [92], Bygdeman u. Wells [22], Bygdeman u. Eliasch [21] bei Patienten mit Zustand nach Herzinfarkt und Baumgartner et al. [9] und Sjögren et al. [118] bei Patienten mit koronarer Herzkrankheit, frischem Herzinfarkt, Diabetes und mit Thrombosen. O'Brien et al. beschrieben mit einer von ihnen angegebenen Methode eine gesteigerte Haftneigung bei Patienten mit Zustand nach Herzinfarkt [96] und nach operativen Eingriffen [95].

Eine gesteigerte Plättchenhaftneigung bei Patienten mit AVK beobachteten auch Martin u. Kokossulis [83] sowie Jipp u. Jacobsen [74] mit der von Breddin [15] beschriebenen Methode.

Mit der Glasperlenfiltermethode fanden Evans u. Irvine [40], daß eine gesteigerte Haftneigung mit gesteigerter Reverschlußrate bei Patienten mit Gefäßoperationen einherging. Shaw et al. [116] beobachteten mit einer abgewandelten Filtermethode eine gesteigerte Plättchenhaftneigung bei Diabetikern. Becker [10] beschrieb eine signifikante Korrelation zwischen hoher postoperativer Plättchenretention und postoperativ auftretenden Thrombosen. Hirsh u. McBride [67] fanden eine gesteigerte Haftneigung bei Patienten mit rezidivierenden Thrombosen und Lungenembolien. Farbiszewski [41] beschrieb eine gesteigerte Plättchenhaftneigung mit der Methode von Stormorken [126] am Ende der Schwangerschaft und im Wochenbett. Stormorken [127] fand keinen Unterschied zwischen einer prospektiven Patientengruppe und Patienten mit Zustand nach Herzinfarkt unter Verwendung einer Methode zur Messung der ADP-induzierten Plättchenretention; über ähnliche Befunde berichteten Steele et al. [122], während Sharma et al. [115] mit ähnlicher Methode bei Zustand nach Herzinfarkt eine gesteigerte Haftneigung fanden.

Savitsky u. Werman [112] fanden keine nennenswerten Unterschiede in der Haftneigung bei verschiedenen Patientenkollektiven. Kirby u. Martin [76] beobachteten mit der von Salzman [110] beschriebenen Methode ebenfalls keinen signifikanten Unterschied zwischen Normalpersonen und Patienten mit peripherer arterieller Verschlußkrankheit oder Diabetes. Fitzgerald [43] fand mit einer von ihm entwickelten Methode eine verminderte Haftneigung bei Patienten mit Zustand nach Herzinfarkt. Negus et al. [91], Eastham [37] sowie Isacson u. Nilsson [70] wiesen mit Recht darauf hin, daß eine gesteigerte Plättchenhaftneigung für die Voraussage einer postoperativen Thromboseneigung ohne Wert ist.

Unter Streß und Lärm und unter dem Einfluß von bestimmten Wetterlagen beobachteten Jacobi et al. [71, 73] und Maass et al. [81] eine gesteigerte Plättchenhaftneigung.

Zusammenfassend fanden zahlreiche Untersucher eine gesteigerte Plättchenhaftneigung bei Patienten mit Herzinfarkt und peripherer oder zerebraler arterieller Verschlußkrankheit. Derartige Steigerungen ließen sich in der Regel jedoch nur in den jeweiligen Patientengruppen im Vergleich zu einem „Normalkollektiv" nachweisen. Im Einzelfall ist eine Voraussage über eine besondere Thrombosegefährdung aufgrund der Testergebnisse nicht möglich. Prospektive Langzeituntersuchungen wurden mit derartigen Methoden bisher nicht vorgenommen. Eine kleinere Zahl von Untersuchern fand keinen Unterschied zwischen Normalpersonen und verschiedenen Patientengruppen, wobei in erster Linie methodische Unterschiede hierfür verantwortlich gemacht werden können.

Eine gesteigerte Plättchenhaftneigung findet sich somit bei verschiedenen Krankheitsbildern, die mit einer erhöhten arteriellen oder venösen Thromboseneigung einhergehen. Für eine Voraussage im Einzelfall sind diese Methoden aber in der jetzigen Form offenbar ohne Wert.

2.2.5.4 ADP-, Kollagen- und Adrenalin-induzierte Aggregation

Eine gesteigerte Aggregationstendenz bei Zustand nach Herzinfarkt beschrieben O'Brien et al. [94], Zahavi u. Dreyfuss [140], Sano et al. [111], Zahavi [139] und Gormsen et al. [49], während derartige Veränderungen von Rozenberg und Stormorken [109], Heath et al. [64], Steele et al. [122] und Davies et al. [35] nicht gefunden wurden.

Eine gesteigerte Aggregationsneigung bei Diabetikern fanden Heath et al. [64], Hassanein et al. [62], Kwaan et al. [79], Passa et al. [98], O'Malley et al. [97], Bensoussan [13], Creter et al. [32], Colwell et al. [28, 29, 30], Matsuo und Ohki [85]. Keine Unterschiede zwischen Gesunden und Diabetikern fanden Petersen u. Gormsen [99].

Eine gesteigerte Aggregationstendenz bei peripherer oder zerebraler arterieller Verschlußkrankheit beschrieben Gormsen et al. [49], Andersen u. Gormsen [4], Lou et al. [80] und Couch und Hassanein [31] bei Migräne sowie Davis et al. [34] bei Karzinomkranken.

Eine gesteigerte Aggregationsneigung bei Hyperlipoproteinämie fanden Carvalho et al. [24], bei Gicht Mustard et al. [90] und bei Rauchern Glynn et al. [48], postoperativ Emmons u. Mitchell [39], bei venöser Thrombose Yamazaki et al. [137, 138].

Zusammenfassend fanden zahlreiche Untersucher eine gesteigerte Thrombozytenaggregation bei Patienten mit Zustand nach Herzinfarkt, bei Diabetikern und bei peripherer arterieller Verschlußkrankheit. Eine prospektive Studie zur Klärung der Frage, ob auch im individuellen Einzelfall eine gesteigerte Plättchenaggregation ein erhöhtes Thromboserisiko oder ein erhöhtes Reinfarktrisiko oder Reverschlußrisiko beinhaltet, ist bisher nicht vorgenommen worden.

2.2.5.5 Spontane Thrombozytenaggregation

Vreeken u. Aken [131] beschrieben 1971 einen Patienten, bei dem ohne Zusatz von Aggregationsauslösersubstanz im normalen Aggregometer eine gesteigerte Aggregationstendenz bestand und der gleichzeitig rezidivierende Venenthrombosen und häufige schmerzhafte Attakken in Zehen und Fingern hatte, die auf periphere Gefäßverschlüsse zurückgeführt wurden. Ein sehr ähnlicher Fall wurde von Scrobohaci et al. [114] mitgeteilt. Ten Cate et al. [25] und Tsao et al. [130] berichteten über spontan gesteigerte Plättchenaggregation bei Patienten mit intermittierenden zerebralen Gefäßerkrankungen. Wu u. Hoak [136] beschrieben eine derartig gesteigerte spontane Aggregation bei Patienten mit vorübergehenden ischämischen zerebralen Attacken und bei Patienten mit akutem Herzinfarkt, sowie mit akuter peripherer Verschlußkrankheit.

Seit 1963 haben wir Methoden zur Messung der spontanen Plättchenaggregation entwickelt, zunächst mit dem mikroskopischen PAT I [16] und seit 1974 mit einem neuen photometrischen Verfahren, dem PAT III [19], bei dem in einer scheibenförmigen Kuvette bei 20 U/min und bei 37 °C im Strahlengang eines Photometers die Änderung der optischen Dichte registriert wird. Mit dieser Methode fanden wir eine deutliche altersabhängige Zunahme der Plättchenaggregation, wobei 70,4% der gesunden unter 29 Jahre alten Personen keine spontane Aggregation zeigten und dieser Prozentsatz in den Altersgruppen der 50- bis 59jährigen auf 48% abfiel. Bei über 1000 Patienten mit Diabetes mellitus fand sich eine deutliche Zunahme der Aggregationsneigung in allen Altersgruppen im Vergleich mit gleichalten Gesunden. Bei Patienten mit koronarer Herzkrankheit, bei denen die Diagnose entweder durch einen Herzinfarkt in der Anamnese (n = 173) oder durch den angiographischen Nachweis von Koronararterienstenosen oder -verschlüssen gesichert war (n = 173), fand sich keine altersabhängige Zunahme der gesteigerten Aggregation [17, 18]. Hier war aber die Aggregationsneigung bei den Patienten aller Altersgruppen deutlich größer als bei Gesunden.
In früheren Untersuchungen mit dem PAT I fanden wir die größte Häufigkeit einer gesteigerten Aggregation bei Patienten, die vor einem thrombotischen Zwischenfall oder vor einem Herzinfarkt untersucht wurden. Wir halten es aufgrund der bisherigen Untersuchungen für wahrscheinlich, daß eine konstant gesteigerte Plättchenaggregation mit dem PAT Hinweis auf fortschreitende Gefäßwandprozesse vorwiegend im arteriellen Bereich ist und damit auch ein erhöhtes Thromboserisiko bedeutet. Aus diesem Grund haben wir vor drei Jahren eine Studie begonnen, die wir PARD-Studie nannten (*P*lättchen*a*ggregation als *R*isikofaktor beim *D*iabetes). In dieser Studie wurden bis jetzt 300 Patienten aufgenommen, die in vierteljährlichen Abständen untersucht werden und bei denen neben dem PAT III andere Gerinnungsparameter und Plättchenfunktionstests geprüft werden. Ziel dieser prospektiven Studie ist zu klären, ob eine gesteigerte Plättchenaggregation ein erhöhtes Risiko von Gefäßverschlüssen anzeigt.

Auch mit dem von Hornstra u. ten Hoor [69] entwickelten Filtragometer, einer Methode, mit der in vivo gebildete Plättchenaggregate gemessen werden sollen, wurde ebenfalls eine gesteigerte Aggregationsneigung bei Diabetikern beschrieben [44].

2.2.5.6 In vivo zirkulierende Plättchenaggregate

Wu u. Hoak [135] beschrieben 1974 eine Methode, von der sie annahmen, daß sie in vivo zirkulierende Plättchenaggregate zu messen in der Lage sei. Das Prinzip dieser Methode beruht darauf, daß in EDTA-Blut mit und ohne Zusatz von Formol Thrombozyten gezählt werden, wobei davon ausgegangen wird, daß im Blut vorhandene Plättchenaggregate in der formolfixierten Probe unverändert bleiben, während sie sich in der EDTA-Probe wieder auflösen können. Mit dieser Methode fanden Wu u. Hoak [135] und andere zirkulierende Aggregate bei Patienten mit zerebralen Gefäßprozessen und transitorischen ischämischen Attacken [36], Zustand nach Herzinfarkt [47] und peripherer arterieller Verschlußkrankheit. Ähnliche Befunde erzielten Schmoliner et al. [113] bei Patienten mit Amaurosis fugax und Zustand nach Herzinfarkt. Bei Herzinfarktpatienten konnten diese Befunde von Prazich et al. [101] nicht bestätigt werden.

Rohrer et al. [106] und Raper [103] wiesen auf die erheblichen methodischen Probleme bei diesem Verfahren hin. Mehta u. Mehta [86] fanden einen niedrigen „Index“ nur bei Patienten, die am Tage nach Herzinfarkt untersucht wurden. Nach unseren eigenen Untersuchungen entstehen Plättchenaggregate bei dieser Methode in erster Linie außerhalb der Blutbahn. Insgesamt ist bisher nicht geklärt, ob die Methode praktischen Wert zur Beurteilung einer Thrombosegefährdung hat.

2.2.5.7 Verkürzte Thrombozytenüberlebenszeit und Thromboseneigung

Murphy u. Mustard [89] und Mustard et al. [90] berichteten 1962 und 1963 über einen gesteigerten Plättchenumsatz bei Patienten mit Atherosklerose und mit primärer Gicht. Für die Bestimmung der Thrombozytenüberlebenszeit wird in erster Linie die Markierung der Plättchen mit ^{51}Cr herangezogen [6], erst in jüngster Zeit sind andere Methoden, wie die Bestimmung der Überlebenszeit mit ^{111}In- oder ^{113}-Tc-markierten Thrombozyten hinzugetreten [75]. ^{51}Cr-markierte Thrombozyten haben eine Überlebenszeit von 9,5 ± 0,6 Tagen. Bei normalen Versuchspersonen bleiben nach der Injektion 2/3 der injizierten Plättchen in der Zirkulation. Eine verkürzte Überlebenszeit wurde beschrieben bei Patienten mit peripheren und zerebrovaskulären Gefäßverschlüssen [1, 2], vorübergehenden ischämischen Attacken, rheumatischen Klappenfehlern [123], künstlichen Herzklappen [58, 78, 124, 128, 132, 133], Diabetes [42], Nierengefäßerkrankungen, koronarer Herzkrankheit und Homozystinurie [56, 57, 59, 61, 105, 125] und Malignomen [121]. Die Messung der Überlebenszeit wurde in erster Linie an kleinen Kollektiven zur Prüfung von Medikamenten verwendet, die die Überlebenszeit wieder normalisieren. Die bisher vorliegenden Befunde sprechen dafür, daß eine gering bis mäßig verkürzte Thrombozytenüberlebenszeit bei normaler oder gering verminderter Plättchenzahl mit einem erhöhten Thromboserisiko einhergeht. Prospektive Untersuchungen in größerem Umfang wurden bisher nicht vorgenommen. Mit einfacherer Technik wären sie aber durchaus wünschenswert, da es möglich erscheint, anhand der verkürzten Plättchenüberlebenszeit besonders gefährdete Patienten frühzeitig zu erkennen und einer entsprechenden thrombosehemmenden Behandlung zuzuführen.

2.2.5.8 Bestimmung von Thrombozyteninhaltsstoffen zur Erkennung einer Thromboseneigung

Plättchenfaktor 3, Plättchenfaktor 4 und Betathromboglobulin werden bei der reversiblen Aggregation der Thrombozyten freigesetzt. Die Bestimmung dieser Plättcheninhaltsstoffe bei Patienten mit venösen Thrombosen, arterieller Verschlußkrankheit, Zustand nach Herzinfarkt oder Diabetes ergab eine Steigerung gegenüber Kontrollkollektiven [102, 141]. So fanden wir bei Diabetikern bei regelmäßigen Kontrollen eine deutliche Steigerung des Betathromboglobulinspiegels. Im Einzelfall schwanken die Werte jedoch erheblich, und die bisherigen Untersuchungen haben den Wert dieser Methode zur Vorhersage einer erhöhten Thromboseneigung nicht sichern können.

2.2.6 Thrombotisch-thrombozytopenische Purpura

Die erstmalig 1925 von Moschkowitz beschriebene thrombotisch-thrombozytopenische Purpura ist eine Mikroangiopathie mit intravasaler Gerinnung, Zeichen der Verbrauchskoagulopathie und oft sekundärer Hämolyse. Die TTP gehört in den Formenkreis der mikroangiopathischen hämolytischen Anämien. Das Krankheitsbild ist charakterisiert durch eine hämolytische Anämie, Thrombozytopenie, Nierenversagen, neurologische Ausfälle und Fieber. In den Arteriolen und Kapillaren der verschiedensten Organe finden sich Plättchenthromben. Erfolgreiche Behandlungen wurden bisher beschrieben durch Splenektomie oder durch eine Kombination von Kortikosteroiden, Heparin und Hemmern der Thrombozytenfunktion. Insbesondere die Gabe von Acetylsalizylsäure i.v. in Dosen von 3–4 g/Tag, zusammen mit Dipyridamol in oralen Dosen von 400 mg/Tag und mehr scheint nach bisher vorliegenden Befundberichten aussichtsreich.

2.2.7 Beziehungen zwischen Plättchenaggregaten, plötzlichem Tod und koronarer Herzkrankheit

Besonders die Untersuchungen von Haerem [50, 51, 52] haben gezeigt, daß bei Patienten mit „sudden death“ gehäuft Mikrothromben in den peripheren Koronargefäßen nachgewiesen werden konnten. Offengeblieben ist bisher, ob derartige Mikrothromben häufig die Ursache plötzlicher Todesfälle sind.

Zusammenfassung

Die Thrombozyten sind an der Bildung venöser und arterieller Thrombosen wesentlich beteiligt. Besonders arterielle Thrombosen bestehen zu einem erheblichen Teil aus Plättchenmaterial und Fibrin. Bei der Thrombusbildung wandeln sich die scheibenförmigen Zirkulationsformen der Plättchen in sog. Reizformen um, die Fortsätze aufweisen, besser haften und später kugelförmig werden. Die initialen Plättchenthromben aktivieren die Thrombinbildung. Sie werden durch das an ihrer Oberfläche entstehende Fibrinnetz weiter verfestigt.

Thrombosefördernd wirkt eine Thrombozytose, die besonders nach Splenektomie und im Rahmen einer Polycythaemia rubra vera beobachtet wird.

Bei zahlreichen Erkrankungen mit erhöhter Neigung zu arteriellen und venösen Thrombosen wurde eine gesteigerte Haftneigung oder gesteigerte Aggregation der Thrombozyten beschrieben. Manche Untersucher glauben auch in vivo entstandene Plättchenaggregate bei Patienten mit erhöhter Thromboseneigung nachweisen zu können. Bei Patienten mit fortgeschrittener koronarer Herzkrankheit und mit künstlichen Herzklappen wurde eine verkürzte Überlebenszeit der Thrombozyten mit Hilfe radioaktiv markierter Plättchen festgestellt.

Bisher liegen aber noch keine prospektiven Untersuchungen vor, die belegen könnten, in welchem Umfang bzw. mit welcher Wahrscheinlichkeit ein bestimmter abnormer Plättchenfunktionstest ein allgemein erhöhtes Thromboserisiko oder ein solches Risiko in einem bestimmten Gefäßbereich anzeigt.

Literatur

1. Abrahamsen AF (1968) Platelet survival studies in man. Scand J Haematol [Suppl] 3:7–50
2. Abrahamsen AF, Eika C, Godal HC, Lorentsen E (1974) Effect of acetylicsalicylic acid and dipyridamole on platelet survival and aggregation in patients with atherosclerosis obliterans. Scand J Haematol 13:241–245
3. Acheson J, Danta G, Hutchinson EC (1975) Platelet adhesiveness in patients with cerebral vascular disease. Atherosclerosis 15:123–127
4. Andersen LA, Gormsen J (1976) Platelet aggregation and fibrinolytic activity in transient cerebral ischemia. Acta Neurol Scand 55:76–82
5. Anguissola AB, Prato V (1961) Trombocitosi ereditaria. Minerva Med 52:4545–4548
6. Aster RH, Jandl JH (1964) Platelet sequestration in man. I. Methods. J Clin Invest 43:843–847
7. Balleisen L, Gay S, Marx R, Kühn K (1975) Comparative investigation on the influence of human and bovine collagen types I, II and III on the aggregation of human platelets. Klin Wochenschr 53: 903–905
8. Barabas AP, Offen DN, Meinhard EA (1973) The arterial complications of polycythaemia vera. Br J Surg 60:183–187
9. Baumgartner HR, Cronquist M, Wobmann P, Streuli F, Duckert F (1967) Die Messung der Thrombocytenadhäsivität. Erste Erfahrungen mit neueren Methoden. Schweiz Med Wochenschr 97: 1674–1679
10. Becker J (1972) The relation of platelet adhesiveness to postoperative venous thrombosis of the legs. Acta Chir Scand 138:781–786
11. Bender N, Kirchmaier C, Bartsch B, Lindenborn D, Breddin K (1979) Stimulation of blood platelets by extracts of subcutaneous tissue. Thromb Res 14:341–351
12. Bennett PN (1967) Postoperative changes in platelet adhesiveness. J Clin Pathol 20:708–709
13. Bensoussan D, Levy-Toledano S, Passa P, Caen J, Canivet J (1975) Platelet hyperaggregation and increased plasma level of von Willebrand factor in diabetics with retinopathy. Diabetologica 11:307–312
14. Born GVR (1962) Quantitative investigations into the aggregation of blood platelets. J Physiol 162: p 67–68
15. Breddin K (1964) Zur Messung der Thrombozytenadhäsivität. Thromb Diath Haemorrh 12:269–281
16. Breddin K (1965) Über die gesteigerte Thrombocytenagglutination bei Gefäßkrankheiten. Schweiz Med Wochenschr 95:655–660
17. Breddin K, Krzywanek HJ (1976) Thrombocyte function and age. Studies with healthy volunteers, diabetics and patients with vascular disease. In: Effert S, Meyer-Erkelenz JD (eds) Blood Vessels: Problems arising at the borders of natural and artificial blood vessels. Springer, Berlin Heidelberg New York, pp 43–50
18. Breddin K, Krzywanek HJ, Ziemen M (1975) Enhanced platelet aggregation as a risk factor for vascular disease and its thromboembolic complications. Acta Clin Belg 30:195–203

19. Breddin K, Grun H, Krzywanek HJ, Schremmer WP (1976) On the measurement of sponaheous platelet aggregation. The platelet aggregation test III. Method and first clinical results. Thromb Haemostas 35:669–691
20. Breddin K, Ziemen M, Bauer O, Herrmann W, Schaudinn L, Schlosser U, Winterhager A, Krzywanek HJ. Time and temperature dependent changes of ADP-, collagen- or epinephrine-induced and "spontaneous" platelet aggregation in relation to morphologic platelet changes. Thromb Res. in press
21. Bygdeman S, Eliasch H (1976) Platelet adhesiveness in myocardial infarction in relation to clinical course. Acta Med Scand 199:475–479
22. Bygdeman S, Wells R (1969) Studies of platelet adhesiveness blood viscosity and the microcirculation in patients with thrombotic disease. J Atheroscl Res 10:33–39
23. Bygdeman S, Eliasson R, Johnson SR (1966) Relationship between postoperative changes in adenosine-diphosphate induced platelet adhesiveness and venous thrombosis. Lancet I:1301–1302
24. Carvalho ACA, Coleman RW, Lees RS (1974) Platelets in hyperlipoproteinemia. N Engl J Med 290:434–438
25. Cate ten JW, Hoogendijk L, Vreeken J (1978) Spontaneous platelet aggregation: Evaluation of its clinical value. In: Breddin HK (Hrsg) Prostaglandine und Plättchenfunktion. Schattauer, Stuttgart New York, S 135–137
26. Chaudhuri S (1975) Platelet adhesiveness in the assessment of ischaemic heart diseases. Thromb Res 6:209–214
27. Cheng SK, Kummer H (1971) Thrombocytose bei Bronchuskarzinom. Schweiz Rundschau Med (Praxis) 60:743–746
28. Colwell JA, Halushka PV, Sarji K, Levine J, Sagel J, Nair MG (1976) Altered platelet function in diabetes mellitus. Diabetes [Suppl] 2:826–831
29. Colwell JA, Sagal J, Crook L, Chambers A, Laimins M (1977) Correlation of platelet aggregation, plasma factor activity and megathrombocytes in diabetic subjects with and without vascular disease. Metabolism 26:279–285
30. Colwell JA, Halushka PV, Sarji KE, Lopes-Virella MF, Sagel J (1979) Vascular disease in diabetes. Pathophysiological mechanisms and therapy. Arch intern Med 139:225–230
31. Couch JR, Hassanein RS (1977) Platelet aggregability in migraine, Neurology 27:843–848
32. Creter D, Pavlotzky F, Savir H (1978) Platelet aggregation in diabetic retinopathy. Acta Haematol Basel 60:53–55
33. Danta G (1970) Platelet adhesiveness in cerebrovascular disease. Atherosclerosis 11:223–233
34. Davis RB, Theologides A, Kennedy BJ (1969) Comparative studies of blood coagulation and platelet aggregation in patients with cancer and nonmalignant diseases. Ann Intern Med 71:67–80
35. Davies JW, Phillips PhE, Yue KTN (1978) Platelet aggregation. Adult onset diabetes mellitus and coronary artery disease. JAMA 239:732–734
36. Dougherty JH, Levy DE, Weksler BB (1977) Platelet activation in acute cerebral ischaemia. Serial measurements of platelet function in cerebrovascular disease. Lancet I:821–824
37. Eastham RD (1970) The irrelevance of adhesive platelet estimations after thrombosis. J Clin Pathol 23:407–410
38. Eisen ME, Tyson MC, Michael S, Baumann F (1951) Adhesiveness of blood platelets in arteriosclerosis obliterans, thromboangiitis obliterans, acute thrombophlebitis, chronic venous insufficiency and arteriosclerotic heart disease. Circulation 3:271–274
39. Emmons PR, Mitchell JRA (1965) Postoperative changes in platelet-clumping activity. Lancet I:71–75
40. Evans G, Irvine WI (1966) Long-term arterial-graft patency in relation to platelet adhesiveness, biochemical factors, and anticoagulant therapy. Lancet II:353–355
41. Farbiszewski R, Skrzydlewski Z (1970) Platelet adhesiveness and aggregation in the final stage of pregnancy and in the puerperium. Haematologie 4:187–190
42. Ferguson C, Mackay N, Philip JAD, Sumner DJ (1975) Determination of platelet and fibrinogen half-life with (^{75}Se) selen-methionine: studies in normal and diabetic subjects. Clin Sci Mol Med 49:115–120
43. Fitzgerald DE, Butterfield WJH, Smink D, Kruisheer HEJ (1971) Platelet adhesiveness: Post-myocardial infarction patients compared with controls. Atherosclerosis 13:217–222
44. Fleischman AI, Bierenbaum ML, Stier A, Somol H, Watson PB (1976) In vivo platelet function in diabetes mellitus. Thromb Res 9:467–471

45. Frost H, Hess H (1969) Untersuchungen zur Pathogenese der arteriellen Verschlußkrankheiten. II. Beobachtungen mit dem Raster-Elektronenmikroskop über die Reparation von Endotheldefekten an Arterien. Klin Wochenschr 47:245–249
46. Frost H, Hess H, Richter I (1968) Untersuchungen zur Pathogenese der arteriellen Verschlußkrankheiten. Eine neue Methode zum Studium früher Veränderungen auf der Gefäßwand. Klin Wochenschr 46:1099–1104
47. Gjesdal K (1976) Platelet function and plasma free fatty acids during acute myocardial infarction and severe angina pectoris. Scand J Haematol 17:205–212
48. Glynn MF, Mustard JF, Murphy EA (1966) Cigarette smoking and platelet aggregation. Cand Med Assoc J 95:549–553
49. Gormsen J, Nielsen JD, Andersen LA (1977) ADP-induced platelet aggregation in vitro in patients with ischemic heart disease and peripheral thromboatherosclerosis. Acta Med Scand 201:509–513
50. Haerem JW (1971) Sudden coronary death: The occurence of platelet aggregates in the epicardial arteries of man. Atherosclerosis 14:417–432
51. Haerem JW (1972) Platelet aggregates in intramyocardial vessels of patients dying suddenly and unexpectedly of coronary artery disease. Atherosclerosis 15:199–213
52. Haerem JW (1974) Mural platelet microthrombi and major acute lesions of main epicardial arteries in sudden coronary death. Atherosclerosis 19:529–541
53. Ham JM, Slack WW (1967) Platelet adhesiveness after operation. Br J Surg 54:385–389
54. Ham JM, Jones M, Kemp D (1972) Platelet adhesiveness and lipoprotein lipase activity in patients with benign and malignant disesase of the prostate. Br J Surg 59:60–62
55. Hamer JD, Ashton F, Meynell MJ (1973) Factors influencing prognosis in the surgery of peripheral vascular disease: platelet adhesiveness, plasma fibrinogen, and fibrinolysis. Br J Surg 60:386–389
56. Harker LA (1978) The determination and significance of platelet survival time measurements. In: Breddin HK (Hrsg) Prostaglandine und Plättchenfunktion. Schattauer, Stuttgart New York, S 105–123
57. Harker LA, Scott CR (1977) Platelets in homocystinuria. N Engl J Med 296:818
58. Harker LA, Slichter SJ (1970) Studies of platelet and fibrinogen kinetics in patients with prosthetic heart valves. N Engl J Med 283:1302–1305
59. Harker LA, Slichter SJ, Scott R, Ross R (1974) Homocystinemia. Vascular injury and arterial thrombosis. N Engl J Med 291:537–543
60. Harker LA, Slichter SJ (1972) Platelet and fibrinogen consumption in man, New Engl J Med 287:999–1005
61. Harker LA, Slichter SJ, Sauvage LR (1977) Platelet consumption by arterial prostheses: The effect of endothelialization and pharmacalogic inhibition of platelet function. Ann Surg 186:594–601
62. Hassanein AA, El-Garf A, El-Baz Z (1972) Platelet aggregation in diabetes mellitus and the effect of insulin in vivo on aggregation. Thromb Diath Haemorrh 27:114–120
63. Hayes DM, Spurr CHL, Hutaff LW, Sheets JA (1963) Postsplenectomy Thrombocytosis. Ann Intern Med 58:259–267
64. Heath H, Brigden WD, Canever JV, Pollock J, Hunter PR, Kelsey J, Bloom A (1971) Platelet adhesiveness and aggregation in relation to diabetic retinopathy. Diabetologia 7:308–315
65. Hellem AJ (1960) The adhesiveness of human blood platelets in vitro. Scand J Clin Lab Invest 12, Suppl 51:1–117
66. Hess H, Marshall M, Mallasch M (1974) Zur Pathogenese obliterierender Arteriopathien. Med Welt 25:1180–1185
67. Hirsh J, McBride JA (1965) Increased platelet adhesiveness in recurrent venous thrombosis and pulmonary embolism. Br Med J II:797–799
68. Horlick L (1961) Platelet adhesiveness in normal persons and subjects with atherosclerosis. Am J Cardiol 8:459–470
69. Hornstra G, ten Hoor F (1975) The Filtragometer: A new device for measuring platelet aggregation in venous blood of man. Thromb Diath Haemorrh 34:531–544
70. Isacson S, Nilsson IM (1972) Coagulation and platelet adhesiveness in recurrent "idiopathic" venous thrombosis. Acta Chir Scand 138:263–267
71. Jacobi E, Krüskemper G (1977) Thrombozytenadhäsivität und thrombozytäres CAMP unter Streß. Med Welt 28:888–889

72. Jacobi E, Hagemann G, Poliwoda H (1971) Eine in-vitro Methode zur Bestimmung der Thrombozytenadhäsivität. Thromb Diath Haemorrh 24:192–202
73. Jacobi E, Hagemann G, Kuhnke W (1973) Der Einfluß des Wetters auf die Thrombozytenadhäsivität beim Menschen. Dtsch Med Wochenschr 98:1–5
74. Jipp P, Jacobsen F (1967) Thrombozytenadhäsivität und Serumcholesterinspiegel bei arteriosklerotischen Verschlüssen der Extremitätenarterien. Z Kreislaufforsch 11:1150–1156
75. Joist H (1978) In vivo methods for the detection of increased platelet function. In: Breddin HK (Hrsg) Prostaglandine und Plättchenfunktion. Schattauer, Stuttgart New York S 93–103
76. Kirby JC, Martin CL (1966) Platelet adhesiveness and vascular disease. Circulation [Suppl III] 33:17
77. Kirchmaier C, Bender N, Wilhelm B, Al-Sayegh A, Breddin K (1979) A hemostasis activating factor (HAF) in subcutaneous tissue extracts: Effects on morphologic platelet changes, platelet retention, and platelet aggregation. Thromb Res 16:81–91
78. Kummer H, Hunziker HR, Althaus U (1974) Medikamentöse Beeinflussung des Thrombozytenumsatzes bei Patienten mit künstlichen Herzklappen. Schweiz Med Wochenschr 104:142–144
79. Kwaan HC, Colwell JA, Cruz S, Suwanwela N, Dobbie JG (1972) Increased platelet aggregation in diabetes mellitus. J Lab Clin Med 80:236–246
80. Lou HC, Nielsen JD, Bomholt A, Gormsen J (1977) Platelet hyperaggreability in young patients with completed stroke. Acta Neurol Scand 56:326–334
81. Maass B, Jacobi E, Esser G (1973) Thrombozytenadhäsivität unter Lärmeinwirkung. Dtsch Med Wochenschr 98:2153–2155
82. McDonald L, Edgill M (1957) Coagulability of the blood in ischaemic heart disease. Lancet II: 457–460
83. Martin M, Kokossulis P (1972) Die Thrombozytenadhäsivität im Nativblut Arteriosklerosekranker. Med Welt 23:411–416
84. Mason JEJr, DeVita VI, Canellos GP (1974) Thrombocytosis in chronic granulocytic leukemia: Incidence and clinical significance. Blood 44:483–487
85. Matsuo I, Ohki Y (1977) Classification of platelet aggregation patterns with two ADP solutions (the double-ADP method) and its clinical application to diabetes mellitus. Thromb Res 11:453–461
86. Mehta P, Mehta J (1978) Platelet aggregation ratio in myocardial infarction. Blut 37:51–52
87. Mohr P, Straub PW (1970) Thrombozytose bei Colitis ulcerosa und Morbus Crohn. Schweiz Med Wochenschr 100:1142–1147
88. Moolten SE, Vroman L, Vroman GMS (1949) Adhesiveness of blood platelets in thromboembolism and hemorrhagic disorders. Am J Clin Pathol 19:814–826
89. Murphy EA, Mustard JF (1962) Coagulation tests and platelet economy in atherosclerotic and control subjects, Circulation 25:114–125
90. Mustard JF, Murphy EA, Ogryzlo MA, Smythe HA (1963) Blood coagulation and platelet economy in subjects with primary gout. Can Med Assoc J 89:1207–1211
91. Negus D, Pinto DJ, Brown N (1969) Platelet adhesiveness in postoperative deep vein thrombosis. Lancet I:220–224
92. Nestel PJ (1961) A note on platelet adhesiveness in ischaemic heart disease. J Clin Pathol 14:150–151
93. O'Brien JR (1961) The adhesiveness of native platelets and its prevention. J Clin Pathol 14:140–148
94. O'Brien JR, Path FC, Heywood JB, Heady JA (1966) The quantitation of platelet aggregation induced by four compounds: A study in relation to myocardial infarction. Thromb Diath Haemorrh 16:752–767
95. O'Brien JR, Etherington M, Jamieson S, Klaber MR (1972) Platelet function in venous thrombosis and low-dosage heparin. Lancet I:1302–1305
96. O'Brien JR, Etherington M, Jamieson S, Klaber MR, Ainsworth JF (1973) Stressed template bleeding-time and other platelet function tests in myocardial infarction. Lancet I:694–695
97. O'Malley BC, Ward JD, Timperley WR, Porter NR, Preston FE (1975) Platelet abnormalities in diabetic peripheral neuropathy. Lancet II:1274–1277
98. Passa P, Bensoussan D, Levy-Toledano S (1974) Etude de l'aggregation plaquettaire au cours de la rétinopathie diabétique. Influence de l'hypophysectomie, Atherosclerosis 19:277–285

99. Petersen HD, Gormsen J (1978) Platelet aggregation in diabetes mellitus. Acta Med Scand 203: 125–130
100. Pfleiderer Th, Rücker G (1964) Über Kaliumgehalt und Adhäsivität der Thrombozyten von gesunden Menschen und Patienten mit obliterierender Gefäß-Sklerose. Klin Wochenschr 42:1223–1226
101. Prazich JA, Rapaport SI, Samples JR, Engler R (1977) Platelet aggregate ratios – standardization of technique and test results in patients with myocardial ischemia and patients with cerebrovascular disease. Thromb Haemostas 38:597–605
102. Preston FE, Marcola BH, Ward JD, Porter NR (1978) Elevated β-thromboglobulin levels and circulating platelet aggregates in diabetic microangiopathy. Lancet I:238–239
103. Raper CG (1978) Circulating platelet aggregates. Thromb Haemostas 39:537–538
104. Reuter H (1978) Plättchenfunktionen bei Thrombozytosen. In: Breddin HK (Hrsg) Prostaglandine und Plättchenfunktion. Schattauer, Stuttgart New York, S 39–103
105. Ritchie JL, Harker LA (1977) Platelet and fibrinogen survival in coronary atherosclerosis. Response to medical and surgical therapy. Am J Cardiol 39:595–598
106. Rohrer TF, Pfister B, Weber C, Imhof PR, Stucki P (1978) Validity of the Wu-Hoak method for the quantitative determination of platelet aggregation in vivo. Blut 36:15–20
107. Ross R, Glomset JA (1976) The pathogenesis of atherosclerosis. (First of two parts). N Engl J Med 295:369–377
108. Ross R, Glomset JA (1976) The pathogenesis of atherosclerosis (Second of two parts). N Engl J Med 295:420–425
109. Rozenberg MC, Stormorken H (1967) Comparison of glass adhesiveness and rate of aggregation of blood platelets, Scand J Clin Lab Invest 19:82–85
110. Salzman E (1963) Measurement of platelet adhesiveness. J Lab Clin Med 62:724–725
111. Sano T, Boxer MGJ, Boxer LA, Yokoyama (1971) Platelet sensivity in normal and diseased groups. A method for assessment of platelet aggreability. Thromb Diath Haemorrh 25:524–531
112. Savitskiy JPh, Werman R (1975) A clinical study of elevated platelet adhesivness and accelerated clot-retraction time. Am J Clin Pathol 24:161–165
113. Schmoliner R, Kobayashi C, Bettelheim HC, Brunner G, Schnaberth G (1978) Zirkulierende Plättchenaggregate bei Patienten mit arteriellen und venösen Thrombosen. In: Breddin HK (Hrsg) Prostaglandine und Plättchenfunktion. Schattauer, Stuttgart New York, S 185–189
114. Scrobohaci ML, Cunescu V, Orha I (1976) Recurrent thromboembolism with spontaneous platelet aggregation. Thromb Haemostas 36:645–646
115. Sharma SC, Seth HN (1978) Platelet adhesiveness, plasma fibrinogen and fibrinolytic activity in acute myocardial infarction, Brit Heart J 40:526–529
116. Shaw S, Pegrum GD, Wolff S, Ashton WL (1967) Platelet adhesiveness in diabetes mellitus. J Clin Pathol 20:845–847
117. Singh AK, Wetherley-Mein G (1977) Microvascular occlusive lesions in primary thrombocythaemia. Br J Haematol 36:553–564
118. Sjögren A, Böttiger LE, Biörk G, Wahlberg F, Carlson LA (1970) Adenosine-diphosphate-induced platelet adhesiveness in patients with ischaemic heart disease. Acta Med Scand 187:89–94
119. Sjögren A, Böttiger LE, Biorck G, Paasikivi J, Carlson LA (1971) Platelet adhesiveness in patients with ischaemic heart disease, Acta med scand 189:555–559
120. Slack J, Seymour J, McDonald L, Love E (1964) Lipoprotein-lipase levels and platelet stickiness in patients with ischaemic heart disease and in controls, distinguishing those with an affected first-degree relative. Lancet II:1033–1037
121. Slichter SJ, Harker LA (1974) Hemostasis in malignancy. Ann N Y Acad Sci 230:252–261
122. Steele P, Weily HS, Davies H, Genton E (1973) Platelet function studies in coronary artery disease. Circulation 48:1194–1200
123. Steele PP, Weily HS, Davies H, Genton E (1974) Platelet survival in patients with rheumatic heart disease. N Engl J Med 290:537–539
124. Steele P, Weily H, Davies H, Pappas G, Genton E (1975) Platelet survival time following aortic valve replacement. Circulation 51:358–362
125. Steele P, Rainwater J, Vogel R (1978) Abnormal platelet survival time in men with myocardial infarction and normal coronary arteriogram. Am J Cardiol 41:60–62

126. Stormorken H, Lund-Riise A, Rorvik TO (1965) Platelet adhesiveness to glass beads. Methodological investigations using automatic platelet counting. Scand J Clin Lab Invest 17 Suppl. 84: 183–194
127. Stormorken H (1970) Platelet adhesiveness in coronary heart disease. Acta Med Scand 188:339–343
128. Stuart KR, McDonald JW, Ahuja SJ, Coles JC (1974) Platelet survival in patients with prosthetic heart valves. Am J Cardiol 33:840–844
129. Subhash CS, Vijayan GP, Seth HN, Suri ML (1978) Platelet adhesiveness, plasma fibrinogen, and fibrinolytic activity in young patients with ischaemic stroke. J Neurol Neurosurg Psychiatry 41: 118–121
130. Ts'ao CH, Ali N, Kolb I (1978) Spontaneous platelet aggregation its characteristics and relation to aggregation by other agents. Thromb Haemost 39:379–385
131. Vreeken J, van Aken WG (1971) Spontaneous aggregation of blood platelets as a cause of idiopathic thrombosis and recurrent painful toes and fingers. Lancet II:1394–1397
132. Weily H, Steele PP, Genton E (1972) Platelet survival in patients with a beall valve. Relation to low incidence of thromboembolism. Am J Cardiol 30:229–231
133. Weily HS, Steele PP, Davies H, Pappas G, Genton E (1974) Platelet survival in patients with substitute heart valves. N Engl J Med 290:534–537
134. Wright HP, Scholar G (1941) The adhesiveness of blood platelets in normal subjects with varying concentrations of anticoagulants. J Pathol Bact 53:255–262
135. Wu KK, Hoak JC (1974) A new method for the quantitative detection of platelet aggregates in patients with arterial insufficiency. Lancet II:924–926
136. Wu KK, Hoak JC (1976) Spontaneous platelet aggregation in arterial insufficiency: Mechanism and Implications. Thromb Haemostas 35:702–711
137. Yamazaki H, Takahashi T, Sano T (1975) Hyperaggregability of platelets in thromboembolic disorders. Thromb Diath Haemorrh 34:94–105
138. Yamazaki H, Sano T, Asano T, Hidaka H (1976) Hyperaggregability of platelets in thromboembolic disorders. Thromb Res [Suppl II] 8:217–225
139. Zahavi J (1977) The role of platelets in myocardial infarction, ischemic heart disease, cerebrovascular disease, thromboembolic disorders and acute idiopathic pericarditis. Thromb Haemostas 38:1073–1084
140. Zahavi J, Dreyfuss F (1969) An abnormal pattern of adenosine diphosphate-induced platelet aggregation in acute myocardial infarction. Thromb Diath Haemorrh 21:76–88
141. Ziemen M, Krzywanek HJ, Coutandin K, Friedrich I, Breddin K (1980) PARD: eine prospektive Studie zur Erfassung von Risikofaktoren bei Diabetikern. In: Mikrozirkulation und Blutrheologie. Therapie der peripheren arteriellen Verschlußkrankheit. Herausgeber: Müller-Wiefel H, Barras JP, Ehringer H, Krüger M. Gerh. Witzstrock Verlag, Baden-Baden, Seite 309–311

2.3 Thromboseneignung durch Änderungen der plasmatischen Gerinnung

H. Vinazzer

Die Frage, ob eine erhöhte plasmatische Gerinnbarkeit imstande ist, eine Thrombosebereitschaft hervorzurufen, konnte durch lange Zeit nicht sicher beantwortet werden. Im Zusammenhang damit bestand das Problem, ob der Begriff einer „Hyperkoagulämie" überhaupt als Änderung der plasmatischen Gerinnung definiert werden kann. Eine Konzentrationssteigerung inaktiver plasmatischer Gerinnungsfaktoren über den Normbereich wurde zwar häufig beobachtet, doch führte sie im allgemeinen nicht zu einer erhöhten Thrombosefrequenz. Allerdings wurden dabei einige Ausnahmen beschrieben. So konnte bei einer Familie mit erhöhter Faktor-V-Aktivität eine beträchtliche Thromboseneigung bereits im Kindesalter festgestellt werden [13], ferner wurden Fälle mit Thromboseneigung beschrieben, bei denen als einziger abnormer Befund eine hohe Faktor-VIII-Konzentration gefunden wurde [29]. Es ist allerdings nicht bekannt, ob es sich bei den erwähnten Fällen um normale Proteinmoleküle oder um solche mit einem modifizierten Aufbau handelte. Dieses Problem wurde besonders deutlich durch die Beschreibung einer Familie mit hoher Thrombosefrequenz, bei der die Fibrinogenkonzentration zwar normal war, das Fibrinogen aber eine beschleunigte Reaktion mit Thrombin aufwies. Dieser Befund ließ auf ein verändertes Fibrinogenmolekül schließen [11].

Von diesen seltenen Fällen abgesehen, verursachte eine Erhöhung der Konzentration plasmatischer Gerinnungsfaktoren über die Norm nicht zwangsläufig auch eine erhöhte Thrombosetendenz. Da aber der Begriff der Hyperkoagulämie mit dem der Thrombosebereitschaft in Verbindung gesetzt werden soll, kann eine höhere Konzentration von nicht aktivierten Gerinnungsfaktoren nicht generell mit einer Hyperkoagulämie gleichgesetzt werden.

Im Gerinnungssystem sind beim Gesunden die fördernden und die hemmenden Faktoren in einem fein ausgewogenen Gleichgewicht [33]. Zu den gerinnungssteigernden Veränderungen muß demnach auch eine Verminderung von hemmenden Faktoren der plasmatischen Gerinnung gerechnet werden, ebenso eine Verminderung der fibrinolytischen Aktivität. Bei der Untersuchung dieser Aktivitäten des hämostatischen Systems wurden wesentlich deutlichere Zusammenhänge mit einer Thrombosebereitschaft gefunden.

Eine beträchtlich erhöhte Thromboseneigung durch eine Verminderung von Antithrombin III ist schon lange bekannt. Bereits 1965 wurde eine Familie mit kongenitalem Antithrombin-III-Mangel beschrieben, bei der eine hohe Tendenz zu spontanen thromboembolischen Komplikationen bestand [10]. Ähnliche Fälle von hereditärem Antithrombin-III-Mangel sind in der Folgezeit häufig festgestellt worden [8, 16, 20, 21, 23, 25, 26], bei denen regelmäßig eine beträchtliche Tendenz zu Thrombosen gefunden wurde. Bei diesen Patienten war auffallend, daß die Konzentration von Antithrombin III meist um 50% der Norm betrug. Im Gegensatz zu Störungen gerinnungsfördernder Faktoren, bei deren Verminderung eine schwere Blutungsneigung erst unterhalb weniger Prozent der Norm auftritt, ist eine relativ bescheidene Verminderung von Antithrombin III schon von einer Thrombosetendenz begleitet.

Neben einer Verminderung des Antithrombin-III-Moleküls wurden auch Fälle beschrieben, bei denen das Molekül mit immunologischen Methoden in normaler Konzentration nachweisbar war, aber Strukturänderungen aufwies, die eine normale Thrombininhibierung verhinderten [25, 31, 38]. Auch bei diesen Patienten war eine entsprechende Thrombosetendenz feststellbar.

Nach den bisherigen Ermittlungen treten diese schweren Formen von Antithrombin-III-Mangel oder -Fehlbildung relativ selten auf und sind etwa in einem Fall pro 10 000 der Bevölkerung feststellbar. Häufiger scheinen allerdings mildere Formen zu sein. Auch bei diesen konnte gezeigt werden, daß bei einer Verminderung dieses Proteins auf nur 70% der Norm eine erhöhte Thromboseneigung bestand [20, 34]. Gleichzeitig wurde auch gefunden, daß der Heparineffekt, der ja von Antithrombin III abhängig ist, bei einer Verminderung auf 70% der Norm nur noch ein Drittel der Heparinwirkung bei normalem Antithrombin III beträgt [34]. Diese Befunde stimmen mit eigenen Untersuchungen gut überein, bei denen ein Absinken der Heparinwirkung auf die Thrombinzeit um die Hälfte gefunden wurde, wenn die Antithrombin-III-Aktivität um 75% der Norm lag [4]. Bei einer Antithrombinaktivität unter 50% fehlte hingegen die Heparinwirkung fast völlig.

Diese Befunde sind insofern von größerer klinischer Bedeutung, weil mäßige Verminderungen von Antithrombin III relativ häufig als erworbenes Leiden auftreten. So besteht ein Antithrombin-III-Mangel durch Proteinverlust beim nephrotischen Syndrom, ferner ist eine Verminderung regelmäßig im Schock, besonders im progredienten Stadium, feststellbar sowie passager auch nach größeren chirurgischen Eingriffen [4, 34]. Von wesentlicher Bedeutung ist aber auch die von zahlreichen Autoren [6, 7, 9, 12, 14, 18] festgestellte Verminderung von Antithrombin III nach Einnahme von Ovulationshemmern, besonders wenn diese einen höheren Östrogenanteil aufweisen.

Eine Verminderung von Antithrombin III ist aufgrund aller genannten Befunde mit einer Erhöhung der Thromboseneigung verbunden und gilt daher als beträchtlicher Risikofaktor.

Eine Erhöhung der Gerinnbarkeit durch Verminderung des Antithrombins III ist jedoch nicht die einzige Möglichkeit einer plasmatisch bedingten Hyperkoagulämie. Dem System der Fibrinolyse kommt eine bedeutende Funktion bei der Abräumung bereits entstandener Gerinnsel zu. Demnach wurden Patienten mit gesteigerter Thrombosetendenz auch im Hinblick auf ihr fibrinolytisches System untersucht. Dabei wurde eine allgemeine Verminderung des fibrinolytischen Potentials, das mit der Euglobulinlysezeit gemessen wurde, wiederholt beobachtet [1, 3, 24]. Bei verminderter Fibrinolyse wurden Thrombosen nicht nur im venösen, sondern auch im arteriellen System gehäuft beobachtet. So konnte eine beträchtlich verlängerte Euglobulinlysezeit nach Implantation von Herzklappen und bei peripherer arterieller Durchblutungsstörung gefunden werden [3], ferner in einem hohen Prozentsatz von Patienten mit Ischämie der zerebralen Gefäße [24]. In diesem Zusammenhang ist auch eine Verminderung der Fibrinolyse bei Diabetikern und bei Hyperlipidämie von Bedeutung, da wiederum enge Verknüpfungen zwischen diesen beiden Leiden und einer erhöhten Thromboseneigung bestehen.

Außer diesen allgemeinen Zusammenhängen zwischen verminderter Fibrinolyse und erhöhter Thromboseneigung konnten auch konkretere und detaillierte Befunde erhoben werden, die die Zusammenhänge näher beleuchten. So wurden Familien mit einer angeborenen Verminderung von Plasminogen beschrieben, bei denen eine hohe Thrombosefrequenz bestand [K. Korsan-Bengtsen, persönliche Mitteilung], ebenso konnte eine beträchtliche Thrombosetendenz bei Vorhandensein eines abnormen Plasminogenmoleküls gefunden werden [2, 30], das nicht in normaler Weise zu Plasmin aktiviert werden konnte. Eine Verminderung der Fibrinolyse mit Neigung zu multiplen Thrombosen wurde auch beim Fehlen eines Plasminogenaktivators der Gefäßwand gefunden [5, 17], wobei angenommen wurde, daß diese Störung zu den häufigen Ursachen einer erhöhten venösen Thrombosebereitschaft zählt.

Schließlich wurde auch eine Verminderung der Fibrinolyse infolge einer erhöhten Aktivität von Inhibitoren des Plasmins beschrieben, bei der ebenfalls eine beträchtliche Thrombosetendenz festgestellt wurde [27, 28].

Demnach scheint eine Verminderung des fibrinolytischen Potentials ebenfalls zu einer gesteigerten Thrombosetendenz zu führen. Dabei ist es anscheinend gleichgültig, ob das verminderte fibrinolytische Potential durch eine Verminderung der Aktivität des Proenzyms Plasminogen, durch eine Verminderung eines Aktivators oder durch die Steigerung der Aktivität von Inhibitoren der Fibrinolyse zustandekommt.

Eine Thrombosetendenz aufgrund plasmatischer Änderungen der Gerinnung entsteht demnach weniger durch Aktivitätssteigerungen von Gerinnungsfaktoren als durch Änderungen der Aktivität von Inhibitoren, wobei entweder die Abräumfunktion von aktivierten Gerinnungsfaktoren vermindert ist (verringerte Antithrombin-III-Aktivität) oder eine defekte Funktion des fibrinolytischen Potentials besteht.

Von Stormorken [33] wurde besonders darauf hingewiesen, daß sich in dem fein ausgewogenen Gleichgewicht zwischen fördernden und hemmenden Faktoren der Gerinnung auch Änderungen ergeben können, die für sich allein nur von untergeordneter Bedeutung sind. Im Zusammenhang mit gleichsinnig wirkenden, ebenfalls minimalen Änderungen eines anderen Systems kann aber daraus eine Störung entstehen, die zu einer gesteigerten Thrombosetendenz führt. Besonders erwähnt wurde dabei eine geringfügige Verminderung von Antithrombin III in Kombination mit einer ebenfalls geringen Verminderung des fibrinolytischen Potentials. Beide Veränderungen zusammen werden regelmäßig im postoperativen Stadium und bei Einnahme von Präparaten mit höherem Östrogengehalt gefunden. In beiden Fällen ist auch eine eindeutig erhöhte Thromboseneigung vorhanden.

Befunde, die eine erhöhte Thrombosetendenz signalisieren, sind aber streng zu unterscheiden von Befunden, die im Rahmen einer bereits bestehenden floriden Thrombose erhoben werden können. Bei diesen handelt es sich nicht um eine Ursache, sondern um die Folge der Thrombose. Zu diesen Befunden gehört der Nachweis von aktivierten Gerinnungsfaktoren im Plasma der Patienten [36, 37], die Feststellung von Plättchenfaktor 4 im thrombozytenfreien Plasma als Ausdruck einer erhöhten Freisetzung von gerinnungsaktiven Substanzen aus geschädigten oder zerstörten Thrombozyten [35] und schließlich der Nachweis von Fibrinmonomerkomplexen im Plasma [15, 22] als Beweis, daß bereits Thrombin im Kreislauf zur Wirkung gekommen ist. Mit solchen Befunden kann zwar der Verlauf eines thrombotischen Prozesses verfolgt werden, doch ergeben sich daraus keine Hinweise auf eine allgemeine Erhöhung der Thrombosebereitschaft des Patienten.

Literatur

1. Almer NO, Lilja B (1975) Fibrinolysis in relation to circulation through the legs in diabetes. Thromb Res. 7:67
2. Aoki N, Moroi M, Sakata Y, Yoshida N, Matsuda M (1978) Abnormal plasminogen. A hereditary molecular abnormality found in a patient with recurrent thrombosis. J Clin Invest 1186
3. Belleville J, Paul J, Benveniste E, Dechaux H (1978) Evidence for hypofibrinolysis in some thrombotic situations by means of a new isotopic method for euglobulin lysis time. 5th Intern Congr Thromboemb Bologna 1978, S 28

4. Blauhut B, Necek S, Kramar M, Vinazzer H, Bergmann H (1980) Activity of antithombin III and effect of heparin on coagulation in shock. Thromb Res 19:775
5. Brakman P, Mohler ER, Astrup T (1966) A group of patients with impaired plasma fibrinolytic system and selective inhibition of tissue activator-induced fibrinolysis. Scand J Haematol 3:389
6. Ciavarella N, Petronelli M, Masciandaro A, Pontrelli M, Orsini G, Oreste A, Schiavoni M (1978) Changes in plasmatic antithrombin, antifactor Xa and spontaneous fibrinolytic activity in women taking oral contraceptives. 5th Intern Congr Thromboemb Bologna 1978, S 215
7. Coccheri S, Flamigni C, Fortunato G, Grauso F, Palareti G (1978) Current coagulation tests in a population of women on the pill. 5th Intern Congr Thromboemb, Bologna 1978, S 212
8. Conard J, Samama M, Horelou MH, Cazenave B, Griguer P, Barsotti J, Herreman G, Godeau P (1979) Congenital anthithrombin III deficiency in 3 families. Thromb Haemostas 42:128
9. Conard J, Horelou MH, Cazenave B, Samama M, Zorn JR, Neau C (1979) Antithrombin III in contraceptive treatments with oestroprogestagens or progestagen-only pills. Thromb Haemostas 42:376
10. Egeberg O (1965) Inherited antithrombin deficiency causing thrombophilia. Thromb Diath Haemorrh 13:516
11. Egeberg O (1967) Inherited fibrinogen abnormality causing thrombophilia. Thromb Diath Haemorrh 17:176
12. Fagerhol MK, Abildgaard U, Bergsjo P, Jacobsen JH (1970) Contraceptives and low antithrombin III concentration. Lancet I:1175
13. Gaston LW (1966) Studies on a family with elevated plasma levels of factor V (proaccelerin) and a tandency to thrombosis. Pediatarics 68:376
14. Gibelli A, Giarola P, Ghessi A, Rocchini GM Study of antithrombin III in women given oral estroprogestrinic drugs by means of chromogenic substrates. 5th Intern Congr Thromboemb Bologna 1978, S 214
15. Godal HC, Abildgaard U (1966) Gelation of soluble fibrin in plasma by ethanol. Scand J Haematol 3:342
16. Haas HA de, Scully MF, Clark SE, Kakkar VV (1979) A case of familial antithrombin III deficiency in an English family. Thromb Haemostas 42:185
17. Isacson N, Nilsson IM (1972) Defective fibrinolysis in blood and vein walls in recurrent "idiopathic" venous thrombosis. Acta Chir Scand 138:313
18. Kaulla E v, Droegemueller W, Aoki N, Kaulla KN v (1971) Antithrombin III depression and thrombin generation acceleration in women taking oral contraceptives. Am J Obstet Gynecol 109:968
19. ‚gestrichen'
20. Lechner K, Thaler E, Niessner H, Nowotny Ch, Partsch H (1977) Antithrombin III-Mangel und Thromboseneigung. Wien Klin Wochenschr 89:215
21. Lechner K, Thaler E, Niessner H (1978) Studies in patients with congenital antithrombin III deficiency. XVII. Congr Intern Soc Haematol Paris 1978
22. Lipinski P, Worowski K (1968) Detection of soluble fibrin monomer complexes in blood by means of protamine sulphate test. Thromb Diath Haemorrh 20:44
23. Marciniak E (1977) Hereditary deficiency of antithrombin III. Thromb Haemostas 38:120
24. Mettinger KL, Nyman D, Källin KG, Siden A, Söderström CE (1979) Factor VIII related antigen, antithrombin III, spontaneous platelet aggregation and plasminogen activator in ischemic cerebrovascular disease. J Neurol Sci 41:31
25. Nagy I, Losonczy H (1979) Three types of hereditary antithrombin III deficiency. Thromb Haemostas 42:187
26. Nakagawa M, Kawamura T, Tsuji H, Okajima Y, Urano S, Kitani T, Ijichi H (1979) Antithrombin III deficiency in a Japanese family. Thromb Haemostas 42:128
27. Nilsson IM, Krook H, Sternby NH, Söderberg E, Söderström N (1961) Severe thrombotic disease in a young man with bone marrow and skeletal changes and with a high content of an inhibitor in the fibrinolytic system. Acta Med Scand 169:323
28. Pandolfi M, Hedner U, Nilsson IM (1970) Bilateral occlusion of the retinal veins in a patient with inhibition of fibrinolysis. Ann Ophthalmol 2:481
29. Penick GD, Dejanov II, Roberts HR, Webster WP (1966) Elevation of factor VIII in hypercoagulable states. In: Brinkhous KM, Wright IS, Koller F, Streuli F, Duckert F (eds) Diffuse intravascular clotting. Schattauer, Stuttgart p 39

30. Robbins KC, Wohl RC, Summaria L (1979) Variant plasminogens in patients with a history of venous thrombosis. Thromb Haemostas 42:190
31. Sas G, Blasko G, Bånhegyi D, Jåkô J, Palos LA (1974) Abnormal antithrombin III (Antithrombin III Budapest) as a cause of a familial thrombophilia. Thromb Diath Haemorrh 32:105
32. Sas G, Banhegyi D, Prtö I (1979) Heparin affinity of antithrombin III in a family with congenital antithrombin III deficiency. Thromb Haemostas 42:190
33. Stormorken H (1980) The thrombo-haemorrhagic balance. In: Vinazzer H (ed) Transactions of the first Danube-Symposium on thrombosis and haemostasis. Linz, May 1979. Medicus, Berlin, p 10
34. Thaler E (1977) Disseminierte intravaskuläre Gerinnung: Antithrombin III und Heparin. Folia Haematol (Leipz) 104:740
35. Vinazzer H (1978) A simplified assay for platelet factor 4 in plasma and in platelets with a chromogenic substrate. Haemostasis 7:352
36. Vinazzer H (1979) Assay of total factor XII and of activated factor XII in plasma with a chromogenic substrate. Thromb Res 14:155
37. Vinazzer H, Heimburger N (1978) Assay of factor Xa in intact plasma as a possible method for early diagnosis of intravascular coagulation. Thromb Res 12:503
38. Wolf M, Boyer C, Lavergne JM, Larrieu MJ (1979) A new variant of antithrombin III. Study of three related cases. Thromb Haemostas 42:186

2.4 Risikofaktoren für das Auftreten von thromboembolischen Komplikationen

P. Hohler und U.F. Gruber

In diesem Abschnitt versuchen wir festzustellen, ob überhaupt Faktoren bekannt sind, welche erwiesenermaßen zu vermehrtem Auftreten von thromboembolischen Komplikationen (TEK) führen [59]. Grundsätzlich berücksichtigten wir nur kontrollierende oder vergleichende Arbeiten, in denen Thromboembolien mit objektiven diagnostischen Methoden festgestellt worden sind. Bei den Daten über die einzelnen Risikofaktoren wird im folgenden vorerst jeder dieser Faktoren für sich behandelt und analysiert.

2.4.1 Alter

Es ist unbestritten, daß mit zunehmendem Alter die TEK in der Chirurgie und Medizin häufiger auftreten [2, 17, 18, 19, 44, 46, 60, 68, 93, 96, 120]. Dabei wird viel zu wenig berücksichtigt, daß das Alter allein kaum als unabhängiger Risikofaktor herausgeschält werden kann, da ja der Prozeß des Alterns an sich schon sehr viele systemische und Organveränderungen mit sich bringt. Auf eine *absolute* Zunahme der TEK mit steigendem Alter hat Vessey [109] 1973 hingewiesen, was wohl mit der längeren Lebenserwartung zusammenhängt. Nach Jones [58] und Joffe [57] besteht bei Sepsis, Trauma, nach Umbilikalvenenkatheter, langdauernder parenteraler Ernährung, ventrikuloatrialem Shunt sowie kongenitalen Herzvitia auch im Kindesalter ein erhöhtes Thromboembolierisiko.

2.4.2 Varikose und früher durchgemachte thromboembolische Komplikationen

Es liegen mehrere prospektive Jod-Fibrinogen-Studien vor, welche alle bestätigen, daß bei vorbestehender Varikose signifikant mehr tiefe Venenthrombosen (TVT) vorkommen. So findet Kakkar [60] bei 60jährigen und jüngeren Varizenträgern signifikant mehr postoperative TVT. Zwei weitere Arbeiten an einem allgemeinchirurgischen [93] und orthopädischen [120] Krankengut bestätigen dies. Auch Patienten nach frischem Myokardinfarkt [44, 68, 69, 97] oder Apoplektiker [116], die gleichzeitig an einer Varikose leiden, haben ein signifikant erhöhtes Risiko für TVT. Hat der Patient früher schon eine TEK durchgemacht, ist die Wahrscheinlichkeit eines Rezidivs groß [44, 60, 68, 120].

2.4.3 Malignität

Zum ersten Mal wies Trousseau auf einen Zusammenhang zwischen Malignom und Thrombose hin [108]. Diejenigen Malignome, bei denen am häufigsten Thrombosen vorkommen, sind Pankreas-, Magen-, Colon-, Gallenblasen- sowie Bronchus- und Ovarialkarzinome, außerdem myeloproliferative Störungen und maligne Paraproteinämien [9]. Unter 4258 Autopsien von Sproul [99] fanden sich in 15% arterielle und venöse Thromben, beim Pankreaskarzinom jedoch in 56% venöse Thrombi. In einer weiteren Autopsiestudie konnte Pohl [84] zeigen, daß die unter 54jährigen Krebskranken eine deutlich höhere Thromboembolieinzidenz aufweisen als die altersentsprechende Nichtmalignomgruppe. In zwei retrospektiven Autopsiestudien [17, 19] wurde ein dreifach erhöhtes Lungenembolie (LE)-Risiko bei Magen-Darm-, Urogenital- und Bronchuskarzinom errechnet. Hingegen zeigte eine sehr sorgfältige, große skandinavische Autopsiestudie [46] bei der Malignomgruppe als Ganzem kein signifikant gehäuftes Vorkommen von LE. Nur bei Pankreas- und Gallengangkarzinomen fanden sich gehäuft LE. Da die Krebskranken aber signifikant untergewichtig waren, vermutet der Autor darin einen protektiven Faktor.

Nach Operationen haben Krebskranke als ganze Gruppe ein 1,5fach erhöhtes TVT-Risiko [60], wobei der Altersfaktor nicht berücksichtigt ist. Auch bei Schaub [93] haben Malignomträger zweimal mehr TVT als Patienten der Vergleichsgruppe, jedoch sind die Krebskranken im Durchschnitt älter. Eine andere Arbeit berichtet von einem dreifach erhöhten Risiko für die Entstehung einer postoperativen TVT bei Malignomträgern [83]. Vieles deutet also darauf hin, daß ein Malignom an sich für eine erhöhte postoperative Thromboembolieinzidenz verantwortlich ist.

2.4.4 Herzkrankheit

In mehreren größeren autoptischen Studien wird über den Zusammenhang zwischen Herzkrankheit und Thromboembolie berichtet. So fand Koegel [61] bei 167 Fällen von LE in über 1/3 eine Herzinsuffizienz. Werden Vitia und Infarkte dazugerechnet, so sind es über die Hälfte der Fälle. In zwei autoptischen Studien über je eine 10-Jahresperiode berichtet Coon [17, 18, 19], daß 1/4 der Herzkranken bei der Sektion eine LE hatten, während im restlichen Autopsiegut, ohne Herzkranke, nur in 9% LE gefunden wurden. Ferner zeigte sich, daß bei über 30jährigen Herzkranken das Risiko einer LE etwa 3,5mal so groß ist wie bei jüngeren. Betrachten wir die einzelnen Herzkrankheiten, ergibt sich das bekannte, überdurchschnittlich hohe LE-Risiko bei Herzinsuffizienz verschiedener Genese [97], wobei Rhythmusstörungen und koronare Herzkrankheit allein, ohne daß eine Insuffizienz vorliegt, die Thromboemboliegefahr erhöhen. Weniger groß ist das Risiko bei hypertonen sowie kongenitalen Herzkrankheiten bei unter 10jährigen [17].

Die TVT-Inzidenz nach frischem *Myokardinfarkt* liegt zwischen 26 und 38% bei nicht antikoagulierten Patienten [69, 75, 76, 97]. Mehr als die Hälfte der Thrombosen entwickeln sich innerhalb von 3 Tagen nach dem Infarkt und beginnen meist in den Wadenvenen [69]. Durch Antikoagulation lassen sich die TEK im akuten Stadium des Infarktes eindeutig senken [24]. Auch gilt, was für postoperative TEK bereits erwähnt wurde: steigendes Alter, vorbestehende Varikose und früher durchgemachte TEK erhöhen das Risiko eines Thromboemboliegeschehens nach Herzinfarkt signifikant [23, 44, 68, 69, 76, 97].

Bis heute ohne eindeutige Erklärung bleibt die Feststellung, daß bei *Rauchern* nach Myokardinfarkt signifikant weniger TVT vorkommen, unabhängig davon, ob Pfeife oder Zigarette und wieviel geraucht wird [44, 68].

2.4.5 Orale Antikonzeptiva

1961 wurden die Ovulationshemmer eingeführt. Bis jetzt sind vier mögliche kardiovaskuläre Komplikationen beschrieben: TVT und LE, Apoplexie, Hypertonie und Myokardinfarkt [25]. Es ergibt sich ein 4- bis 11fach erhöhtes Risiko einer TEK bei Frauen unter oraler Antikonzeption [11, 42, 53, 87, 91, 111, 112, 113, 114]. Nach Vessey [113] und Greene [42] besteht ein 3- bis 4fach erhöhtes Risiko von *postoperativen* Thromboembolien bei Frauen unter Ovulationshemmern. Diese Autoren empfehlen, die oralen Antikonzeptiva einen Monat vor der Operation abzusetzen, da sich in dieser Zeit die Blutgerinnung normalisieren kann [28, 60a].

Die Arbeiten von Sagar [88] und Wessler [119], in denen die TVT mittels Radiofibrinogentest diagnostiziert wurden, bestätigen diese Angaben. Die Thromboemboliehäufigkeit ist direkt vom Östrogengehalt des Präparates abhängig [54, 104]. Östrogene erhöhen ebenfalls das Risiko von TEK, wenn sie zum Abstillen [26, 106], in der Prostatakarzinomtherapie und zur Senkung des Plasmacholesterins bei koronarer Herzkrankheit verwendet werden [6, 10, 22]. Nach operativen Entbindungen und bei über 25jährigen Frauen, die wenige Kinder geboren haben, ist das Abstillen mit Östrogenen besonders gefährlich [106]. Eine kürzlich erschienene Arbeit findet keinen Zusammenhang zwischen (venösen) Thromboembolien und Zigarettenrauchen, bei Frauen unter oraler Antikonzeption stellt Rauchen keinen zusätzlichen Risikofaktor dar [63], wohl aber für die anderen kardiovaskulären Nebenwirkungen: je länger die Pille genommen wird und je älter die rauchenden Frauen, um so größer die Mortalität [87].

2.4.6 Gebären, gynäkologische Eingriffe

Pro Million Entbindungen sterben 30 Mütter an LE, 213 im Wochenbett [27]. Die postpartale Thrombose ist 3- bis 6mal häufiger als die antepartale [1, 32, 52]. Sectio caesarea, assistierte vaginale Geburt sowie fortgeschrittenes Alter der Gebärenden sind mit einem höheren Thromboembolierisiko verbunden [27]. Nach Sectio ist die tödliche LE 9mal häufiger als nach vaginaler Entbindung [29]. Nach Stamm [101] sind TEK für mehr als die Hälfte aller postoperativen Todesfälle nach gynäkologischen Operationen verantwortlich, wobei in 14- bis 29% objektiv diagnostizierte, postoperative TEK vorkommen [95].

2.4.7 Thrombozytose

Die Thrombozytose nach Splenektomie kann Monate oder Jahre dauern, unabhängig von der Grundkrankheit. Der Plättchenanstieg kann jederzeit zwischen dem 1. und 8. postoperativen Tag beginnen und erreicht sein Maximum zwischen dem 5. und 14. Tag [89]. Neben anderen Ursachen ist nach Hirsh [49] die Thrombozytose eine Folge der gesteigerten Hämopoese bei persistierender postoperativer Anämie. Sind nach Splenektomien thromboembolische Ereignisse häufiger als nach anderen chirurgischen Eingriffen, und wenn ja, wie steht die Thrombozytose damit in Zusammenhang?

Steele [103] findet retrospektiv bei traumatisierten Patienten 8mal häufiger klinisch diagnostizierte LE nach Splenektomie als bei Traumapatienten, die aus anderen Gründen laparotomiert wurden. Starksen [102] analysiert retrospektiv 150 Splenektomierte. Er kommt zu dem Schluß, daß eine erhöhte Plättchenzahl nicht mehr venöse Thrombosen zur Folge hat. Dies können auch andere Autoren bestätigen [21]. Eine kürzlich erschienene Arbeit, welche 318 Patienten retrospektiv umfaßt [12], fand ebenfalls keine signifikante Häufung von thromboembolischen Ereignissen bei splenektomierten Patienten mit Thrombozytose.

Auch hier scheint das *Alter* der operierten Patienten der Hauptrisikofaktor zu sein, sind doch bei den über 40jährigen Splenektomierten die Thrombosen genau so häufig wie bei anderen allgemeinchirurgischen Patienten [21].

Bei unbehandelten Patienten mit Polycythaemia rubra vera besteht eine postoperative Komplikationsrate von 45%. Dabei sind Blutungen und/oder Thrombosen vorherrschend [117]. Behandelte Patienten dagegen hatten deutlich weniger postoperative TEK. Nach Zukker [121] ist neben der erhöhten Plättchenzahl noch eine abnorme Plättchen*funktion* nötig, damit ein hohes Risiko hämorrhagischer und thrombotischer Komplikationen besteht. Das gilt für alle myeloproliferativen Störungen [14]. Es sind deshalb die Patienten mit einem myeloproliferativen Syndrom, welche nach Splenektomie besonders gefährdet sind [47]. Sie entwickeln Thrombosen im Splanchnikusgebiet [7, 37]. Kürzlich wurde auch vermutet, daß rezidivierende Thrombozytose nach *Alkoholabusus* ein Faktor bei der Pathogenese thromboembolischer Erkrankungen sein kann [45].

2.4.8 Gewicht

Wie in der Basler Studie gezeigt wurde, sind 60jährige rund 4–5 kg schwerer als 20jährige [82]. Nimmt man unter vielen Formeln den Broca-Index (Normalgewicht in kg = Körperlänge in cm minus 100) oder das Idealgewicht zur Abgrenzung des Übergewichts vom Normalgewicht, so sind bereits die Hälfte der 20jährigen übergewichtig [82]. Leider definiert fast jeder Autor das Übergewicht anders, trotzdem ist die Schlußfolgerung erlaubt, daß Übergewicht als Risikofaktor für das Entstehen von thromboembolischen Komplikationen betrachtet werden muß. Folgende Fakten könnten an der gehäuften Thromboseentstehung bei Adipösen eine Rolle spielen: signifikant verminderte fibrinolytische Aktivität im Plasma [3, 39, 40], verminderte körperliche Aktitivät [46] sowie gehäuftes Vorkommen von koronarer Herzkrankheit, die ihrerseits das Risiko von TEK erhöht. Nach Snell ist die fatale, postoperative LE bei Adipösen häufiger [98]. Autopsiestudien [19, 46, 90] zeigen eindeutig, daß schwerkranke adipöse Patienten mehr LE haben. Es konnte sogar demonstriert werden, daß in Zeiten schlechter Ernährung (Weltkriege) deutlich weniger LE vorkamen [64, 90]. Vessey [111] konnte im Rahmen einer epidemiologischen Ovulationshemmerstudie zeigen, daß Frauen mit Thromboembolien 4,5 kg schwerer sind als die Kontrollpatientinnen, unabhängig davon, ob die Patientinnen die Pille einnahmen oder nicht. Klinische, prospektive Arbeiten mit chirurgischen Patienten zeigen je nach Übergewichtdefinition gehäuft [93] bis signifikant mehr TVT bei Adipösen [16, 60, 62].

Nicht bestätigen kann dies Hills [48], der allerdings Malignompatienten ausgeschlossen hat. Printen [85] fand auffallend wenig postoperative Thromboembolien bei Patienten, die wegen extremer Adipositas einen intestinalen Bypass erhielten. Der Vergleich ist allerdings nicht korrekt, werden doch chirurgisch verschieden versorgte Patienten einem gleichbehandelten jüngeren Kollektiv gegenübergestellt. Kein signifikanter Einfluß des Gewichts auf die TVT-Inzidenz besteht nach Myokardinfarkt [68] und Apoplexie [116].

2.4.9 Blutgruppe

Anläßlich einer prospektiven Studie des Boston Drug Surveillance Program über Medikamentennebenwirkungen wird festgestellt, daß Patienten mit Blutgruppe 0, die mit Heparin oder Kumarinen behandelt sind, selten vorkommen. Darauf werden jüngere Frauen, welche unter Ovulationshemmern eine TEK entwickelten, auf ihre Blutgruppenzugehörigkeit untersucht. Aufgrund der Daten [56, 74, 105] wird vermutet, daß gesunde junge Frauen mit Blutgruppe 0 ein geringeres Thromboembolierisiko haben als Frauen mit Gruppe A, B, AB, und zwar ante- wie postpartal sowie unter hormoneller Antikonzeption. Etwas weniger galt das auch für Frauen, welche weder schwanger waren noch Ovulationshemmer nahmen. Talbot findet auch unter Patienten mit postoperativen TEK eine ähnliche Konstellation der Blutgruppen [105]. Autoptische Studien weisen ebenfalls auf einen Zusammenhang zwischen Blutgruppe und LE hin, allerdings sind die Resultate kontrovers. Einerseits haben Patienten mit Blutgruppe 0 weniger LE (auf das Alter geht Talbot nicht ein), andererseits findet Havig [46] bei den 70jährigen und älteren Patienten mit den Blutgruppen 0 oder B vermehrt TEK. Havig vermutet deshalb, daß das Blutgruppenmuster bei Patienten mit Thromboembolien altersabhängig sei. Am deutlichsten sichtbar sei dies bei jüngeren gesunden Populationen, weniger bei älteren Patienten, wo bereits eine Vielfalt von Risikofaktoren vorhanden ist. Diese Altersabhängigkeit betonte kürzlich auch Jick [55], der nur bei jüngeren Patienten in der inneren Medizin und Frauen mit den Gruppen A, B und AB hochsignifikant mehr TVT fand.

2.4.10 Geschlecht

Die publizierten Resultate sind abhängig von der untersuchten Bevölkerungsgruppe. So ergibt zum Beispiel eine Langzeitstudie über die Morbidität einer gemischt städtisch-ländlichen Bevölkerung [20], daß TEK bei jüngeren Frauen gehäuft sind. Es ist aber gerade die Gruppe der jüngeren Frauen, welche zusätzliche Thromboembolierisiken wie Schwangerschaft, Entbindung und Wochenbett oder Einnahme von Ovulationshemmern aufweist. Bei Spitalpatienten ist kein Geschlechtsunterschied vorhanden. Das belegen autoptische [17, 18, 19, 46] und klinische Studien [44, 69, 93]. Einzelbeobachtungen, daß massive LE bei Frauen häufiger sind [120], aber andererseits über 70jährige Männer häufiger davon betroffen werden [46], stammen aus sorgfältigen Arbeiten und sind wohl richtig, lassen sich jedoch nicht verallgemeinern. Es scheint, daß es zur Zeit unmöglich ist, verläßliche, allgemeingültige Aussagen über den Einfluß des Geschlechts auf die Häufigkeit von TEK zu machen.

Diskussion

Die mehrmals mit objektiven Methoden bestätigte Häufigkeit von TVT liegt in der allgemeinen Chirurgie und Urologie bei über 40jährigen in Mitteleuropa und in Skandinavien um 30% [60, 93], in der Gynäkologie bei ca. 20% [95] und in der Orthopädie zwischen 40 und 60% [43, 70, 94]. Eine Beurteilung der relativen Wichtigkeit einzelner Risikofaktoren ist deshalb so schwierig, weil sie so eng miteinander verflochten sind.

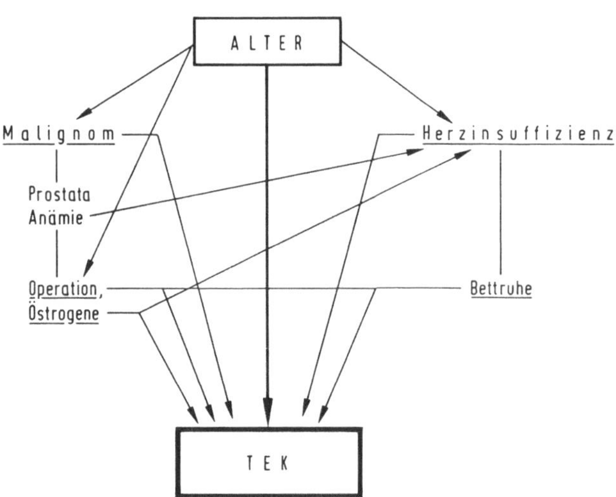

Abb. 2.13. Risikofaktoren für thromboembolische Komplikationen (TEK)

Das Beispiel eines 70jährigen Mannes mit einem Prostatakarzinom und Tumoranämie, bei dem gleichzeitig eine Herzinsuffizienz besteht, zeigt einige dieser Zusammenhänge. Das Alter als dominierender Faktor beeinflußt nicht nur die Grundkrankheit des Patienten, sondern auch seine Begleitkrankheit und ist auch für die Therapie häufig entscheidend. So ist z.B. das Thromboserisiko bei offener Prostatektomie rund 5mal höher als nach TUR [50].

Aufgrund aller vorliegenden Unterlagen besteht eigentlich kaum Zweifel, daß das Auftreten einer TEK praktisch immer ein multifaktorielles Geschehen darstellt. Die Situation dürfte selten sein, in der ein einzelner Faktor darüber entscheidet, ob eine Thrombose entsteht oder nicht. Ein Beispiel dafür sind junge Frauen, welche orale Antikonzeptiva benutzen. In der überwiegenden Mehrzahl aller Untersuchungen ist es aber praktisch unmöglich, die einzelnen Faktoren gesondert zu betrachten. So gehören Patienten, die wegen eines Malignoms zur Operation kommen, im allgemeinen den höheren Altersgruppen an. Viele sind Varizenträger. Manche haben bereits früher TEK durchgemacht, womit bereits vier wesentliche Risikofaktoren vorliegen. Einige dieser Patienten sind sicher auch schon herzkrank und übergewichtig. Wenn wir jetzt noch bedenken, daß diese Patienten auch größere und länger dauernde Operationen durchmachen, deswegen wieder vermehrt bettlägrig sind und mehr Bluttransfusionen [79] erhalten, weil sie größere intraoperative Blutverluste erleiden, wird klar, daß es praktisch unmöglich ist, die einzelnen Faktoren separat zu analysieren.

Weil die wirksamen Prophylaxemethoden nach wie vor mit einer, wenn auch geringen, Komplikationsrate behaftet sind, besteht der Wunsch, die präventiven Maßnahmen nur bei solchen Patienten anzuwenden, bei denen ein erhöhtes Risiko für TEK vorhanden ist. Es besteht kein Zweifel, daß viele Chirurgen nach wie vor keine Thromboembolieprophylaxe betreiben, weil sie sich vor den Komplikationen fürchten [73]. Deswegen ist die Frage berechtigt, ob Patienten mit einem erhöhten Thromboembolierisiko mittels Laboruntersuchungen schon präoperativ identifiziert werden können. Es ist unbestritten, daß sich die fibrinolytische Aktivität im Plasma sowohl per- und postoperativ wie nach Trauma meßbar verändert. Man beobachtet einen peroperativen Anstieg und einen postoperativen Abfall [38, 65, 66]. Es liegt nahe, eine verminderte Fibrinolyse mit einer erhöhten Thromboseneigung in Zusammenhang zu bringen. Die Arbeiten zu diesem Thema sind jedoch widersprüchlich [35,

38, 66]. Die vorherrschende Meinung ist [65, 92], daß es anhand der Fibrinolyseparameter nicht möglich ist, eine bestehende TVT zu entdecken, noch sie vorauszusagen.

Kürzlich konnte gezeigt werden, daß *präoperativ* die *Antithrombin-III*-Aktivität signifikant niedriger war bei Patienten mit postoperativer TVT als bei solchen ohne TEK [100]. Das wurde für Patienten mit Hüftgelenkersatz und für jüngere Frauen mit Notfalloperationen gezeigt. Auch wenn der Befund in weiteren prospektiven Arbeiten reproduziert werden kann, so scheint es zumindest vorläufig unwahrscheinlich, daß mit diesem einen Gerinnungsparameter *alle* Risikopatienten auffindbar sind.

Weitere Möglichkeiten, besonders thrombosegefährdete Patienten zu identifizieren, beschrieben Breneman [13], Nicolaides [78] sowie Clayton [15]. Sie berechneten für eine Auswahl von möglichen Risikofaktoren eine mathematische Formel, welche erlauben sollte, das Thromboserisiko vorauszuberechnen. Es gibt noch zu wenige Arbeiten, welche die *klinische* Brauchbarkeit solcher Formeln zur Thrombosevoraussage untermauern [86].

Neben den gesicherten Faktoren wie Alter, Varikose und früher durchgemachte TEK, Malignität, Herzkrankheit, Einnahme von oralen Antikonzeptiva, Gebären und gynäkologischen Eingriffe, myeloproliferative Erkrankungen und den wahrscheinlichen Faktoren wie Übergewicht und Blutgruppenzugehörigkeit werden weitere Faktoren immer wieder diskutiert, ohne daß dafür bis heute sichere Beweise vorliegen. Erwähnt werden *Alkoholismus* und *Drogen-* bzw. *Arzneimittelmißbrauch* [80, 81]. *Bettlägrigkeit* an sich wird ebenfalls als Risikofaktor betrachtet [34, 36, 51, 81, 96]. Dafür spricht die Häufung von TEK bei Paraplegie [107, 115, 118]. Daß Patienten mit *Infektionen*, die unter *Antibiotika* stehen [4, 33, 77], und Notfälle [72] vermehrt TEK unterworfen sind, wird ebenfalls vermutet.

Diabetiker haben ein erhöhtes postoperatives Thromboembolierisiko [120]. Ob die meßbar veränderten Gerinnungsparameter [8, 31] oder die erhöhte Serumviskosität [71] damit zu tun haben, ist unklar. Gesichert ist jedenfalls, daß die koronare Herzkrankheit als diabetische Komplikation das Thromboserisiko erhöht.

Auch Patienten mit *Colitis ulcerosa* haben ein signifikant erhöhtes Thromboembolierisiko [19, 30, 41]. Dabei sind Frauen stärker gefährdet als Männer [30, 41], und für chirurgisch behandelte Patienten ist das Thromboembolierisiko geringer als für medizinisch behandelte [41].

Aufgrund epidemiologischer Daten [110, 111] und einzelner Familienbeobachtungen [5, 67] besteht die Möglichkeit, daß Thrombosen z.T. auch genetisch bedingt sind.

Zusammenfassung

Als gesicherte Risikofaktoren für das Auftreten von thromboembolischen Komplikationen muß man betrachten:

1. Alter,
2. Varikose und früher durchgemachte thromboembolische Komplikationen,
3. malignes Grundleiden,
4. Herzkrankheit,
5. orale Antikonzeption,
6. Geburt, Wochenbett, gynäkologische Eingriffe,
7. myeloproliferative Erkrankungen.

   Wahrscheinlich gesicherte Risikofaktoren sind:
8. Übergewicht und

9. Zugehörigkeit zu den Blutgruppen A, B oder AB.

Thromboembolische Komplikationen kommen indes bei Männern gleich häufig vor wie bei Frauen. Das Entstehen einer tiefen Venenthrombose ist praktisch immer ein multifaktorielles Geschehen, und es ist schwierig, einzelne Faktoren isoliert zu analysieren. Es ist deshalb sehr wohl möglich, daß noch weitere, bisher unbekannte Risikofaktoren bestehen.

Literatur

1. Aara LA, Juergens JL (1974) Thrombophlebitis and pulmonary embolism as complications of pregnancy. Med Clin North Am 58:829
2. Allgood R, Cook JH, Weedn RJ, Speed HK, Whitcomb WH, Greenfield LJ (1970) Prospective analysis of pulmonary embolism in the postoperative patient. Surgery 68:116
3. Almér LO, Janzon L (1975) Low vascular fibrinolytic activity in obesity. Thromb Res 6:171
4. Altemeier WA, Hill EO, Fuller WD (1969) Acute and recurrent thromboembolic disease: a new concept of etiology. Ann Surg 170:547
5. Andersen P (1976) Hyperlipidaemia and reduced fibrinolytic activity associated with thromboembolic complications in a family. Acta Med Scand 200:289
6. Bailar III JC, Byar DP, the Veterans Administration Cooperative Urological Research Group (1970) Estrogen treatment for cancer of the prostate. Early results with 3 doses of diethylstilbestrol and placebo. Cancer 26/1:257
7. Balz J, Minton JP (1975) Mesenteric thrombosis following splenectomy. Ann Surg 181:126
8. Bern MM (1978) Platelet functions in diabetes mellitus. Diabetes 27:342
9. Bick RL (1978) Alterations of hemostasis associated with malignancy: Etiology, pathophysiology, diagnosis and management. Semin Thromb Hemostas 5:1
10. Blackard CE, Doe RP, Mellinger GT, Byar DP (1970) Incidence of cardiovascular disease and death in patients receiving diethylstilbestrol for carcinoma of the prostate. Cancer 26/1:249
11. Böttiger LE, Westerholm B (1971) Oral contraceptives and thromboembolic disease. Acta Med Scand 190:455
12. Boxer MA, Braun J, Ellmann L (1978) Thromboembolic risk of postsplenectomy thrombocytosis. Arch Surg 113:808
13. Breneman JC (1965) Postoperative thromboembolic disease. Computer analysis leading to statistical prediction. JAMA 193:106
14. Cardamone JM, Edson JR, McArthur JR, Jacob HS (1972) Abnormalities of platelet function in myeloproliferative disorders. JAMA 221:270
15. Clayton JK, Anderson JA, McNicol GP (1976) Preoperative prediction of postoperative deep vein thrombosis. Br Med J II:910
16. Clayton JK, Anderson JA, McNicol GP (1978) Effect of cigarette smoking on subsequent postoperative thromboembolic disease in gynaelogical patients. Br Med J II:402
17. Coon WW (1976a) Risk factors in pulmonary embolism. Surg Gynecol Obstet 143:385
18. Coon WW (1976b) The spectrum of pulmonary embolism – twenty years later. Arch Surg 111:398
19. Coon WW, Coller FA (1959) Some epidemiologic considerations of thromboembolism. Surg Gynecol Obstet 109:487
20. Coon WW, Willis III PW, Keller JB (1973) Venous thromboembolism and other venous disease in the Tecumseh community health study. Circulation 48:839
21. Coon WW, Penner J, Clagett P (1978) Deep venous thrombosis and postsplenectomy thrombocytosis. Arch Surg 113:429
22. Coronary Drug Project Research Group (1970) The coronary drug project: Initial findings leading to modifications of its research protocol. JAMA 214/2:1303
23. Cristal N, Stern J, Ronen M, Silverman C, Ho W, Bartov E (1976) Identifying patients at risk for thromboembolism. JAMA 236:2755
24. Dack S (1977) Acute myocardial infarction; in current therapy. Saunders, Philadelphia London Toronto, p 221
25. Dalen JE, Hickler RB (1978) Cardiovascular complications of oral contraceptive agents. Pract Cardiol:134

26. Daniel DG, Campell H, Turnbull AC (1967) Puerperal thromboembolism and suppression of lactation. Lancet II:287
27. Department of Health and Social Security (1972) Confidential inquiries into maternal deaths in England and Wales 1967–1969. HMSO, London
28. Dugdale M, Masi AT (1969) In second report on the oral contraceptives by the advisory committee on obstetrics and gynecology. US Department of Health, Education and Welfare, Food and Drug Administration, Washington
29. Editorial (1975) Venous thromboembolism and anticoagulants in pregnancy. Br Med J 4:421
30. Edwards FC, Truelove SC (1964) The course and prognosis of ulcerative colitis. Part III, complications. Gut 5:1
31. Egeberg O (1963) The blood coagulability in diabetic patients. Scand J Clin Lab Invest 15:533
32. Fejfar Z, Badger D, Crais M (1966) Epidemiological aspects of thrombosis and vascular disease. Thromb Diath Haemorrh [Suppl] 21:5
33. Fossard DP, Kakkar VV, Higgins A (1974) Infection and postoperative venous thrombosis. Br J Surg 61:919
34. Freeark RJ, Boswick J, Fardin R (1967) Posttraumatic venous thrombosis. Arch Surg 95:567
35. Gallus AS, Hirsh J, Gent M (1973) Relevance of preoperative and postoperative blood tests to postoperative legvein thrombosis. Lancet II:805
36. Gibbs NM (1957) Venous thrombosis of the lower limbs with particular reference to bed-rest. Br J Surg 45:15
37. Gordon DH, Schaffner D, Bennett JM, Schwartz SI (1978) Postsplenectomy thrombocytosis (its association with mesenteric, portal and/or renal vein thrombosis in patients with myeloproliferative disorders). Arch Surg 113:713
38. Gordon-Smith IC, Hickman JA, Le Quesne LP (1974) Postoperative fibrinolytic activity and deep vein thrombosis. Br J Surg 61:213
39. Grace CS (1969) Fibrinolysis and obesity: the effect of weight reduction. Aust Ann Med 18:32
40. Grace CS, Goldrick RB (1968) Fibrinolysis and body build. Interrelationships between blood fibrinolysis, body composition and parameters of lipid and carbohydrate metabolism. J Atherioscl Res 8:705
41. Graef U, Baggenstoss AH, Saner WG, Spittell JA (1966) Venous thrombosis occurring in nonspecific ulcerative colitis. A necropsy study. Arch Intern Med 117:377
42. Greene GR, Sartwell PE (1972) Oral contraceptive use in patients with thromboembolism following surgery, trauma or infection. Am J Public Health 62:680
43. Gruber UF, Schnyder M, Aarburg R von (1977) Thromboembolische Komplikationen in der Chirurgie des Bewegungsapparates. Orthopäde 6:186
44. Handley AJ, Teather D (1974) Influence of smoking on deep vein thrombosis after myocardial infarction. Br Med J III:230
45. Haselager EM, Vreeken J (1977) Rebound thrombocytosis after alcohol abuse: a possible factor in the pathogenesis of thromboembolic disease. Lancet I:774
46. Havig O (1977) Deep vein thrombosis and pulmonary embolism. Acta Chir Scand [Suppl]:478
47. Hays DM, Spurr CL, Hutaff LW, Sheets JA (1963) Postsplenectomy thrombocytosis. Ann Intern Med 58:259
48. Hills NH, Pflug JJ, Jeyasingh K, Boardman L, Calnan JS (1972) Prevention of deep vein thrombosis by intermittent pneumatic compression of calf. Br Med J I:131
49. Hirsh J, Dacie JV (1966) Persistent post-splenectomy thrombocytosis and thrombo-embolism: a consequence of continuing anaemia. Br J Haematol 12:44
50. Hospenthal J v, Frey C, Rutsihauser G, Gruber UF (1977) Thromboseprophylaxe bei transurethraler Prostataresektion. Urologe [A] 16:88
51. Hunter WC, Sneeden VD, Robertson TD, Snyder GAC (1941) Thrombosis of the deep veins of the leg. Arch Intern Med 68:1
52. Husni EA, Pena LI, Lenhert AE (1967) Thrombophlebitis in pregnancy. Am J Obstet Gynecol 97:901
53. Inman WHW, Vessey MP (1968) Investigation of deaths from pulmonary, coronary and cerebral thrombosis and embolism in women of child-bearing age. Br Med J 2:193
54. Inman WHW, Vessey MP, Westerholm B, Engelund A (1970) Thromboembolic disease and the steroidal content of oral contraceptives. A report to the committee on safety of drugs. Br Med J 2:203

55. Jick H, Porter J (1978) Thrombophlebitis of the lower extremities and ABO blood type. Arch Intern Med 138:1566
56. Jick H, Inman WHW, Lewis GP, Shapiro S, Slone D, Vessey MP, Westerholm B, Worcester J (1969) Venous thromboembolic disease and ABO blood type. A cooperative study. Lancet I:539
57. Joffe S (1975) Postoperative deep vein thrombosis in children. J Pediat Surg 10:539
58. Jones DRB, MacIntyre IMC (1975) Venous thromboembolism in infancy and childhood. Arch Dis Child 50:153
59. Kakkar VV, Howe CT, Flanc C, Clarke MB (1969) Natural history of postoperative deep vein thrombosis. Lancet II:230
60. Kakkar VV, Howe CT, Nicolaides AN, Renney JTG, Clarke MB (1970) Deep vein thrombosis of the leg – is there a "high risk" group? Am J Surg 120:527
60.a Kaula KN von (1971) Bed rest, elective surgery and oral contraceptives. JAMA 218:888
61. Koegel R (1956) Zusammenstellung der Lungenembolien im pathologisch-anatomischen Beobachtungsgut eines Jahres. Schweiz Med Wochenschr 86:507
62. Laaksonen VO, Arola MKJ, Hannelin M, Inberg MV, Kivisaari A (1973/74) Effect of anaesthesia on the incidence of postoperative lower limb thrombosis. Ann Chir Gynaecol 62/63:304
63. Lawsen DH, Davidson JF, Jick H (1977) Oral contraceptive use and venous thromboembolism: absence of an effect of smoking. Br Med J 2:729
64. Linder F, Schmitz W, Encke A, Trede M, Storch HH (1967) A study of 605 fatal pulmonary embolisms and two successful embolectomies. Surg Gynecol Obstet 125/1:82
65. MacIntyre IMC, Webber RG, Crispin JR, Jones DRB, Wood JK, Allan NC, Prescott RJ, Ruckley CV (1976) Plasma fibrinolysis and postoperative deep vein thrombosis. Br J Surg 63:694
66. Mansfield AO (1972) Alteration in fibrinolysis associated with surgery and venous thrombosis. Br J Surg 59:754
67. Marciniak E, Farley CH, DeSimone PA (1974) Familial thrombosis due to antithrombin III deficiency. Blood 43:219
68. Marks P, Emerson PA (1974) Increased incidence of deep vein thrombosis after myocardial infarction in non-smokers. Br Med J 3:232
69. Maurer BJ, Shillingford JP, Wray R (1971) Frequency of venous thrombosis after myocardial infarction. Lancet II:1385
70. McKenna R, Bachmann F, Kanshal SP, Galante JO (1976) Thromboembolic disease in patients undergoing knee replacement. J Bone Joint Surg [Am] 58:928
71. McMillan ED (1974) Disturbance of serum viscosity in diabetes mellitus. J Clin Invest 53:1071
72. Morrell MT (1976) Acute illness – an important cause of venous thrombosis and pulmonary embolism. Br J Surg 63:162
73. Morris GK, Mitchell JRA (1976) Prevention and diagnosis of venous thrombosis in patients with hip fractures. Lancet II:867
74. Mourant AE, Kopec AC, Domaniewska-Sobczak K (1971) Blood groups and blood clotting. Lancet I:223
75. Murray TS, Cox FC, Lawrie TD, Lorimer AR (1970) Leg-vein thrombosis following myocardial infarction. Lancet II:792
76. Nicolaides AN, Kakkar VV, Renney JTG, Kidner PH, Hutchinson DCS, Clarke MB (1971) Myocardial infarction and deep-vein thrombosis. Br Med J I:432
77. Nicolaides AN, Kakkar VV, Field ES, Spindler J (1972) Antibiotics, postoperative infection and deep-vein thrombosis. Br J Surg 59:303
78. Nicolaides AN, Irving D, Pretzell M, Dupont P, Lewis J, Desai S, Douglas JN, Kakkar VV, Field ES (1973) The risk of deep-vein thrombosis in surgical patients. Br J Surg 60:312
79. Nillius SA (1978) On thromboembolism after total hip replacement. Thesis, University of Lund, Malmö
80. Nylander G, Olivecrona H (1976) The phlebographic pattern of acute leg thrombosis within a defined urban population. Acta Chir Scand 142:505
81. Nylander G, Olivecrona H, Hedner U (1977) Earlier and concurrent morbidity of patients with acute lower leg thrombosis. Acta Chir Scand 143:425
82. Perret R, Widmer LK, Glaus L (1974) Fragen zum Übergewicht. In: Blankart R (Hrsg) Adipositas-Kreislauf-Anorektika. Huber, Bern, S 19–27

83. Pineo GF, Brain MC, Gallus AS, Hirsh J, Hatton MWC, Regoeczi E (1974) Tumors, mucus production and hypercoagulability. Ann NY Acad Sci 230:262
84. Pohl H (1962) Die Thrombo-Embolie-Frequenz bei Patienten mit und ohne Karzinom. Dissertation, Hamburg
85. Printen KJ, Miller EV, Mason EE, Barnes RW (1978) Venous thromboembolism in the morbidly obese. Surg Gynecol Obstet 147:63
86. Rakoczi I, Chamone D, Collen D, Verstraete M (1978) Prediction of postoperative leg-vein thrombosis in gynaelogical patients. Lancet I:509
87. Royal College of General Practitioners (1977) Oral contraception study: Mortality among oral contraceptive users. Lancet II:727
88. Sagar S, Kakkar VV, Stamatakis JD, Thomas DP (1976) Oral contraceptives, antithrombin-III activity, and postoperative deep-vein thrombosis. Lancet I:509
89. Salter PP, Sherlock EC (1974) In: Wintrobe's clinical hematology, 7th edn. Lea & Febiger, Philadelphia, p 1107
90. Sandritter W, Thomas C (1977) Lungenembolie, Lungeninfarkt, in Makropathologie, 4. Aufl. Schattauer, Suttgart New York, S 72–73
91. Sartwell PE, Masi AT, Arthes FG, Greene GR, Smith HE (1969) Thromboembolism and oral contraceptives: An epidemiologic case-control study. Am J Epidemiol 90:365
92. Sautter RD, Myers WO, Ray III JF, Wenzel FJ (1973) Relationship of fibrinolytic system to postoperative thrombotic phenomena. Arch Surg 107:292
93. Schaub N, Duckert F, Fridrich R, Gruber UF (1975) Häufigkeit postoperativer tiefer Venenthrombosen bei Patienten der Allgemeinen Chirurgie und Urologie. Eine Untersuchung mit dem ^{125}J-Fibrinogentest bei 95 Patienten ohne medikamentöse Prophylaxe. Arch Klin Chir 340:23
94. Schnyder M, Gruber UF (1977) Prophylaxe postoperativer tiefer Venenthrombosen in der elektiven Hüftchirurgie. Aktuel Traumatol 7:275
95. Schorr DM, Gruber UF (1977) Prophylaxe thromboembolischer Komplikationen in der operativen Gynäkologie. Geburtshilfe Frauenheilkd 37:291
96. Sevitt S, Gallagher N (1961) Venous thrombosis and pulmonary embolism. A clinico-pathological study in injured and burned patients. Br J Surg 48:475
97. Simmons AV, Sheppard MA, Fox AF (1973) Deep venous thrombosis after myocardial infarction – predisposing factors. Br Heart J 35:623
98. Snell AM (1927) The relation of obesity to fatal postoperative pulmonary embolism. Arch Surg 15:237
99. Sproul EE (1938) Carcinoma and venous thrombosis: Frequency of association of carcinoma in body or tail of pancreas with multiple venous thrombosis. Am J Cancer 34:566
100. Stamatakis JD, Lawrence D, Kakkar VV (1977) Surgery, venous thrombosis and anti-Xa. Br J Surg 64:709
101. Stamm H (1960) Die geburtshilfliche und gynäkologische Emboliemortalität im Raume Zentraleuropa und Skandinavien. Geburtshilfe Frauenheilkd 20:675
102. Starksen NF, Day AT, Gazzaniga AB (1978) Does splenectomy result in a higher incidence of limb deep venous thrombosis? Am J Surg 135:202
103. Steele M, Lim RC (1975) Advances in management of splenic injuries. Am J Surg 130:159
104. Stolley PD, Tonascia JA, Tockman MS, Sartwell PE, Rutledge AH, Jacobs MP (1975) Thrombosis with low-estrogen oral contraceptives. Am J Epidemiol 102:197
105. Talbot S, Langman MJS, Ryrie D, Wakley EJ (1970) ABO blood-groups and venous thromboembolic disease. Lancet I:1257
106. Tindall VR (1968) Factors influencing puerperal thromboembolism. Br J Obstet Gynaecol 75:1324
107. Tribe CR (1963) Causes of death in the early and late stages of paraplegia. Paraplegia 1:19
108. Trousseau A (1865) Phlegmasia alba dolens. Clinique Médicale de l'Hôtel Dieu de Paris 3, 2e éd. Balliere, Paris
109. Vessey MP (1973) The epidemiology of venous thromboembolism. In: Poller L (ed) Recent advances in thrombosis. Livingstone, Edinburgh, p 39
110. Vessey MP, Doll R (1968) Investigation of relation between use of oral contraceptives and thromboembolic disease. Br Med J II:199

111. Vessey MP, Doll R (1969) Investigation of relation between use of oral contraceptives and thromboembolic disease. A further report. Br Med J II:651
112. Vessey MP, Mann JI (1978) Female sex hormones and thrombosis – epidemiological aspects. Br Med Bull 34:157
113. Vessey MP, Doll R, Fairbairn AS, Glober G (1970) Postoperative thromboembolism and the use of oral contraceptives. Br Med J III:123
114. Vessey MP, McPherson K, Johnson B (1977) Mortality among women participating in the Oxford family planning association contraceptive study. Lancet II:731
115. Walsh JJ, Tribe CR (1965) Phlebothrombosis and pulmonary embolism in paraplegia. Paraplegia 3:209
116. Warlow C, Ogston D, Douglas AS (1976) Deep venous thrombosis of the legs after strokes: Part I – Incidence and predisposing factors; Part II – Natural history. Br Med J 1:1178
117. Wasserman LR, Gilbert HS (1963) Surgery in polycythemia vera. N Engl J Med 269:1226
118. Watson N (1968) Venous thrombosis and pulmonary embolism in spinal cord injury. Paraplegia 6:113
119. Wessler S (1974) Small doses of heparin and a new concept of hypercoagulability. Thromb Diath Haemorrh 33:81
120. Zekert F, Kohn P, Vormittag E, Poigenfürst J, Thien M (1974) Einfluß von Risikofaktoren auf die Häufigkeit postoperativer Thromboembolien und auf die prophylaktische Wirkung von Acetylsalicylsäure. Monatsschr Unfallheilkd 77:317
121. Zucker S, Mielke CH (1972) Classification of thrombocytosis based on platelet function tests: correlation with hemorrhagic and thrombotic complications. J Lab Clin Med 80:385

3 Diagnostik venöser Thrombosen

3.1 Klinische Diagnostik venöser Thrombosen und ihre Wertigkeit

H. Vinazzer

Dem vielgestaltigen Bild der Venenthrombose entsprechend ist auch ihre klinische Diagnostik mit einer Reihe von Problemen behaftet. Der Begriff der Venenthrombose erfordert zunächst eine Unterscheidung zwischen der oberflächlichen und der tiefen Thrombose.

Die oberflächliche Thrombose wird wegen ihrer entzündlichen Hauptkomponente gewöhnlich als Thrombophlebitis bezeichnet. Durch die endo- oder paravenöse Entzündung kommt es zu Veränderungen der Intima mit Schwellung und Desquamation. Diese massive Schädigung des Endothels hat einen umschriebenen, festhaftenden Thrombus zur Folge. Dieser verschließt das Gefäß komplett und neigt zur frühzeitigen bindegewebigen Organisation. Eine Ausbreitung in das tiefe Venensystem erfolgt normalerweise nicht. Sie kann jedoch bei Immobilisierung des Patienten gelegentlich auftreten. Auch mit einer Embolisierung aus einer oberflächlichen Thrombophlebitis ist nicht zu rechnen. Bei der klinischen Untersuchung ist gewöhnlich eine dem Venenverlauf entsprechende Hautrötung zu sehen, die bei der Palpation druckempfindlich ist und einen derben Strang tasten läßt. Eine Schwellung der Extremität ist nicht nachweisbar. Allgemeinsymptome fehlen gewöhnlich, doch kann bei bakterieller Infektion im Bereich der Thrombophlebitis Fieber auftreten. Die Thrombophlebitis neigt zu lokalen Rezidiven, gelegentlich finden sich auch rezidivierende Phlebitiden in verschiedenen Venenbereichen (Thrombophlebitis migrans). Eine weitere häufige Form ist die Varikophlebitis, die eine umschriebene oberflächliche Thrombose im Bereich von Varizen darstellt. Dabei können neben der entzündlichen Genese auch Störungen der Blutströmung im Varizenbereich wie Wirbelbildung, Stase oder venöser Reflux am Entstehen der Thrombose ursächlich beteiligt sein. Die klinische Diagnose einer oberflächlichen Thrombophlebitis bereitet infolge ihrer charakteristischen Symptomatik gewöhnlich keine Schwierigkeiten.

Völlig anders ist der Verlauf von Thrombosen der tiefen Venen. Da bei diesen die entzündliche Komponente gewöhnlich fehlt, spricht man im Gegensatz zur Thrombophlebitis von einer Phlebothrombose. Der Beginn ist meist subakut, er kann aber auch akut oder in seltenen Fällen perakut sein. Die klinische Symptomatik steht aber nicht nur mit der Geschwindigkeit der Thrombusbildung in Zusammenhang, sondern auch mit der Art der Okklusion des Gefäßes. Eine Thrombose kann weitgehend oder auch völlig symptomlos bleiben, wenn die Zirkulation im Thrombosebereich durch Kollateralen gesichert ist oder wenn es sich, besonders bei großen Gefäßes des Becken- und Oberschenkelbereiches, um einen inkompletten Verschluß handelt. Bei diesem haftet nur ein geringer Anteil der Thrombusmasse an der Gefäßwand, der Hauptteil flotiert frei im Blutstrom. Da er nur einen Teil des Gefäßlumens ausfüllt, besteht in dem betroffenen Gefäß noch eine relativ gute Zirkulation, so daß Erscheinungen von venöser Stauung nicht zur Ausbildung kommen.

Der akute Beginn mit komplettem Verschluß eines großen venösen Gefäßes ist in seiner Symptomatik charakteristisch. Im Vordergrund steht eine schmerzhafte Schwellung der Extremität mit meßbarer Umfangvergrößerung und eine livide Verfärbung. Bei Beckenvenenthrombosen mit komplettem Verschluß kann auch der Abfluß beiderseits behindert sein, so daß es zum Ödem beider unterer Extremitäten kommt. Allerdings ist selbst bei diesem klinisch auffälligen Krankheitsbild die definitive Diagnose einer Thrombose ohne weitere Hilfsmittel nicht korrekt zu stellen. Die gleichen Symptome werden auch bei der Kompression großer Gefäße von außen, etwa durch ein Hämatom oder durch Tumormassen, gefunden.

Beim perakuten Beginn mit komplettem Verschluß zahlreicher großer Extremitätenvenen kommt es infolge der massiven Abflußbehinderung auch zur Drosselung des arteriellen Zuflusses. Die Extremität ist dann tief zyanotisch verfärbt, es besteht hochgradige Schwellung und beträchtlicher Spontanschmerz. Die peripheren arteriellen Pulse sind nur schwach tastbar oder fehlend. Es handelt sich um das Bild einer Phlegmasia coerulea dolens. Diese kann, entsprechend dem Sitz des thrombotischen Verschlusses, auf den Unterschenkel beschränkt sein [2, 3] oder eine gesamte untere Extremität erfassen. Eine andere Form des perakuten Beginns kann bei einem plötzlichen kompletten Verschluß der Beckenvenen zustandekommen. Dabei kann auch (über den Mechanismus besteht noch nicht völlige Einigkeit) die arterielle Zufuhr völlig unterbrochen werden. In der Folge findet man eine blasse, hochgradig ödematöse und schmerzhafte Extremität. Diese Form ist als Phlegmasia alba dolens bekannt.

Von größerer klinischer Bedeutung als die seltenen Sonderformen ist jedoch die subakut beginnende Phlebothrombose. Dabei sind die initialen Symptome meist spärlich und uncharakteristisch, häufig auch völlig fehlend. An Allgemeinsymptomen findet man häufig einen Pulsanstieg (Kletterpuls) und/oder eine Fieberzacke. Gelegentlich klagen die Patienten über Angstgefühl und Unruhe, es kann auch ein unbestimmtes Schweregefühl in den Beinen angegeben werden. Lokale Symptome im Unterschenkelbereich sind bei beginnender Thrombose ein flüchtiges Ödem, eine angedeutete Zyanose, besonders im Stehen und gelegentlich eine erweiterte subkutane Vene im oberen Drittel des Unterschenkels [2, 3]. Auch ein lokaler Anstieg der Hauttemperatur kann festgestellt werden. Es wurde eine größere Anzahl von klinischen Verdachtszeichen beschrieben, von denen nur die wichtigeren erwähnt werden sollen:

Bei Palpation der Wadenmuskulatur läßt sich eine größere Konsistenz auf der erkrankten Seite tasten, gelegentlich treten dabei auch Muskelspasmen auf. Bei einer Thrombose der Fußvenen kann eine umschriebene Druckempfindlichkeit an der Innenseite der Fußsohle vor dem Calcaneus bestehen. Ebenso können durch Druck auf die Regio calcaneo-malleolaris Schmerzen ausgelöst werden. Bei der Ausdehnung der Thrombose in den Unterschenkelbereich kann es zum Druck- oder auch Spontanschmerz der Fußsohle kommen. Als Homann-Zeichen wurden Wadenschmerzen beschrieben, die beim Druck auf die Wadenmuskulatur auftreten. Beim Lowenberg-Test werden Blutdruckmanschetten an beide Waden gleichzeitig angelegt. Bei einem Druck von 150 mm Hg tritt bei Vorliegen einer Phlebothrombose deutlicher Schmerz auf, während im gesunden Bein nur ein Druckgefühl angegeben wird. Bei einer Beckenvenenthrombose bestehen gewöhnlich als klinisches Frühsymptom Miktionsbeschwerden, Tenesmen und Schmerzen bei der rektalen Untersuchung. Mit einem Ödem ist erst dann zu rechnen, wenn die Thrombose bereits eine entsprechende Ausdehnung erreicht hat.

Alle beschriebenen Symptome sind nur in einem Teil der Fälle zu finden. Die klinische Diagnostik der Phlebothrombose ist daher, besonders bei dem häufigen subakuten Verlauf, mit einem großen Unsicherheitsfaktor belastet. Die Größe dieser diagnostischen Unsicherheit geht aus einer Reihe von Untersuchungen hervor. Da die Thrombose beim postoperativen Patienten am genauesten untersucht wurde, sollen vor allem diese Studien für die weitere Betrachtung herangezogen werden.

Aus älteren Sammelstatistiken einer Reihe von großen Kliniken, die vor dem Jahre 1940 erhoben wurden [1], geht folgendes hervor: Mit der damals ausschließlich zur Verfügung stehenden klinischen Thrombosediagnostik wurden bei insgesamt fast 300 000 Fällen in 1,36% postoperative Thrombosen gefunden. Die Ergebnisse der einzelnen Kliniken schwankten dabei zwischen 0,7% und 3,5%. In auffallendem Gegensatz dazu standen Autopsieberichte von postoperativ verstorbenen Patienten, die ebenfalls aus der Zeit der älteren chirurgischen Statistiken stammten. Dabei wurden bei 1045 Autopsien in 35,6% der Fälle Thrombosen gefunden [1]. Wenn auch ein Vergleich der Thrombosehäufigkeit bei postoperativ verstorbenen mit der bei lebenden Patienten nicht ohne weiteres zulässig ist, war diese Differenz auch schon z.Z. der ausschließlich klinischen Thrombosediagnostik auffallend.

Neue Untersuchungen der postoperativen Thrombosehäufigkeit mit Methoden von hoher Treffsicherheit (Phlebographie und ^{125}J-Fibrinogentest) ergaben dann auch in der allgemeinen Chirurgie eine Thrombosehäufigkeit von 31,2% bei insgesamt 690 Fällen aus verschiedenen Kliniken [4]. Dieser Prozentsatz stimmt mit den schon wesentlich früher autoptisch gefundenen Ergebnissen in auffallender Weise überein. Noch aufschlußreicher war das Ergebnis einer simultanen Diagnostik mit verschiedenen Methoden (S.E. Bergentz, 1973, zit. nach [4]). Dabei wurden 855 Patienten nach chirurgischen Eingriffen von drei verschiedenen Ärzteteams untersucht, die ihre Ergebnisse nicht vor dem Ende der Studie miteinander verglichen. Ein Team versuchte eine möglichst sorgfältige klinische Thrombosediagnostik, die beiden anderen wendeten die Phlebographie und die ^{125}J-Fibrinogenmethode an. Beim Vergleich der Resultate ergab sich eine Übereinstimmung zwischen Phlebographie und ^{125}J-Fibrinogen in 93% der Fälle. Völlig anders lag jedoch der Vergleich mit den klinischen Ergebnissen. Während bei Patienten im Alter zwischen 40 und 70 Jahren mit den beiden empfindlichen Methoden eine Thrombosehäufigkeit von 35% gefunden wurde, konnten mit Hilfe der klinischen Diagnostik nur 5% ermittelt werden. Bei Patienten im Alter von über 70 Jahren waren die entsprechenden Ergebnisse 65% bzw. 15%. Die Unsicherheit der klinischen Diagnostik einer Phlebothrombose geht aus dieser Untersuchung völlig eindeutig hervor. Diese Diskrepanz war so beträchtlich, daß der Versuch gemacht wurde, den Verlauf von postoperativen Thrombosen phlebographisch zu verfolgen, um daraus Rückschlüsse auf das Versagen der klinischen Diagnostik zu ziehen (J. Bonnar, mündliche Mitteilung). Dabei wurde folgendes festgestellt:

In 50% der Fälle waren die Thrombosen zwar persistierend, breiteten sich aber nicht weiter aus. In 30% kam es zu einer spontanen Lyse der Thromben. Nur 20% aller Thrombosen breiteten sich aus und erfaßten weitere Strombahnen.

Es kann davon ausgegangen werden, daß nur die 20% der Thrombosen, die sich ausbreiten, klinisch erfaßbar sind. Unter diesen finden sich jedoch wieder symptomfreie Thrombosen, womit der Prozentsatz der klinischen Treffsicherheit weiter reduziert wird. Es kann deshalb die Wertigkeit der klinischen Thrombosediagnostik folgendermaßen beurteilt werden:

Eine oberflächliche Thrombophlebitis ist klinisch leicht diagnostizierbar, ist kaum zu übersehen und hat somit einen hohen Prozentsatz von Treffsicherheit aufgrund des klinischen Befundes.

Eine tiefe Thrombose kann klinisch dann diagnostiziert werden, wenn sie eine entsprechende Größe erreicht hat und Gefäße vollkommen verschließt, so daß periphere Stauungssymptome entstehen. Da der Gefäßverschluß aber nicht selten inkomplett ist, kann auch eine ausgedehntere Phlebothrombose der klinischen Diagnostik entgehen. Schließlich sind Thrombosen, die deutliche klinische Zeichen verursachen, gewöhnlich an dem Gefäß schon so festhaftend, daß es selten zu einer Embolisierung kommt. Flotierende Thromben hingegen, die klinisch häufig nicht in Erscheinung treten, embolisieren dagegen leicht. Es ist daher die klinische Diagnostik einer tiefen Thrombose fast immer mit einem beträchtlichen Unsicherheitsfaktor belastet. Es kann daher weder die absolut verläßliche Diagnose einer Thrombose, noch die einer Thrombosefreiheit mit klinischen Hilfsmitteln allein gestellt werden.

Literatur

1. Jorpes JE (1946) Heparin in the treatment of thrombosis, 2nd edn. University press, Oxford, p 27
2. Kappert A (1976) Lehrbuch und Atlas der Angiologie. Huber, Bern, S 245
3. Kappert A (1976) Lehrbuch und Atlas der Angiologie. Huber, Bern, S 242
4. Vinazzer H (1973) Die postoperative Thrombosebereitschaft, 2. Aufl. Schattauer, Stuttgart, S 4

3.2 Nichtinvasive instrumentelle Diagnostik venöser Thrombosen

W. Hach

Aufgrund der geringen Sensibilität und Spezifität der klinischen Symptome erhebt sich die Forderung nach Untersuchungsmethoden, die eine Frühdiagnose der Phlebothrombose ermöglichen. Ein idealer Screeningtest muß gegebenenfalls am Bett des Patienten durchführbar sein und von Schwerkranken keine aktive Mitarbeit erfordern. Die Untersuchung sollte sich einfach und wiederholt vornehmen lassen und sofort einen verwertbaren Befund ergeben. Dabei müssen die Kosten in einer vertretbaren Relation bleiben. Der Patient darf weder Schaden noch Unannehmlichkeiten erleiden. Die wichtigsten Voraussetzungen sind aber eine ausreichende Sensibilität und Spezifität. In den letzten beiden Jahrzehnten wurden zwei Methoden entwickelt, die die genannten Bedingungen weitgehend erfüllen: Die Ultraschallströmungsmessung und die Venenverschlußplethysmographie.

3.2.1 Die Ultraschallströmungsmessung

Die Ultraschallströmungsmessung nach dem Doppler-Prinzip hat seit ihrer Einführung in die Angiologie Anfang der 60er Jahre schnell eine weltweite Anerkennung gefunden. Die Methode ist wegen der unkomplizierten Technik leicht zu erlernen. Der Anschaffungspreis des Gerätes und die laufenden Unkosten sind relativ gering. Der Patient wird durch die Untersuchung kaum belästigt. Ein weiterer Vorteil liegt in der unmittelbaren Information des Arztes durch die Übertragung von Geräuschphänomenen. Im Vergleich zur Phlebographie besitzt das Verfahren eine hohe Spezifität und Sensibilität. Aus diesen Gründen erscheint es als Screeningtest für die Diagnostik einer akuten tiefen Bein- und Beckenvenenthrombose am Krankenbett optimal geeignet.

Die Ultraschallmessung beruht auf folgendem Prinzip: Von einem piezoelektrischen Kristall, das an der Spitze der Ultraschallsonde installiert ist, werden Ultraschallwellen mit einer Frequenz von 5–10 mHz auf ein Gefäß gerichtet. Die Koppelung mit der Haut erfolgt dabei durch ein wasserlösliches Gel. Von einem stationären akustischen Hindernis werden die Schallwellen mit der gleichen Frequenz reflektiert. Bewegt sich das rückstrahlende Objekt dagegen von der Sonde fort, dann verringert sich die Frequenz entsprechend dem Dopplereffekt; umgekehrt erhöht sie sich bei ankommenden Objekten. Im strömenden Blut wird die Reflektion von den Erythrozyten übernommen.

3.2.1.1 Untersuchungstechnik

Für die Untersuchung am Krankenbett reicht ein nicht-direktionales Taschengerät aus (Abb. 3.1). Nach der Auftragung des Kontaktgels wird die Sonde in einem kopfwärts gerichteten Winkel von ca. 45° der Haut zart angedrückt. Zur Messung der V. femoralis, der V. femoris superficialis und der V. tibialis posterior sowie der V. saphena magna liegt der Patient entspannt auf einem Untersuchungstisch oder im Krankenbett mit leicht nach außen gedrehtem Bein bei abgewinkeltem Knie. Die V. poplitea läßt sich am besten in Bauchlage beurteilen.

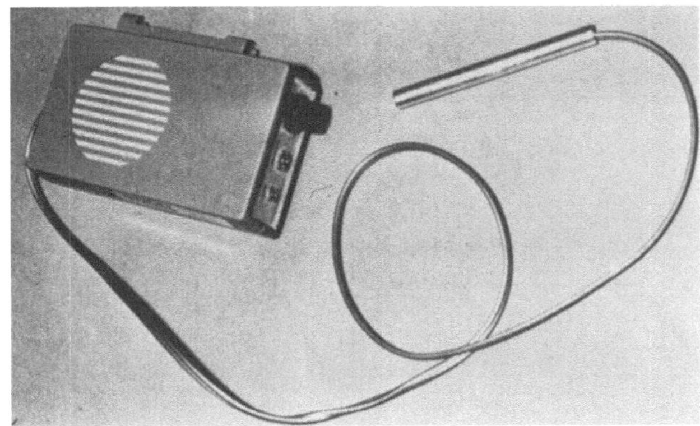

Abb. 3.1. Ultraschalltaschengerät (Model 841) der Fa. Parks Elektronics/USA

Als Orientierungspunkt wird zunächst die A. femoralis unterhalb des Leistenbandes aufgesucht, die an ihrem hellen, pulsierenden Strömungsgeräusch zu erkennen ist. Unmittelbar medial davon liegt die V. femoralis, die infolge der wegführenden Strömung ein dunkleres Geräuschbild aufweist. Die venöse Strömung ist von der Atmung abhängig: Am Ende der Einatmung tritt infolge einer Erhöhung des intraabdominellen Drucks der inspiratorische Strömungsstopp [6] auf; bei der Ausatmung ist dann wieder ein lautes Strömungsgeräusch wahrzunehmen (Abb. 3.2). Diese spontanen, atemabhängigen Geräusche werden als „S-Sounds" bezeichnet und gelten als Kriterium der Klappensuffizienz. Sie treten bei tiefer Respiration und beim Valsalva-Test deutlicher hervor.

Durch manuelle Kompression der Oberschenkel- bzw. Wadenmuskulatur wird ein verstärkter („augmented") Blutstrom ausgelöst, als dessen Ultraschallkorrelat die „A-Sounds" hörbar werden.

3.2.1.2 Ultraschallbefunde bei der Thrombose der tiefen Bein- und Beckenvenen

Über einer verschlossenen Vene sind natürlich keine Dopplersignale zu erhalten. Die Möglichkeit der Fehldiagnose durch falsche Plazierung der Sonde entfällt, wenn die topographische Orientierung an der gut lokalisierbaren A. femoralis erfolgt.

In der Regel lassen sich in der Umgebung der obturierten Vene oberflächliche Kollateralen mit einem kontinuierlichen Strömungsgeräusch auffinden, die durch den Druck der Sonde sehr leicht zu komprimieren sind.

Distal der Okklusion erscheint über der Vene ein kontinuierliches Geräusch (Abb. 3.2), das sowohl von der Respiration als auch vom Valsalva-Manöver unabhängig ist. Der venöse Blutstrom wird unter diesen Bedingungen allein durch den hohen peripheren Venendruck unterhalten; die atemabhängigen Druckverhältnisse im Abdomen spielen nur noch eine untergeordnete Rolle.

Der Kompressionstest kann zusätzliche Informationen liefern. Unterhalb des Verschlusses sind die „S-Sounds" vermindert oder aufgehoben. Auch proximal des Thrombus wird das Strömungsgeräusch beim Druckversuch leiser, hat aber einen scharfen, abrupten Charakter. In Anbetracht der Gefahr einer Lungenembolie ist der Test bei der Phlebothrombose kontraindiziert oder nur mit größter Vorsicht durchzuführen, ebenso das Valsalva-Manöver.

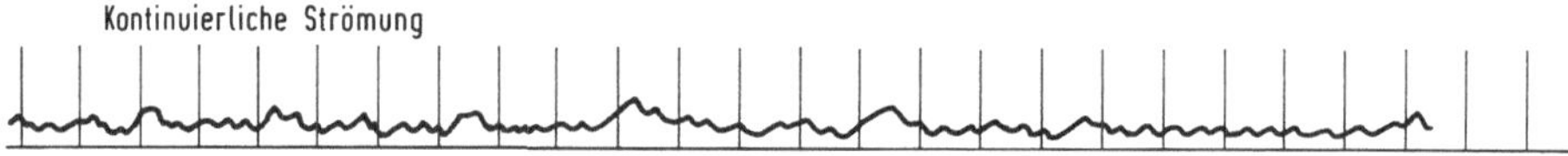

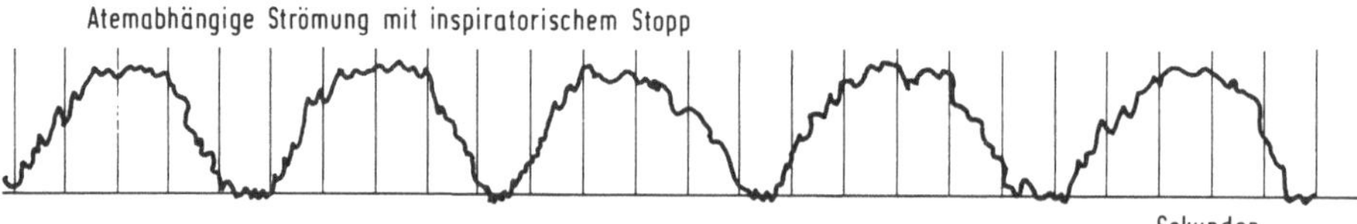

Abb. 3.2. Ultraschallströmungskurve über der V. femoralis. Obere Kurve: Kontinuierliche Strömung bei einer Thrombose der Beckenvenen. Untere Kurve: Atemabhängige Kurve bei normalem Venensystem

Mitunter wird bei der obturierenden Beinvenenthrombose ein verstärkter Blutstrom in der V. saphena magna nachweisbar. Der Befund spricht dafür, daß das Gefäß in den Kollateralkreislauf einbezogen ist. Am besten läßt sich das Doppler-Signal bei vergleichender Betrachtung mit der gesunden kontralateralen Extremität beurteilen.

Falsch-negative Befunde der Ultraschallmessung ergeben sich, wenn sich die Thromben selektiv nur in Venen befinden, die im Nebenschluß der Hauptabflußwege liegen. Diese Voraussetzung gilt für die V. iliaca interna, die V. profunda femoris und die V. tibialis anterior, vor allem aber für die Gefäße der Wadenmuskulatur. Hier kann nur die Phlebographie eine sichere Diagnose bringen.

Die häufigsten Ursachen einer falsch-positiven Beurteilung der Doppler-Signale beruhen auf technischen Fehlern und auf einer unzureichenden Erfahrung beim Umgang mit der Sonde. Kontinuierliche Strömungsgeräusche treten auch bei asthenischen Probanden auf [6]. Des weiteren können sie bei kongestiven Herzfehlern vorkommen. Sie werden auch bei entzündlichen Krankheiten des Beins infolge der Hyperämie vorgetäuscht, ebenso bei der peri-

Tabelle 3.1. Übereinstimmung der Doppler-Ultraschallströmungsmessung mit dem phlebographischen Befund (Literaturübersicht)

Autor	Zahl der Untersuchungen	falsch-positive Befunde (%)	falsch-negative Befunde (%)	Übereinstimmungen (%)
Evans 1970	200	0	13	91
Milne et al. 1971	35	50	52	49
Sigel et al. 1972	248	19	12	86
Strandness and Sumner 1972	57	5	21	91
Yao et al. 1972	50	6	13	92
Holmes 1973	71	15	0	96
Barnes et al. 1975	122	8	4	94
Bolton and Hoffmann 1975	76	21	24	78
McCaffrey et al. 1975	118	10	3	96
Sumner 1978	49	9	4	94

pheren Vasokonstriktion, beim extravasalen Kompressionssyndrom oder durch eine straffe Waden- und Oberschenkelmuskulatur [31].

Die Übereinstimmung der Ultraschallströmungsmessung mit phlebographischen Befunden liegt bei der Phlebothrombose zwischen 49% [25] und 96% [24], bei den meisten Autoren über 90% (Tabelle 3.1). Bei 73% der Fehldiagnosen liegt eine fehlerhafte Beurteilung der Thrombose in den Wadenmuskelvenen vor [31].

3.2.2 Plethysmographie

Die Plethysmographie wurde ursprünglich nur für die Messung von arteriellen Volumina angewendet. Sie eignet sich aber auch zur Beurteilung der venösen Kapazität und Drainage einer Extremität. Die Methode ist an den modernen Geräten schnell erlernbar und einfach durchzuführen; die laufenden Unkosten sind gering. Der Patient wird durch die Untersuchung kaum belästigt, so daß Kontrollen des Spontanverlaufs einer Erkrankung, nach therapeutischen Eingriffen oder für wissenschaftliche Fragestellungen möglich sind. Das Ergebnis ist sofort abzulesen. Aus diesen Gründen hat sich die Plethysmographie auch als Screeningtest zur Diagnostik der tiefen Bein- und Beckenvenenthrombosen bewährt.

3.2.2.1 Prinzip der Plethysmographie

Der arterielle Einstrom des Blutes in eine Gliedmaße und der venöse Abfluß führen zu kurzfristigen Volumenschwankungen, die mittels verschiedener Übertragungssysteme wie Wasser, Luft oder durch Änderung des elektrischen Widerstands zu erfassen sind. Auf diesem Prinzip beruhen die Wasserplethysmographie, die Luftplethysmographie, die Quecksilberdehnungs-

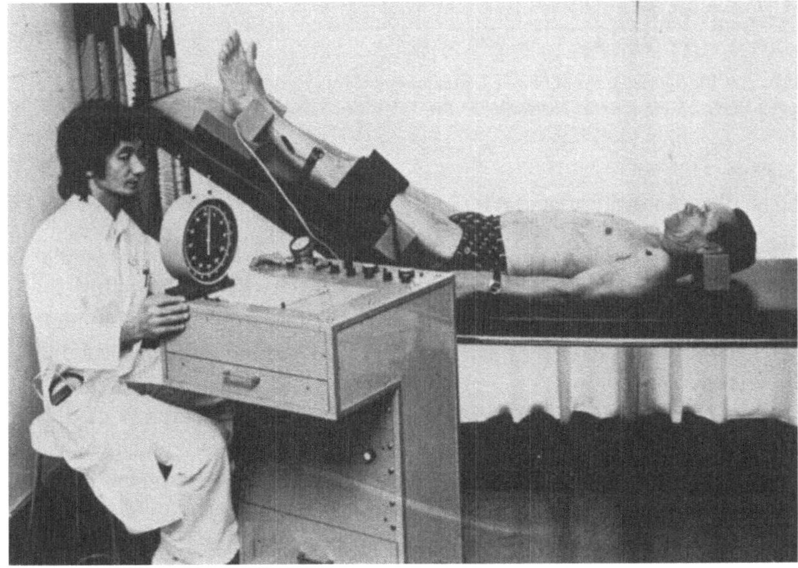

Abb. 3.3. Quecksilberdehnungsstreifenplethysmographie. Apparatur der Fa. Gutmann/Eurasburg

streifenmethode (Abb. 3.3) und die Impedanzplethysmographie. Besonders die letzteren beiden Verfahren haben in die klinische Routinediagnostik der arteriellen und venösen Durchblutungsstörungen Eingang gefunden.

Wird am distalen Oberschenkel eine Stauungsmanschette auf einen Druck von 50–80 mm Hg plötzlich aufgeblasen, dann kann nur noch der arterielle Einstrom erfolgen, der venöse Abfluß ist blockiert. Das Volumen des im Meßbereich liegenden Gliedmaßenabschnitts nimmt zu. Die innerhalb 1–3 min fortlaufend geschriebene Kurve stellt sich auf ein neues Plateau ein (Abb. 3.4). Der Maximalwert entspricht der Venenkapazität und wird in ml/100 ml Gewebe angegeben.

Bei plötzlichem Ablassen des Staudrucks strömt das im venösen System angesammelte Blut unmittelbar ab. Entsprechend der Verminderung des Lumens im definierten Extremitätensegment fällt die registrierte Kurve steil ab (Abb. 3.4). Daraus ergibt sich ein Maß für die Drainage des Venensystems, die entweder als maximales Abstromvolumen in ml/100 ml Gewebe/min oder als Abstromvolumen in einen festgelegten Zeitraum definiert wird.

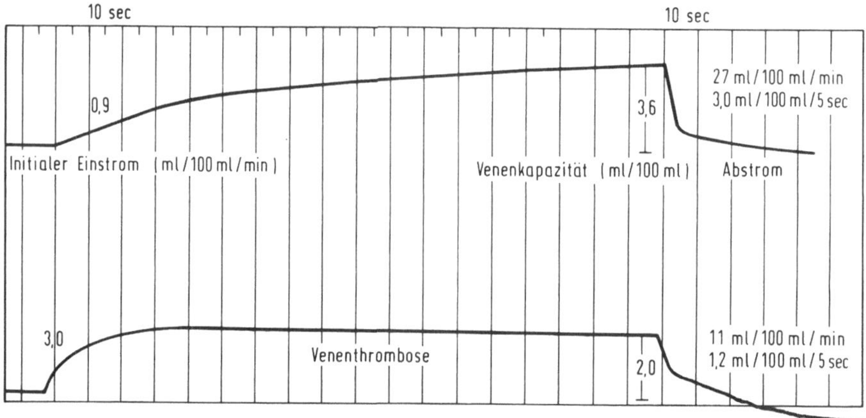

Abb. 3.4. Plethysmographie beider Unterschenkel mit Venenstau (Manschettendruck 75 mm HG, Stauzeit 3 min). Obere Kurve: Normaler Befund. Untere Kurve: Phlebothrombose. (Aus: Ehringer [13])

3.2.2.2 Wasserplethysmographie, Luftplethysmographie und Strain-Gauge-Plethysmographie

Die einzelnen Methoden unterscheiden sich durch den Übertragungsmodus der Volumenschwankungen in der Gliedmaße auf das Meßsystem. Bei der Wasserplethysmographie erfolgt die Untersuchung nach den Gesetzen der Hydraulik; der Patient muß hierzu den Fuß oder den Unterschenkel in einen wassergefüllten Zylinder halten[32]. Die Volumenänderung ist am Wasserstand ablesbar.

Die Luftplethysmographie [4] arbeitet nach einem anderen Prinzip. Um den Knöchel wird eine 5 cm breite Meßmanschette angelegt und zum gleichmäßigen Andruck auf 20 mm Hg aufgepumpt. Über ein Differentialmanometer lassen sich die auf die Manschette übertragenen Druckschwankungen in proportionale Spannungen umwandeln und dann mit einem Schreibgerät aufzeichnen.

Beim Strain-Gauge-Verfahren werden mit Quecksilber gefüllte Silikonschläuche um die Extremität geführt. Mit der Dehnung dieser Meßstreifen infolge einer Zunahme des Volumens ändert sich ihr elektrischer Widerstand. Die Registrierung erfolgt über eine Wheatstone-Brücke [15].

Durchführung der Untersuchung. Die Messungen werden bei einer Raumtemperatur von 24° durchgeführt. Bei ambulanten Patienten ist die Einstellung der Ruhedurchblutung durch Flachlagerung für 30 min abzuwarten. Stationäre Kranke können für die Untersuchung im Bett bleiben. Die modernen Geräte sind zur simultanen Messung beider Gliedmaßen konzipiert.

Damit ein optimaler venöser Abstrom gewährleistet ist, werden die zu messenden Segmente der Gliedmaße über das Niveau des Herzens gelagert. Wir legen hierzu die Ferse 30 cm hoch.

Am distalen Oberschenkel wird die 15 cm breite Stauungsmanschette befestigt. Sie darf im leeren Zustand keine Kompression ausüben und muß für einen Finger leicht zu unterfahren sein. Zu stramm angelegte Manschetten oder einengende Kleidungsstücke am Bein sind eine häufige Ursache von Fehldiagnosen.

Auf die Staumanschette wird plötzlich ein Druck von 50–80 mm Hg gegeben und 1–3 min lang belassen. In dieser Zeit kann sich das Venensystem maximal aufdehnen. Hieraus ergibt sich das Maß für die venöse Kapazität. Zur Prüfung der venösen Drainage muß der Druckabfall aus der Stauungsmanschette unmittelbar und möglichst vollständig erfolgen.

3.2.2.3 Impedanzplethysmographie

Blut ist ein guter Leiter für den elektrischen Strom. Schwankungen des Blutvolumens in einer Extremität müssen demgemäß mit Änderungen des elektrischen Widerstandes, der Impedanz, korrelieren. Sie sind mit der Impedanzplethysmographie zu erfassen.

Zur Erleichterung des venösen Abflusses werden, wie oben begründet, das Fußende des Betts um 15° hochgestellt und das Bein auf einem flachen Kissen gelagert [34]. Der Patient muß bequem und entspannt mit dem Körpergewicht auf der Hüfte der zu untersuchenden Seite liegen. Das Bein ist dabei im Knie auf 30–35° angewinkelt und in der Hüfte leicht nach außen gedreht. Die Position der Gliedmaße, insbesondere die Beugung im Knie, kann auf die venöse Dynamik erheblichen Einfluß nehmen. Sobald pathologische Kurven erhalten werden, ist eine Lageänderung vorzunehmen. Die venöse Stauung erfolgt in der oben beschriebenen Weise am distalen Oberschenkel.

Nach der Auftragung von Konduktorpaste werden vier ringförmige Elektroden am Unterschenkel in Abständen von jeweils 10 cm befestigt. Der Meßstrom ist mit einer Frequenz von 50 kHz und einer Amplitude von 1 μA so schwach, daß er vom Patienten nicht wahrgenommen wird und die Herzfrequenz nicht beeinträchtigt. Mit den modernen Geräten sind auf diese Weise schon geringe Volumenschwankungen zu erfassen.

3.2.2.4 Spezielle Tests

Der venöse Abstrom innerhalb einer definierten Zeitspanne nach Ablassen des Staudrucks kann eine zusätzliche Information über die venöse Drainage geben. Infolge einer statistisch gesicherten Korrelation zur Venenkapazität ergibt sich daraus ein weiterer Parameter für die Diagnose einer Thrombose der tiefen Bein- und Beckenvenen. Ehringer [3] wählt hierfür den Zeitraum von 5 s (Abb. 3.5), Kappert [22] sowie Wheeler und Patwardhan [33] von 3 s.

Beim Tieflagerungsversuch [22] richtet sich der Patient, nachdem er vorher flach mit angehobenen Beinen gelegen hat, schnell auf und läßt die Beine herabhängen. Aus der orthostatisch bedingten Verschiebung von Blutvolumina sind Rückschlüsse auf die Funktion der Venenklappen möglich. Auch für die Diagnose der Phlebothrombose ergeben sich zusätzliche Informationen. Der Tieflagerungsversuch an konventionellen oder automatisch steuerbaren Kipptischen [13] konnte sich wegen der apparativen Aufwendung bisher nicht allgemein durchsetzen.

3.2.2.5 Bewertung der Plethysmographie

In der klinischen Praxis haben die Luft- und Strain-Gauge-Plethysmographie [1, 4, 6, 12, 22], in Amerika vor allem die Impedanzplethysmographie die größte Verbreitung gefunden [11, 17, 18, 34]. Vergleichende Untersuchungen von Wheeler u. Patwardhan [33] ergaben mit dem Korrelationskoeffizienten von 0,995 für die venöse Kapazität und von 0,982 für die Venendrainage eine gute Übereinstimmung der Methoden. Ehringer [13] vertritt die Auffassung, daß sich die Impedanzplethysmographie schlechter für die quantitative Bestimmung der venodynamischen Parameter eignet.

Als Normalbefund hatten die einzelnen Arbeitsgruppen differierende Werte angegeben, die sich aus den unterschiedlichen Versuchsanordnungen erklären [2, 16, 22]. Deshalb kommt Ehringer [13] zu der Feststellung, daß Normalwerte lediglich als interner Standard bzw. als normaler Bezugspunkt für die jeweils streng zu definierenden Meßbedingungen gelten. Für die Venenkapazität schwanken die Daten zwischen 1,9 ± 0,2 [27] und 5,3 ± 1,0 ml/100 ml Gewebe [2], für den venösen Abstrom zwischen 14,2 [22] und 160 ± 44 ml/100 ml Gewebe/min [9].

Bei der Phlebothrombose treten infolge einer Verlegung der tiefen Leitvenen typische Veränderungen im Plethysmogramm auf. Die Venenkapazität erscheint vermindert. Die Verzögerung der venösen Drainage stellt den empfindlichsten Parameter dar. Beträgt sie weniger als 30 ml/100 ml Gewebe/min, dann besteht der Verdacht auf eine Abflußstörung; liegt der Wert unter 22 ml, dann darf die Diagnose der Phlebothrombose als gesichert gelten [23]. Außerdem besteht manchmal eine geringe Erhöhung der arteriellen Ruhedurchblutung, wahrscheinlich infolge einer begleitenden entzündlichen Reaktion [16].

Von Wheeler und Patwardhan [33] sowie von Ehringer [13] wurden die Werte der zeitabhängigen Venendrainage und der Venenkapazität in eine statistische Beziehung gesetzt und graphisch in ein Koordinatensystem eingetragen. Die Zuordnung des erhaltenen Punktes zur Parabel bzw. Ellipse von Durchschnittswerten verbessert die diagnostische Sicherheit (Abb. 3.5).

Bei Berücksichtigung der aszendierenden Phlebographie als Referenzmethode liegt die Trefferquote der konventionellen Plethysmographie zwischen 91 und 96% [6, 10, 13, 16, 26], wobei die Sensibilität über 90% und die Spezifität über 94% betragen. Wheeler und Patwardhan [33] stellten für die Sensibilität der Impedanzplethysmographie mit 97,6% und für die Spezifität mit 98,1% noch günstigere Werte fest. Schlechtere Ergebnisse mit dieser Untersuchungstechnik wurden aber von Dmochowski et al. [11] sowie Steer et al. [29] mitgeteilt.

Die obturierende Thrombose der großen Leitvenen am Oberschenkel und in der Beckenregion ergeben die besten Korrelationen mit dem Röntgenbefund. Falsch-negative Ergebnisse sind vor allem bei einem umschriebenen Verschluß einzelner Unterschenkel-

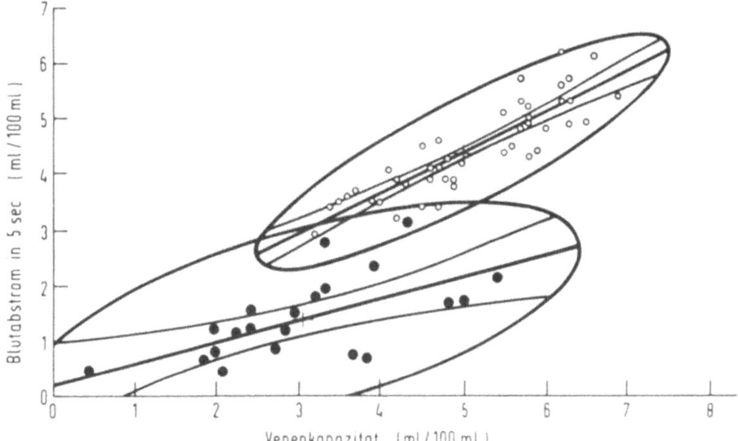

Abb. 3.5. Statische Beziehung zwischen Venenkapazität (Staudruck 75 mm HG) und Blutabstrom innerhalb 5 s bei 5 1 Normalpersonen (kleine Punkte in der kleinen Ellipse und bei 21 Patienten mit einer Bein- und Beckenvenenthrombose (große Punkte in der großen Ellipse). (Mod. aus: Ehringer [13])

venen, bei wandständigen, nicht obturierenden Thromben oder bei älteren, hämodynamisch bereits kompensierten Thrombosen zu beobachten. Dagegen kann in seltenen Fällen einmal die Thrombose durch einen extravasalen Kompressionseffekt vorgetäuscht werden, z.B. bei arteriellen Aneurysmen, Metastasen, Hämatomen, Baker-Zysten oder durch eine zystische Adventitiadegeneration.

Wheeler und Patwardhan [33] weisen auf die Bedeutung funktioneller Änderungen im Venensystem als Ursache von Fehldiagnosen bei der Impedanzplethysmographie hin. So können sich falsch-positive Befunde bei Patienten mit einem erhöhten Venentonus zeigen. Mitunter führt in diesen Fällen schon die Wiederholung der Untersuchung zur richtigen Deutung ("warm-up-effekt"). Bei einer systemischen Vasokonstriktion fallen die Kurven ebenfalls pathologisch aus; entsprechende Bedingungen liegen bei angeborenen Herzfehlern oder Myokardinfarkt, chronischen Lungenkrankheiten, bei Morbus Raynaud, im hypovolämischen Schock, aber auch bei schweren Schmerzzuständen wie Kausalgie oder Ischialgie und bei der Unterkühlung vor. Andererseits verursachen eine Überwärmung der Extremität vor der Untersuchung und der Zustand nach Sympathikusblockade eine Erhöhung der venösen Kapazität.

Die Plethysmographie kann auch bei ambulanten Patienten zur Differentialdiagnostik der tiefen Bein- und Beckenvenenthrombose eingesetzt werden. Der Unsicherheitsfaktor, daß ein kleiner Thrombus übersehen und dann aus den Wadenmuskelvenen in die großen Leitvenen hineinwachsen kann [21], ist durch Nachuntersuchung in 24 und 48 h weitgehend auszuschalten; vorsichtshalber wird zwischenzeitlich eine Kompressionstherapie angeordnet.

Literatur

1. Ahlbäck S, Bygdeman S, Weitz R (1977) The value of venous plethysmography in the diagnosis of venous thrombosis and for evaluation of therapeutic results. In: Kappert A (ed) New trends in venous diseases. Huber, Bern Stuttgart Wien
2. Barbey K, Adam W (1965) Die Messung von Druckvolumendiagrammen am Bein. Zur methodischen und individuellen Streubreite und deren Ursachen. Arch Klin Exp Dermatol 222:574
3. Barbey K, Barbey P (1963) Ein neuer Plethysmograph zur Messung der Extremitätendurchblutung. Z Kreislaufforsch 52:1129
4. Barbey K, Brecht K (1965) Plethysmographische Diagnostik und Therapieüberwachung arterieller Verschlußkrankheiten. Med Welt 727
5. Barnes RW, Russel HE, Wilson MR (1975) Doppler ultrasonic evaluation of venous disease, a programmed audiovisual instruction. University of Iowa
6. Bollinger A (1975) Was leistet die Doppler-Ultraschall-Technik in der Diagnose der tiefen Beinvenenthrombose? Vasa 4:16
7. Bollinger A (1979) Funktionelle Angiologie. Thieme, Stuttgart
8. Bolton JP, Hoffmann VJ (1975) Incidence of early postoperative iliofemoral thrombosis. Br Med J I:247
9. Bygdeman S, Aschberg S, Hindmarsh T (1971) Venous plethysmography in the diagnosis of chronic venous insufficiency. Acta Chir Scand 137:423
10. Cranley JJ (1975) Vascular surgery. Harper & Row, Hagerstown
11. Dmochowski JR, Adams DF, Couch NP (1972) Impedance measurement in the diagnosis of deep venous thrombosis.Arch Surg 104:170
12. Ehringer H (1969) Automatische mehrfache Venenverschlußplethysmographie mit gleichzeitiger Messung der Venenkapazität. In: Deutsch E, Ehringer H (Hrsg) Vasoaktive Pharmakotherapie bei Durchblutungsstörungen. Schattauer, Stuttgart
13. Ehringer H (1979) Apparative Venendiagnostik. In: Ehringer H, Fischer H, Netzer CO, Schmutzer R, Zeitler E (Hrsg) Venöse Abflußstörungen. Enke, Stuttgart
14. Evans DS (1970) The early diagnosis of deep-vein thrombosis by ultrasound. Br J Surg 57:726
15. Hallböök T, Göthlin J (1971) Strain gauge plethysmography and phlebography in diagnosis of deep veins thrombosis. Acta Chir Scand 137:37
16. Hallböök T, Ling L (1974) Plethysmography in the diagnosis of acute deep vein thrombosis. Vasa 3:263
17. Hill WD, Hope CE (1973) A comparison of electric impedance and other methods of venous occlusion plethysmography X. Internat. Conf. Med. Biol. Engineer., Dresden
18. Holmes MCG (1973) Deep venous thrombosis of the lower limbs diagnosed by ultrasound. Med J Aust 1:427
19. Hull R, Hirsh J, Sackett DL, Powers P, Turpie AGG, Walker I (1977) Combined use of leg scanning and impedance plethysmography in suspected venous thrombosis. N Engl J Med 196:1497
20. Johnson WC (1974) Evalution of newer techniques for the diagnosis of venous thrombosis. J Surg Res 16:473
21. Kakkar VV, Howe CT, Flanc C, Clarke MB (1969) Natural history of postoperative deep vein thrombosis. Lancet II:230
22. Kappert A (1966) Eine neue Methode zur funktionellen Untersuchung des Venensystems der unteren Extremität. Anwendung in der Diagnostik und Therapieüberwachung. Zentralbl Phlebol 6:276
23. Kappert A (1979) Venenkapazität und venöse Drainagefunktionen, klinische Aspekte. In: Hild R, Spaan G (Hrsg) Therapiekontrolle in der Angiologie. Witzstrock, Baden-Baden Köln Nwe York
24. McCaffrey J, Williams O, Stathis M (1975) Diagnosis of deep venous thrombosis using a Doppler ultrasonic technique. Surg Gynecol Obstet140:740
25. Milne RM, Gunn AA, Griffiths JMT, Ruckley CV (1971) Postoperative deep venous thrombosis, a comparison of diagnostic techniques. Lancet II:445
26. Partsch H (1976) Zur Treffsicherheit der Dehnungsmeßstreifen-Plethysmographie in der Diagnose einer tiefen Beinvenenthrombose. Phlebol Proktol 5:112
27. Sakaguchi S, Ishitobi K, Kameda T (1972) Funktional segmental plethysmography with mercury strain gauge. Angiology 23:127

28. Sigel B, Felix WR Jr, Popky GL, Ipsen J (1972) Diagnosis of lower limb venous thrombosis by Doppler ultrasound technique. Arch Surg 104:174
29. Steer ML, Spotnitz AJ, Cohen SI, Paulin S, Salzman EW (1973) Limitations of impedance-plethysmography for diagnosis of deep venous thrombosis. Arch Surg 106:44
30. Strandness DE Jr, Sumner DS (1972) Ultrasonic velocity detector in the diagnosis of thrombophlebitis. Arch Surg 104:180
31. Sumner DS (1977) Diagnosis of venous thrombosis by Doppler ultrasound. In: Bergan JJ, Yao JST (Hrsg) Venous problems. Year Book Medical, Chicago London
32. Thulesius O, Norgren L, Gjöres JE (1973) Foot-volumetry, a new method for objective assessment of edema and venous function. Vasa 2:325
33. Wheeler HB, Patwardhan NA (1976) Evaluation of venous thrombosis by impedance plethysmography. In: Madden JL, Hume M (eds) Venous thromboembolism. Appleton-Century-Crofts, New York
34. Wheeler HB, O'Donnell JA, Anderson FA, Penney BC, Peura RA, Benedict C (1975) Bedside screening for venous thrombosis using occlusive impedance plethysmography. Angiology 26:199
35. Yao ST, Gourmos C, Hoobs JT (1972) Detection of proximal-vein thrombosis by Doppler-ultrasound flowdetection method. Lancet I:1

3.3 Die Phlebographie

R. May

Die Röntgendarstellung der Venen hat zu ähnlichen Konsequenzen geführt wie in der Traumatologie die Röntgendarstellung der Frakturen. Sie stellt die Basisuntersuchung dar, auf die trotz der Fülle und Verbesserung nicht invasiver Techniken nur sehr beschränkt verzichtet werden kann; selbst wenn man sich zu einer anderen Untersuchungstechnik entschließt, wird diese immer wieder durch die Phlebographie kontrolliert werden müssen. *Was leistet sie grundsätzlich?* Sie korrigiert unser Wissen um das normale anatomische Venensystem.Trotz jahrzehntelanger Arbeit der Anatomen stützten sich diese immer auf nur wenige Präparate. Nun haben wir Unterlagen über viele tausend Normalfälle. Sie gibt uns exaktere Unterlagen für Varizenoperationen, in der Frühdiagnose der frischen Thrombose und in der Erfolgskontrolle unserer Therapie ist die Röntgendarstellung des Verschlusses einfach notwendig. Postthrombotische Schädigungen können in ihrem Ausmaß erfaßt werden, sind die Unterlage für die Begutachtung, für ihre operative Behandlung. Venöse Mißbildungen, ob angeboren oder erworben, haben wir erst durch die Phlebographie aufklären können.

Nachteile und Grenzen: Der entscheidende Nachteil der Phlebographie – darin unterscheidet sie sich von der Röntgendarstellung der Arterien – ist, daß sie niemals das vollständige Venensystem in jener objektiven, wertungsfreien Form wie das Präparat des Anatomen wiedergibt, sondern, daß das Kontrastmittel (KM) nur einen Teil des venösen Rückflusses darstellt, weil es dem Weg des günstigsten Abflusses folgt. Damit bleiben ganze Bezirke unsichtbar. Dies ist aber zugleich auch ein entscheidender Vorteil. Denn wir können gewisse Rückschlüsse auf eine gestörte Funktion ziehen. Durch die Tatsache, daß das Kontrastmittel den Weg des leichtesten Abflusses wählt, ist erklärt, daß die Lage des Patienten, der Umstand, ob er ruhig ist oder sich bewegt, von entscheidender Bedeutung ist. Die Phlebographie muß kombiniert werden mit der *Phleboskopie.* Wir beschränken uns nicht darauf, den anatomischen Zustand in Bildern festzuhalten. Wir beobachten zugleich am Fernsehschirm den Abfluß des Kontrastmittels und die Geschwindigkeit des Abflusses. Wir – May und Nissl [8] haben das Verfahren ausgearbeitet; es hat sich durchgesetzt und seine Anwendung ist zur Selbstverständlichkeit geworden. Dennoch gibt es dabei entscheidende Grenzen. Das Ausmaß der gestörten Funktion läßt sich mit der Phleboskopie nur unvollständig vergleichbar, reproduzierbar messen. Wir haben es aufgegeben, die Geschwindigkeit des KM-Abflusses zu messen. Wenn der Patient nur eine leichte Kollapsneigung hat, was bei aufgeregten, im dunklen Raum fast aufrecht stehenden Menschen nicht selten ist, bekommt man völlig andere Abflußzeiten. Wir empfehlen daher in allen Fragen, bei denen die gestörte Funktion exakt gemessen werden muß, also vor allen bei einer Begutachtung und bei der Beantwortung der Frage, ob ein Eingriff an tiefen Venen wirklich eine Verbesserung der Funktion gebracht hat, die Phlebographie mit der Venendruckmessung zu kombinieren [7]. Die wichtige Frage, ob Mißbildungen, seien sie angeboren oder erworben, der Beckenvenen wirklich funktionell wirksam sind, kann nur geklärt werden durch die von Weber [9] ausgearbeitete Kombination von Etagenvenendruckmessung und Phlebographie.

3.3.1 Das Kontrastmittel

Wir müssen die Venen durch Injektion von Kontrastmitteln sichtbar machen. Diese haben zwei Nachteile. Sie können *Überempfindlichkeitsreaktionen* auslösen. Hier läuft das Risiko parallel dem Risiko bei Darstellung der Niere und harnableitenden Wege, bei denen gleiche Mittel verwendet werden. In der Urologie rechnet man mit 86 Zwischenfällen auf 1 Million Untersuchungen. Leider können wir die Möglichkeit einer Allergie nicht voraussagen. Das Vorspritzen kleiner Mengen hat sich nicht bewährt und wurde aufgegeben. Die Mehrzahl dieser Zwischenfälle ist allerdings leicht und kann durch die üblichen antiallergischen Maßnahmen, die bei jedem Radiologen einsatzbereit vorhanden sein müßten, aufgefangen werden. Jeder Radiologe ist verpflichtet, auch Infusionen und die Einrichtung zur künstlichen Beatmung griffbereit zu haben, so daß auch schwerere Zwischenfälle sofort bekämpft werden können. Es werden daher tödliche Komplikationen – wir haben bei 30 000 Phlebographien keine gesehen – solche Raritäten bleiben, daß das Risiko zu verantworten ist. Allerdings ist darüber der Patient mündlich und schriftlich, wie wir im Detail ausgearbeitet haben, zu informieren.

Viel schwerer wiegt das Risiko eines *Endothelschadens*, die Gefahr einer Thrombose, die Gefahr von Klappenschäden. Die Arbeit von Albrechtsson [1] erregte erhebliches Aufsehen, der bei 20 von 61 phlebographierten Patienten lokale Thrombosen nach Phlebographie objektivieren konnte. Allerdings konnten wir in Nachkontrollen feststellen, daß solche Komplikationen außerordentlich selten sind und sich auf ganz kleine lokale Thromben beschränken lassen, wenn man im Gegensatz zu Albrechtsson [1] KM-Konzentrationen von 45% und eine Menge von 40 ml pro Untersuchung nicht überschreitet, wenn man routinemäßig Heparin vorspritzt, nach der Untersuchung das Bein kurz hochlagert, dann den Patienten bandagiert und herumgehen läßt. Damit sind auch die an und für sich belanglosen örtlichen Thrombophlebitiden oberflächlicher Venen am Ort der Injektion fast völlig zu vermeiden. Viel schwerer wiegen die Untersuchungen von Gottlob [2], wonach all unsere bisherigen Kontrastmittel grundsätzlich intimaschädigend sind. Gottlob und Zinner [3, 4, 5] haben ein Verfahren entwickelt, durch das es möglich ist, die die Endothelzellen begrenzenden Kittlinien durch Versilberung darzustellen. Mit dieser Methode läßt sich die endothelschädigende Wirkung der Kontrastmittel im Tierversuch exakt testen. Das erste Ergebnis dieser Untersuchungen war, daß die *dijodierten KM* aus dem Handel gezogen wurden. Die heute verwendeten trijodierten KM sind wesentlich weniger endothelschädigend. Die Untersuchungen von Gottlob [2] an Tieren haben jedoch folgendes gezeigt: Wenn man Venen mit Lösungen durchspült, deren Endothelaggressivität ungefähr den derzeit gebräuchlichen KM entspricht und dann die Klappen untersucht, findet man anfänglich gar nichts. Aber nach 20 Tagen fangen die Klappen zu schrumpfen an. Nun sehen wir bei Phlebographien immer wieder, daß gerade in den Klappensinus das KM längere Zeit hängenbleibt. So ganz von der Hand zu weisen ist daher die Gefahr einer Klappenschädigung durch die derzeit gebräuchlichen KM nicht, sofern man nicht all unsere oben beschriebenen Vorsichtsmaßnahmen sorgfältig einsetzt. Es ist darum ein großer Fortschritt, daß nach den Untersuchungen von Gottlob [2] und nach eigenen Untersuchungen das neue schwedische KM Metrizamide-Amipaque endothelindifferent ist. Dem neuen Schweizer KM Hexabrix werden gleiche Eigenschaften nachgesagt.

3.3.2 Technik

Sie ist in der Monographie von May und Nissl [8] im Detail beschrieben. Die tiefen Venen werden am schräg stehenden Patienen nach Injektion in eine Fußrückvene sichtbar gemacht. Die oberflächlichen Venen und Vv. perforantes werden am nur leicht geneigten Tisch durch wiederholte Injektion etagenweise in oberflächliche Venen dargestellt. Die Beckenvenen werden am liegenden Patienten durch Serienbilder gezeigt, und zwar nach Injektion in der Leiste in die V. femoralis, wenn es nicht gelingt, sie schon bei Injektion in eine Fußrückenvene ausreichend zu füllen.

3.3.3 Indikationen zur Phlebographie

3.3.3.1 Erkenntnisse in der normalen Anatomie der Venen

Dadurch, daß wir nunmehr viele tausend Röntgenbilder von Normalvenen vergleichen können, mußte das Kapitel von der Normalanatomie der Venen neu geschrieben werden. Unser Wissen hat Korrekturen erfahren, die z. T. entscheidende therapeutische Konsequenzen

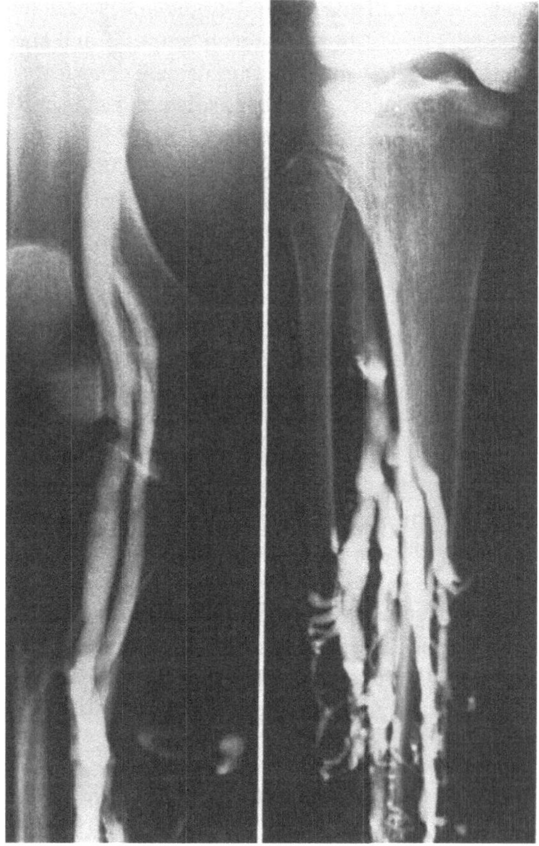

Abb. 3.6. Doppelte V. poplitea

haben. In jedem Anatomiebuch war bis vor kurzem die V. poplitea in der Kniekehle als einzelnes Gefäß als Normalfall dargestellt. Die Phlebographie hat gezeigt, daß dies nur in 45,5% stimmt. In allen anderen Fällen ist sie gedoppelt oder dreifach angelegt. Damit wurde klar, warum man im Koreakrieg nach Unterbindung der V. poplitea bei gleichzeitiger Korrektur der verletzten A. poplitea manchmal schwerste Konsequenzen sah und warum die Ligatur in anderen Fällen symptomlos toleriert wurde. Das waren eben die Fälle einer Doppelung der V. poplitea. Erst die Phlebographie hat uns ferner die Bedeutung der Muskelvenen in der Wade aufgezeigt, die Vv. gastrocnemiae und die Venen des M. soleus, die ja so häufig der Sitz einer Frühthrombose sind und die bei 20–25% der städtischen Bevölkerung über 30 Jahre entarten und dann die Ursache so mancher scheinbar unklarer statischer Beschwerden sind.

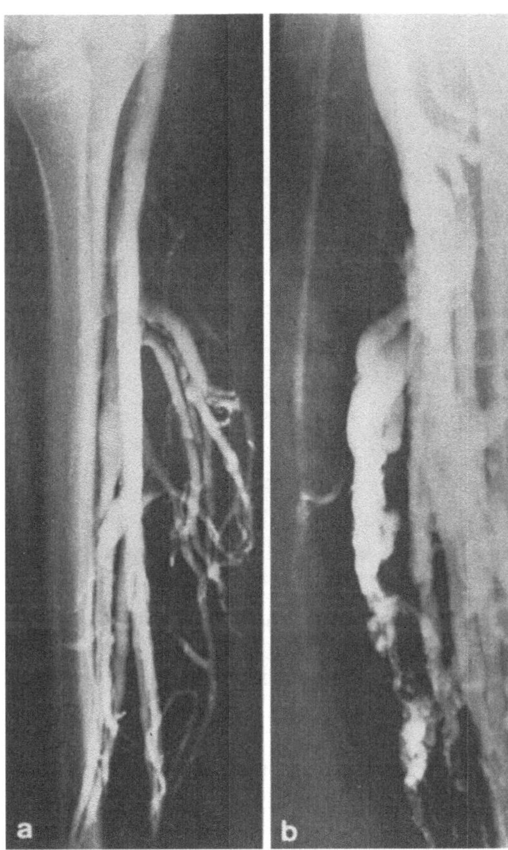

Abb. 3.7a, b. Wadenmuskelvenen. **a** Normalbild. **b** Varikös entartet (Soleusvarizen)

3.3.3.2 Die Frühdiagnose der frischen Thrombose

Alle klinischen Tests zur Früherkennung der Thrombose haben auch bei erfahrenen Untersuchern eine Versagerquote von rund 30%. Die Fortschritte in der Thrombosebehandlung, insbesondere der Lyse, kommen nur dann voll zum Tragen, wenn die Behandlung zu einem Zeitpunkt einsetzt, da die Klappen noch erhalten werden können. Die nicht invasiven Techniken, wie die Doppler-Ultraschallmethode haben ihre Grenzen. So versagt der Doppler bei der so häufigen beginnenden Wadenvenenthrombose völlig. Der Jodfibrinogentest ist nur an Kliniken mit einer Isotopenstation durchführbar usw. Darum hat unsere seit 20 Jahren erhobene Forderung, beim allergeringsten Thromboseverdacht die Phlebographie auszuführen, mehr denn je ihre Berechtigung.

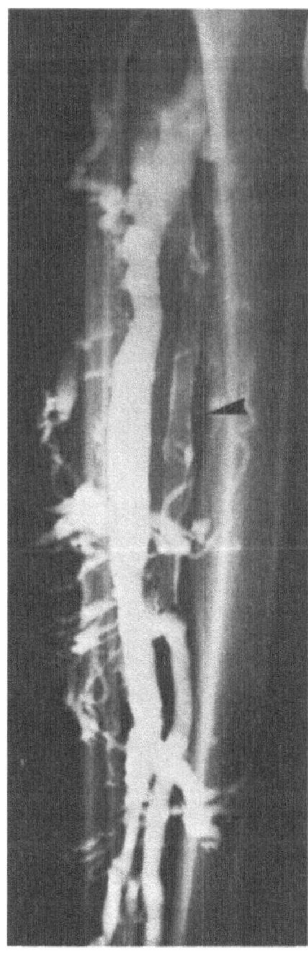

Abb. 3.8. Unterschenkelvenenthrombose (Pfeil)

Selbstverständlich können wir so auch Therapieerfolge kontrollieren. Eine Phlebographie ist nach einer Thrombektomie geradezu obligat, ebenso wie nach der Lyse.

3.3.3.3 Phlebographie vor Varizenoperation

Die isolierte Darstellung der oberflächlichen Venen und der Vv. perforantes – entwickelt von May und Nissl [8] – ist sicher nicht in jedem Falle präoperativ nötig. Wer das Verfahren routinemäßig anwendet, wird es nur mehr schwer missen können. Unsere guten 5-Jahres-Ergebnisse haben sich damit von 48% auf 82% gebessert. Ferner hat uns die Phlebographie gezeigt, daß es 9 typische Varianten der Einmündung der V. saphena parva gibt. In rund 40% mündet sie überhaupt nicht in die V. poplitea ein.

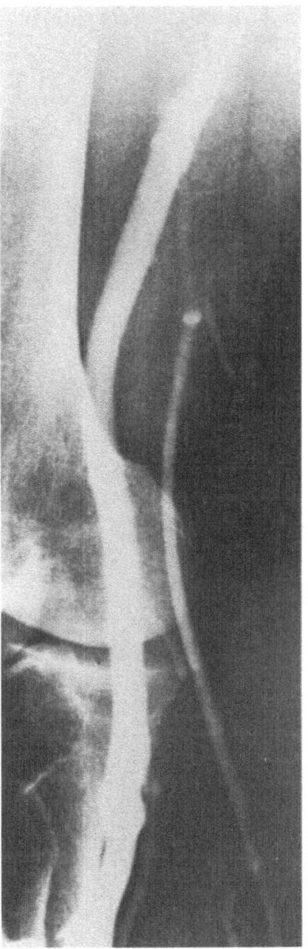

Abb. 3.9. V. saphena parva ohne Kontakt mit V. poplitea

Daß dies für die Varizenoperation wichtig ist, liegt auf der Hand. Ebenso ist es uns durch die Phlebographie möglich, die insuffizienten Vv. perforantes aus winzigen Schnitten gezielt darzustellen. Mit rein klinischen Untersuchungen übersieht man 40–60% der insuffizienten Vv. perforantes. Ihre sorgfältige Unterbindung verbessert die Operationsergebnisse erheblich.

3.3.3.4 Ulcus cruris

Da gut 90% aller Ulcera cruris ihren Ursprung in insuffizienten Vv. perforantes haben, ist die gezielte Röntgendarstellung dieser Venen die Voraussetzung für eine exakte Ligatur und optimale Therapie.

Außerdem liefert uns die Phlebographie beim Ulcus cruris die praktisch wichtige Unterteilung in Ulcus cruris venosum (tiefe Venen normal) und Ulcus cruris postthromboticum (tiefe Venen geschädigt).

3.3.3.5 Die Darstellung der tiefen Venen

Wir verlangen bei dieser Fragestellung routinemäßig *die Darstellung der Venen des Fußes;* ihnen haben wir erst in den letzten Jahren erhöhte Aufmerksamkeit gewidmet. Wenn wir eine beginnende Thrombose im Bereich der Fußsohlenvenen auch viel seltener beobachten, als wir erwartet hatten – Payr hat ja den Fußsohlenschmerz als Thrombosefrühzeichen ange-

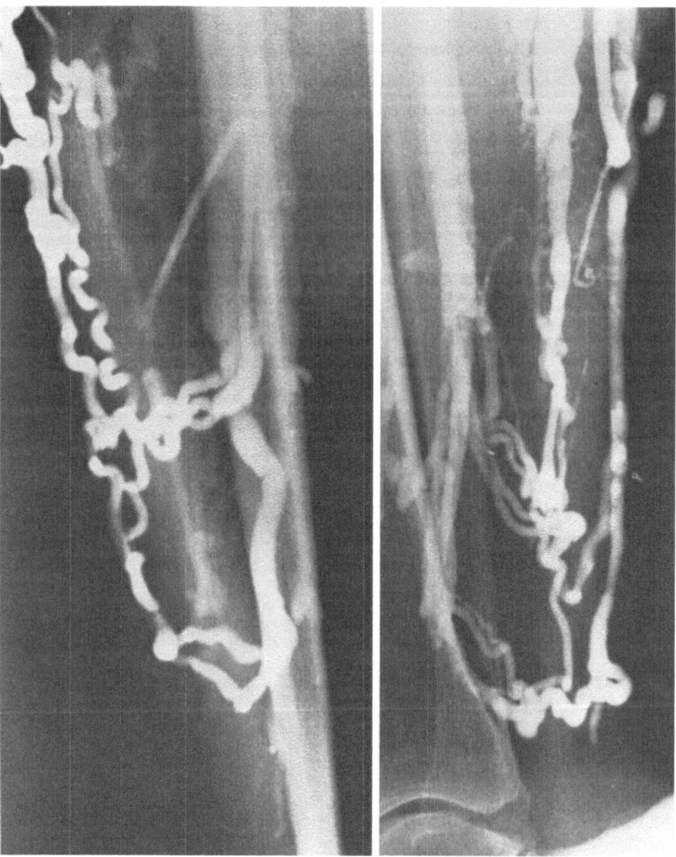

Abb. 3.10. Insuffiziente Vv. perforantes

geben –, so sind doch variköse und postthrombotische Veränderungen im Bereich der Fußvenen häufig. Gerade diese erklären Beschwerden, die man sonst als „statische" Beschwerden abgetan hatte.

Wir stellen dann den Unterschenkel in zwei Ebenen mit besonderer Berücksichtigung der Wadenvenen, V. politea und V. femoralis, dar. Die Darstellung der Beinvenen wird grundsätzlich ergänzt durch die Darstellung der Beckenvenen einschließlich des unteren Teiles der V. cava.

Ein Prüfstein für die Güte der Aufnahmen ist die *Darstellung der Klappen.* Funktionstüchtige Klappen sind der einzig sichere Beleg, daß die tiefen Venen völlig in Ordnung sind, da sie den empfindlichsten Teil des Venensystems darstellen. Es wurde bis vor kurzem angenommen, daß die Klappen im Laufe des Lebens altersbedingten regressiven Prozessen unterliegen, daß also ein 20jähriger physiologischerweise mehr Klappen hat, als ein 60jähriger. Das stimmt nicht. Jede Rückbildung, jedes Fehlen der Klappen ist die Folge eines meist nur schleichend und unbemerkt verlaufenden entzündlichen Prozesses – die Folge kleiner Thrombosen, die sich auf die Klappensinus beschränkten, *intramuraler Thrombosen*. Im Zweifelsfall lassen wir den Patienten pressen, wenn das Kontrastmittel die Leiste erreicht hat (retrograde Preßphlebographie).

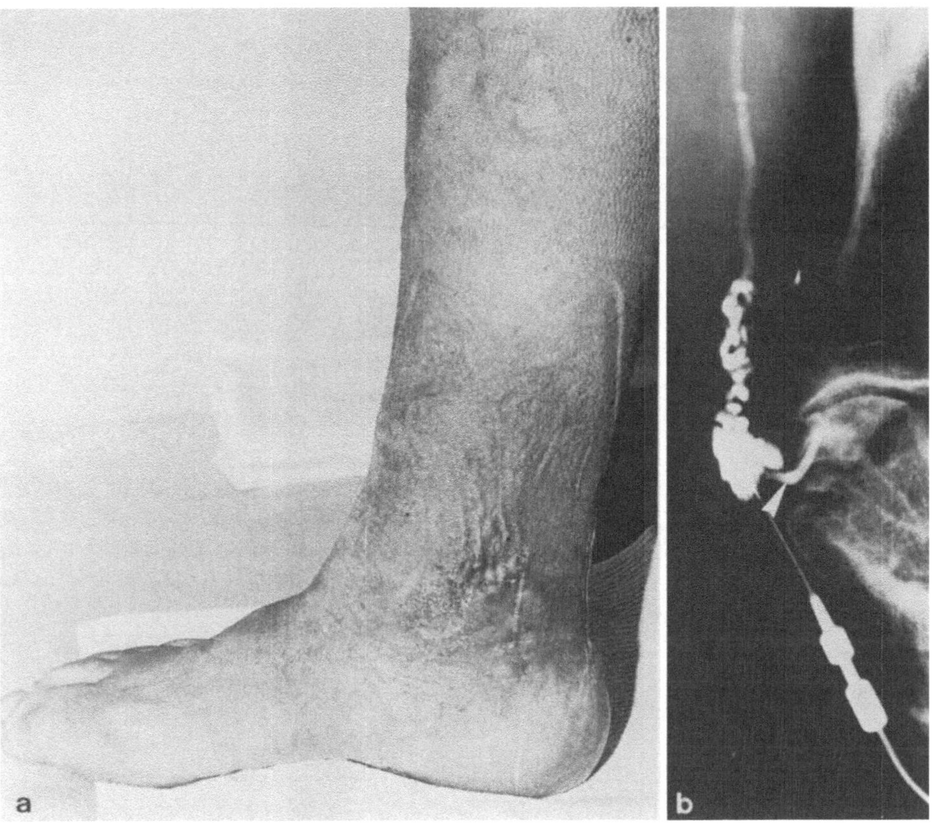

Abb. 3.11a, b. Ulcus cruris. **a** Abgeheiltes Ulcus. **b** Venenkonvolut unterhalb des Ulcus (Ulcuspolster)

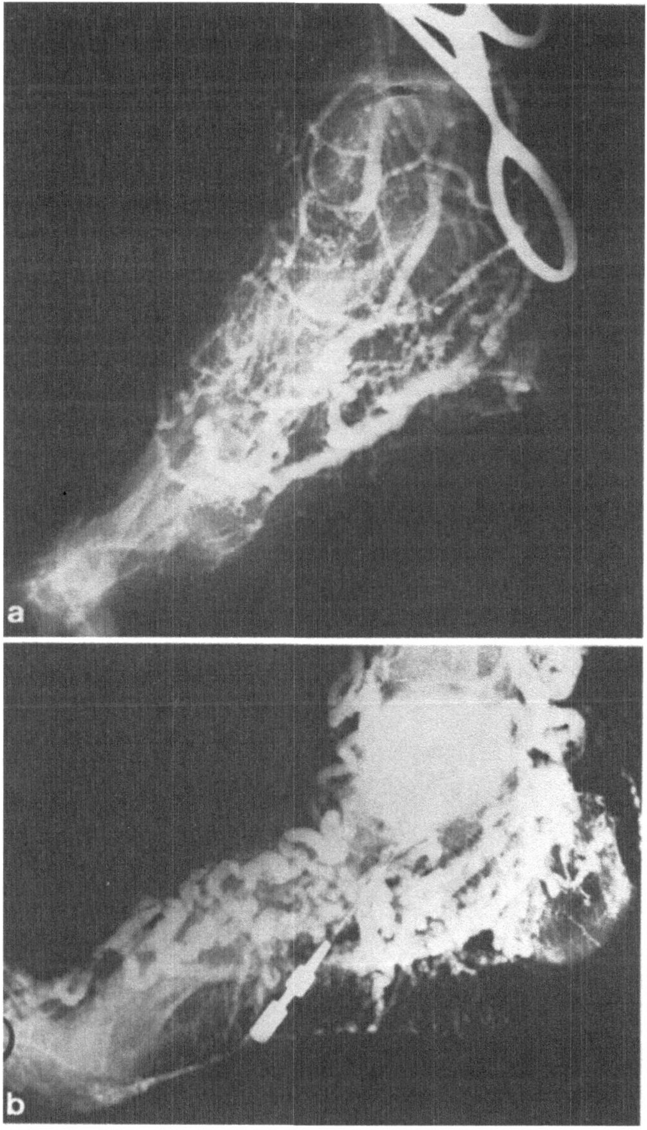

Abb. 3.12a, b. Fußvenen. **a** Normalbild. **b** Varikös entartete öberflächliche Venen

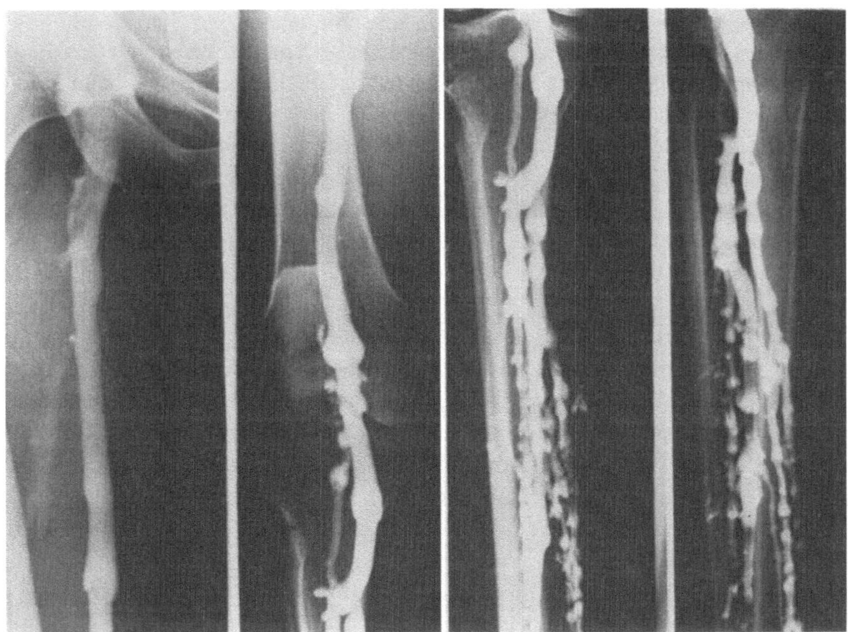

Abb. 3.13. Normale Beinvenen

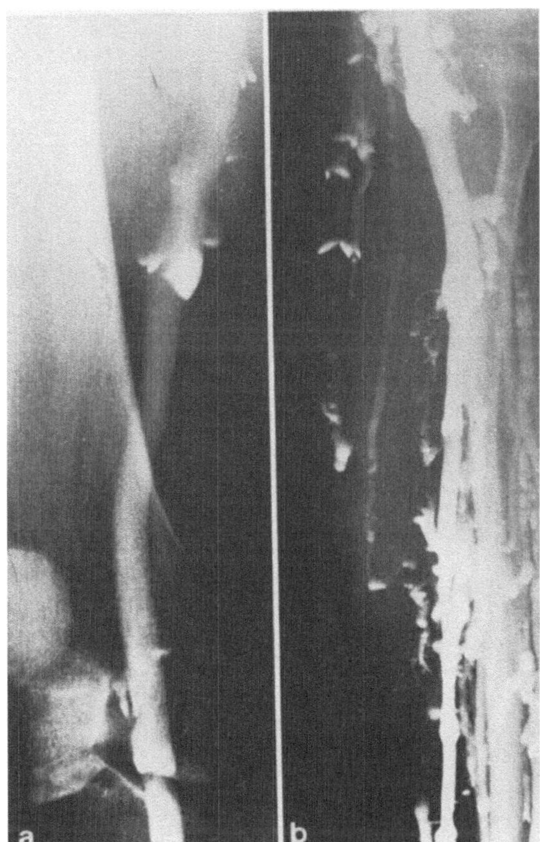

Abb. 3.14a, b. Ideale Klappen (Preßphlebographie) der V. femoralis (**a**) und der V. gastrocnemia (**b**)

Ein leichter Rückfluß des KM ist auch bei funktionsfähigen Klappen physiologisch. Bei sehr dicken Patienten blähen sich die Unterschenkelvenen atonisch auf und die Klappen werden schlußunfähig. Solche Patienten haben natürlich Beschwerden beim Stehen, besonders an warmen Tagen schwellen die Beine an, und die Patienten werden immer wieder wegen rezidivierender Venenentzündung behandelt, bis die Phlebographie die Diagnose klärt.

Die gar nicht so seltene *kongenitale Avalvulie* läßt sich von postthrombotischen Venenschäden nur durch Vergleich mit der Gegenseite abgrenzen. Sie ist ja symmetrisch. Auch hier ist die Diagnose deshalb so wichtig, weil auch diese Patienten sehr leicht zu Beinschwellungen neigen und fast ausnahmslos vor der Phlebographie als Thrombose behandelt worden waren.

Zur Beantwortung der Frage, ob eine Thrombose stattgefunden hat und welches Ausmaß sie hatte, ist die Phlebographie völlig unentbehrlich. Wir finden immer wieder in Akten und Krankengeschichten Angaben von „alten Thrombosen" bei völlig normalen tiefen Venen. Offenbar hatten die Patienten nur eine oberflächliche Venenentzündung. Umgekehrt sehen wir aber z. T. schwere postthrombotische Zerstörungen der tiefen Venen im Röntgenbild, und der Patient hatte erstaunlicherweise keine Erinnerung an eine Thrombose. Schwellungszustände nach Frakturen sind in gut 80% die Folge überstandener und im Gipsverband nur zu leicht übersehener Thrombosen. Wir teilen die postthrombotischen Schädigungen in vier Stadien ein, die in Kap. 9 eingehend abgehandelt sind.

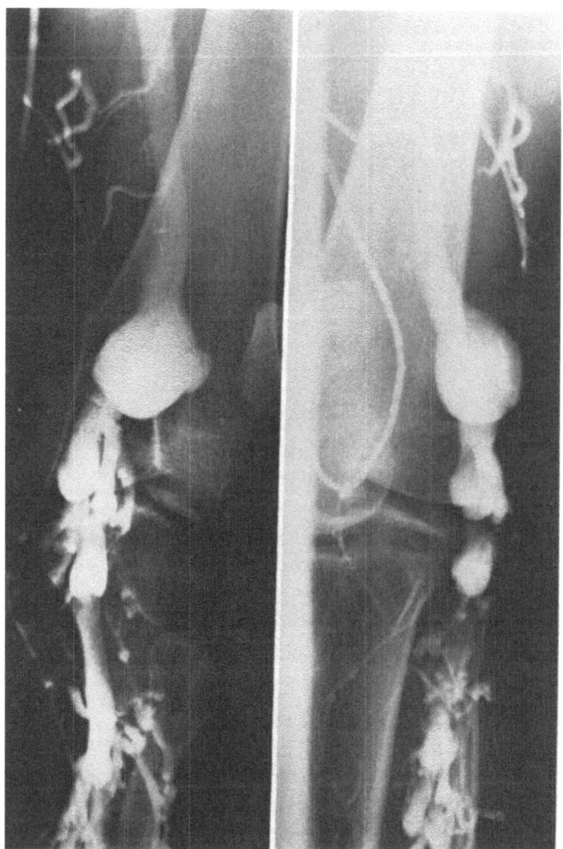

Abb. 3.15. Aneurysma der V. poplitea

Gelegentlich sehen wir auch Mißbildungen, wie Aneurysmen, besonders in der V. poplitea.

3.3.3.6 Beckenvenen

Jede Darstellung der Beinvenen wird durch die Beckenvenenphlebographie ergänzt. Normalerweise zeichnen sich nur die großen Beckenvenen ab, mit einer physiologischen Aufhellung im obersten Anteil der linken V. iliaca com. infolge des Druckes der darüberliegenden A. iliaca com. dextra „zone normalement invisible"). Bis auf einen leichten physiologischen Rückstau in die Vv. iliacae int. ist jede Kollateralenbildung Zeichen für eine Strömungsbehinderung.

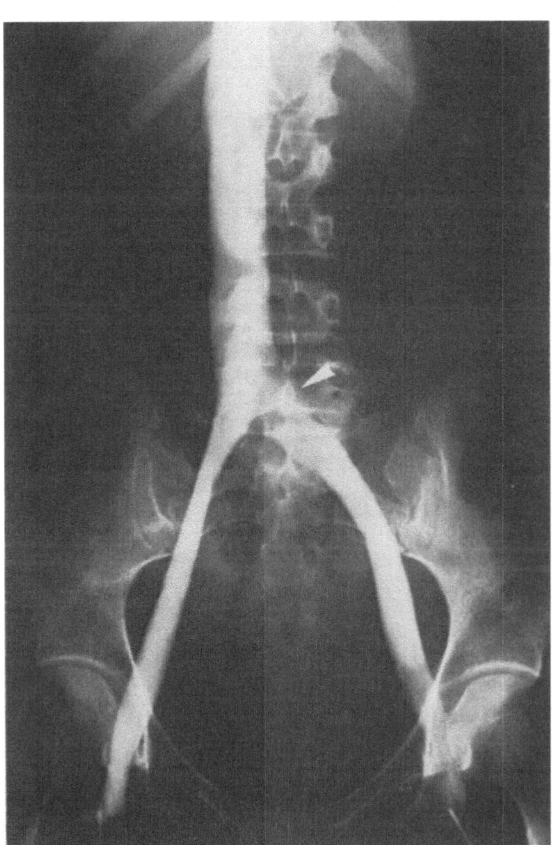

Abb. 3.16. Normale Beckenvenen (Pfeil: "zone normalement invisible")

Wir finden:

Kongenitale und erworbene Mißbildungen. Sie sind eingehend in der Monographie von Weber [9] abgehandelt. Besondere Bedeutung hat die Darstellung des von May und Thurner beschriebenen Beckenvenensporns, der die Hauptursache für das Überwiegen der linksseitigen Beckenvenenthrombose ist.

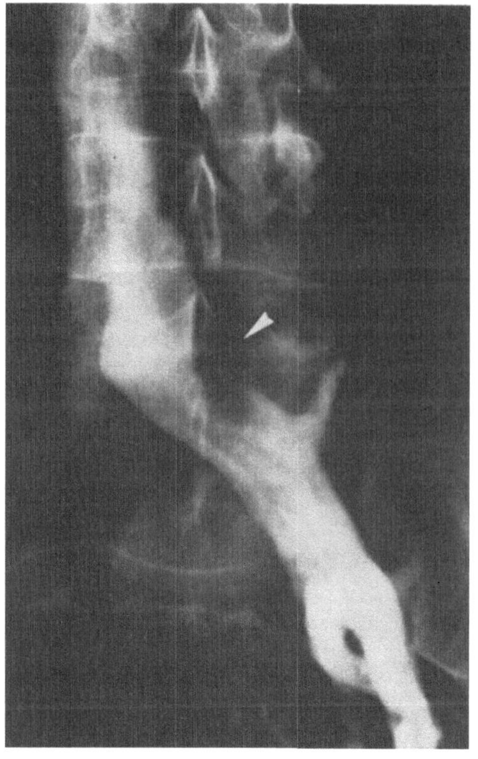

Abb. 3.17. Beckenvenensporn (Pfeil)

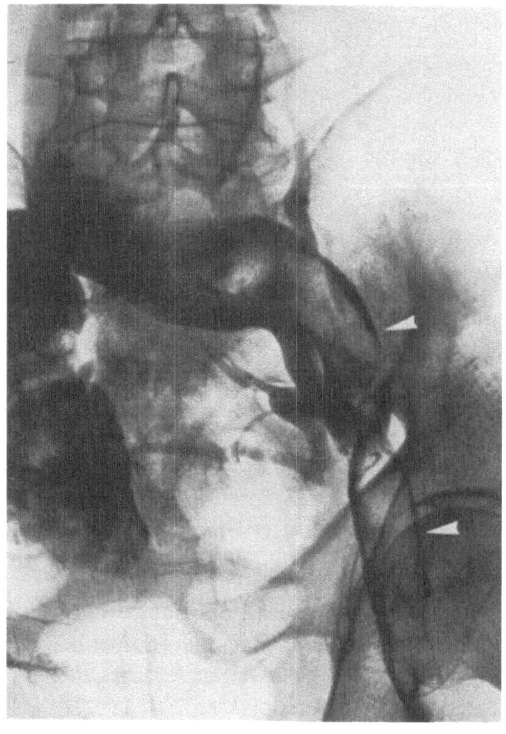

Abb. 3.18. Frische Beckenvenenthrombose links (Pfeile)

Frische Thrombosen. Besonders die Thrombektomie hat eine vollständige Darstellung des Thrombus, vor allem des proximalen Endes zur Voraussetzung.

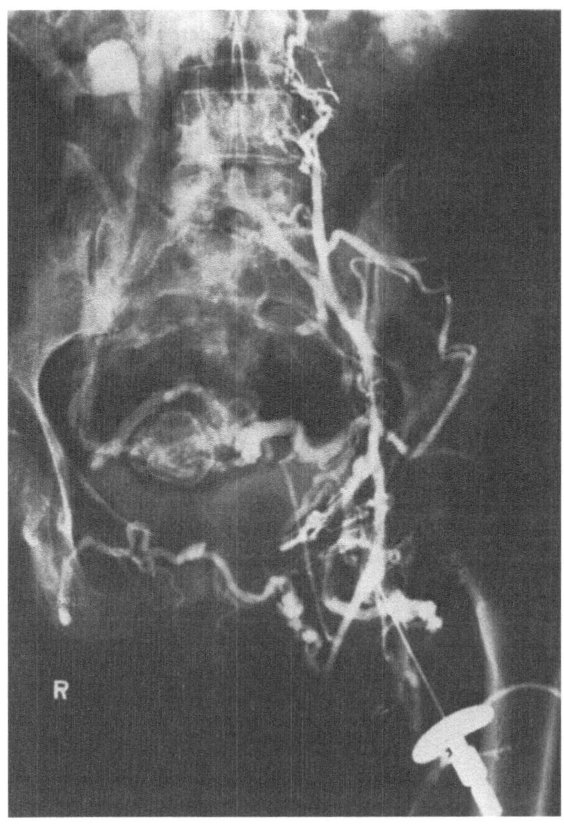

Abb. 3.19. Schwere postthrombotische Zerstörung aller Beckenvenen nach Kavathrombose. Der Uterus ist von varikösen Kollateralen umsponnen

Postthrombotische Zustandsbilder. In Kombination mit der Venendruckmessung müssen wir vor allem klären, ob eine Beckenvenenplastik nach Palma möglich ist. Außerdem sehen wir nicht selten varikös entartete Kollateralen, die den Uterus umspinnen und die Erklärung für eine Fülle gynäkologischer Beschwerden geben.

Tumoren. Insbesondere Rezidive nach Radikaloperationen werden wir durch die Beckenvenendarstellung schon früh erfassen können.

3.3.3.7 Die Darstellung der Venen des Armes und der Achsel

Sie ist besonders wichtig zur Frühdiagnose und für die therapeutische Erfolgskontrolle der Achselvenenthrombose nach Paget v. Schröter.

Daß die Röntgendarstellung der Venen die unentbehrliche Voraussetzung für die Behandlung der meisten Venenleiden ist, ist jedermann klar. Während sich indes bei der

Röntgendarstellung der Arterien die Diagnose auf den ersten Blick stets anbietet, ist die Deutung der Phlebographie viel schwieriger. Die Fülle der so häufigen Fehldiagnosen läßt sich nur durch genaue Kenntnis der noch im Bereich des Normalen liegenden Varianten, durch Beherrschung der verschiedenen Techniken und durch steten Vergleich der Röntgenbilder mit dem klinischen Verlauf vermeiden.

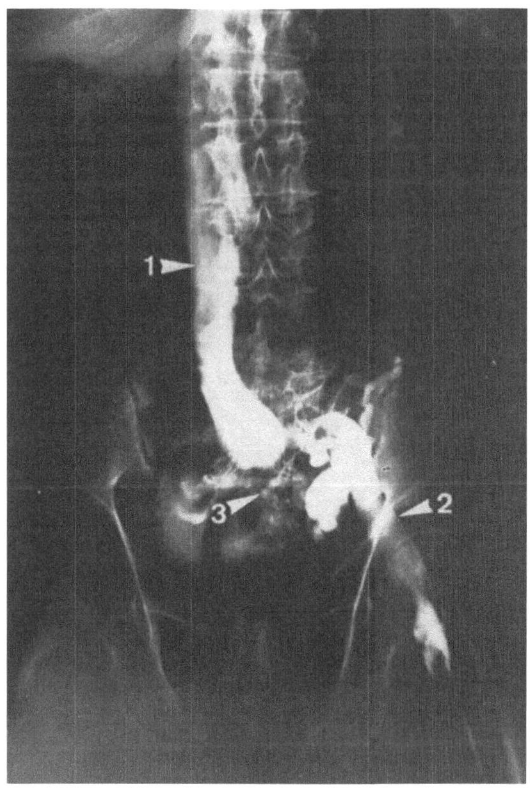

Abb. 3.20. Metastase bei Prostatakarzinom. Klinisch leichte Beinschwellung. Beinvenen phlebographisch normal. Differentialdiagnose: extremer Beckenvenensporn (vgl. Abb. 3.17); Diagnose urologisch bestätigt. (Pfeil 1: V. cava, 2: V. iliaca, 3: Metastase)

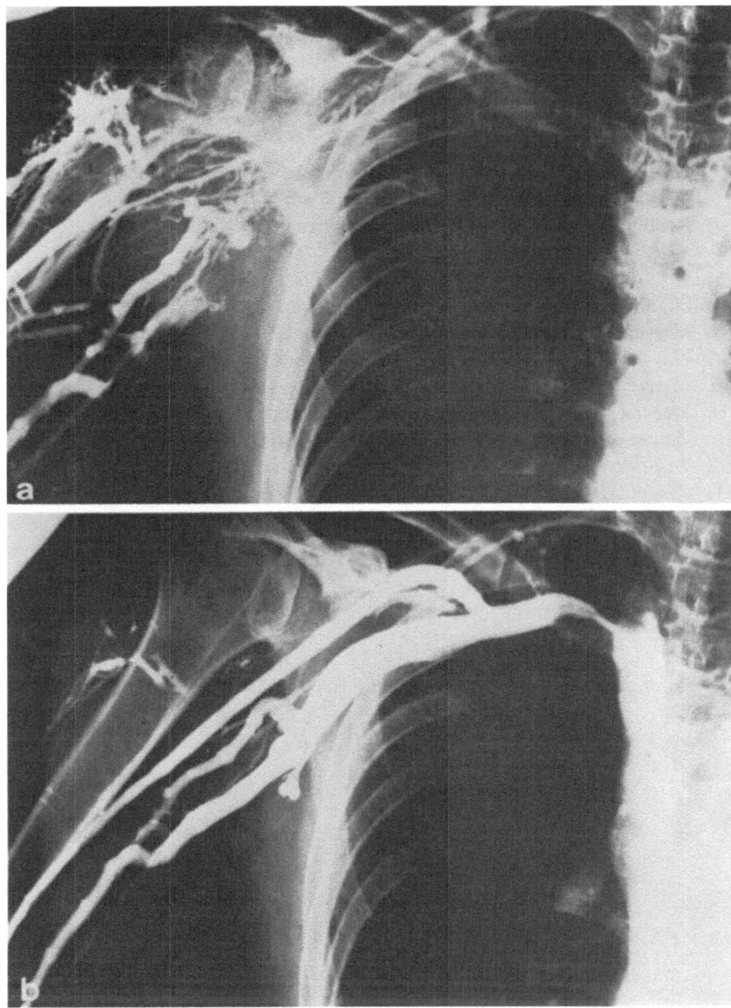

Abb. 3.21a, b. Frische Achselvenenthrombose (**a**), nach Lyse (**b**)

Literatur

1. Albrechtsson U (1976) Thombotic-Side-Effects of lower limb phlebographie. Lancet 723
2. Gottlob R (1978) Endothelschäden durch Injektion und chirurgische Manipulationen. Phlebol Proktol 7:289
3. Gottlob R, Zinner G (1959) Zur pathologischen Histologie der Venenendothelien, dargestellt mit der Versilberungsmethode. Virchows Arch [Pathol Anat] 332:398
4. Gottlob R, Zinner G (1959) Über Schädigung des Venenendothels durch verschiedene Noxen. Wien Klin Wochenschr 71:482
5. Gottlob R, Zinner G (1961) Weitere Untersuchungen über das Verhalten von geschädigten Venenednothelien nach verschiedenen Noxen. Wien Klin Wochenschr 73:273
6. May R (1978) Die Gefahren der Phlebographie. Euromed 18:541
7. May R, Kriessmann A (1978) Periphere Venendruckmessung, Thieme, Stuttgart
8. May R, Nissl R (1973) Die Phlebographie der unteren Extremität. Thieme, Stuttgart
9. Weber J (1978) Phlebographie und Venendruckmessung. Witzstrock, Baden-Baden
10. Zinner G, Gottlob R (1959) Morphologic chances in vessel endothelia caused by contrast media. Angiology 10:207
11. Zinner G, Gottlob R (1959) Die gefäßschädigende Wirkung verschiedener Röntgenkontrastmittel. ROEFO 91:507

3.4 Isotopenmethoden in der Diagnostik venöser Thrombosen

A. Mostbeck

Die Treffsicherheit der klinischen Thrombosediagnostik liegt auch beim erfahrenen Untersucher nur zwischen 50 und 60% [10, 26]. Die klinische Verdachtsdiagnose sollte daher durch eine apparative Diagnostik erhärtet oder ausgeschlossen werden. Unter den vielen apparativen Möglichkeiten – Phlethysmographie mit Bestimmung der Venenkapazität und der Venendrainage, Doppler-Ultraschall, Phlebographie – gewinnen auch nuklear-medizinische Verfahren zunehmend an Bedeutung [11]. Dem Wunsche des Herausgebers folgend, sollen hier nur Verfahren zur Diagnose etablierter Thrombosen besprochen werden, die prospektive Thrombosediagnostik wird nicht berücksichtigt.

Zwei nuklearmedizinische Verfahren haben sich in der Thrombosediagnostik etabliert: der Fibrinogen-uptake-Test [2, 3, 5, 11, 12, 16, 20] und die Isotopenphlebographie [4, 6, 11, 21, 22, 23, 24, 25].

3.4.1 Fibrinogen-uptake-Test

Der Fibrinogen-uptake-Test basiert auf dem biologischen Prinzip, daß im Rahmen einer Thrombose Fibrinogen in Fibrin umgewandelt wird. Es konnte gezeigt werden, daß sich markiertes Fibrinogen in seinen Stoffwechsel- und Gerinnungseigenschaften wie körpereigenes Fibrinogen verhält [13]. Markiertes Fibrinogen wird nur bei Wachstum des Thrombus in diesen eingebaut, es lagert sich jedoch in vermehrtem Ausmaß in der Venenwand und besonders stark im perivenösen Fettgewebe ein. Diese Erkenntnisse [15] wurden am Modell der Verödungsthrombose gewonnen, bei der der Zeitpunkt der Thrombosenentstehung bekannt ist. Bei allen Verödungsthrombosen, bei denen das markierte Fibrinogen vor, aber auch bis zu 14 Tagen nach der Verödung injiziert wurde, kam es zu einer sicheren und von außen meßbaren Anreicherung. Daß sich bei etablierter Thrombose das Fibrinogen vor allem in der Venenwand und besonders intensiv im perivenösen Gewebe einlagert, konnte durch Exzision bei oberflächlichen Thrombophlebitiden gezeigt werden [20]. Die unspezifische perivaskuläre Fibrinogenanreicherung zeigt aber auch eine Schwäche des Fibrinogentests. So kann es bei Hämatomen, Wunden, bei schweren lokalen Entzündungen und Frakturen auch bei Abwesenheit einer Thrombose zur Fibrinogenakkumulation kommen.

Die biologische Halbwertzeit des markierten Fibrinogens beträgt etwa 2,4 Tage. Das Fibrinogen kann mit mehreren Isotopen markiert werden: mit ^{125}J, ^{131}J, ^{123}J und neuerdings auch mit ^{99m}Tc [7]. Tc-markiertes Fibrinogen scheint eine Diagnose binnen weniger Stunden zu ermöglichen, ein definitives Urteil kann noch nicht abgegeben werden. Die Markierung mit Jodisotopen ist problemlos. Die Thromboinklottabilität beträgt dabei mehr als 90%. ^{123}J hat eine physikalische Halbwertzeit von 13,5 h, es ist daher nicht auf Lager zu halten und noch sehr teuer. Die ersten Berichte darüber sind jedoch sehr vielversprechend, da Thrombosen auch im Bereich des Körperstammes szintigraphisch nachgewiesen werden können [18]. Auch mit Tc markierten Fibrinogen ist der szintigraphische Nachweis der Thrombose möglich [8]. Neuer Radiopharmaka wie markierte Leukozyten, Thrombozyten sind in Erprobung, ebenso Komponenten des fibrinolytischen Systems wie markiertes Plasmin, Streptokinase und Urokinase [9].

Von praktischer Bedeutung sind derzeit Fibrinogenmarkierungen mit ^{125}J oder ^{131}J. Beide Isotope unterscheiden sich in ihren physikalischen Halbwertszeiten und der emittierten Gammaenergie. ^{125}J hat eine physikalische Halbwertzeit von 60 Tagen, seine Gammaenergie beträgt 35 keV. ^{131}J hat eine Halbwertszeit von 8,05 Tagen, seine hauptsächlich emittierte Gammaenergie beträgt 364 KeV. Sie unterscheiden sich wesentlich bezüglich der Gewebeabsorption: die Gewebehalbwertsschicht, die die ursprüngliche Strahlung auf die Hälfte schwächt, beträgt bei ^{125}J ca. 1,5 cm, bei ^{131}J 4,3 cm. Das heißt, daß von ^{125}J aus 10 cm Tiefe an der Oberfläche nur ca. 1% nachweisbar sind, der entsprechende Wert für das wesentlich härtere ^{131}J beläuft sich auf 20%. Die Nachweiswahrscheinlichkeit aus der Tiefe ist also für ^{131}J ungleich höher [14]. ^{125}J-markiertes Fibrinogen ist aufgrund seiner längeren physikalischen Halbwertszeitvon 60 Tagen leichter und länger zu lagern, was vor allem bei Instituten mit geringerer Frequenz von Bedeutung sein kann. Für tiefgelegene Thrombosen (z.B. Oberschenkel) ist dem ^{131}J-Fibrinogen unbedingt der Vorzug zu geben.

Zur Messung der Fibrinogenakkumulation können digitale Meßgeräte (Scaler) oder analog anzeigende Geräte (Mittelwertsanzeiger, Ratemeter) verwendet werden. Da der Meßfehler [Standardabweichung bzw. Variationskoeffizienz (VK)] bei digitaler Messung der Quadratwurzel der gezählten Counts entspricht (cps = Counts/s; t = Meßzeit):

$$\mathrm{VK} = \frac{100}{\sqrt{\mathrm{cps} \cdot \mathrm{t}}}$$

kann der Meßfehler durch Impulsvorwahl überfall gleich groß gehalten werden. Bei einer Impulszahl von 1500 Counts beträgt er 2,6%.

Bei Messungen mit Mittelwertsanzeigern (tragbaren Ratemetern) müssen einige Punkte bedacht werden. Die Geräte haben eine Zeitkonstante (τ), d. h. eine Dämpfung der Anzeige. Erst nach einem Zeitraum von ca. 5 Zeitkonstanten kann das Gerät abgelesen werden. Das bedeutet bei τ = 12 s eine Wartezeit von 60 s. Man kann die Messung allerdings mit einer kurzen Zeitkonstante beginnen (τ = 2 s), um nach ca. 10 s auf die stärkere Dämpfung umzuschalten, muß aber mit der Ablesung erneut eine gewisse Zeit zuwarten. Bei unerfahrenem Personal kann es zu groben Meßfehlern durch zu rasches Ablesen kommen. Der Meßfehler (Variationskoeffizienz) eines Ratemeters ist

$$\mathrm{VK} = \frac{100}{\sqrt{2 \cdot \mathrm{cps}} \cdot \tau}$$

und bei gleichem Zeitaufwand immer größer als bei digital anzeigenden Geräten. Aus diesen Gründen sind digitale Zähler unbedingt vorzuziehen.

Die Meßanordnungen bei Verwendung von ^{125}J-Fibrinogen unterscheidet sich von der bei ^{131}J-Fibrinogen. Durch die große Gewebeabsorption muß bei Anwendung von ^{125}J-Fibrinogen an vielen Meßpunkten – je 7 im Bereich der Unter- und Oberschenkel – gemessen werden, wobei die Sonde in Hautkontakt gebracht wird. Bei Verwendung von ^{131}J-Fibrinogen genügen bei Weitwinkelkollimation 5 Meßpunkte an jedem Bein, die sich etwas überlappen (je 2 an Ober- und Unterschenkel und einer im Kniebereich). Um das Blutvolumen der Beine möglichst zu verringern, müssen bei beiden Methoden die Beine um 20–30° erhöht gelagert werden.

Wir verwenden ein fahrbares Gerät mit 2″-Szintillationssonde und Weitwinkelkollimator. Der Abstand Kristall – Beinoberfläche beträgt 20 cm. Es werden 5 Punkte am 30° erhobenen Bein gemessen. Die präkordiale Aktivität wird im gleichen Abstand mit Zentrierung der Sonde auf den Mittelpunkt des Manubrium sterni gemessen. Als pathologisch wird eine Aktivitätsdifferenz symmetrischer Beinpunkte von ⩾ 20% angesehen, also ein Quotient höhere Zählrate/geringere Zählrate ⩾ 1,2. Um auch beidseitige Thrombosen zu erfassen, wird die lokale Aktivität in Prozenten der präkordial gemessenen angegeben. Dabei ergeben sich je nach Meßgeometrie der Sonde unterschiedliche Grenzwerte für jeden Beinmeßpunkt, die von jeder Untersuchungsstelle individuell erarbeitet werden müssen.

Als Dosis wird 100 μCi ^{131}J-Fibrinogen injiziert. Die Schilddrüse wird durch orale Gabe von Kalijodat geschützt. Die Messung kann 6–24 h nach der Injektion vorgenommen werden. Die Strahlenbelastung des Ganzkörpers beträgt ca. 60 mrad. Schwangere und Stillende sind auszuschließen. Patienten mit Frakturen, Hämatomen, Entzündungen, schweren Arthritiden sind ebenfalls auszuschließen, da bei diesen Patienten falsch-positive Werte möglich sind. Markiertes Fibrinogen kann im Bereich der Beine und der Arme angewandt werden; für die Thrombosediagnostik im Rumpfbereich ist es nicht geeignet. Das Hepatititisrisiko ist bei sorgfältiger Auswahl und Überwachung der Spender als äußerst gering einzuschätzen. Weder in Großbritannien [1] noch bei uns wurden Hepatitiserkrankungen nach einem Fibrinogentest beobachtet.

3.4.2 Die Isotopen-(becken-)phlebographie

Diese Methode eignet sich vor allem für den Nachweis von Abflußstörungen und Thrombosen in den Beckenvenen. Als Tracer verwenden wir ^{99m}Tc-Albuminmikrosphären mit einem Durchmesser von 10 – 50 μm, wie sie auch bei der Lungenszintigraphie angewandt werden. In je eine Fußrückenvene werden mit dünnen Nadeln je 1 – 2 mCi ^{99m}Tc-Mikrosphären injiziert und mit je 5 ml isotoner Kochsalzlösung nachgespült. Blutdruckmanschetten mit einem Druck von 30–40 mm Hg (4 – 5,3 kPa) zwingen die Mikrosphären in die tiefen Venen. Eine Gammakamera ist auf die Beckenregion gerichtet und beobachtet den Durchfluß durch die Beckenvenen. Die Aufnahmen werden von einem Kleincomputer on line gesteuert und auf einer Magnetplatte abgespeichert (45 Bilder/2s). Eine annähernd gleiche Information erhält man auch durch eine einfache Sequenzszintigraphie; ab dem Erscheinen des Tracers in den Beckenvenen werden Bilder mit einer Belichtungszeit von 3 – 5 s Dauer angefertigt. Bei Anwendung des Computers ist eine Fehlbelichtung ausgeschlossen, man kann Bilder des interessierenden Zeitraums aufsummieren und kommt so zu optimalen Ergebnissen. Anschließend – und das ist ein besonderer Vorteil dieser Methode – werden die Lungen szintigraphiert. 10 – 20 min nach der Injektion wird nochmals die Beckenregion aufgenommen und auf lokale Partikelretention – sog. „hot spots“ – geachtet.

Die Strahlenbelastung der Lungen beträgt für 1 mCi ^{99m}Tc-Mikrosphären ca. 50 mrad.

Die Kriterien für einen gestörten Beckenabfluß sind:

a) Ausbildung von Kollateralen zur Gegenseite („Spontanpalma“) oder nach lateral.
b) Kompletter Stopp in den Beckenvenen.
c) Auf vielen Bildern konstant nachweisbare Einengung der Strombahn.
d) Leberdarstellung (sehr selten) als Zeichen von Kollateralen von den Beckenvenen zum Pfortadersystem, was nur bei entsprechendem Druckgradienten möglich ist.

e) Hot spots finden sich nur in 70% von Thrombosen im Bereich der Beckenvenen; sie können daher nur als Hilfszeichen zur Diagnose herangezogen werden.

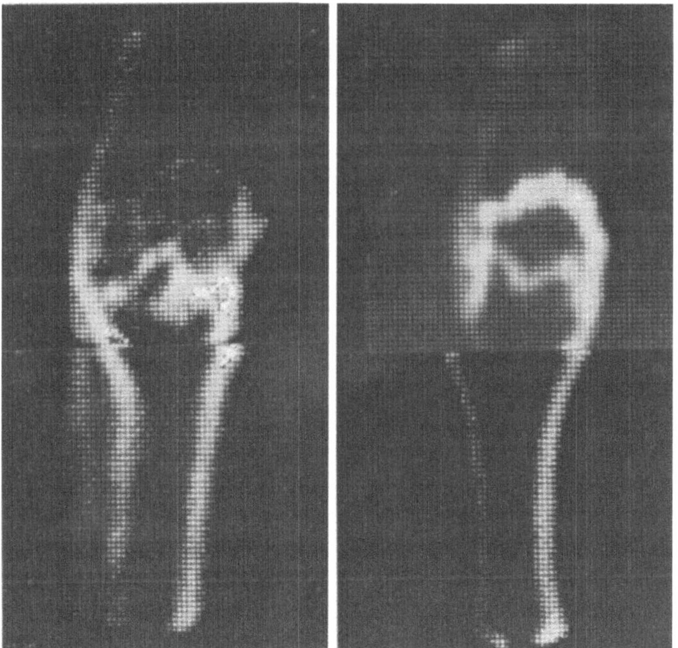

Abb. 3.22 Isotopenphlebogramme (s. Text)

3.22 zeigt zwei Isotopenphlebogramme mit thrombotischem Verschluß der Beckenvenen und ausgeprägten Kollateralen zur Gegenseite.

Durch die Verwendung eines Computers on line können über die Regions-of-interest-Technik venöse Kreislaufzeiten von der distalen V. iliaca zur V. cava berechnet werden. Wenn auch im Kollektiv statistisch hochsignifikante Unterschiede zwischen erkrankter und gesunder Seite nachweisbar sind, haben die venösen Kreislaufzeiten für den Einzelfall aufgrund der großen Streuung keine Bedeutung erlangt [11, 22].

Für den Oberschenkelbereich ist die Aussage der Isotopenphlebographie limitiert, die isolierte Darstellung der V. Saphena magna spricht für einen gestörten Abfluß in der V. femoralis. Für den Unterschenkelbereich ist die Methode wertlos.

Zur Bedeutung des Lungenperfusionsscans s. Kap. 5.

Die besonderen Vorteile der Isotopenbeckenphlebographie liegen in der geringen Belastung des Patienten. Es können kleinste Fußrückenvenen punktiert werden, das Injektionsvolumen ist gering. Die Untersuchung kann auch während einer Lyse durchgeführt werden und liefert Einblicke in die Perfusionsverhältnisse der Lungen. Die Einschränkung der Methode betrifft das im Vergleich zur röntgenologischen Phlebographie schlechtere Auflösungsvermögen, so daß vor Thrombektomie (evtl. vor Lyse) und bei Tumorkompression die röntgenologische Phlebographie vorzuziehen ist.

3.4.3 Klinische Wertigkeit des Fibrinogen-uptake-Tests und der Isotopenphlebographie

Die Mehrzahl der Thrombosen beginnt im Bereich des Unterschenkels und bleibt auf diesen beschränkt. Die Diagnose der isolierten Unterschenkelthrombose ist besonders schwierig [19]. Bei der Unterschenkelthrombose versagen andere physikalische Meßmethoden wie plethysmographische Bestimmung von Venenkapazität und Venendrainage weitgehend. Die Doppler-Ultraschallsonde ist für den Unterschenkelbereich ohne sichere Aussage. Die Routinephlebographie übersieht die im Nebenschluß liegenden Wadensinusvenenthrombosen häufig. Die Phleboskopie ist für die Routine mancherorts zu aufwendig, kann jedoch auch die Soleusvenen darstellen. Wir halten für den Bereich des Unterschenkels den Fibrinogentest für das empfindlichste Verfahren und verwenden die Phlebographie nur bei Frakturen, Hämatomen und lokalen Entzündungen.

Eine eigene Studie [17] über die Aussagefähigkeit des Fibrinogentests im Vergleich zur Phlebographie brachte bei 83 Patienten in 19 Fällen (23%) diskrepante Ergebnisse. 11 dieser Fälle betrafen den Unterschenkel, wo die Routinephlebographie eine Thrombose höchstwahrscheinlich übersehen hat. Die zweite Gruppe von diskrepanten Ergebnissen betraf Patienten mit Rezidivthrombosen im Rahmen eines postthrombotischen Syndroms. Hier wurden phlebographisch thrombotische Verschlüsse diagnostiziert, der Fibrinogentest ließ jedoch alte Prozesse annehmen.

Thrombosen im Bereich des Oberschenkels werden klinisch leichter diagnostiziert. Hier ist auch die Plethysmographie wesentlich aussagefähiger, kann aber zwischen frischem und altem Verschluß nicht unterscheiden. Phlebographisch ergeben sich bei Thrombosen ab der V. poplitea keine Probleme. Hier sind Schwierigkeiten beim Fibrinogentest zu erwarten. ^{125}J-Fibrinogen mit seiner sehr weichen Gammastrahlung läßt Thrombosen im Oberschenkelbereich leicht übersehen. Die Treffsicherheit des ^{131}J-Fibrinogentests ist dagegen auch für diesen Bereich gut. Von besonderer Bedeutung ist der Fibrinogentest bei der Rezidivthrombose, da hier phlebographische Schwierigkeiten auftreten können. Sollte eine Thrombektomie oder eine Lyse bei Oberschenkel-Becken-Venenthrombose geplant sein, empfiehlt sich die Phlebographie als erste diagnostische Maßnahme, da der Fibrinogentest keine exakten lokalisatorischen Aussagen ermöglicht.

Bei Beckenvenenthrombosen oder Abflußhindernissen dieser Region ist die Untersuchung mit Dopplerultraschall die erste diagnostische Maßnahme. In 400 Fällen fanden wir eine Übereinstimmung zwischen Dopplersonde und Isotopenbeckenphlebographie in 86% der Fälle. Beide Methoden ergänzen sich sehr gut, da gut kollateralisierte Verschlüsse mittels der Isotopenphlebographie leicht nachgewiesen werden können, während sie der Dopplersonde entgehen können. Bei inkompletten Abflußhindernissen ohne Ausbildung von Kollateralen ist die Dopplersonde sensibler. Phlethysmographische Untersuchungen können die Abflußstörungen der Becken- und Oberschenkelvenen leicht erfassen, ähnlich wie Dopplersonde und Isotopenphlebographie liefern sie jedoch keine Aussage über die Art und das Alter der Abflußstörung (Thrombose, Tumorkompression).

Der Vergleich der röntgenologischen Beckenphlebographie mit der Isotopenphlebographie liegert folgendes Bild:

Das Auflösungsvermögen der radiologischen Phlebographie ist sehr gut, die des nuklearmedizinischen Verfahrens schlechter. Bei Injektionen in eine Fußrückenvene kommen die Beckenvenen beim nuklearmedizinischen Verfahren so gut wie immer zur Darstellung, beim radiologischen Verfahren in ca. 10% der Fälle nicht genügend, so daß dann entweder die

V. femoralis punktiert oder bei Verschluß derselben eine transossäre Phlebographie vorgenommen werden muß.

In Zusammenarbeit mit der dermatologischen Abteilung des Wilhelminenspitals Wien haben wir seit 1972 rund 2000 Fibrinogentests und ca. 800 Isotopenbeckenphlebographien vorgenommen. Das Patientengut setzt sich zu gleichen Teilen aus stationären und ambulanten Patienten zusammen.

Aus diesen Erfahrungen hat sich bei uns folgende Strategie bewährt: Bei Verdacht auf Beinvenenthrombose wird vorerst eine Dopplerultraschalluntersuchung vorgenommen. Wird ein Beckenabflußhindernis diagnostiziert oder ist der Doppler-Befund inkonklusiv wird eine Isotopenbeckenphlebographie mit nachfolgender Lungenszintigraphie angeschlossen. Bei Verdacht einer venösen Abflußstörung proximal der Wade wird eine plethysmographische Untersuchung durchgeführt. Bei Thromboseverdacht und freiem Beckenabfluß wird in jedem Fall ein ^{131}J-Fibrinogentest durchgeführt. Die Röntgenphlebographie wird routinemäßig nur bei Konditionen, die einen Fibrinogentest ausschließen, (Traumen, Hämatomen, Frakturen) durchgeführt oder wenn eine Lysebehandlung oder Thrombektomie geplant ist.

Dieses Vorgehen hat sich zur Routinediagnose der venösen Thrombose seit 6 Jahren an einem Großkrankenhaus bewährt. Wir sehen den Fibrinogentest nicht als eine wissenschaftliche Methode zur Klärung bestimmter Fragestellungen an, sondern verwenden ihn als Routinemethode. Bei der häufigsten Thromboseform, der isolierten tiefen Unterschenkelthrombose, hat er von allen Methoden die größte Treffsicherheit.

Zusammenfassung

Die Treffsicherheit der klinischen Thrombosediagnostik ist mit 50 – 60% gering. In der apparativen Diagnostik haben in der letzten Zeit neben Phlebographie, Plethysmographie und Doppler-Ultraschall auch der ^{131}J-Fibrinogentest und die Isotopenbeckenphlebographie einen gesicherten Platz eingenommen.

Die Sensitivität des ^{131}J-Fibrinogentest ist hoch, die Spezifität kann durch klinische Vorselektionierung und Ausschluß von Patienten mit Hämatomen, Frakturen, Traumen, schweren Entzündungen u.a. wesentlich gesteigert werden. Für die häufigste Thromboseform, die tiefe Wadenvenenthrombose, ist der Fibrinogentest die sicherste Nachweismethode.

Die Isotopenphlebographie hat für den Beckenbereich eine große Treffsicherheit in der Erfassung von Beckenvenenabflüssen, für den Oberschenkelbereich ist die Aussage limitiert, für den Unterschenkel ist sie wertlos. Ihr Vorteil ist die regelmäßige Darstellung der Beckenvenen durch Injektion von ^{99m}Tc-Albuminmikrosphären in Fußvenen. Außerdem liefert sie ohne zusätzliche Injektion und Strahlenbelastung einen Perfusionsscan der Lungen.

Die Stellung der nuklearmedizinischen Verfahren im diagnostischen Rüstzeug der Thrombosediagnostik wird diskutiert, sie können als Routineverfahren zur Thrombosediagnostik angesehen werden.

Literatur

1. Browse NL (1976) Venöse Thromboembolie. Das medizinische Prisma 2
2. Browse NL, Clapham WF, Croft DN, Jones DJ, Thomas ML, Williams JO (1971) Diagnosis of established deep vein thrombosis with the 125 J fibrinogen uptake test. Br Med J IV:325

3. Fridrich R (1976) Radio-Fibrinogen in der Diagnose der akuten tiefen Venenthrombose. Akute tiefe Becken- und Beinvenenthrombose. Aktuelle Probleme in der Angiologie, Bd. 33. In: Ehringer H (Hrsg) Huber, Bern Stuttgart Wien
4. Hayt DB, Blatt CJ, Freeman LM (1977) Radionuclide venography: its place as a modality for the investigations of thromboembolic phenomana. Semin Nucl Med 7:263
5. Hicks HB, Hazet J (1973) Safe use of 135 I-fibrinogen. Lancet II 931
6. Hobbs JT, Hichmann JH, Yao ST (1972) The investigation of the iliac veins by an ultrasound technique and by radioscanning with a gamma camera. Vasa 1:170
7. Jehgers O, Abramovici A, Jonckheer M, Ermans AM (1978) A chemical method for the labeling of fibrinogen with 99m Tc. Eur J Nucl Med 3:95
8. Jonckheer MH, Abramovici J, Jeghers O, Dereume JP, Goldstein M (1978) The interpretation of phlebograms using fibrinogen labeled with 99m Tc. Eur J Nucl Med 3:233
9. Krohn KA, Knight LC (1977) Radiopharmacentialcs for thrombus detection: Selection, preparation and clinical evaluation. Semin Nucl Med 7:219
10. Lindemayr W, Lofferer O, Mostbeck A, Partsch H (1975) Einige praktische Aspekte zum Problem der tiefen Beinvenenthrombose. Phlebol. Proktol 4:115
11. Lofferer O, Mostbeck A, Partsch H, Tham B (1975) Nuklearmedizinischer Nachweis von Bein- und Beckenvenenthrombosen. In: Pabst HW, Hör G, Schmidt HAE (Hrsg) Nuklearmedizin. Schattauer, Stuttgart New York, S 204
12. Lofferer O, Mostbeck A, Partsch H (1978) Nuklearmedizinische Untersuchungen in der Phlebologie. Phlebol. Proktol 7:220
13. McFarlane AS (1956) Labelling of plasma protein with radioactive iodine. Biochem J 62:135
14. Mostbeck A (1976) Diskussion zu Fridrich R: „Der 125 J Fibrinogentest in der Diagnose der akuten tiefen Beinvenenthrombose". In: Ehringer H (Hrsg) Aktuelle Probleme in der Angiologie, Bd 33. Akute tiefe Becken- und Beinvenenthrombose. Huber, Bern Stuttgart Wien S 75
15. Mostbeck A, Lofferer O, Partsch H (1973) Thrombosennachweis der unteren Extremität mit 131J Fibrinogen. In: Zeitler E (Hrsg) Aktuelle Probleme in der Angiologie: Bd 19. Diagnostik mit Isotopen bei arteriellen und venösen Durchblutungsstörungen der Extremitäten. Huber, Bern Stuttgart Wien, S 186
16. Mostbeck A, Lofferer O, Partsch H (1976) Nuklearmedizinischer Nachweis von venösen Abflußstörungen im Bereich der Beine und des Beckens. Acta Med Austriaca 3:120
17. Mostbeck A, Lofferer O, Partsch H (1976) Diskrepanz zwischen 131 J Fibrinogentest und Phlebographie bei der akuten Beinvenenthrombose. Aspekte der Extremitätenangiographie. In: Aktuelle Probleme in der Angiologie, Bd. 34. Zeitler E (Hrsg) Huber, Bern Stuttgart Wien S 53
18. DeNardo SJ, DeNardo GL (1977) Iodine-123-fibrinogen szintigraphy. Semin Nucl Med 8:245
19. Partsch H, Mostbeck A (1979) Die Früherkennung der tiefen Unterschenkelthrombophlebitis. VASA 8:237
20. Partsch H, Lofferer O, Mostbeck A (1974) Diagnosis of established deep vein thrombosis in the leg using 131 I fibrinogen. Angiology 25:719
21. Partsch H, Mostbeck A, Lofferer O (1974) Vergleichende Untersuchungen mit Doppler-Ultraschall und Isotopenphlebographie bei venösen Abflußstörungen im Becken. Wien Klin Wochenschr 86:511
22. Partsch H, Lofferer O, Mostbeck A, Tham B (1976) Die Isotopenphlebographie mit anschließender Lungenszintigraphie (markierte Mikrosphären) bei akuter Beckenvenenthrombose. In: Ehringer H (Hrsg) Aktuelle Probleme in der Angiologie, Bd. 33. Akute tiefe Becken- und Beinvenenthrombose. Huber, Bern Stuttgart Wien
23. Partsch H, Mostbeck A, Lofferer O (1976) Diagnose der Beckenvenenthrombose mit Doppler-Ultraschall und Isotopenphlebographie: Erfahrungen bei 250 Untersuchungen. In: Ludwig H, Kurz E (Hrsg) Die Beckenvenen. Schattauer, Stuttgart New York, S 35
24. Rosenthall L (1966) Radionuclide venography using 99m Tc pertechnetate and the gamma szintillation camera. AJR 97:74
25. Rosenthall L (1971) Combined inferior vene cavography and lung imaging with 99m Tc albumine macroaggregates. Radiology 98:223
26. Shafer N, Duboff S (1971) Physical signs in the early diagnosis of thrombophlebitis. Angiology 22:18

4 Diagnostik arterieller Verschlüsse

4.1. Nicht-invasive instrumentelle Diagnostik arterieller Verschlüsse

R.-M. Schütz

Der in ausgedehnten, z.T. prospektiven Untersuchungen bewiesene Morbiditätsanstieg für periphere arterielle Durchblutungsstörungen und die Tatsache, daß hierdurch in zunehmendem Maße Frühinvalidität eintreten kann, muß das Bemühen des Arztes darauf richten, dieses Leiden möglichst frühzeitig diagnostisch zu erfassen. Anamnese und klinische Untersuchungsbefunde können in den meisten Fällen diese Aufgabe erfüllen. Der apparativen Diagnostik fällt es zunächst zu, den jeweiligen Status praesens zu dokumentieren. Wir sehen aber eine Methode als um so wertvoller an, je mehr Rückschlüsse auf funktionelle Reserven erkrankter Gliedmaßenabschnitte sie zu vermitteln in der Lage ist und je exakter sie erlaubt, deren Änderungen in der Zeit reproduzierbar zu verfolgen. Die nachfolgende Übersicht soll für eine Urteilsfindung hilfreich sein.

4.1.1 Oszillographie

Bekannteste angiologische Untersuchungsmethode ist die Oszillographie. Das Verfahren ist für Patienten wenig eingreifend und apparativ nicht allzu aufwendig. Es erfaßt pulsatorische Volumenschwankungen in den von einer Meßmanschette umschlossenen Gefäßabschnitten unter beliebig abzustufender Druckeinwirkung von außen (sog. Entlastungsdruck).

Die Pulsationen stellen eine Kombination dar aus Druck- und Volumenpulsanteilen. Sie lassen sich mechanisch, piëzoelektrisch oder elektrisch aufnehmen und für die Registrierung transformieren. In der Regel nimmt man von jedem Patienten Oszillationen der Ober- und Unterarme, der Ober- und Unterschenkel sowie der Fußrücken auf und registriert entweder mit stufenweise oder mit kontinuierlich absinkendem Manschetteninnendruck. Bei der zweiten Meßart kann man Verschiebungen des oszillometrischen Index sofort und sicher ablesen.

Das am häufigsten eingesetzte, mechanisch arbeitende Oszillographiegerät nach Gesenius-Keller besitzt den Vorteil der einfachen Transportabilität und Unabhängigkeit von zusätzlichen Registriereinrichtungen. Seine geringe Empfindlichkeit – Frühformen obliterierender Gefäßerkrankungen entziehen sich oft dem Nachweis mit diesem Gerät – erlaubt aber weder Aussagen über die akrale Gefäßsituation noch eine sichere Beurteilung von Kurvenformen oder Zeitkriterien. Derartige Analysen sind nur an oszillographischen Kurven möglich, die mit hochempfindlichen mechano-elektrischen Geräten, z.B. mit dem Infratonooszillographen, gewonnen werden. Die dann ablesbaren Maßzahlen entsprechen jenen für andere pulsmessende Verfahren, so daß wir auf die entsprechenden Ausführungen bei der Sphygmographie verweisen (S. unten 4.1.4).

Fehlinterpretationen bei oszillographischen Auswertungen – und das gilt gleichermaßen auch für andere pulsationsabhängige Meßverfahren – beruhen meist darauf, daß aus der Amplitudenhöhe auf die Durchblutungsgröße geschlossen wird. Dieser Rückschluß ist unzulässig: denn bei der Oszillographie lassen Amplituden Abhängigkeiten ablesen von der Atmung, dem Alter, der Anlage und Breite der Meßmanschette, der Registriergeschwindigkeit, des weiteren Rückwirkungen von Änderungen der Atmung und Pulsfrequenz, der Körperhaltung oder der Blutdruckamplitude, von Umfangdifferenzen korrespondierender Gliedmaßenabschnitte – z.B. infolge von Ödemen oder groben Narbenzügen –, oder auch von einem seitendifferenten Tonus – z.B. bei einer einseitig schlaffen Parese –. Und ferner sind spontane Amplitudenschwankungen bekannt, die sowohl mit einer Tagesrhythmik beschrieben wurden als auch bei relativ kurzen Beobachtungszeiten mit ± 10% nachweisbar sind. Deshalb können allenfalls Amplidudendifferenzen von mehr als 30% diagnostisch gewertet werden.

Nach unseren Erfahrungen stellt der sog. „oszillometrische Index" (OI) den für die Diagnostik am sichersten verwertbaren und zugleich auch einen für Vergleichsuntersuchungen geeigneten Parameter dar. Man versteht unter dieser Maßzahl den Manschetteninnendruck, bei welchem die Gefäßwand maximal druckentlastet ist, so daß größtmögliche pulsatorische Schwankungen erfolgen können. Dieser OI entspricht dem Manschettendruckwert zum Zeitpunkt des Amplitudenmaximums. Nach Angaben der Literatur soll er etwa den arithmetischen Mittelwert aus systolischem und diastolischem Blutdruck widerspiegeln und regelhaft nach distalwärts hin abnehmen. Wir haben auf Grund unserer Ergebnisse an Gesunden und Angiopathikern diese Aussagen jedoch widerlegt: die oszillometrischen Indizes liegen an den distalen Abschnitten von Armen und Beinen stets höher als an den proximalen. Und auch die Relationen zwischen OI und den mit Doppler-Ultraschall gemessenen Drucken über der Arteria tibialis posterior variieren so stark, daß die Aussage, der OI spiegele den arteriellen Mitteldruck wider, nicht mehr vertretbar ist (Tabelle 4.1).

Tabelle 4.1. Relation von OI und systol. art. Blutdruck (p syst.), letzterer gemessen an den Armen über der A. brachialis, an den Beinen über der A. tibialis posterior mit Doppler-Ultraschallmeßköpfen. Diese Maßzahlen beweisen, daß der OI – entgegen Angaben der Literatur – nicht dem arithmetischen Mittelwert aus systolischem und diastolischem Blutdruckwert entspricht. (Nach [7])

	Normal				Path.			
$\bar{x}$	n	OI	p syst.		n	OI	p syst.	
Oberarm	203	108,99	133,89	OI < p syst.				
Unterarm	301	118,78	137,74	OI < p syst.				
Oberschenkel	367	154,37	153,85	OI = p syst.	276	137,24	98,21	OI > p syst.
Unterschenkel	343	171,15	152,53	OI > p syst.	229	140,91	103,84	OI > p syst.

Die Bedeutung des oszillometrischen Index liegt darin, daß einseitige Verschiebungen zu niederen Entlastungsdrucken das Vorliegen einer hämodynamisch relevanten Blutstrombehinderung proximal der Meßstelle anzeigen. Eine Untersuchung oberhalb eines arteriellen Verschlusses kann – bei sonst unbehindertem zentralen Blutzustrom – sowohl den OI als auch die absolute Amplitudenhöhe am kranken Bein infolge Wellenreflektion erhöht erscheinen lassen. Eine nachfolgende, weiter distal ausgeführte Untersuchung schafft dann aber schnell klare Verhältnisse. In diagnostischen Zweifelsfällen bringt eine Belastungsoszillographie Klärung (Abb. 4.1): denn durch Arbeit oder arterielle Drosselung kann in Frühstadien einer Angiopathie noch eine Senkung des peripheren Widerstandes in der Endstrom-

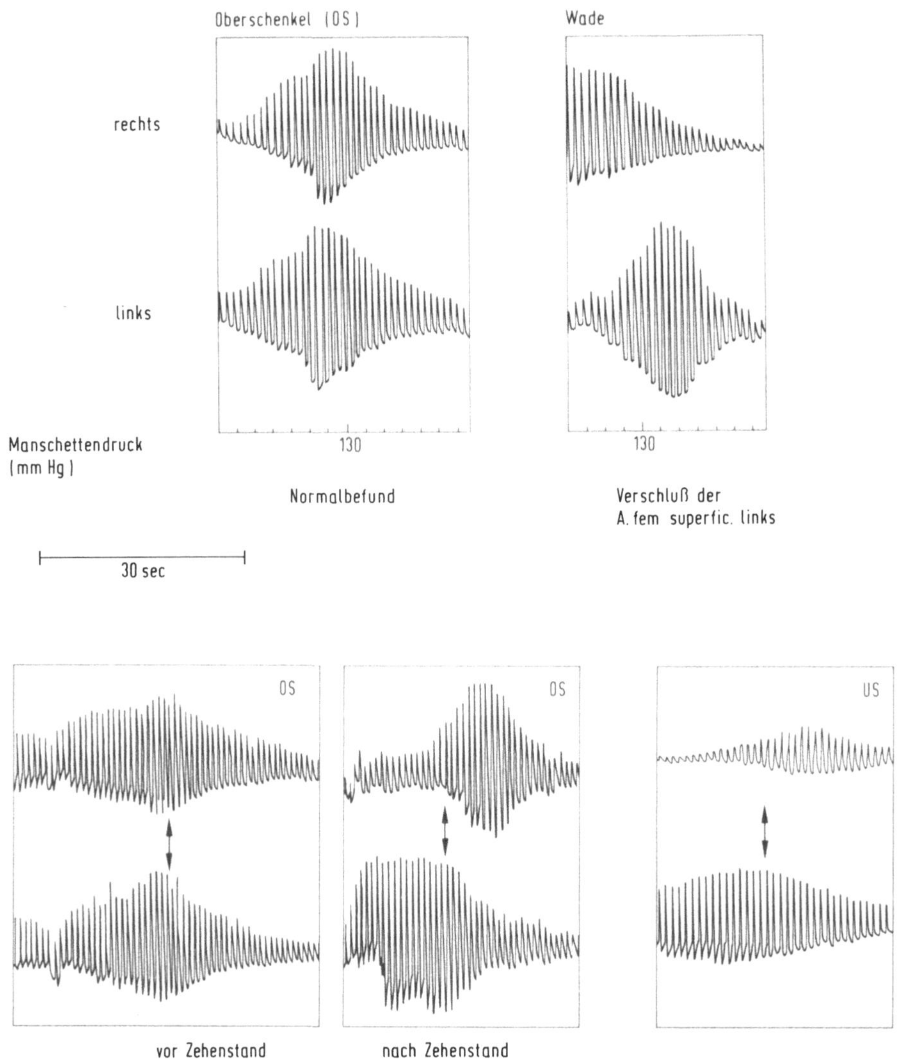

Abb. 4.1. Beispiele typischer Oszillographiebefunde (Reg. mit kontinuierlich abfallendem Manscheteninnendruck). (Nach [7]). – Im oberen Bildteil ist der Verschluß der A. femoralis superficialis links nur an einer Erniedrigung des OI – im Vergleich zur kontralateralen Seite – abzulesen, nicht aus der Amplitutengröße. Der untere Bildteil gibt den Nachweis einer hämodynamisch wenig bedeutsamen Stenose der A. femoralis superficialis rechts wieder, der erst nach Belastung erfolgreich war. Diagnostisch aussagefähig ist wiederum nur die Erniedrigung des OI, nicht das Amplitudenverhalten: diese nahmen am gesunden wie am kranken Bein an absoluter Größe zu. – ↕ Manschetteninnendruck = 130 mm Hg

bahn erreicht werden, die zu einem Abfall des intravasalen Druckes führt und damit die Ursache für die – bei Gesunden und bei Kranken gleichermaßen nachweisbare – Verkleinerung der Oszillationen darstellt. Gegenüber Normaldurchblutung tritt bei Stenosierung einer Hauptarterie diese Amplitudenreduktion verstärkt und vor allem verlängert nachweisbar auf.

Die Abklingdauer dieser Depression ist mit allen Vorbehalten als ein Indiz für die Güte des Kollateralkreislaufes zu werten. Und eine eindeutige Verkürzung im Zuge therapeutischer Maßnahmen weist auf eine Verbesserung der Kollateralisation hin.

Die eben geäußerten Vorbehalte ergeben sich aus der Tatsache, daß zwar unter Belastung die beschriebenen Reaktionen zu erkennen sind, daß sie aber – wie Simultanmessungen mit der Venenverschlußplethysmographie bewiesen haben – völlig losgelöst von den tatsächlichen Blutstromverhältnissen ablaufen: eine plethysmographisch faßbare Hyperämiereaktion läßt völlig andere zeitliche Relationen erkennen wie eine oszillographische. Der gleichen Einschränkung unterliegt der sog. oszillographische Stautest nach Dortenmann: auch er läßt keine Hyperämiereaktion im Sinne des Beschreibers erkennen.

Weder die Literatur noch unsere Meßergebnisse erlauben es, „Normalwerte" für den OI anzugeben: nur die Beurteilung seiner relativen Unterschiede an symmetrischen Gliedmaßenabschnitten bietet eine hinreichend sichere diagnostische Bewertungsgrundlage. Für den seltenen Fall, daß an korrespondierenden Stellen etwa gleich ausgeprägte Strombahnhindernisse vorhanden sind, wird in der Literatur zur diagnostischen Klärung die Berechnung des sog. zweiten oszillometrischen Quotienten vorgeschlagen. Wir setzen diese Maßzahl nie ein, da sie nach unseren Erfahrungen äußerst irrtumsträchtig ist: hier empfiehlt sich vielmehr die Anwendung der Doppler-Ultraschalluntersuchung.

Zusammenfassend kann man sagen, daß die Oszillographie als Triagemethode in der Angiologie weiterhin große Bedeutung besitzt. Sie läßt approximativ eine Höhenlokalisation von Gefäßverschlüssen zu, erlaubt durch Seitenvergleiche und durch Unterschiede im oszillometrischen Index – bei Grenzbefunden ggf. erst nach einer Belastung – das qualitative Erfassen von hämodynamisch relevanten Blutstrombehinderungen. Empfindliche Geräte ermöglichen außerdem die zusätzliche Bewertung von Formkriterien und Zeitwertänderungen.

4.1.2 Venenverschlußplethysmographie

Die Venenverschlußplethysmographie in ihren verschiedenen meßtechnischen Varianten ist neben der Gewebsclearanceuntersuchung mit ^{133}Xenon die einzige quantitative Methode, die sich in der klinisch-angiologischen Diagnostik durchgesetzt hat. Sie erlaubt, quantitative Stromzeitvolumenbestimmungen beliebig oft zu reproduzieren. Eingehende Untersuchungen haben bewiesen, daß plethysmographischen Maßzahlen dann eine präzise Aussagekraft zukommt, wenn

1. eine völlig venöse Drosselung oberhalb der Meßstelle vorliegt,
2. diese Drosselung sowie der sie begleitende Druckanstieg im Venensystem den arteriellen Bluteinstrom nicht behindert,
3. das Aufpumpen der Staumanschette die Messung nicht durch Okklusionsartefakte beeinträchtigt,
4. die Untersuchungen bei konstanter Raumtemperatur durchgeführt werden,
5. die Gliedmaßen in Herzhöhe gelagert sind, da schon geringe Abweichungen aus dieser Position zu Fehlbestimmungen führen können.

Bestimmt man die Durchblutung sofort nach Eintreffen und Hinlegen eines Probanden, sind die ersten Werte deutlich überhöht und weisen eine erhebliche Schwankungsbreite auf. Nach einer Ruheperiode von 30 min ist diese Gefahr gebannt. Das ist besonders wichtig bei Angiopathikern: denn innerhalb der Ruheperiode tritt eine Akkomodation an die ungewohnte Umgebung ein, d.h. psychische Faktoren können sich nicht mehr negativ auswirken

–, und auch der höhere Initialwert, den wir im Sinne einer partiellen Arbeitshyperämie infolge des vorherigen Gehens deuten, ist dann abgeklungen.

Die Venenverschlußplethysmographie basiert darauf, daß – bei blockiertem venösen Rückfluß – der freie arterielle Bluteinstrom im untersuchten Gliedmaßenabschnitt zu einer Volumenänderung führt: diese verhält sich über kurze Zeit direkt proportional der einströmenden Blutmenge.

Linearität des Pulskurvenanstiegs signalisiert einen freien arteriellen Bluteinstrom. Nach unseren Erfahrungen können Spontanschwankungen der Durchblutung zwar einen Bruch in dieser Linearität vortäuschen: dies ist allerdings bei Messungen von weniger als 8 s Dauer äußerst selten. Linearität besteht bei regelrechter Ableitung über im Mittel 6,3 s und ist prinzipiell bei normaler wie bei vermindert Durchblutung gleichermaßen vorhanden.

Ein unbehinderter arterieller Bluteinstrom in das Gliedmaßensegment ist gewährleistet, wenn die Ruhedurchblutung von Wade und Fuß bei subdiastolischen Stauwerten ermittelt wird: wir verwenden regelhaft 70 mm Hg Manschetteninnendruck. Nur bei schweren arteriellen Blutumlaufstörungen wird man einmal mit etwas niedrigeren Drucken arbeiten müssen.

Die Größe der Ruhedurchblutung besitzt keinen diagnostischen Aussagewert: von ganz schweren Fällen abgesehen, besteht nämlich keine signifikante Differenz zwischen Gesunden und Angiopathikern. Wegen ihrer erheblichen Spontanschwankungen, selbst bei kreislaufgesunden Probanden, muß man aus mehreren Ruhemessungen einen Mittelwert als Aussagegrundlage berechnen. Wir halten es für unmöglich, eine verbindliche untere Grenze zwischen noch normaler und schon pathologischer Ruhedurchblutung anzugeben.

Die Domäne dieses Parameters liegt im Erfassen akuter, z.B. auch pharmakologisch induzierter Veränderungen von Durchblutungsabläufen: die Maßzahlen sind beliebig oft und sicher zu reproduzieren. Es ist nämlich bewiesen, daß Meßpunktfolgen im 15-s-Abstand weder bei Gesunden noch bei Kranken dann zu Verfälschungen der Maßzahl führen, wenn jeweils für die eigentliche Messung 8 s venös gedrosselt und dann 7 s der Blutstrom wieder freigegeben wird. Diese Aussage gilt gleichfalls für die reaktive Hyperämie. Ein größeres Auflösungsvermögen als alle 15 s eine Maßzahl ist der Venenverschlußplethysmographie aber nicht abzugewinnen.

In Langzeitmessungen über Stunden können sowohl die Einzelwerte desselben Patienten als auch die eines Kollektivs um die zu errechnenden arithmetischen Mittelwerte mit etwa 20 – 30% schwanken. Eine gerichtete Tendenz dieser Schwankung mit der Dauer der Messung im Sinne des Vortäuschens einer Zunahme oder Abnahme des Stromvolumens ist aber nicht zu erkennen.

Die reaktive Hyperämie nach einer totalen arteriellen Drosselung – von uns immer über 3 min ausgeführt – ist um so geringer, je enger die zuführenden Strombahnen sind. Aus der Größe der reaktiven Hyperämie kann deshalb auf die funktionelle Leistungsreserve des Gefäßsystems geschlossen werden. Die hierbei einzusetzenden Maßzahlen sind der „first-flow", der „peak-flow", die „peak-flow-time", die Abklingzeit sowie das Flächenintegral unter der Kurve. Alle diese Maßzahlen zeigen signifikante Unterschiede zwischen normaler und pathologischer Durchblutung (Abb. 4.2).

Einzelne Verschlußlokalisationen weisen recht charakteristische Hyperämiemaxima auf. Eine generalisierte Gefäßsklerose ohne hämodynamische Relevanz führt dagegen zu keinen Abweichungen von den Normalwerten.

Eine arterielle Drosselung über 5 min ergibt höhere „peak-flow"-Werte als eine solche von 3 min. Diese weichen aber weder statistisch signifikant voneinander ab, noch zeigt sich eine geringere Spontanschwankung. Wir halten deshalb prinzipiell eine Staudauer von 3 min für

$\bar{x} \pm s$		n	peak-flow (ml/min/100m)	peak-flow-time (s)	Abklingzeit (s)
gesund		482	17,02 ± 5,43	sofort - 15 s	96,8 ± 32,54
Verschluß A. fem. sup.	II	271	7,04 ± 1,32	46,3 ± 17,1	198 ± 59,6
	II → III	67	4,71 ± 1,17	97,1 ± 58,6	472 ± 167,1

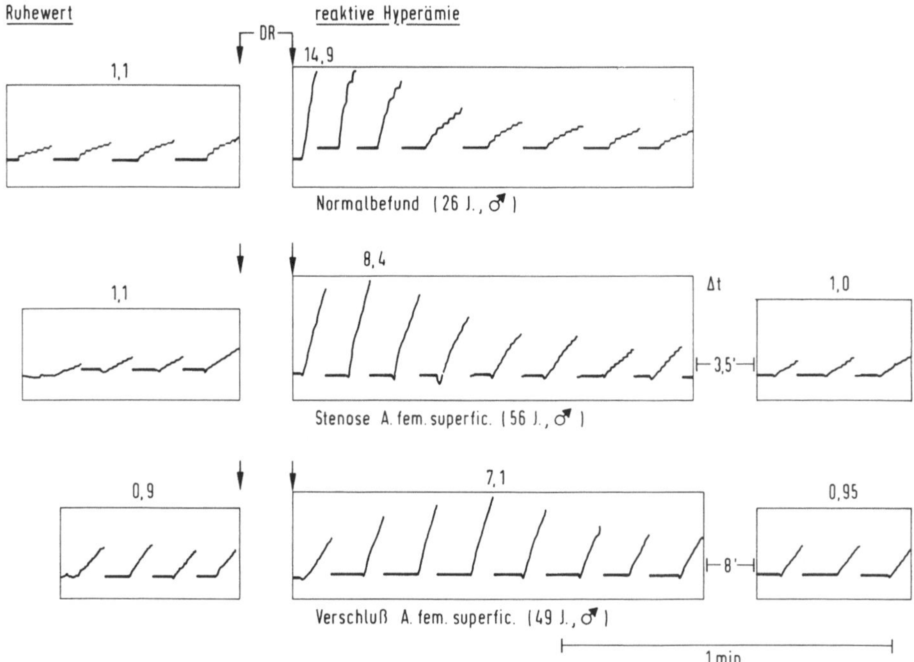

Abb. 4.2. Unterschiede im „peak-flow", im zeitlichen Auftreten der „peak-flow-time" und der Abklingzeit in Abhängigkeit vom Gefäßbefund und Schweregrad. Beispiele aus Originalkurven sowie Mittelwerte aus Untersuchungen größerer Patientenkollektive. (Nach [7]). *DR* = totale arterielle Drosselung von 3 min Dauer. Δt = zeitlicher Abstand zwischen den dargestellten Kurven in min. Die übrigen Zahlen haben die Dimension ml/min/100 ml Weichteilgewebe

ausreichend, zumal längere Okklusionen bei angiologischen Patienten nicht selten zu Ischämieschmerzen erheblichen Ausmaßes führen, damit aber die Möglichkeit einer iatrogenen Schädigung nicht mehr auszuschließen ist.

Eine Arbeitshyperämie schließlich bietet den Vorteil, daß sie von allen mehrdurchblutungsinduzierenden Maßnahmen am wenigsten Spontanschwankungen des „peak-flow" erkennen läßt und sich deshalb als besonders gut reproduzierbar für Langzeitbeobachtungen ausweist. Dennoch unterziehen wir Patienten in der Regel keiner Arbeitsbelastung: einmal belastet eine Okklusion die Kranken weniger und sie erlaubt zudem eine raschere Wiederholung der Meßfolgefrequenz.

Bei Kreislaufgesunden fallen „first-flow" und „peak-flow" in der überwiegenden Zahl der Fälle zusammen. Durchblutungsgestörte weisen in Abhängigkeit von der Schwere der Erkrankung erhebliche Verlängerungen von „peak-flow-time" und Abklingzeit auf (Abb. 4.2)

Bei optimal kompensierten kurzen Verschlüssen der Arteria femoralis superficialis kann gelegentlich die „peak-flow-time“ 15 s betragen. Da eine solche vereinzelt auch bei gesunden Probanden gemessen wird, besteht hier die – zugegeben seltene – Gefahr einer Fehlinterpretation. Diese wird stets dadurch gebannt, daß selbst bei einem gut kompensierten Strombahnhindernis die Abklingzeit der reaktiven Hyperämie immer pathologisch verlängert ist (vgl. Abb. 4.2, mittlere Kurve).

Bollinger [2] hat darauf hingewiesen, daß veränderte Quantitäten korpuskulärer Blutbestandteile zu unterschiedlichen Hyperämiewerten führen: Anämiker weisen dabei eine höhere postischämische Mehrdurchblutung auf als Normale und diese wiederum eine deutlich ausgeprägtere als Polyzythämiker. Eine Berücksichtigung dieser Fehldeutungsgefahr ist in Grenzsituationen besonders wichtig.

Simultanmessungen der Ruhedurchblutung an Wade und Fuß erhöhen den Informationsgehalt dieser Parameter wesentlich. Es wurde bestätigt, daß die „peak-flow-time“ bei arterieller Mangeldurchblutung am Fuß etwa um den Faktor 4 verzögert gegenüber dem in der gleichen Messung an der Wade ermittelten Wert einsetzt. Zum Zeitpunkt des Maximalflusses an der Wade ist die Durchblutung am Fuß gegenüber der vorherigen Ruhedurchblutung entweder unverändert, oder aber sie unterschreitet diese sogar. Entsprechend ist die Abklingzeit immer gegenüber der aktuellen Maßzahl an der Wade eindeutig verlängert.

Nachteilig an der Venenverschlußplethysmographie ist, daß sie keine Trennung erlaubt zwischen nutritiver und nicht nutritiver Durchblutung sowie, daß Messungen während einer Arbeitsbelastung nicht ausführbar sind. Ferner gibt sie nur Auskunft über die Gesamtdurchblutung des untersuchten Extremitätensegmentes: ihre Meßwerte sind also jeweils eine Summation der Durchblutungsanteile von Subkutis, Fettgewebe, Bindegewebe, Sehnen, Knochen, Muskulatur und Haut. Bei induzierten Durchblutungsänderungen werden allerdings die bradytrophen Gewebe im Meßbereich nicht nennenswert an den ablaufenden Reaktionen beteiligt sein, so daß dann Maßzahlen, welche die Größe der Ausgangsdurchblutung signifikant übersteigen, Ausdruck einer Hyperämie vornehmlich in Haut und Muskulatur sind.

4.1.3 Doppler-Ultraschall-Messungen

Druck und Durchfluß bestimmen als wichtigste Parameter die Hämodynamik der Blutgefäße. Sie erfahren bei Vorliegen eines relevanten Strönungshindernisses typische Veränderungen: diese sind unter Ruhebedingungen nur am Druck abzulesen. Hier können Doppler-Ultraschall-Messungen hilfreich sein.

Das Prinzip dieser Methode beruht auf Frequenzänderungen, die eintreten, wenn eine Ultraschallquelle und ein Empfänger sich mit unterschiedlicher Geschwindigkeit aufeinander zu- oder voneinander wegbewegen. Diese Voraussetzung ist erfüllt, wenn eine Meßsonde unter einem nicht orthogonalen Winkel auf ein Blutgefäß gesetzt wird: die Blutkörperchen wirken als Reflektoren und werfen den Ultraschall mit einer von ihrer Geschwindigkeit abhängigen Frequenzänderung auf einen Empfängerkristall zurück. Die Differenz zwischen ausgesandten und empfangenen Frequenzen fällt bei den von uns verwendeten Schwingungszahlen von 5 oder 10 MHz in den hörbaren Bereich. Ein geübter Untersucher kann bei Abtasten der Gefäßverläufe aus Frequenzänderungen erste Rückschlüsse ziehen. Direktional messende, d.h. die Flußrichtung ermittelnde Geräte können darüber hinaus antegrade von retrograden Stromrichtungsanteilen trennen: auch diese Phänomene sind registrierbar und über einen Stereokopfhörer akustisch zu erfassen. Sie besitzen besondere Bedeutung in der venöser Diagnostik sowie in der Untersuchung der supraaortalen Gefäßäste. Ein quantitatives Erfassen von Stromzeitvolumina ist aber mit dieser Meßeinrichtung nicht möglich.

Bei Gesunden weisen Ultraschallsignale einen intialen Peak mit ein oder zwei Nachwellen auf. Hämodynamisch relevante Stenosen oder obliterierende Gefäßeinengungen führen zu einer Profiländerung: der Anstieg des Signals erfolgt verzögerter, der Gipfel ist verbreitert, sichere Nachwellen im Sinne von Deflektionen sind nicht mehr abzugrenzen. Weitere, etwa gar formkritische Auswertungen dieser Kurve sind nicht zulässig (Abb. 4.3).

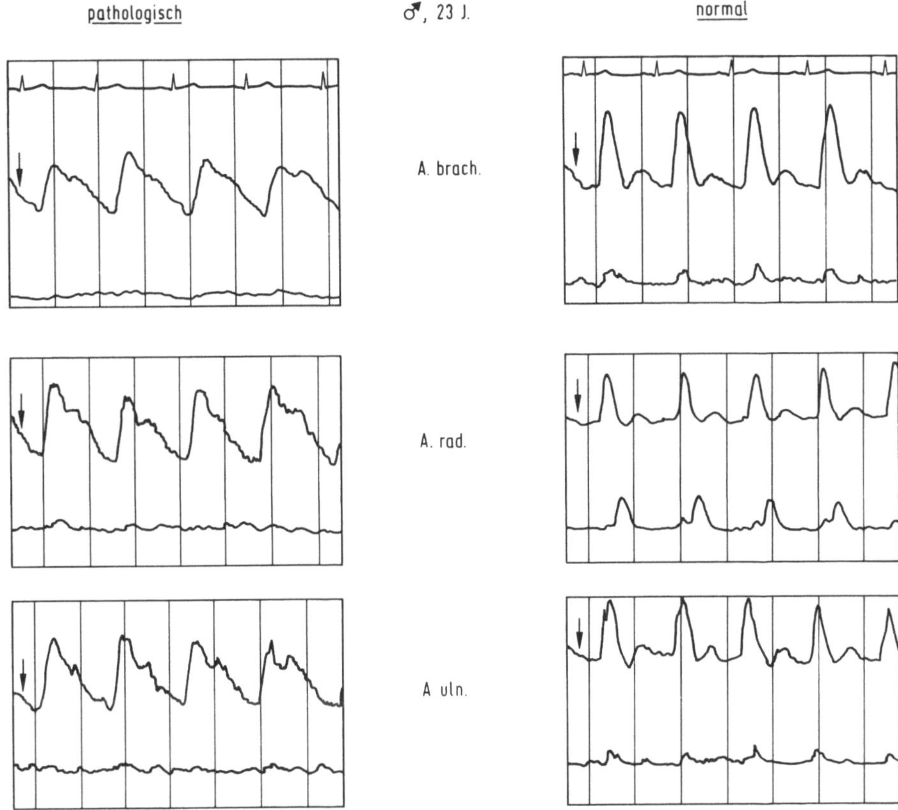

Abb. 4.3. Direktional gemessene Doppler-Ultraschallsignale von den Armarterien eines 23jährigen Mannes. Der Patient hatte an der rechten A. axillaris eine Stichverletzung erlitten, die durch eine einfache Gefäßnaht versorgt wurde. Innerhalb von 6 Monaten war an dieser Stelle eine hämodynamisch relevante Stenosierung aufgetreten: RH_3 des rechten Armes 12,8 ml/min/100 ml, des linken Armes 26,3 ml/min/100 ml. An den Kurven des rechten Armes sind – im Vergleich zum Normalbefund links – weder Deflektionen noch ein „back-flow" sicher auszumachen. (Nach [7]). Folgerungen für den Aussagewert der Kurvenform:

peak, back-flow = normaler Befund (Arm li.)
peak, kein back-flow = Verdacht auf Strömungshindernis
peak verbreitert, kein back-flow = sicheres Strömungshindernis (Arm re.)

Eine Domäne der Doppler-Ultraschallmethode sind einfach auszuführende, unblutige arterielle Druckmessungen. Bei diesen legt man dicht oberhalb eines gewählten Meßortes eine Manschette mit übersystolischem Druck an: dann entsprechen bei abfallendem Manschettendruck die gerade nachweisbar werdenden Strömungssignale dem jeweiligen aktuellen systolischen Gefäßinnendruck. Diese Strömungssignale sind selbst dann noch sicher abzuleiten, wenn die Gefäße sich bereits einer Palpation entziehen, vorausgesetzt, der Einflußdruck unterschreitet etwa 30 mm Hg nicht.

Die Möglichkeit einer Überschneidung von normalen und pathologischen Befunden wird dadurch behoben, daß ein Druckgradient aus systolischen Arm- und Fußarteriendrucken ermittelt wird: bei normal durchbluteten Gliedmaßen liegen die systolischen Werte an den Beinen entweder gleich hoch oder höher als jene an den Armen, d.h. es wird ein negativer Druckgradient errechnet. Angiopathiker weisen stets eine positive Druckdifferenz auf.

Ein systemischer arterieller Bluthochdruck setzt die Trennschärfe dieses Verfahrens nicht herab. Dennoch sind niedrige Druckwerte distal eines Hindernisses bei Hypertonikern besonders ernst zu bewerten. Eine Einschränkung ist hier allerdings zu machen: Bei den beiden eng beieinanderliegenden funktionellen Stadien II b und III kann es durch einen arteriellen Hypertonus zu Überschneidungen der Druckgradienten zwischen beiden Gruppen kommen. Diese Gefahr ist beseitigt, wenn in solchen Fällen die absoluten Druckwerte der poststenotischen Meßstellen zur Urteilsbildung herangezogen werden: hier ist dann immer ein signifikanter Unterschied eindeutig zu erfassen (Tabelle 4.2). Systolische Druckwerte unterhalb von 60 mm Hg zeigen eine vorhandene oder drohende Ruhedekompensation an.

Es besteht eine deutliche Korrelation zwischen den in Ruhe zu messenden Drucken über der A. tib. post. und dem „peak-flow" der Venenverschlußplethysmographie: d.h. auch mit

Tabelle 4.2. Mittelwerte für systolische Druckgradienten (Δp/Differenz A. brach.–A. tib. post.), genuine systolische Einflußdrucke in die A. tib. post. (p art.), Durchflußwerte an den Waden nach 3 min totaler arterieller Drosselung („peak-flow" in ml/min/100 ml; Venenverschlußplethysmographie) sowie Korrelationskoeffizienten der Beziehungen zwischen „peak-flow" und Δp bei Angiopathikern verschiedener funktioneller Schweregrade nach Fontaine. (Nach [7])

$\bar{x} \pm s$	n	RH_3	Δp	r
$RH_3 < 5$	14	4,7 ± 0,6	82,1 ± 18,7	−0,6145
RH_3 5,1–10	45	7,5 ± 1,7	52,5 ± 20,0	−0,7372
RH_3 10,1–15	17	12,1 ± 1,1	27,6 ± 18,2	−0,6261
$RH_3 > 15$	72	18,2 ± 5,3	−21,9 ± 23,9	−0,6152

		Gesamt	davon	
			normoton	hyperton
	n	77	45	32
II b	Δp	75,0 ± 26,68	58,0 ± 16,45	98,9 ± 18,73
	p art.	76,62 ± 7,04	76,22 ± 6,75	77,18 ± 7,50
	n	69	41	28
III	Δp	107,17 ± 27,45	92,43 ± 21,53	128,75 ± 19,98
	p art.	47,10 ± 13,75	46,82 ± 12,48	47,50 ± 15,66

Doppler-Ultraschall sind Einschränkungen der Funktionsreserven abzuschätzen. Tulesius weist darauf hin, daß eine Mediasklerose über die Arterienwandstarre für „überhöhte" Blutdruckwerte verantwortlich sein kann.

Doppler-Ultraschallmessungen stellen damit ein sehr wichtiges angiologisches Untersuchungsverfahren dar: Änderungen des Strömungsprofils und der Strömungssignale entlang einer Strombahn sowie des Druckgradienten aus systolischen Arm- und Beinarteriendrucken sind die diagnostischen Parameter. Mit Doppler-Ultraschall ist als einzigem der angiologischen Untersuchungsverfahren schon unter Ruhebedingungen eine Mangeldurchblutung sicher zu erfassen. Postoperative Verlaufsbeobachtungen belegen, daß eine Verkleinerung des Druckgradienten auch unter konservativer Therapie einen Beweis für eine Funktionsbesserung darstellt. Eine solche Gradientenabnahme ist nach unseren Erfahrungen stets sicher zu objektivieren.

Als sog. Ultraschalltomographie wird diese Methode schließlich zur Darstellung von Aneurysmata der Aorta abdominalis angewendet. Man bedient sich hier der Tatsache, daß Ultraschallwellen an Grenzflächen von Medien unterschiedlicher Dichte reflektiert werden. Durch zweidimensionale Darstellungen können sowohl der Aortenquerschnitt als auch der gesamte retroperitoneale Aortenverlauf geprüft und aneurysmatische Erweiterungen mit großer Genauigkeit nachgewiesen werden.

4.1.4 Akrale Sphygmographie

Die akrale Sphygmographie vermittelt Rückschlüsse auf Füllungschwankungen der Gefäßperipherie, auf die Wandbeschaffenheit der Arterien und auf die Reaktionsfähigkeit der peripheren Strombahn. Diese sind mit allen handelsüblichen Pulsabnehmern zu gewinnen.

Die Pulswellengeschwindigkeit dient als Parameter zur Beurteilung der Elastizität des Arteriensystems: sie steigt mit zunehmendem Alter an. Und diese Beschleunigung kann bis zu 200% erreichen. Während eine Physiosklerose also eine Zunahme verursacht, führt eine Pathosklerose oder eine Vasoobliteration immer zu einer Verlangsamung. Deren Ausmaß hängt weniger vom Sitz des Hindernisses als vielmehr von der Weite der Kollateralen ab. – Deshalb kann diese Verspätung mit zunehmender Kompensation wieder z.T. rückläufig sein. – Distal einer Gefäßstenose nimmt die Pulswellengeschwindigkeit schließlich geradezu sprunghaft ab, so daß derart ein diagnostisches Erfassen möglich wird: Verzögerungen sind beweisend, wenn sie 0,04 s und mehr betragen. Die Pulswellenlaufzeit wird durch eine arterielle Drosselung weder bei Gesunden noch bei Kranken signifikant beeinflußt.

Auch Formalanalysen von Pulskurven vermitteln Rückschlüsse auf die Gefäßelastizität (Tabelle 4.3): bei gesunden Menschen ist eine Dikrotie immer vorhanden, besonders deutlich bei trainierten Sportler und nach Arbeit. Im Alter ist sie oft weniger sicher zu erkennen, ohne daß sie zwangsläufig von einer bestimmten Altersgrenze an fehlen müßte. Ist sie nicht nachweisbar, kann hieraus – vor allem diesseits des 60. Lebensjahres – auf das Vorliegen einer disseminierten Gefäßwandschädigung mit Elastizitätsverlust geschlossen werden. Dieser Befund ist an Fingerpulsen eher zu erkennen als an Radialispulsen, an den oberen Extremitäten eindeutiger und früher als an den unteren.

Bei einem Vasospasmus der peripheren Arterien schwindet die Dikrotie oder sie wandert in Gipfelnähe. Ein Vasodilatationsreiz – z.B. Wärmeanwendung – führt in der Regel zu einer Normalisierung mit Rückkehr der Dikrotie. Bei organischen Strombahnhindernissen ändert sich die Kurvenform unter diesem Reiz nicht, allenfalls tritt eine Amplitudenvergrößerung auf.

Tabelle 4.3. Qualitative (oberer Tabellenteil) und quantitative Meßzahlen für die diagnostische Auswertung akraler Sphygmogramme. (Nach [7])

Parameter	Befund	Aussage
Amplitude	seitengleich	normal
	einseitige Abnahme von ⩾ 30%	proximales Strombahnhindernis (*cave* exogene Fehler)
Kurvenform	Dikrotie, Steilanstieg	normal
	Dikrotie fehlt, Steilanstieg	Elastizitätsverlust
	Katakrotie konvex, Steilanstieg	Vasospasmus
	integrierte Form	„kollateral kompensierter" Verschluß
PWLZ	Seitendifferenz ⩾ 0,04 s	proximales Strombahnhindernis

Parameter	gesund	Verschluß A. fem. superfic. Stad. II nach Fontaine	Grenzwerte aus der Literatur [4]
PWLZ	259,3 ± 23,0	368 ± 67,6	300
Inklinationszeit	149,8 ± 36,3	205 ± 47,8	200
Gipfelzeit	188,6 ± 22,5	266,4 ± 45,2	250
(für alle: x ± s (ms))			
Quotient $\frac{\text{Gipfelzeit}}{\text{Pulsperiodendauer}}$	0,23 (0,21–0,24)	0,31 (0,30–0,35)	0,3–0,5

„Integrierte Pulskurven" sind Ausdruck eines Kollateralkreislaufes. Simultanmessungen mit der Venenverschlußplethysmographie haben uns gelehrt, daß Änderungen der Amplitude solcher integrierter Pulskurven Hinweise auf evtl. noch vorhandene Regulationsreserven der Peripherie liefern können: Ein Warmbad führt zu einer – nie vor Ablauf von 2 min faßbaren – Amplitudenüberhöhung, sofern die Funktionsreserve hinreichend ist. Eine fehlende Amplitudenreaktion spricht für eine nur noch sehr begrenzte Kompensationsbreite. Ein „inverses Verhalten", d.h. ein Amplitudenabsinken unter den Ausgangswert, sieht man nur bei Patienten mit einer schon unter Ruhebedingungen ausgeprägten Mangeldurchblutung. Wegen der Gefahr des „Borrowing-lending"-Phänomens dürfen diese Patienten nicht mehr einem diagnostischen Vasodilatationsreiz ausgesetzt werden. Erst einseitige Amplitudenabweichungen von mehr als 30% sind diagnostisch aussagefähig.

Eine Bradykardie übt keinen Einfluß auf die Kurvenform aus, während Tachykardien von mehr als 120 Schlägen/min ein gewisses Erschwernis für die Auswertung darstellen. Größte Irrtumsquelle für eine formgetreue Wiedergabe der Pulskurven ist der Einfluß exogener Störfaktoren z.B. Anlagedruck oder akrale Verschwielung.

Die Gipfelzeit, d.h. die Zeit vom Kurvenbeginn bis zum Erreichen ihres Maximums, variiert in Ruhe mit dem Meßort. Sie zeigt keine sichere Abhängigkeit vom Alter noch von der Amplitudengröße, verhält sich aber umgekehrt proportional zur Pulsfrequenz. Sie ist bei Angiopathikern eindeutig gegenüber der Norm verlängert. Eine arterielle Okklusion führt zu einer – besonders bei Gesunden deutlich erkennbaren – Verlängerung. Da zwischen Normalen und Patienten mit Durchblutungsstörungen aber keine signifikanten Unterschiede für diese Reaktionen faßbar sind, können wir nicht der Ansicht zustimmen, daß die Gipfelzeit geradezu die Größe der Kollateralendruckblutung wiedergebe.

Die Inklinationszeit besitzt keinen zusätzlichen Aussagewert.

In dem Quotienten aus Pulskurvenanstieg/Pulsperiodendauer liegt ein Parameter vor, der neben seiner diagnostischen Wertigkeit auch zur qualitativen Erfassung von Funktionsänderungen in Langzeitbeobachtungen geeignet ist. Bei Kreislaufgesunden liegt das Amplitudenmaximum stets im ersten Viertel der Pulskurve vor, d.h. der Quotient beträgt im Mittel 0,23. Angioneuropathien verändern ihn nicht, wie Vergleiche vor und nach Beseitigen von Spasmen durch ein Warmbad belegen. Distal eines arteriellen Verschlusses aber wird der Quotient größer (Tabelle 4.3). In Langzeitbeobachtungen weist seine Normalisierungstendenz besonders klar auf eine zunehmende Funktionstüchtigkeit des Kollateralkreislaufes hin.

Die akrale Sphygmographie besitzt demnach sowohl in ihren Formkriterien als auch ihren Zeitwerten diagnostisch gut verwertbare Parameter. Als qualitativer Hinweis auf eine noch vorhandene Regulationsfähigkeit des Kreislaufs kann ihr Amplitudenverhalten nach Vasodilationsreizen – wie z.B. Warmbad – dienen, wobei diese Änderung aber einem mit anderen Methoden quantitativ faßbaren Durchblutungsablauf nicht korreliert ist. Für Langzeitbeobachtungen sind eindeutige Wandlungen des Quotienten ein qualitativer Parameter. Formkriterien geben Aufschluß über den Elastizitätsgrad der arteriellen Strombahn, welcher mit keiner anderen Methode gleich sicher zu objektivieren ist.

4.1.5 Rheographie

Die Rheographie beruht auf der Annahme, daß ein zu untersuchender Körperabschnitt sich gegenüber einem geeignet applizierten Meßstrom wie ein elektrischer Leiter mit bestimmten Widerstandseigenschaften verhalte und daß nachweisbare Änderungen in den Widerstands- bzw. Leitfähigkeitswerten im wesentlichen durch Schwankungen der Durchblutung verursacht seien. Tierexperimente lassen die absolute Berechtigung dieser Aussage füglich bezweifeln. Und das Postulat, technische Schwierigkeiten seien ausnahmslos durch eine geeignete Instrumentation auszuräumen, kann bei Kenntnis der Literatur ebenfalls nicht überzeugen. Vielmehr spricht alles dafür, daß die einfache Gleichsetzung von Widerstands- und Durchblutungsschwankungen nicht erlaubt ist: es wurde bisher keine einwandfreie Beziehung zwischen diesen beiden Größen nachgewiesen.

Unsere Untersuchungen bestätigen aber, daß sich bei optimaler Meßtechnik dennoch Kurven ableiten lassen, an denen bei Normalpersonen formkritische Analysen möglich sind. Nur Änderungen des katakroten Kurventeils in Abhängigkeit vom Grad einer Durchblutungsstörung überzeugen uns wenig, ganz im Gegensatz zur Sphygmographie oder akralen Oszillographie. Und die schon bei geringen Blutstrombehinderungen nachweisbare Amplitudendepression spricht ebenfalls gegen eine strenge Korrelation zu Veränderungen der Durchblutung. Allerdings erlaubt diese Amplitudenabnahme wohl besonders frühzeitig, pathologische Gefäßbefunde zu erfassen.

Zur diagnostischen Abgrenzung halten wir Zeitwerte und deren Änderungen für aussagefähig, speziell jene der Gipfelzeit. Die Inklinationszeit scheint uns weniger geeignet. Und auch der Quotient aus Gipfelzeit/Pulsperiodendauer kann bei der Rheographie nur bedingt als diagnostische Maßzahl dienen: seine Überschneidungen bei Gesunden und Kranken sind recht ausgeprägt. Unseres Erachtens besitzt die Rheographie gegenüber der akralen Oszillographie bzw. Sphygmographie nur die Vorteile, daß man mit ihr Gefäßverschlußetagen wegen ihrer lokalen Abnahmemöglichkeit besser approximieren sowie bei akuten Verschlüssen und bei der Phlegmasia coerulea dolens unter Vermeiden einer Kompression des ischämisch geschädigten Gewebes, d.h. ohne subjektive Belästigung des Patienten, messen kann.

In den letzten Jahren wurde entgegen früher geäußerten Ansichten von der Möglichkeit berichtet, mit der Rheographie auch quantitative Durchblutungsmessungen ausführen zu können. Wir haben in Untersuchungen – mit der Venenverschlußplethysmographie als Referenzmethode in Simultanmessungen – die Verschlußrheographie als äußerst störanfällig gefunden. Zwar sind auch mit ihr Reaktionsabläufe entsprechend der Ruhedurchblutung und der reaktiven Hyperämie aus plethysmographischen Ableitungen zu ermitteln. Diese Reaktionen – und das gilt insbesondere für die RH_3 – waren aber nur zu etwa 80% sicher auswertbar. – Im gleichen Kollektiv fielen dagegen nur 1,7% der plethysmographischen Meßergebnisse für eine sichere Berechnung aus. – In Langzeitbeobachtungen machten die diesen Schwankungen zugrundeliegenden Grundwiderstandsänderungen eine häufige Nachkompensation notwendig, manchmal bis zu 10mal pro Messung. Wir halten deshalb die Venenverschlußrheographie für so störanfällig, daß sie gegenüber den übrigen hier besprochenen Untersuchungsmethoden keine zusätzlichen oder gar fundierteren Aussagen vermitteln kann.

4.1.6 Messungen der Hauttemperatur

Messungen der Hauttemperatur werden – trotz ihrer Störanfälligkeit – wegen ihrer technischen Einfachheit noch immer zu Aussagen über die Hautdurchblutung herangezogen. Diese Maßzahl ist – neben der aktiven Wärmezufuhr über das Blut aus dem Körperkern – abhängig vom passiven Wärmeentzug durch, d.h. aber von der Abgabe an die Umgebung: schon geringe äußere Temperaturänderungen führen zu Rückwirkungen auf die Wärmeübergangsbedingungen vom Körperkern zur Haut. Extremitätenauskühlungen führen zu exponentiellen Änderungen der Hauttemperatur. Eine Wärmebildung im Gewebe selbst stellt einen weiteren Störfaktor dar. Da außerdem bewiesen ist, daß diese Maßzahl im 24-h-Rhythmus Phasen wechselnder einseitiger Temperaturmaxima erkennen läßt und daß sich diese Schwankungen besonders an den Akren in Größenordnungen bewegen können, die sonst als Beweis für das Vorliegen von Gefäßkrankheiten angesehen werden, müssen wir die Auffassung vertreten, daß diese Methode nicht mehr eingesetzt werden sollte. Ihr einziger objektiv belegbarer Vorteil, nämlich vasospastische Reaktionsabläufe kontrollieren zu können, ist mit anderen Methoden gleich sicher zu erreichen.

Die Infrarotthermographie liefert im Gegensatz hierzu ein Flächenbild der Hauttemperatur über beliebigen Körperregionen. Man soll schon Temperaturunterschiede von 0,1° C zwischen zwei Aufnahmepunkten erkennen können. Farbthermographien haben ein wesentlich höheres Auflösungsvermögen als Geräte, die nur Schwarzweißaufnahmen reproduzieren. Diese Methode besitzt eine Reihe von durchaus gesicherten Anwendungsindikationen, vor allem bei Durchblutungsstörungen funktioneller Art sowie digitalen Krankheitsbildern. Aber auch dieses Verfahren erlaubt lediglich qualitative Aussagen. Es ist außerdem mit einem erheblichen technischen Aufwand verbunden und damit nur speziellen Untersuchungseinrichtungen vorbehalten.

Tabelle 4.4 faßt noch einmal Grenzen und Aussagefähigkeiten der besprochenen angiologischen Untersuchungsverfahren für die aktuelle Diagnostik und die Funktionsbeurteilung zusammen.

Tabelle 4.4. Zur Dignität angiologischer Labormethoden für die Verlaufskontrolle der arteriellen Verschlußkrankheit. (Nach Schütz 1975 [7])

Methode	Parameter	Funktionsänderung chronisch	Aussagewert	Reproduzierbarkeit	Meßfrequenz	Diagnostik
OSC						
Manschetten	OI	∅	qualitativ	(+)	1 ×/min	+
	λ[a]	∅	(qualitativ)	(+)	fortlaufend	(+)
akrale	Formkriterien	∅	qualitativ	+	fortlaufend	+
	Zeitwerte	∅	(quantitativ)	(+)	fortlaufend	(+)
Rheogr.	Formkriterien	∅	(qualitativ)	(+)	fortlaufend	(+)
	λ[a]	∅	(qualitativ)	(+)	fortlaufend	(+)
	Gipfelzeit	∅[a]	(quantitativ)	+	fortlaufend	+
	and. Zeitwerte	∅[a]	(quantitativ)	(+)	fortlaufend	(+)
Sphygm.	Formkriterien	∅	qualitativ	+	fortlaufend	+
akrale	λ[a]	∅	(qualitativ)	(+)	fortlaufend	(+)
	PWLZ	(+)	(quantitativ)	++	fortlaufend	+
	Gipfelzeit	∅	(quantitativ)	+	fortlaufend	+
	Quot. GZ/PD	(+)	qualitativ	+	fortlaufend	+
Ultraschall	Formkriterien	∅	qualitativ	+	fortlaufend	(+)
	syst. Druck	+[b]	quantitativ	+	fortlaufend	+
	systol. Δp	++	quantitativ	++	fortlaufend	+
VVPl	RD	∅	quantitativ	+	4 ×/min	∅[c]
	RH_3 Summenk.	+	quantitativ	+	1 ×/15–45 min	+
	„peak-flow“	++	quantitativ	+	1 ×/15–45 min	+
	„peak-flow-time“	++	quantitativ	++	1 ×/15–45 min	+
	Abklingzeit	++	quantitativ	++	1 ×/15–45 min	++

++ = sehr gut
+ = gut
(+) = mit Einschränkungen
OSC = Oszillographie
VVPl = Venenverschlußplathysmographie
PWLZ = Pulswellenlaufzeit
(qualitativ) = keine Aussage über Art, Richtung oder Größe der ablaufenden Reaktion
qualitativ = qualitative Aussage über Art etc. der Reaktion
(quantitativ) = quantitative Maßzahlen von nur qualitativem Aussagewert
quantitativ = quantitative Aussage über Art etc. der Reaktion
a = störanfällig
b = im Übergangsbereich von IIb → III nach Fontaine, poststenotisch
c = falls nicht ausgeprägte Mangeldurchblutung vorliegt

Literatur

1. Alexander K (1977) Arterienerkrankungen. Fischer, Stuttgart New York
2. Bollinger A (1969) Durchblutungsmessungen in der klinischen Angiologie. Huber, Bern
3. Ehringer H, Deutsch E (Hrsg) (1970) Durchblutungsstörungen. Schattauer, Stuttgart
4. Kappert A (1976) Lehrbuch und Atlas der Angiologie, 8. Aufl. Huber, Bern
5. Kiessmann A, Bollinger A (Hrsg) (1978) Ultraschall-Doppler-Diagnostik in der Angiologie. Thieme, Stuttgart
6. Mörl H (1969) Arterielle Verschlußkrankheit der Beine. Springer, Berlin Heidelberg New York
7. Schütz RM (1975) Beurteilung arterieller Funktionsreserven in Gliedmaßen. Urban & Schwarzenberg, München Berlin Wien

4.2 Arteriographie

E.-I. Richter und E. Zeitler

4.2.1 Aussagekraft von Nativaufnahmen

Schicksalhafte Altersveränderungen der Gefäße sind dem Röntgenologen im Nativbild nur dann gegenwärtig, wenn Kalkeinlagerungen unterschiedlicher Art im Verlauf der Arterien bestehen. Durch die jeweilige Anordnung der Verkalkung erhält man eine Information über den Ort der Einlagerung in der Gefäßwand. Die ringförmige, gänsegurgelartige Verkalkung gehört zur Mönckeberg-Mediasklerose. Grobschollige, längsstreifige Verkalkungen werden bei der Arteriosklerose mit Veränderungen der Intima oder der Intima und Media gesehen. Die geschlängelte Verkalkung der Fuß- und Fingerarterien wird beim Diabetes mellitus und beim sekundären Hyperparathyreoidismus angetroffen. Bogenförmige Verkalkungen der Aorta deuten das Vorhandensein eines Aortenaneurysmas an. Die BV-Fernsehdurchleuchtung zeigt auch eindeutig Verkalkungen der Koronargefäße.

Die genannten Veränderungen erlauben jedoch nicht die Schlußfolgerung, daß in diesem oder jenem Fall eine arterielle Verschlußkrankheit vorliegt, da ja nur Teile der Gefäßwand zu erkennen sind.

Typische Lokalisationen mit Aneurysmen, die an der Art der Verkalkung diagnostiziert werden können, sind die A. abdominalis, die Milz-, Nieren- und Kniearterie sowie die intrakraniellen Hirnarterien. Schrotkornförmige Verkalkungen kann man in arteriovenösen Angiomen oder Fisteln finden.

4.2.2 Arteriographien

Jede Form der bildlichen Darstellung von Arterien, Venen und Lymphgefäßen mit Hilfe von Kontrastmitteln (KM) und Röntgenstrahlen bezeichnet man als Angiographie. Das erhaltene Produkt ist das Angiogramm.

Die optimale Vorbereitung, zu der die Ernährung mit nichtblähenden Speisen, gründliche Darmentleerung und Darmentgasung, sowie tags zuvor die Gabe eines leichten Beruhigungs- bzw. Schlafmittels gehören, kann bei den Akutfällen der Embolie und zuweilen auch der Thrombose nicht realisiert werden.

30 min vor dem Eingriff genügen 50 mg Atosil oder 5–10 mg Valium i.m. oder 10 mg Tranxilium per os, um die Erwartungsspannung bzw. Angst des Patienten zu dämpfen, da alle Eingriffe in Lokalanästhesie (LA) durchgeführt werden. Das höhere Alter bildet hier keine Ausnahme. Gefordert wird eine rechtskräftige Einwilligung des Patienten zur Gefäßdarstellung, da diese ein nichtduldungspflichtiger Eingriff ist. Ihre juristische Wirksamkeit ist abhängig von der Bewußtseinslage des Betreffenden. Bewußtseinstrübende Medikamente machen eine Unterschrift hinfällig. Der bewußtlose Patient bildet eine Ausnahme. Die Zustimmung zur Untersuchung kann auch in Gegenwart einer dritten Person aus dem medizinischen Personal mündlich eingeholt und im Krankenblatt fixiert werden.

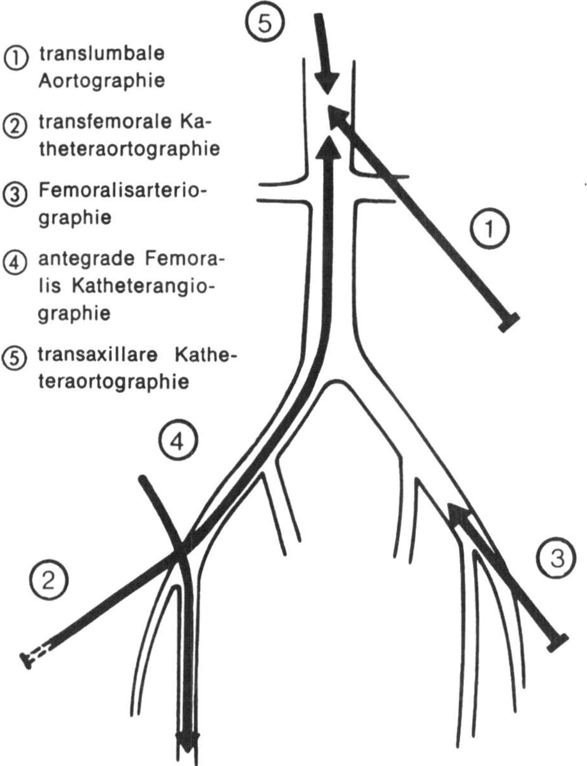

Abb. 4.4. Angiographietechnik der unteren Extremitäten

Im Untersuchungsraum erscheint der Patient mit rasierten Leisten bzw. Axillen, je nach Wahl der Punktionsstelle.

Entsprechend der Indikation erfolgt die Auswahl der Technik (Abb. 4.4). Zur Darstellung der peripheren Beinarterien ist ein Nadelangiogramm ebenso möglich wie ein Katheterangiogramm. Die Punktion der A. femoralis communis erfolgt dabei in Richtung des Blutstromes oder in retrograder Richtung, d.h. auf die Aorta zu.

Ist die A. fem. communis nicht passierbar, dann kann die Aorta abdominalis via A. axillaris katheterisiert werden.

Die Direktpunktion der Aorta abdominalis erfolgt translumbal mittels Teflonnadelkatheter [2, 5, 34]. Sie kann als hohe translumbale Punktion (Dos Santos), d.h., infradiaphragmal über dem Truncus coeliacus oder als tiefe lumbale Punktion infrarental in der Mitte zwischen Nierenarterien und Aortenbifurkation [21] erfolgen.

Die Direktpunktion der A. carotis erfolgt mittels Buchtala- bzw. Seldingernadel. Bei der Positionierung des Patienten zur Angiographie kann sich die Nadel verschieben und eine Endothelläsion verursachen. Deshalb kann über die Nadel auch eine Katheterisierung erfolgen [6]. Der transfemorale-zerebrale Weg ist eine andere Art der Karotisdarstellung. Die Gefäße des Abdomens werden durch selektive Katheterisation via A. fem. comm. dargestellt. Nebenäste der A. coeliaca können gelegentlich transaxillär einfacher katheterisiert werden. Für die Katheterisation von Arterien 2. Ordnung kann ein Katheterdirigiergerät (Medi-Tech) von Vorteil sein.

Für die Diagnose akuter arterieller Verschlüsse sind Aortographie und einfache selektive Katheterisation meist ausreichend.

4.2.3 Kontrastmittel (KM)

Für die Wahl des KM ist von Bedeutung, ob die Untersuchung in LA oder Allgemeinnarkose erfolgt. Der Gefäßschmerz im Rahmen der Angiographie ist weitgehend abhängig von der Osmolalität und der Ionisation des KM. Von Vorteil bei der Diagnose akuter Verschlüsse sind KM, die bereits in Lösung sind. Allergische Nebenwirkungen werden in annähernd gleicher Häufigkeit bei den modernen Kontrastmitteln beobachtet. Unterschiede bestehen hinsichtlich der Organtoxizität, besonders von Gehirn, Herz und Lunge. Der vasodilatatorische Effekt von KM wird nur von ionischen KM hervorgerufen; nichtionisierte verursachen praktisch keinen Gefäßschmerz. Dadurch ist die Entscheidung zur Angiographie ohne Narkose einfacher geworden.

Trijodierte Kontrastmittel zur Angiographie

Handelsbezeichnung	Zusammensetzung	Ionisiert
1. Urografin	Gemisch des Na- u. Methylglukaminsalzes der N,N'-Diacethyl-3,5-diamino-2,4,6-trijodbenzoesäure 45–60–76%	ionisch
2. Angiografin	Reines Methylglukaminsalz von 1. 65%	ionisch
3. Urovison	Na-Salz der Urografinsubstanz 65%	ionisch
4. Amipaque	Metrizamid (2-(3-Acetamido-2,4,6-trijod-5-(N-methyl-acetamido)-benzamido)-2-deoxy-D-glucose	nichtionisch
5. Conray	Gemisch des Na- u. Methylglukaminsalzes des 5-Acetyl-amino-2,4,6-trijodisophthal-säure-methylamin (Iothalamat) oder reines Na-Salz 60–70%, EV	ionisch
6. Telebrix 380	Methylglukamin- u. Na-Salz der Joxitalaminsäure	ionisch
7. Telebrix 300	Methylglukaminsalz der Joxitalaminsäure	ionisch
8. Hexabrix	59%ige wäßrige Lösung von Meglumin- u. Na-Ioxaglat	ionisch
9. Uromiro 300	N-Methylglukaminsalz der Ametroidinsäure 65%	
10. Iopamidol 300/360/400	wäßrige Lösung von N'N'-bis (2,3-dihydroxy-2-propyl)5-lactoylamino-2,4,6-triiodoisophthal-diamide	nichtionisch

Trijodierte Kontrastmittel zur Angiographie

Osmolalität		Schmerz[a]	Hersteller
Zu 1:	0.3/1.5 2.1 osm	+++	Schering AG Berlin
Zu 2:	1.53 osm	++	Schering AG Berlin
Zu 3:	1.65 osm	++	Schering AG Berlin
Zu 4:	0.3 osm	-O-	Nyegaard Oslo Schering AG Berlin
Zu 5:	1.6/2.6 1.96 osm	++	Byk-Gulden Konstanz Mallinckrodt USA
Zu 6:	2.7 osm	++	Byk-Gulden Konstanz
Zu 7:	2.1 osm	+	Byk-Gulden Konstanz
Zu 8:	0.29 osm	(+)	Byk-Gulden Konstanz
Zu 9:	4.08 osm	++	Bracco Industria Chimica Mailand Squipp & Heyden München
Zu 10:	300 = 1.56 360 = 1.94 400 = 2.21	(+)	Bracco Industria Chimica Mailand Byk-Gulden Konstanz

[a] +++ = stark; ++ = individuell variabel; + = leicht; (+) = nur Wärme und Druck O; = kein Schmerz

4.2.4 Apparate

Voraussetzung zur Erstellung eines Angiogramms ist ein ausreichend großer Röntgenraum, in dem steril und mit der notwendigen Ruhe gearbeitet werden kann.

Die geforderte Information können angiographische Einzelaufnahmen von Schädel, Stamm oder den Extremitäten, die mit Hilfe eines normalen Durchleuchtungsgerätes als einfache Bucky-Aufnahme erstellt werden, vermitteln. Der spezielle angiographische Arbeitsplatz hat neben der BV-Fernsehdurchleuchtung eine durch Motorkraft verstellbare Tischplatte, die sich horizontal in kranialer Richtung in 3–5 Etappen bewegt. Für die größengerechte Abbildung sorgen Großformat-Blattfilmwechsler (AOT, Elema-Schönander). Das Filmformat beträgt 24 x 30 cm oder 35 x 35 cm. Die maximale Aufnahmefrequenz beträgt 6 Bilder/s; 2 Bilder/s sind beim Erwachsenen meist ausreichend. Die Filme sind zum Transport zwischen zwei Folien gelagert. Zur Beseitigung von Streustrahlen sind Spezialraster vorhanden. Ein Programmwähler gestattet die zeitliche Steuerung von Aufnahmefrequenz und -zahl, gekoppelt mit einem entsprechenden Filmtransport. Mittels alternierendem 2-Röhren-Betrieb sind Aufnahmen in zwei senkrecht zueinander stehenden Ebenen während einer Injektion möglich.

Auch über einen programmierbaren PUCK-Blattfilmwechsler, zusammen mit dem geeigneten Untersuchungstisch (ANGIOMULTIX, Siemens) gelingt die komplette, gleichzeitige Kontrastierung von Aorta abdominalis, Becken- und Extremitätenarterien bds. bei direkter oder indirekter Kontrastmittelinjektion in die Aorta. Bei einem Standardbildformat von 35 x 35 cm kann die Tischplatte bis zu 4mal verschoben werden, wodurch Aufnahmen von Gefäßabschnitten in insgesamt 5 Positionen mit den erforderlichen Überlappungen möglich sind. Der erfaßbare Aufnahmefeldgesamtbereich hat eine Länge von 1,30 m (entsprechend 5 Teilbereichen). Bildzahl, zeitliche Bildfolge und Tischplattenverschiebung sowie automatische Injektionsauslösung werden über eine Lochkarte gesteuert.

Pro Serie können insgesamt 20 Filme mit einer maximalen Frequenz von 2 Bildern/s belichtet werden. Gegenüber dem AOT besteht der Vorteil des geringen Objekt-Film-Abstands und des leicht zu handhabenden Magazins.

Unter Berücksichtigung der benötigten Zeit für die Tischplattenverschiebung von jeweils 2 s können je nach ermittelter Durchblutungsgeschwindigkeit bis zu einem definierten Meßpunkt in der Peripherie sichere Programmabläufe erstellt werden. Stets sollten Flußrate und Menge des KM der Geschwindigkeit des KM-Durchflusses entsprechend gewählt werden, um eine ausreichend lange Säule in den abzubildenden Gefäßstrecken zu haben. Großformatige Kassettenwechsler mit einem der Extremitätenlänge angepaßten Format von 20 x 96 cm (Philips ART 5, Gärtner-Reiser) eignen sich zur Kontrastmittelfüllung längerer Gefäßabschnitte. Verkleinerte Abbildungen erhält man mit der röntgenkinematographischen Dokumentation mit hoher Bildfrequenz unter Verwendung der Bildverstärkertechnik oder mit der BV-Fluorographie mit Aufnahmen von 100 mm (SIRCAM-Technik).

4.2.4.1 Druckinjektionsgeräte

Nicht in jedem Fall kann der erforderliche KM-Bolus manuell injiziert werden. Mechanisch gelingt die Applikation einer hohen KM-Dosis pro Zeiteinheit auch durch englumige Katheter mittels verschiedener Drucke (atü oder ml/s) bei unterschiedlicher Katheterlänge (cm).

Unter Bezug auf die Viskosität des KM von 4 cp haben Kollath et al. [20] aus diesen Parametern Nomogrammscheiben erstellt.

Der Injektionsdruck ist in Abhängigkeit von der Untersuchungsart variabel. Die Auslösung der Injektion ist mit der Serienaufnahmetechnik möglich. Dabei wird der Metallspritzenstempel mit Hilfe von Preßluft verschoben. Den Druck stellt man am Reduzierventil der Preßluftflasche (Ullrich-Spritze) oder an der Spritze selbst (Gidlund) in kg/cm^2 ein.

Die Trägheit der genannten druckgesteuerten Injektoren wird mit pneumatischen Druckspritzen (Contrac, Medrad, Viamonte-Hobbs) überwunden [26]. Ihr wesentlicher Fortschritt liegt in der stets gleichen Reproduzierbarkeit von Angiogrammen, Vermeidbarkeit von jet-effect und eindeutiger Flowrate. Ferner ist eine Reduktion der sonst üblichen KM-Menge ohne Qualitätseinbuße der Darstellung möglich.

Durch die ferngesteuerte maschinelle Injektion wird gleichzeitig der Strahlenschutz für den untersuchenden Arzt gewährleistet. Die Injektion in der Körperperipherie erfordert zumeist keine Herzphasensteuerung. Schneller Druckauf- und -abbau verringern das Risiko postangiographischer neurologischer Störungen besonders bei der zerebralen Angiographie und fördern die stabile Katheterlage bei selektiver Technik. Das Prinzip der SIMTRAC DH (Siemens) ist die gesteuerte Beschleunigung über den linearen Anstieg; d.h. dieser steuert die Zeit, die der Injektor vom Start bis zum Erreichen der vollen Fließgeschwindigkeit benötigt. Gleichzeitig sind flow/s und applizierbare ml vorprogrammierbar.

Neben SIMTRAC behauptet sich das MEDRAD-mark-IV-System. Es besteht aus drei Standardbauteilen wie Volumen, Fluß und Zeituhr. Auch eine Druckbegrenzung ist vorhanden. Dieses System eignet sich für fließgesteuerte Angiographiemethoden. Die Injektion wird durch keine Zeituhr beendet. Ihre Dauer hängt von der tatsächlichen Fließgeschwindigkeit und der eingestellten Menge ab.

Die Gefäßdarstellung ist eine Funktion der in das Gefäß pro Zeiteinheit gegebenen Menge Jod (in g), was direkt der Fließgeschwindigkeit des KM aus der Katheterspritze entspricht. Formel:

$$\text{Fließgeschwindigkeit} = \frac{\text{Druck}}{\text{Widerstand}}$$

Widerstand bedeutet: Katheterinnendurchmesser, Katheterlänge, Viskosität des Kontrastmittels.

$$\text{Injektionszeit} = \frac{\text{Menge}}{\text{Fließgeschwindigkeit}} + \frac{\text{linearer Anstieg}}{2}$$

Mit der MEDRAD wird das Injektionsprogramm nach beendetem Einzelinjektionsmodus oder nach Mehrfachinjektionen automatisch abgeschaltet. Mehrfachinjektionen bedeuten hier gleich mehrere Injektionen mit begrenztem Volumen. Somit eignet sich dieses System besonders für selektive Angiographien.

4.2.5 Indikationen

Die Wahl der Angiographietechnik erfolgt in Abhängigkeit vom Puls- und Auskultationsbefund, dem Ruhe- und Belastungsoszillogramm, dem Allgemeinzustand des Patienten einschließlich seiner kardialen Situation, sowie der Höhe des Quick- bzw. TEG-Wertes.

Vor der Planung therapeutischer Eingriffe (Gefäßchirurgie, Fibrinolyse, transluminale Katheterrekanalisation) ist die exakte Bestimmung der Lokalisation des Verschlusses und seiner Ausdehnung notwendig.

4.2.6 Kontraindikationen

Die hämorrhagische Diathese sowie eine vollständige Heparinisierung des Patienten sind eine Kontraindikation gegen das Angiogramm. Auch unter den Bedingungen des akuten Notfalls sollte die Untersuchung bei Vorliegen von Gerinnungsstörungen nur nach Absprache mit dem Hämostaseologen erfolgen. Ein höheres Risiko der Untersuchung wird von seiten des Patienten dann gesehen, wenn er dehydriert ist oder eine Oligurie vorliegt. Angst und Erwartungsspannung beeinflussen die Nebenwirkungen.

4.2.7 Nebenwirkungen und Komplikationen

Der Patient, die Technik und das KM bilden eine Einheit in der Risikofrage bei der Angiographie. Deshalb sollte vor Beginn einer solchen Untersuchung der Nutzen gegen das mögliche Risiko stets sorgfältig abgewogen werden.

a) Untersuchungsbedingt:

Nach der Angiographie können als lokale Schäden das Hämatom am Punktionsort oder die Plexus-brachialis-Schädigung auftreten; in der Nachbeobachtungsperiode die Nachblutung, die arterio-venöse Fistel oder das Aneurysma spurium. Als neurologische Schäden waren von 1959–79 24 Fälle von Paraplegien bekannt, die durch eine unbeabsichtigte KM-Applikation in das Versorgungsgebiet der A. Adamkiewicz verursacht wurden. Damit ist die Paraplegie wesentlich seltener als früher [1, 22], um den Faktor 10 geringer als 1961. Die intramurale bzw. paravasale KM-Applikation kann zur akuten Verschlußsymptomatik führen [3, 37, 38, 39]. Das Peitschenhiebphänomen des Katheters unter KM-Applikation führt zu Endotheldefekten, auf deren Boden eine akute Thrombose entstehen kann [13, 14, 15]. Ist die Verweildauer des Katheters im Gefäß zu lang, ohne intermittierendes Spülen mit heparinisierter Kochsalzlösung, dann lösen sich beim Zurückziehen desselben durch den Abstreifmechanismus Thromben von der Katheteraußenwand oder werden ausgespritzt. Durch die Wahl von beschichteten Spiralen oder Kathetern mit sehr glatter Oberfläche wird der Thrombenbildung entgegengewirkt. Bestehen bereits ausgedehnte Wandveränderungen, die sich während der Manipulation der Angiographie lösen, oder führen die veränderten hämodynamischen Bedingungen bei hochgradiger Stenose zum Thrombus, so kann ein peripherer Verschluß oder eine lokale thrombotische Stenose entstehen.

Rasch breiten sich von der Punktionsstelle aszendierende Thromben aus, die bis zur A. iliaca interna reichen können.

Bei akuten Verschlüssen entsteht sehr schnell ein Abscheidungsthrombus, der sich bis zur nächsten Gefäßaufzweigung erstreckt.

b) Kontrastmittelbedingt:

Die KM-bedingten Komplikationen äußern sich in einer allergischen Reaktion der Haut und Schleimhäute, die umschrieben oder generalisiert auftreten können. Zu den leichteren allgemeinen Nebenerscheinungen gehören Übelkeit, Brechreiz bzw. Erbrechen, Hitzegefühl, Niesen, Kitzeln im Hals, Hustenreiz. Ihre Häufigkeit liegt zwischen 0,1 und 1,49%.

Demgegenüber stehen die schweren Allgemeinreaktionen von seiten des Respirationstraktes, des Herz-Kreislauf-Systems und des ZNS als KM-Zwischenfall. Sie werden unterschiedlich häufig gefunden in Abhängigkeit vom untersuchten Bereich (Hirn, Herz, Peripherie) und vom Zustand des Patienten. Unter 8000 Angiographien wurden sie in 0,31% beobachtet.

Aus den banaleren Beschwerden haben sich also lebensbedrohliche Reaktionen entwickelt, wobei in den ersten 5 min p.i. ca. 75% und bis 15 min p.i. 90% der schweren Reaktionen auftreten. Zu diesen gehören der periphere RR-Anstieg oder -Abfall, die Bradykardie, gefolgt von einer Tachykardie, pektanginöse Beschwerden, Herzrhythmusstörungen und schließlich Herzversagen. Von seiten des ZNS treten Unruhe, Schwindel, profuser Schweißausbruch, schwere Exzitation, sowie Bewußtlosigkeit, tonisch-klonische Krämpfe, Lähmungen auf. Gelegentlich äußern sich die schweren Komplikationen als isolierte Laryngo- oder Bronchospasmen oder als Glottisödem.

Da Art und Schwere von Zwischenfällen sich nicht vorhersehen lassen, besteht die beste Vorsichtsmaßnahme darin, für die sofortige Therapie vorbereitet zu sein.

Dafür sind Medikamente, Trachealtubus, Beatmungsgerät im Röntgenraum erforderlich. Es gilt, die im Vordergrund stehende zerebrale Ischämie bzw. Hypoxie rasch zu beseitigen.

Die wichtigsten Maßnahmen hat Safar [25] in seinem Abc zusammengestellt:

1. Atemwege freihalten
2. Beatmung
3. Kardiale Kompression/Zirkulation
4. Drogen- (= Medikamenten-)gabe
5. EKG } Notfallequipe
6. Fibrillationsbehandlung } (Anästhesie)
7. Grund des Zwischenfalls abklären.

Letztgenannter Punkt scheitert gelegentlich daran, daß die pathogenetischen Mechanismen noch weitgehend ungeklärt sind. So kann die KM-Unverträglichkeit auf der pharmacotoxischen KM-Wirkung, einem allergischen Geschehen, einer anaphylaktoiden Reaktion bzw. auf vagovagalen Reflexen beruhen. Vor der Angiographie sollte daher eine gezielte Anamnese durchgeführt und bei bestehender Allergie Cortison bzw. ein Derivat (Urbason, Volon A) in einer hohen Dosis – bis zu 1 g – appliziert werden. Eine Venenverweilkanüle wird sich bei gefährdeten Patienten als hilfreich erweisen. Gleichzeitig besteht die Möglichkeit, während der Untersuchung eine Tropfinfusion bei älteren kachektischen, dehydrierten Patienten laufen zu lassen.

Die Vortestung auf KM-Verträglichkeit vermittelt ein falsches Sicherheitsgefühl. Außerdem kann die Reaktion auf die Testdosis so schwer sein, daß sie das Leben des Patienten gefährdet. 1968 wurde daher anläßlich der Tagung der Europäischen Gesellschaft für Radiologie in Madrid von der Vortestung Abstand genommen.

c) Häufigkeit der Komplikationen:

Die Häufigkeit von ernsten Komplikationen ist bei der Extremitätenangiographie fast null, bei der Hirnangiographie 0,1–0,2% und bei der selektiven Koronarographie um 0,2%. Den thrombotischen Verschluß findet man in 0,1–1%.

Komplikationen werden vermieden durch die relativ geringe Toxizität trijodierten Kontrastmittels, eine verbesserte Untersuchungstechnik, ein speziell ausgebildetes, gut eingearbeitetes Team und eine hohe Untersuchungsfrequenz.

4.2.8 Röntgensymptomatologie

a) Der akute embolische Verschluß:

Das akute Ereignis wird bestimmt durch die plötzlich auftretende Verlegung von Arterien des Stammes oder der Peripherie. Die Ursache des plötzlichen Ereignisses ist in 70–90% der Fälle die arterielle Embolie [12]. Der Embolus trifft auf ein intaktes peripheres Gefäßwandsystem ohne Kollateralbildung (Abb. 4.5).

Als Ursprung werden Vorhofflimmern, akute Myokardinfarkte mit Innenschichtbeteiligung, Endokarditien, thrombosierte Aortenaneurysmen, Lungenvenenthrombosen und paradoxe Embolien angesehen. Das angiographische Bild zeigt meist die konkavbogige Begrenzung der KM-Säule. Ist das thrombotische Material nicht mehr frisch, dann kann dieses Merkmal fehlen. Auf die Embolie weist dann immer noch die glatte Begrenzung aller Arterien hin (Abb. 4.6).

Als Prädilektionsstellen sind die Teilungsstelle der A. poplitea, die Profundagabel, der Abgang der A. profunda brachii, die Brachialisgabel, die Teilungsstelle der A. malleolaris medialis in die A. plantaris medialis und lateralis, die Digitalarterien, die Mesenterialarkaden, die Aa. arcuatae der Nieren, die Teilungsstelle der A. carotis interna in die Aa. cerebri anterior et media bekannt.

b) Der akute thrombotische Verschluß:

Etwa in 20% der Fälle ist die Ursache der akuten Verschlüsse eine akute Arteriothrombose [12].

Auf der Basis von umschriebenen Gefäßwandschäden, die durch Entzündungen, Tumoren oder auch durch Fibrosen nach Radiatio bedingt sein können, entstehen lumenokkludierende Thromben. Die durch Arterientraumen verursachten Gliedmaßenarterienverschlüsse finden sich in etwa 10% der Fälle (Verletzung, Aneurysma dissecans der Aorta, Kompression von außen, intramurale Hämatome).

Auch die Gefäßthrombosen nach Katheterangiographie gehören zu diesem Themenkreis, wie sie bereits oben, 4.2.7, beschrieben wurden.

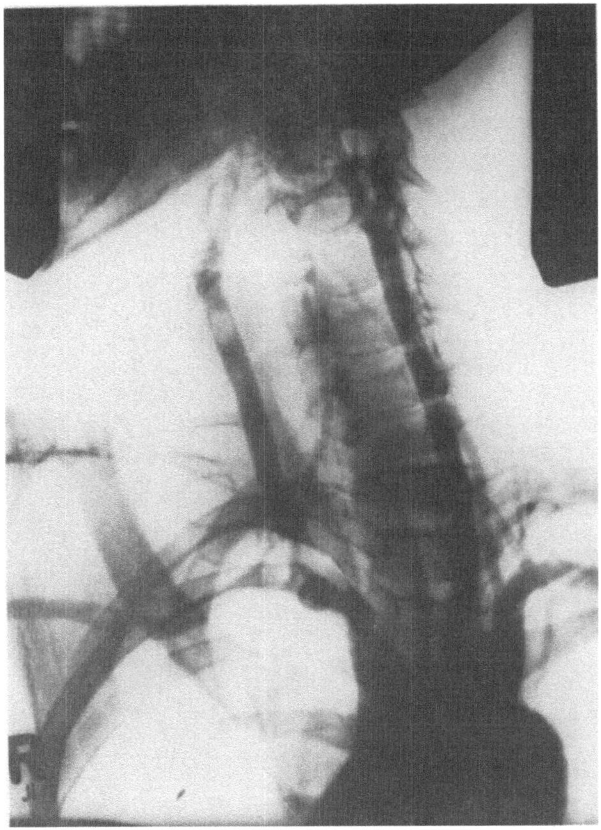

Abb. 4.5. Luftembolie der A. carotis rechts

Im Angiogramm erkennt man die akute Thrombose an der konkaven Begrenzung der Kontrastmittelsäule proximal und distal des Verschlusses. Ein Kollateralkreislauf fehlt oder ist im Gegensatz zur Embolie gering ausgebildet.

c) Die akute Symptomatik bei chronisch arterieller Verschlußkrankheit:
Je stärker ein Kollateralkreislauf ausgebildet ist, um so eher handelt es sich um eine akute Thrombose, die sich am Ort einer bereits vorhandenen Stenose entwickelt hat. Über ihn wird die Strombahn jenseits des Hindernisses versorgt, deren Dokumentation eine Forderung des therapeutischen Procedere ist.

Bei der generalisierten Arteriosklerose zeigt das Angiogramm eine ganze Palette von Gefäßveränderungen. Ringstenosen, asymmetrisch glattbegrenzte Stenosen (nodöse Atheromatose), asymmetrisch höckrig begrenzte Stenosen mit Gefäßwandausbuchtungen (Atheromatose mit ektatischem Lumen) sowie segmentäre, röhrenförmige Stenosen (diffuse Atheromatose) kommen vor (s. auch Abb. 4.6).

d) Phlegmasia coerulea dolens:
Hierbei handelt es sich um eine Sonderform der tiefen Beinvenenthrombose in Kombination mit einem arteriellen Ischämiesyndrom. Als Folge des gesteigerten Gewebsdruckes durch die Behinderung des venösen Rückflusses sind die arteriellen Gefäße hochgradig fadenförmig ein-

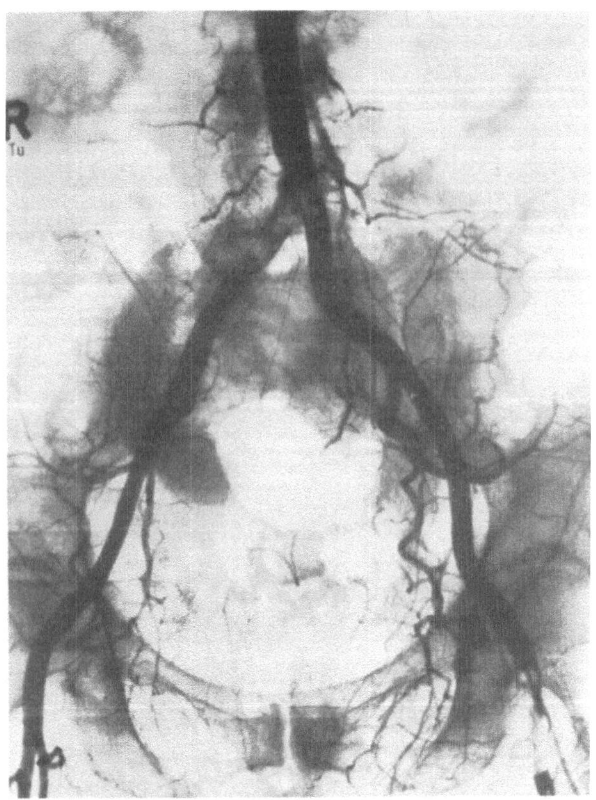

Abb. 4.6. Bifurkationsembolie neben Stenose der Aorta abdominalis. Abgangsstenose der A. obturatoria rechts. Embolie der linken A. femoralis communis

geengt. Klinisch ist die betreffende Extremität rot-blau verfärbt. Es besteht eine schmerzhafte Schwellung neben einer motorischen Schwäche sowie neurologischen Ausfällen. Der Folgezustand ist die periphere Gangrän. Bei Phlegmasia coerulea dolens sollte man keine Zeit durch die Angiographie verlieren.

4.2.9 Besondere arterielle Verschlüsse

a) Karotisverschluß:
Das Angiogramm der A. carotis klärt die sekundär auftretenden Folgen, die durch eine Beeinträchtigung der arteriellen Versorgung des Gehirns entstanden sind. Bestimmt werden die bleibenden Veränderungen am Hirnparenchym durch die Rest-Blutzirkulation distal der verschlossenen Gefäßstrecke.

Ist der Circulus arteriosus Willisi intakt, dann werden trotz des einseitigen akuten Verschlusses der A. carotis interna keine klinischen Erscheinungen auftreten. Ebenso kann eine mögliche Karotisligatur nach Tonsillektomie unter dieser Voraussetzung ohne Symptome bestehen. Beim chronischen Verschluß bilden sich Kollateralkreisläufe, die über die A. ophthalmica oder die A. communicans posterior oder über die basalen Anteile der A. anterior cerebri oder die gleichseitige A. posterior cerebri versorgt werden.

Im Angiogramm stellen sich die chronischen Verschlüsse als glatte Begrenzung der KM-Säule oder als zipflig ausgezogen, in einer fadenförmigen KM-Straße auslaufend oder in einem unendlich scheinenden, sich ständig verjüngenden KM-Bolus dar.

Alte Verschlüsse der A. carotis interna sind inoperabel. Eine Wiedereröffnung gelingt selten. Anders verhält es sich beim akuten Verschluß durch Embolie oder stumpfe Weichteilverletzung. Innerhalb der 6-h-Grenze des akuten Krankheitszustands des Gefäßverschlusses sollte angiographiert und operiert werden, damit durch die fehlende Kollateralisation des Circulus arteriosus mögliche Veränderungen des Hirnparenchyms auf ein Minimum reduziert werden können.

Auf die Darstellung der gegenseitigen A. carotis sollte wegen möglicher gefährlicher Komplikationen ebenso verzichtet werden wie auf die Fibrinolyse.

b) Akuter Koronarverschluß:
Dieser Verschluß ist wegen der ihn begleitenden Schocksymptomatik nur in speziellen Zentren mit der Möglichkeit zur intrakoronaren Clot-Lyse (40) oder Möglichkeit zur sofortigen Operation eine Indikation zur Koronar-Angiographie.

c) Mesenterialarterienverschluß:
Ein weiches, akutes Abdomen mit paralytischem Ileus hat oft seine Ursache im embolischen Verschluß der A. mesenterica superior, wenn gleichzeitig eine Mitralstenose, Vorhofflimmern, absolute Arrhythmie, ein Aneurysma der Brust- oder Bauchaorta bestehen.

Im Angiogramm zeigt sich der Verschluß durch einen glattbegrenzten Stopp im Hauptstamm oder in den Ästen der Viszeralarterie. Es fehlt die Kollateralisation und die Parenchymphase im Verzweigungsgebiet der verschlossenen Arterie. Da zum Versorgungsgebiet der gesamte Dünndarm, das Coecum, die Cola ascendens und transversum gehören, endet die Verlegung des Mesenterialarterienstammes meistens tödlich.

Die Toleranzzeit der vollständigen Infarzierung beträgt für den Darm und die parenchymatösen Organe höchstens 2–3 h. Dann treten irreparable Schäden der Darmwand als Darmnekrose mit Durchwanderungsperitonitis auf [4].

Um die schlechte Prognose zu verbessern, muß der Entschluß zur Mesenterikographie daher schnell gefaßt werden. Die i.a. Applikation von Papaverin bei liegendem Katheter bis zur Operation soll die Prognose verbessern helfen.

Sollte bei der selektiven Angiographie kein Verschluß der Viszeralarterien vorliegen, dann ist im Zweifelsfall eine Probelaparotomie zu fordern.

d) Akuter Aortenbifurkationsverschluß:
Sind bei gleichzeitig nachweisbarem Ischämiesyndrom die peripheren Pulse ausgefallen, dann muß mit einem akuten Verschluß oberhalb der Bifurcatio aortae gerechnet werden. In diesem Falle ist die Klinik so eindeutig, daß sie keiner angiographischen Darstellung bedarf. Ausschlaggebend ist die Frage, ob der Patient in einem operablen Zustand ist.

Literatur

1. Abrams HL (1961) Angiography. Little, Brown
2. Amplatz K (1963) Translumbar catheterization of the abdominal aorta. Radiology 81:927
3. Broy H (1971) Die Querschnittslähmung, eine fatale angiographische Komplikation. Kasuistik und Übersicht. Fortschr Röntgenstr 114:353
4. Dembowski U Arteroorganopathie – akuter Arterienverschluß. In: Angiologie. Stuttgart

5. Dembski JC, Zeitler E (1974) Translumbale abdominale und thorakale Katheterangiographie. Fortschr Röntgenstr 120/4:432
6. Desilets DF, Hofmann R (1965) A new method of percutaneous catheterization. Radiology 85:147
7. Elke M, Ferstl A (1974) Notfallsituation in der Röntgendiagnostik, Erkennung und Behandlung. Thieme, Stuttgart
8. Elke M (1966) Prämedikation. ROEFO 105:525
9. Fontaine R, Fontaine JL (1968) Arteriosklerotische Verschlüsse peripherer arterieller Gefäße. Indikation zur medikamentösen und chirurgischen Therapie. Münch Med Wochenschr 110/1:23
10. Friedmann G Dringliche Röntgendiagnostik. Thieme, Stuttgart
11. Gall F (1968) Die kombinierte Gefäßrekonstruktion beim gleichzeitigen Aorta-Iliakalen-Femoralis-Verschluß. Münch Med Wochenschr 110:401
12. Geyer H (1974) Akutes peripheres arterielles Verschlußsyndrom. Monatskurse Ärztl Fortbildg 24/5:199
13. Gottlob R (1956) Angiographie und Klinik. Maudrich, Wien
14. Gottlob R (1957) Experimentelle Untersuchungen über lokale Kontrastmittelschäden nach Angiographie. Klin Med Wien 12:78
15. Gottlob R (1965) Lokale Kontrastmittelschäden. Med Welt 35
16. Heberer G, Rau G, Schoop W Angiologie. Thieme, Stuttgart
17. Hess H Die obliterierenden Gefäßerkrankungen. Urban & Schwarzenberg, München Berlin
18. Holsten DR, Wille C (1979) Femoralis-Angiographie mit Metrizamid ohne Narkose. Röntgenblätter 32:151
19. Köhler R (1973) Verhütung von Katheterisierungskomplikationen. Röntgenblätter 8 : 367
20. Kollath J, Spitz P, Woelke H (1971) Zur einfachen Ermittlung der Injektionsdaten bei der Hochdruckangiographie durch eine Nomogrammscheibe. Fortschr Röntgenstr 114:501
21. Loose KE, Dongen RJAM van Atlas of Angiography. Thieme, Stuttgart
22. McAfee JG, Willson JKV (1956) A review of the complications of translumbar aortography. AJR 75:956
23. Poulias GE, Stergion LE (1968) Lungeninfarkt und Haematothorax nach hoher translumbaler Aortographie. Br J Radiol 41:866
24. Raithel D Zerebrale Insuffizienz durch extrakranielle Gefäßverschlüsse. Straube, Erlangen
25. Safar P (1977) In: Kontrastmittelzwischenfälle. Symposium Berlin, S 133
26. Schad N (1972) Injektionstechnik. In: Angiographie und ihre Fortschritte. Thieme, Stuttgart, S 12
27. Schmutzler R Dosierung der thrombolytischen Therapie. In: Streptokinase-Therapie bei chronischer arterieller Verschlußkrankheit. Med Verlagsgesellschaft mbH, Marburg
28. Schoop W (1967) Angiologiefibel. Thieme, Stuttgart
29. Seldinger SJ (1953) Catheter replacement of the needle in percutaneous arteriography. A new technique. Acta Radiol 39:368
30. Staal A (1966) Neurolog. Komplikationen nach Katheterisierung der A. axillaris. Br J Radiol 39 : 115
31. Steinberg I, Stein HL (1965) Visualisation of abdominal aortic aneurysms. AJR 95:684
32. Taenzer I (1971) Röntgendiagnostik mit jodhaltigen Kontrastmitteln. Hartmann, Berlin
33. Trautmann KJ Arterielle Verschlußkrankheit. Banaschewski, München-Gräfelfing
34. Turner AF, Stocks LO, Halpern M Complete translumbar aortography. AJR
35. Voellmy, Stucky (1969) Herzphasengesteuerter KM-Injektor für Röntgendiagnostik des Herzens und der Blutgefäße. Neue Züricher Zeitung, Beilage „Technik" v. 20.10.1969
36. Wenz W, Beduhn D (1976) Extremitätenarteriographie. Springer, Berlin Heidelberg New York
37. Zeitler E Gefäßthrombose nach Katheterangiographie. In: Aktuelle Probleme der Angiologie, Bd 10. Huber, Bern Stuttgart Wien
38. Zeitler E Aspekte der Extremitätenangiographie. Huber, Bern Stuttgart Wien
39. Zeitler E, Schoop W, Dembski JC, Tambert F Angiographische Kriterien bei der Indikation zur Streptokinasebehandlung chronisch-arterieller Verschlüsse. Med Verlagsgesellschaft mbH, Marburg
40. Rentrop P, Blanke H, Wiegand V, Karsch KR (1979) Wiedereröffnung verschlossener Kranzgefäße am akuten Infarkt mit Hilfe von Kathetern. Dtsch med Wschr 104:1401–1405

5 Diagnostik der Lungenembolie

5.1 Leistungsfähigkeit der klinischen und röntgenologischen Diagnostik der Pulmonalembolie

W. Hofner und F. Kummer

5.1.1 Klinik

Die Diagnose der Lungenembolie steht und fällt mit dem Umstand, ob der Untersucher daran denkt oder nicht. Tatsächlich macht die Diagnose der Pulmonalembolie oft mehr Kopfzerbrechen als die Diagnose einer seltenen Lungenerkrankung [16]. Dies liegt an der schier unbegrenzten Variabilität der klinischen Erscheinungen. Es steht fest, daß die übergroße Mehrzahl der Pulmonalembolien klinisch latent verläuft, wenn sie weniger als 50% des arteriellen Querschnitts des kleinen Kreislaufs betrifft. Durch Hochrechnung aus verfügbaren Daten in den USA kommen Dalen u. Alpert [2] auf eine geschätzte Gesamtzahl von 630 000 massiven Pulmonalembolien pro Jahr. Dies bedeutet eine Morbidität von etwa 3/1000 Einwohnern im Jahr. Wenn – wie Dalen und Alpert aufgrund ihrer Daten annehmen – davon 11% die erste Stunde nicht überleben, so bleiben 89%, die aber nur in einem Viertel der Fälle erkannt werden. Bei diesen unerkannten Fällen ist aber die Todesrate mit 30% ungleich höher als jene bei den rechtzeitig diagnostizierten und behandelten (8%).

Man kann also mit Recht behaupten, daß das Erkennen einer Pulmonalembolie ein unvermindert aktuelles und nach wie vor ungelöstes Problem ist und eine Herausforderung für die Diagnostik am Krankenbett darstellt. Es gibt kein einzelnes Leitsymptom, vielmehr eine Vielzahl von subjektiven Erscheinungen und objektiven Befunden von sehr unterschiedlichem Gewicht. Es ist verschiedentlich untersucht worden, durch retrospektive Analysen größerer Kollektive ein „klassisches" Bild der Pulmonalembolie zu umreißen. Es scheint jedoch realistischer zu sein, einfach die häufigsten Symptome aufzuzeigen, wie dies beispielsweise durch Morawetz [16] 1968 geschehen ist. Bei seinen 425 Patienten überwiegt die Tachykardie (84%), gefolgt von Dyspnoe (65%) und Schmerz (65%). Moser [17] stellt die Dyspnoe vor die Tachykardie, ebenso Alpert et al. [1]. Alle Autoren sind sich aber einig, daß die Mehrzahl der Pulmonalembolien und -infarkte nicht diagnostiziert würde, wollte man Synkope, Pleurareiben oder eine faßbare Thrombophlebitis als obligat ansehen. Selbstverständlich ist der Grad der Symptomatik direkt proportional dem Ausmaß der Embolie, besonders was die allgemeine und zerebrale Hypoxie (Synkope), die Rechtsherzbelastung und die Reaktion des großen Kreislaufs (Schock) betrifft.

5.1.2 Elektrokardiogramm

Die massive Pulmonalembolie (d.h. Verschluß von mehr als 50% des Gefäßbettes) wird erwartungsgemäß im EKG jene Zeichen der Rechtsbelastung hervorrufen, die durch die abrupte Widerstandssteigerung im kleinen Kreislauf bedingt sind. Diese drücken sich meist in Tachykardie (Abnahme des Schlagvolumens), gelegentlicher Tachyarhythmie (Vorhofbelastung) und unspezifischen ST-Veränderungen aus. Rechtsabweichung der elektrischen Herzachse (Vergleich zu Vorbefunden!), Rechtsverspätung, P-Pulmonale und ein SIQIII-Typ sind oft nur flüchtig, können aber bei längerer Nachweisbarkeit die Diagnose stützen.

Immerhin haben Stein et al. [21] in 12 von 90 Patienten mit massiver bis submassiver Embolie ein normales EKG gefunden, während die klassischen Zeichen der Rechtsüberlastung nur in 25 Fällen nachweisbar waren. Es kann also aus dem EKG allein selten eine sichere Diagnose der Pulmonalembolie gestellt werden. Hingegen sind EKG-Veränderungen wie bei Hinter- oder Vorderwandinfarkt keineswegs selten und geben oft Anlaß zu (verständlichen) Fehldiagnosen.

5.1.3 Nativröntgen

Die Diagnose der Pulmonalembolie ist eine Gleichung mit vielen Unbekannten, zu deren Lösung verschiedene Ansätze notwendig sind. Die Indikation und Aussagekraft der diagnostischen Methode – Nativröntgen inklusive Tomographie, kombinierter Perfusionsventilationsscan, Pulmonalisangiographie – wird durch die Lokalisation der Embolie und durch das zeitliche Stadium mitbestimmt. Während die akute zentrale Embolie ein dramatisches und daher meist erkanntes Zustandsbild ist, verläuft die chronisch rezidivierende Embolie oft über Jahrzehnte unerkannt unter den klinischen Erscheinungsbildern von Kardiopathie, Asthma bronchiale, Hyperthyreose und pulmonaler Hypertension, obwohl die Möglichkeiten der Nativradiologie gerade in diesen Fällen sehr groß sind.

Nativradiologisch sind hinsichtlich der Lokalisation der Embolie drei Gefäßbereiche zu unterscheiden:

a) zentraler, nativradiologisch nicht beurteilbarer Bereich; dieser betrifft die im Mediastinalschatten gelegenen Anteile des Pulmonalishauptstammes und der rechten Arteria pulmonalis bis zum Abgang des Oberlappenastes;

b) nativradiologisch sichtbarer und damit beurteilbarer Bereich; der embolische Verschluß betrifft den linken Pulmonalisast und den Ramus intermedius der rechten Arteria pulmonalis, Segment- oder Subsegmentarterien beider Lungen;

c) die Lungenperipherie; das ist jener Teil des Lungenmantels, in dem einzelne Gefäßstrukturen nicht mehr identifizierbar sind (Sitz häufig rezidivierender Mikroembolien).

Eine weitere Überlegung betrifft den Ablauf der Embolie, wobei zwei verschieden lange Stadien abzugrenzen sind:

I. Das Stadium der frischen Embolie, in dem es noch zu keinen anatomischen, aber bereits funktionell reflektorischen Veränderungen gekommen ist, wobei durch Thrombolyse noch eine spontane Remission des embolischen Verschlusses erfolgen kann und in vielen Fällen erfolgt.

II. Das über Tage oder Jahre anhaltende Stadium der sekundären anatomischen Veränderungen (sekundäre Thrombose mit Organisation und Rekanalisation, Entwicklung peripherer Lungeninfarkte infolge sekundärer Embolisierung, Entwicklung eines Cor pulmonale).

Obwohl vielfach die Meinung vorherrscht, daß das Nativröntgen wenig zur Diagnose der Pulmonalembolie beiträgt [3, 4, 23], muß betont werden, daß gerade die sorgfältige Auswertung des Übersichtsbildes, auch der Bettaufnahme, sowohl bei der akuten wie bei der chronisch rezidivierenden Pulmonalembolie den entscheidenden diagnostischen Anstoß geben muß.

Die von Westermark [26] als Ausdruck der Oligämie beschriebene Transparenzzunahme wird bei der zentralen Embolie, die beide Lungen betrifft, nicht verwertbar sein. Bei lokalisiertem Blanching ist dieses Zeichen differentialdiagnostisch gegenüber anderen Formen einer einseitig hellen Lunge (TU, lokalisiertes Emphysem, Gefäßhypoplasie) abzugrenzen [12]. Das

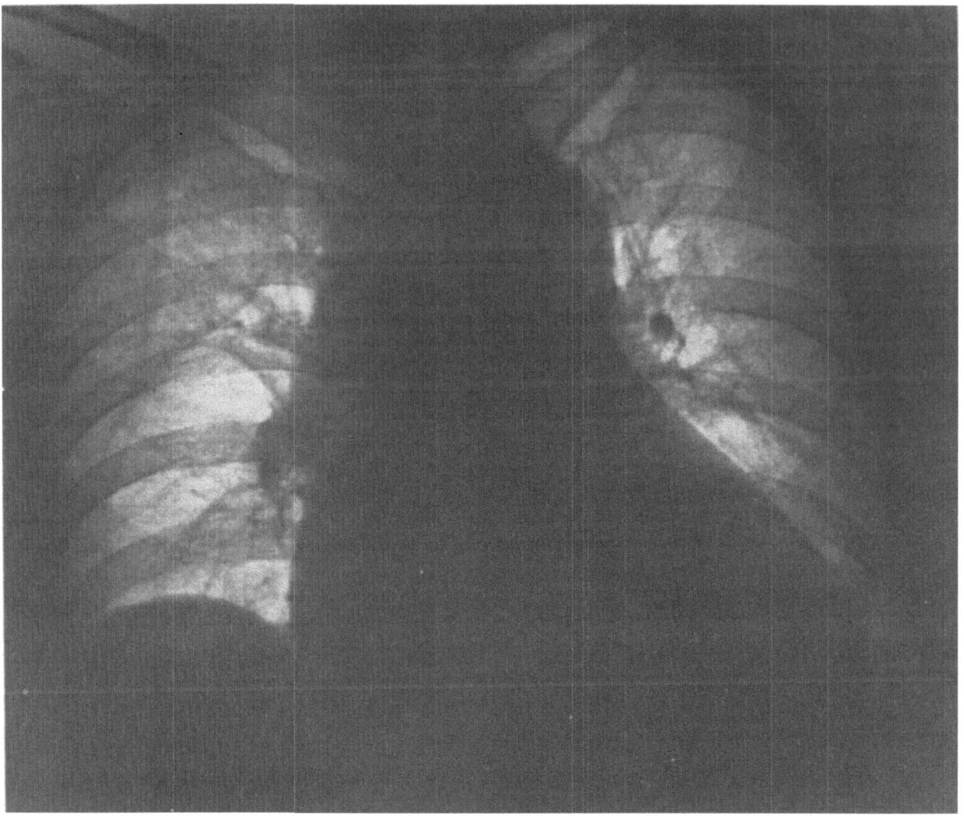

Abb. 5.1. Zentrale Embolie im Ramus intermedius rechts. Thoraxbettaufnahme p.a.: Trotz Zwerchfellhochstand zeigt das rechte Mittel- und Unterfeld eine Transparenzvermehrung und Gefäßrarefizierung (Westermark-Zeichen) bei Hilusamputation rechts. (N.J., w., 76 J.)

charakteristische Symptom der Embolie ist die Verbindung von Transparenzzunahme und Volumenverkleinerung des betroffenen Areals (z.B. massiver Zwerchfellhochstand bei Transparenzvermehrung im rechten Unterfeld) (Abb. 5.1). Sowohl hinsichtlich der Latenzzeit (bis zu 24 h) wie der Häufigkeit des Westermark-Zeichens (bis zu 80%) differieren die Angaben einzelner Autoren [5, 14, 15, 27] beträchtlich. Auf die kompensatorische Hyperperfusion der gesunden Seite hat Fleischner [7] hingewiesen.

Der reflektorische, in der Regel einseitige Zwerchfellhochstand muß ebenso wie die Plattenatelektase und der kleine Erguß [6, 8, 9] für eine Pulmonalembolie dringend verdächtig sein (Abb. 5.2).

Auf den Lungeninfarkt als indirektes, leicht faßbares Röntgenzeichen einer Pulmonalembolie soll – da er eine Folgeerscheinung darstellt – später eingegangen werden.

Die durch den Embolus selbst und vor allem durch die sekundäre Thrombose bedingte Ausweitung und Deformierung der großen Pulmonalisäste mit konvexbogiger Begrenzung ist rechts leicht erkennbar und wird im englischen Sprachraum als "plump hilus sign" bezeichnet [11, 15, 28]. Zusammen mit abrupter Kaliberabnahme und Gefäßausfällen der vom

Hilus ausgehenden Unterlappen- und Mittellappenäste ergibt sich das Bild der Hilusamputation (Abb. 5.3; [22]).

Das direkte Röntgenzeichen der Gefäßlücke im embolusnahen Bereich wurde von Laur [13] in 16 von 81 Fällen von Embolie beobachtet. Es ist innerhalb der ersten 24 h zu sehen und kann mehrere Tage bis Wochen bestehenbleiben. Als Begleiterscheinung im Sinne eines kollateralen interstitiellen Ödems der Bronchialwand bei Störung der normalen Gefäßperfusion ist die die Gefäßlücke überbrückende Bronchusmuffe zu erklären (Abb. 5.4; [13]).

Der Wert der tomographischen Röntgenuntersuchung ist erstens in der besseren Erfassung der genannten direkten Emboliezeichen zu sehen; zweitens ermöglicht die Schichtuntersuchung vor allem bei zentralen Embolien eine Aussage über den Zustand der peripher der Stenose gelegenen Gefäßbezirke, die bei einer Angiographie wegen des zentralen Verschlusses nicht dargestellt werden. Letztere Aussage scheint für eventuelle therapeutische Konsequenzen unerläßlich (Embolektomie).

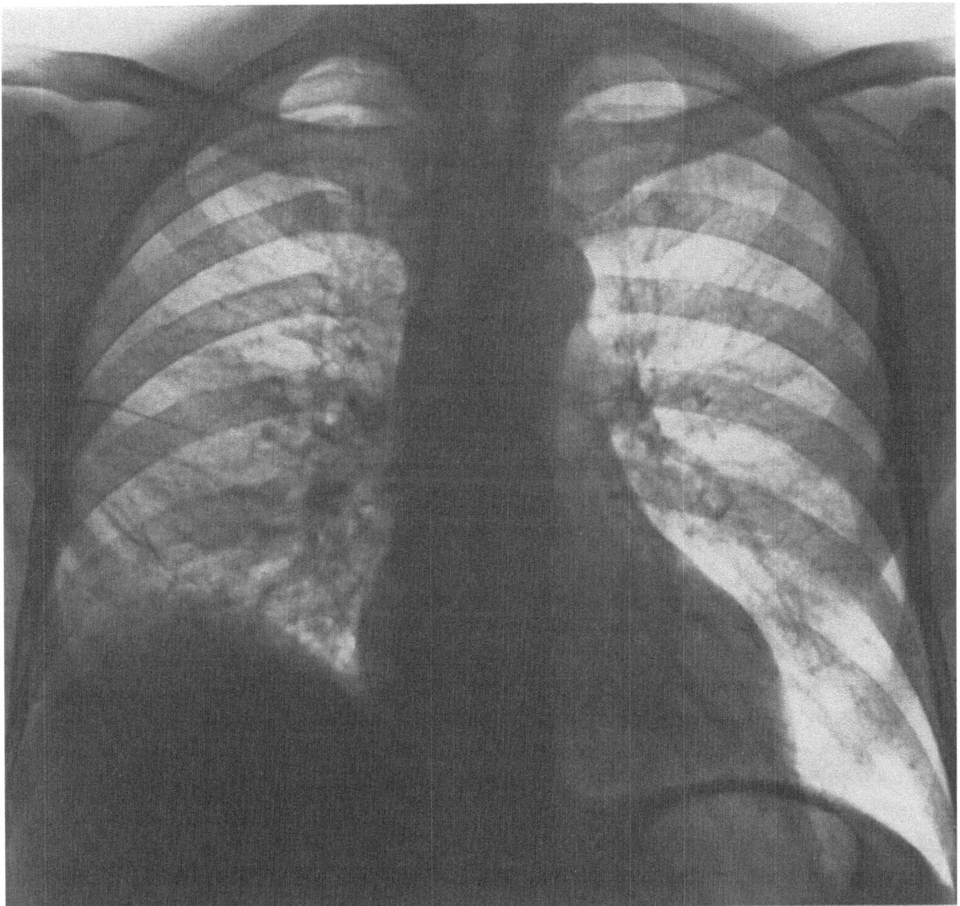

Abb. 5.2. Dialysepatient. Pulmonalembolie rechts basal. Thoraxübersichtsröntgenaufnahme p.a.: Zwerchfellhochstand rechts. Sinuserguß rechts. Kleine Plattenatelektase im rechten Unterfeld. (K.O., m., 60 J.)

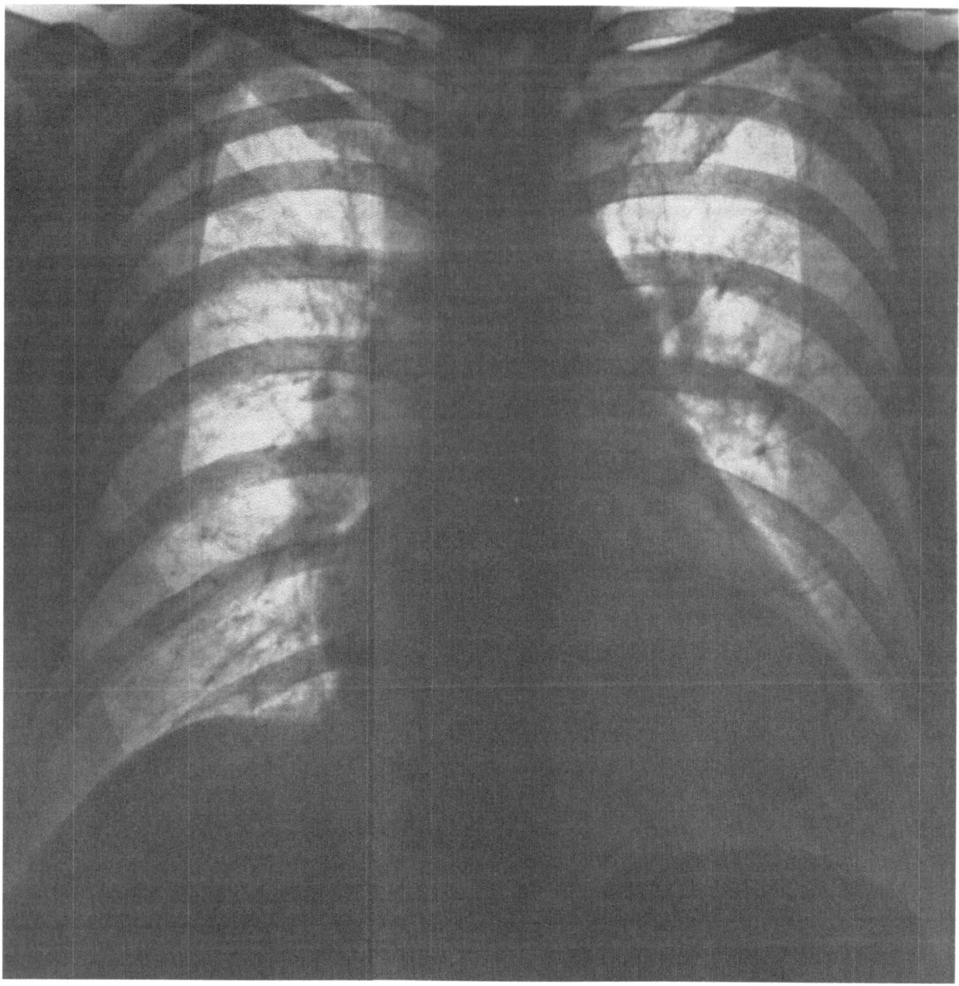

Abb. 5.3. Rezidivierende Pulmonalembolien bei chronischer Thrombophlebitis. Thoraxübersichtsröntgenaufnahme p.a.: Cor pulmonale bei zentraler Embolie mit Hilusamputation rechts. Plumper rechter Hilus. Hochgradige Gefäßrarefizierung, rechts mehr als links. (R.O., w. 60 J.)

Zur Lokalisation der Embolie wäre zu bemerken, daß die basalen Lungenabschnitte unter Bevorzugung der rechten Seite häufiger betroffen sind.

Tabelle 5.2 demonstriert, daß für die Untersuchung der akuten Pulmonalembolie die wichtigste Untersuchungsmethode die Isotopenuntersuchung ist, wobei allerdings Voraussetzung sein muß, daß diese Untersuchung innerhalb kürzester Zeit mit transportabler Kamera durchgeführt wird. Bei positivem Ausfall und entsprechender Klinik wird die Angiographie über die Indikation zu einem eventuellen operativen Eingriff entscheiden.

Für die Diagnose der chronischen, besonders der rezidivierenden Embolie ist die exakte nativradiologische Beurteilung des Lungengefäßbettes sowie die kombinierte Beurteilung von Transparenz und Volumen die erste und entscheidende diagnostische Voraussetzung. Sie

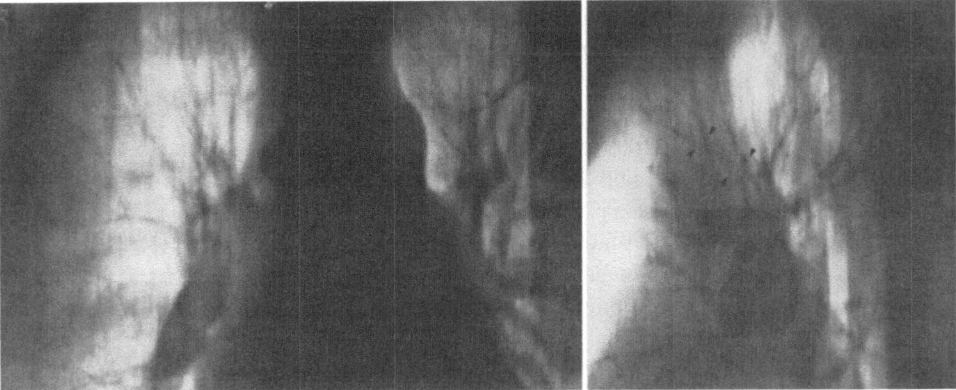

Abb. 5.4. Patient mit rezidivierenden Pulmonalembolien und pulmonaler Hypertension. Tomographie in Rechtsseitenlage: hochgradige Gefäßrarefizierung im Oberlappen mit Gefäßlücken und Bronchusmuffen im apikalen Segment. (S.J., m., 58 J.)

wird ergänzt durch die Isotopenuntersuchung. Auf eine Pulmonalisangiographie kann in der Mehrzahl der Fälle verzichtet werden.

Rezidivierende Mikroembolien sind nur bei röntgenologischen Zeichen einer sekundären pulmonalen Hypertension nativradiologisch zu vermuten.

In weniger als 10% der Lungenembolien kommt es zur Ausbildung eines hämorrhagischen Lungeninfarktes [6, 20]. Die Seltenheit des Gewebstodes scheint nicht außergewöhnlich, wenn man bedenkt, daß die Sauerstoffzufuhr zum Lungengewebe sowohl über die Arteria pulmonalis sowie über die Arteriae bronchiales erfolgen kann. Die klinische Erfahrung, daß es zum Lungeninfarkt in der Regel nur dann kommt, wenn eine Linksinsuffizienz

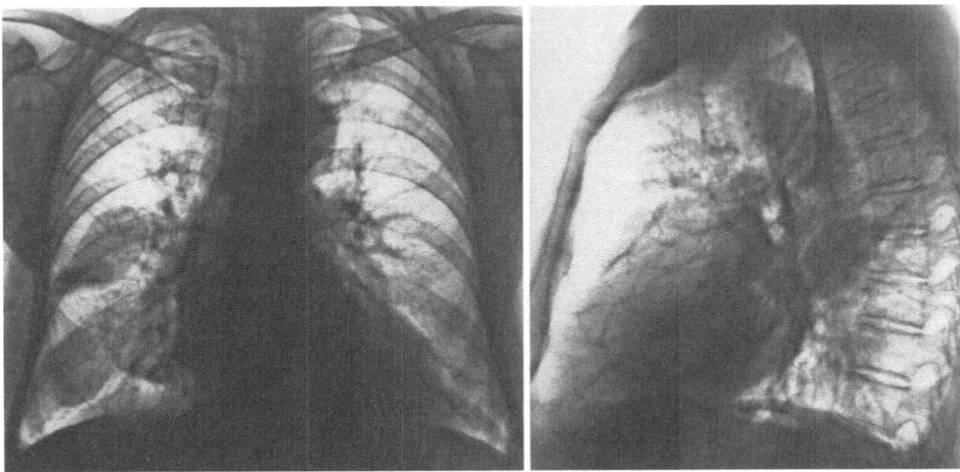

Abb. 5.5. Thoraxübersichtsröntgenaufnahme p.a. und seitl.: Pulmonalembolie bei Aortenvitium mit spindelförmigen interlobären Ergüssen, die im p.a.-Bild als drei Phantomtumoren imponieren. Sinusergüsse bds. (B.J., m., 84 J.)

mit zu geringem kollateralen Perfusionsdruck der Arteriae bronchiales besteht (dekompensierte Mikrozirkulation nach Uehlinger [24]), wird durch experimentelle Untersuchungen gestützt [6, 18].

Als Frühzeichen für Lungeninfarkte gelten kleine Sinusergüsse [18, 22], spindelförmige Interlobärergüsse (Phantomtumor) (Abb. 5.5) und Plattenatelektasen (Abb. 5.6; [22]). Verlauf und Dauer eines Infarktes sind durch die Art der pathomorphologischen Veränderungen bestimmt. Hampton u. Castleman [10] haben den Begriff des unvollständigen (inkompletten) Infarktes (Abb. 5.7) geprägt, der durch ein reversibles alveoläres Ödem (im Röntgenbild fleckförmige Herde, die nach wenigen Tagen reversibel sind) charakterisiert ist. Uehlinger [24] spricht in diesem Zusammenhang von der Infarktform der kompensierten Mikrozirkulation.

Erst nach 1–2 Tagen findet sich das Vollbild des Lungeninfarktes. Der komplette, vollkommen ausgedehnte Lungeninfarkt zeigt nach Torrance [22] nur in 10% der Fälle das typische keilförmige, mit der Spitze gegen den Lungenhilus weisende Bild (Abb. 5.8). In vielen Fällen wird diese Keilform, welche Subsegmente, Segmente oder Lappen betrifft, erst in der seitlichen Projektion erkennbar. Differentialdiagnostisch wichtig ist das vor allem tomographisch deutlich darstellbare Luftbronchogramm als Ausdruck der freien großen Bronchien trotz Volumenverkleinerung (Abb. 5.9). Die Mehrzahl der Lungeninfarkte zeigt je-

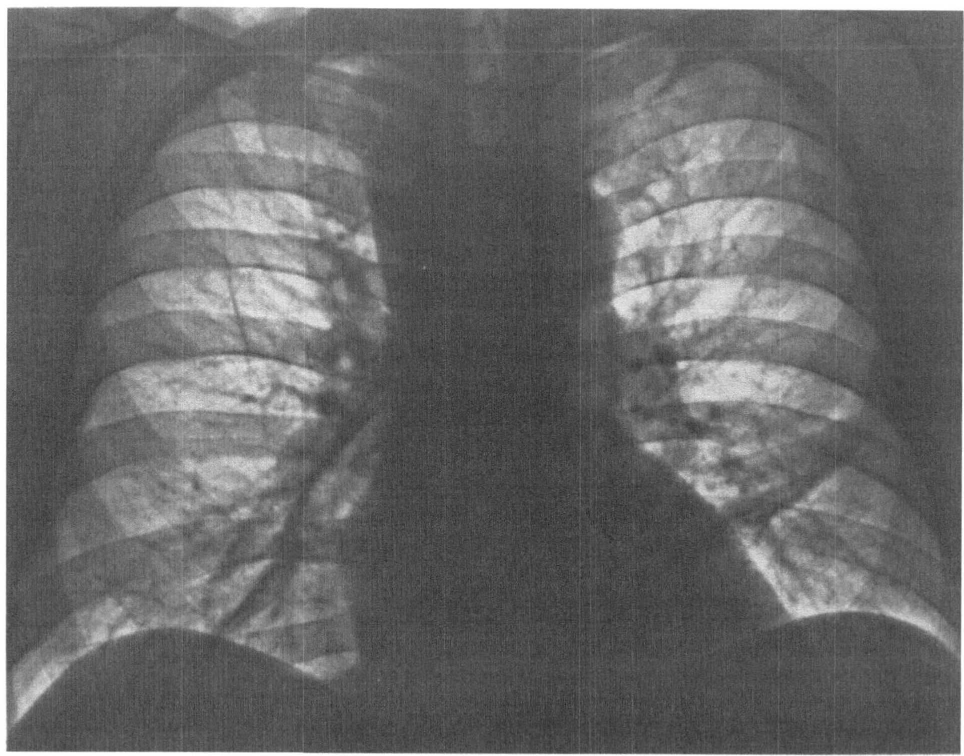

Abb. 5.6. Dialysepatient. Thoraxübersichtsröntgenaufnahme p.a. vom 1.3.1974: akutes Cor pulmonale mit Kavadilatation bei Pulmonalembolie und peripheren Infarkten in Form von Plattenatelektasen. (G.K., m., 45 J.)

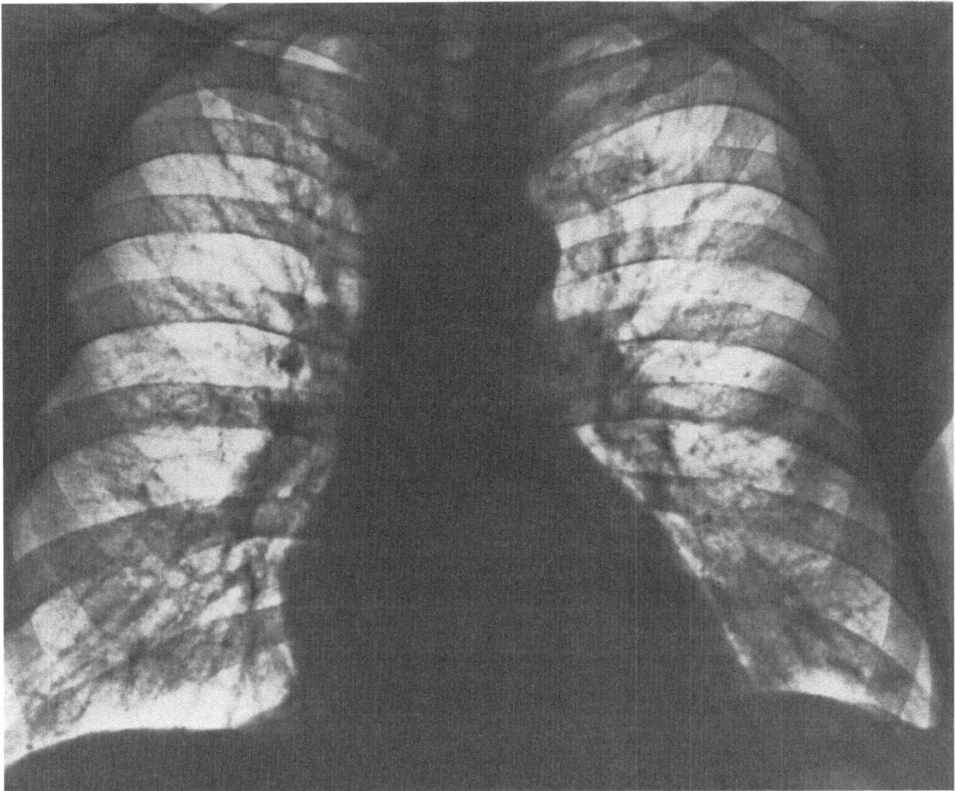

Abb. 5.7. Thoraxübersichtsaufnahme p.a. vom 31.5.1974: 3 Monate nach Abb. 5.6 inkomplette Infarkte im linken Mittel- und Unterfeld in Form unscharfer Fleckschatten. Frischer Sinuserguß links (Rückbildung der früheren Plattenatelektasen und der Kavadilatation). (Patient wie Abb. 5.6)

doch eine Abrundung oder Abstufung der Keilspitze. Charakteristisch ist in jedem Fall die der Pleura anliegende größte Ausdehnung der Verschattung, wobei es sich auch um eine interlobäre Pleurafläche handeln kann (Abb. 5.10).

Hampton u. Castleman [10] haben eine häufige Sonderform des Infarktes beschrieben. Die zum Gefäßverschluß weisende Spitze des Infarktes ist bei diesen Fällen nicht ausgebildet, da die kollaterale Perfusion über die Arteriae bronchiales in diesem Gebiet ausreicht, um eine Infarzierung zu verhindern [24]. Es resultiert röntgenologisch eine meist in der Tiefe des Sinus phrenicocostalis gelegene halbkugelförmige Verschattung (Abb. 5.11). Dieser "Hampton hump" ist daher häufig durch die Zwerchfellkuppel verdeckt und erst bei Durchleuchtung und seitlicher Projektion als „Rundherd" darstellbar [19, 24].

Die Dauer eines kompletten Lungeninfarktes mit Stauung, Extravasatbildung, Nekrobiose, Demarkation und Narbenbildung ist mit bis zu 5 Wochen anzunehmen [18]. Streifige Bezirke von fibrösem Narbengewebe können noch Monate und Jahre nach dem Infarktgeschehen nachweisbar sein [19, 25]. Die „Plattenatelektase" kann demnach ein Frühzeichen einer Lungenembolie bzw. eines Infarktes sein, aber auch ein Reparationsstadium darstellen.

Differentialdiagnostische Probleme ergeben sich beim atypischen Lungeninfarkt und bei Infarktkomplikationen. Die nativradiologische Abgrenzung eines z.B. in der Lungenspitze

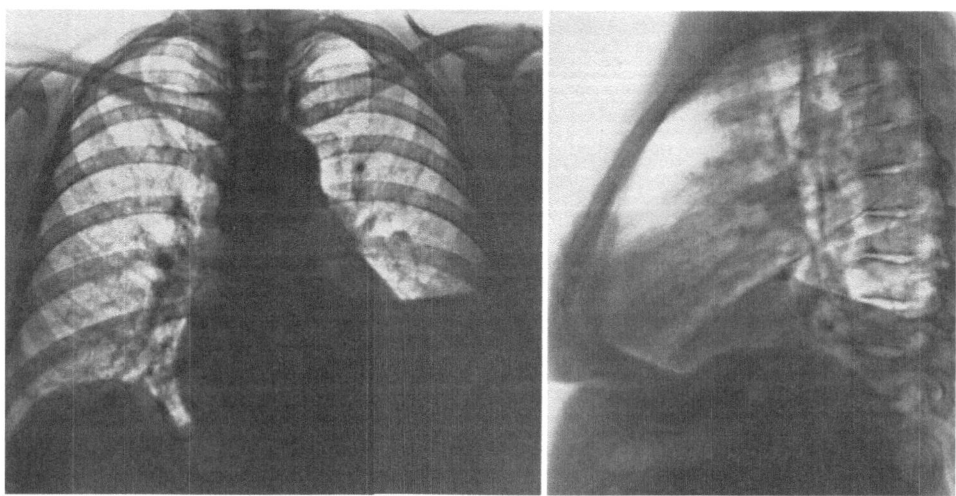

Abb. 5.8. Thoraxübersichtsröntgenaufnahme p.a. und seitl.: massiver Infarkt mit homogener Verschattung der basalen Segmente des linken Unterlappens, nach Cholezystektomie. Auslöschung der Zwerchfellkontur links bei Erkennbarkeit der Herzkontur (Silhouettezeichen). Partielle Zwerchfellrelaxation rechts. Anomalie der 1. Rippe bds. (F.O., w., 57 J.)

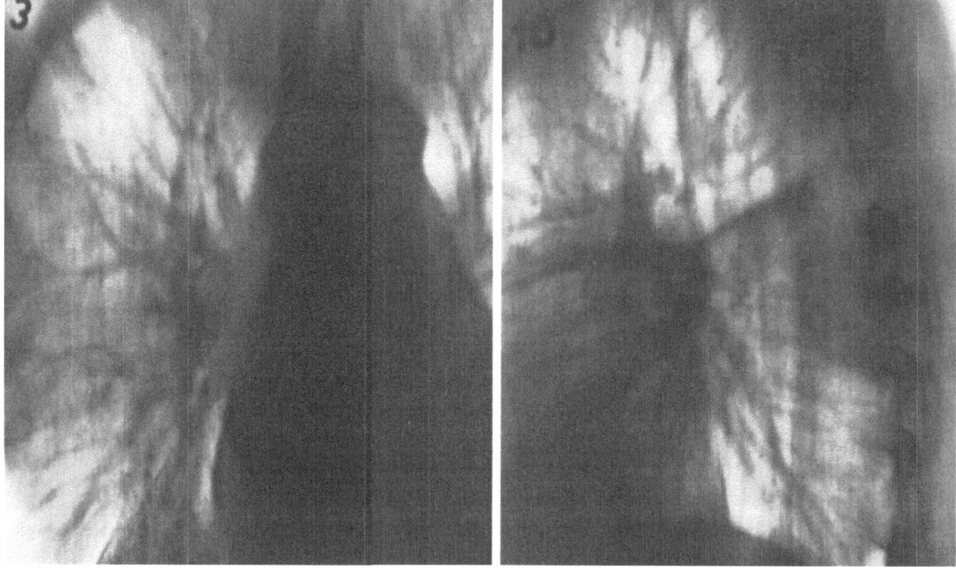

Abb. 5.9. Patient mit einem Aortenvitium. Tomographie in Rückenlage und Rechtsseitenlage: kardiale Dekompensation bei klassischem Lungeninfarkt in der rechten Unterlappenspitze und im posterioren Unterlappensegment rechts. Deutliches Airbronchogramm. Das große Interlobium in seinem kranialen Anteil nach kaudal konvexbogig. (F.H., m., 61 J.)

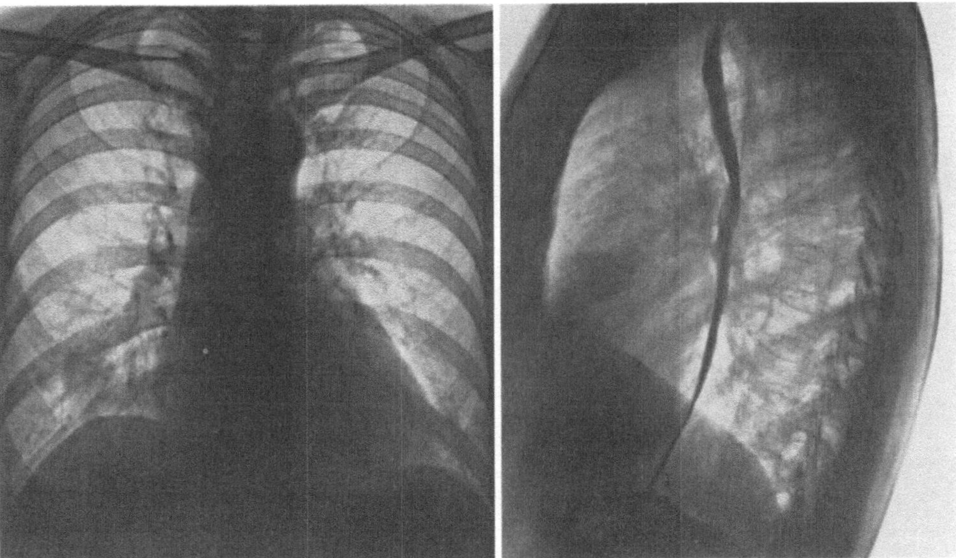

Abb. 5.10. Patient mit einem Mittellappeninfarkt. Thoraxübersichtsröntgenaufnahme p.a. und seitl.: als Rundherd imponierender ca. 2 cm großer Infarkt in der Peripherie des Mittellappens. Am Seitenbild ist die breite Kontaktfläche zur interlobären Pleura erkennbar. (K.A., w., 60 J.)

lokalisierten inkompletten Infarkts gegenüber einer Tuberkulose kann schwierig oder unmöglich sein (Abb. 5.12). Sekundärinfektionen führen zur Infarktpneumonie (radiologisch ist eine Vergrößerung des infiltrierten Areals und ein Unschärferwerden der Infarktränder zu sehen [18]) und eventuell zur Abszedierung (Abb. 5.13). Eine andere Form der Höhlenbildungen in einem Infarkt tritt bei blander Nekrose innerhalb ausgedehnter Infarzierung auf und ist nahezu regelmäßig bei den relativ seltenen großen Infarkten im rechten Oberlappen zu beobachten. Es kann zu sekundären Pilzinfektionen dieser Höhlen kommen (Abb. 5.14), in der Regel jedoch heilt der Prozeß unter hochgradiger Schrumpfung des betroffenen Lappens innerhalb von Wochen ab.

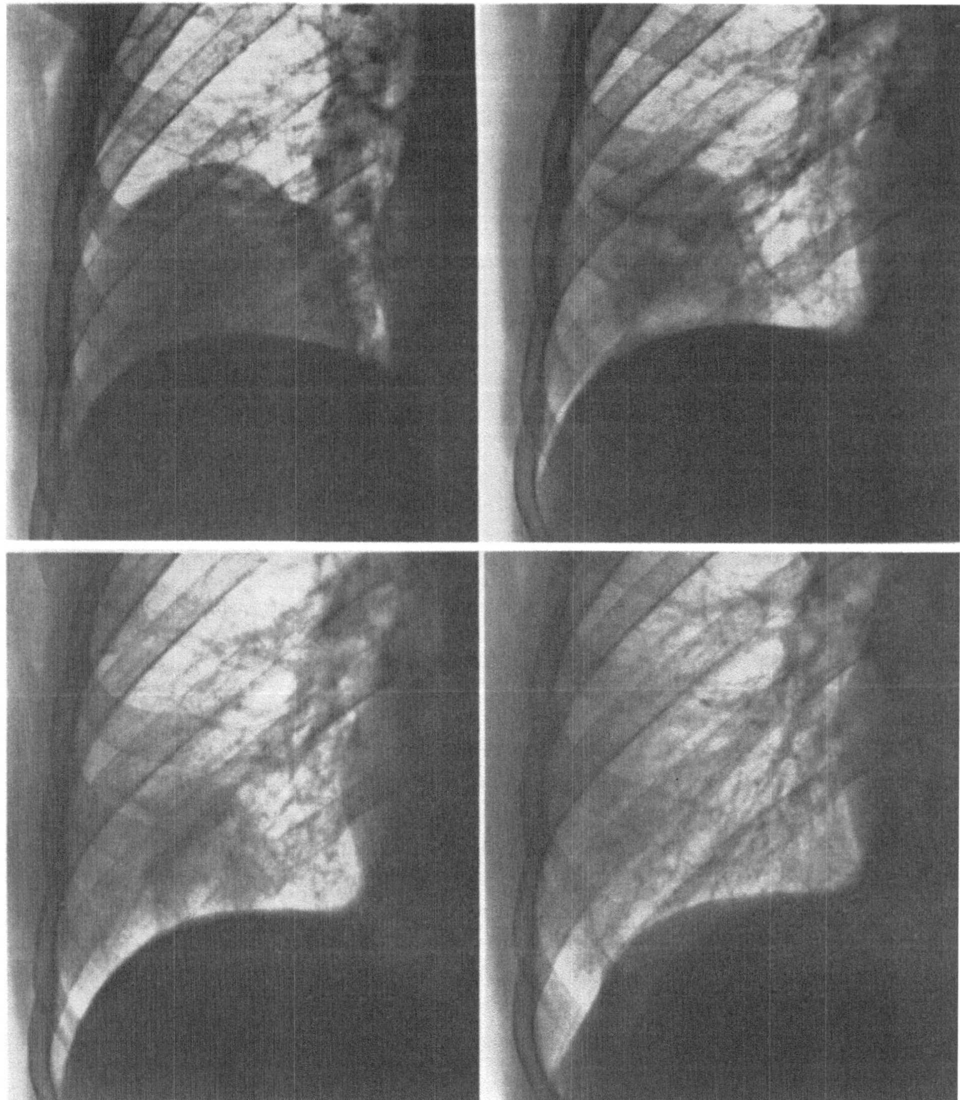

Abb. 5.11. Dialysepatient. 4 Detailbilder des rechten Unterfeldes p.a.: ca. 6 cm großer Hampton hump in den dorsalen Anteilen des rechten Unterlappens. Rückbildung innerhalb von 6 Wochen. (K.H., w., 70 J.)

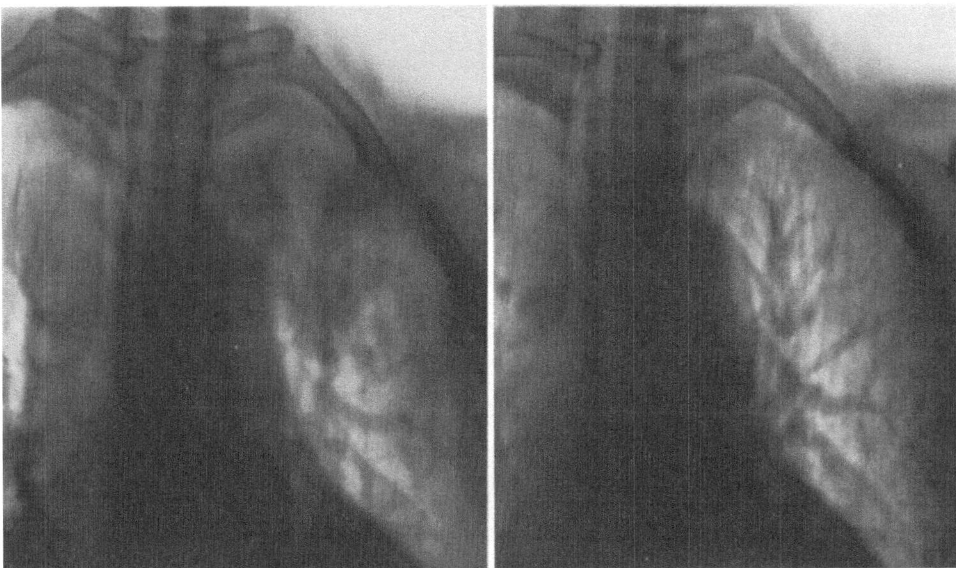

Abb. 5.12. Patient mit typischem Lungeninfarkt im linken Oberlappen. Tomographie in Rückenlage: konfluierende Verschattung im Bereich der linken Oberlappenspitze (links), spontane Rückbildung nach 3 Wochen (rechts). (M.H., w., 41 J.)

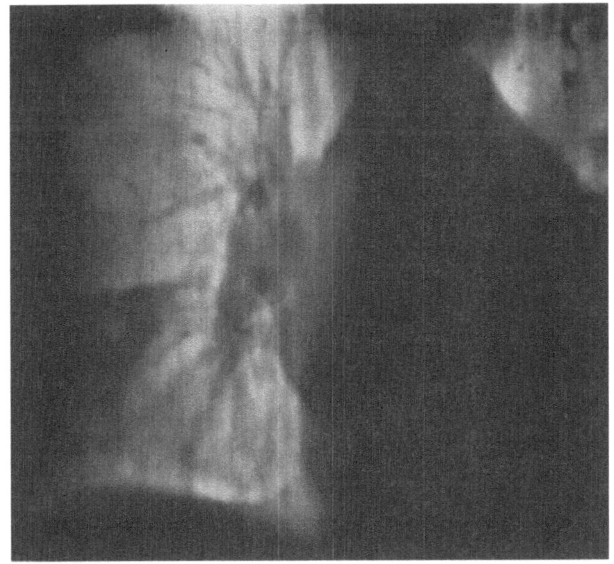

Abb. 5.13. Patient mit einem Mitralvitium und pulmonaler Hypertension. Tomographie in Rückenlage: keilförmiger Infarkt im lateralen Mittellappensegment mit Höhlenbildung. (Sch. A., w., 58 J.)

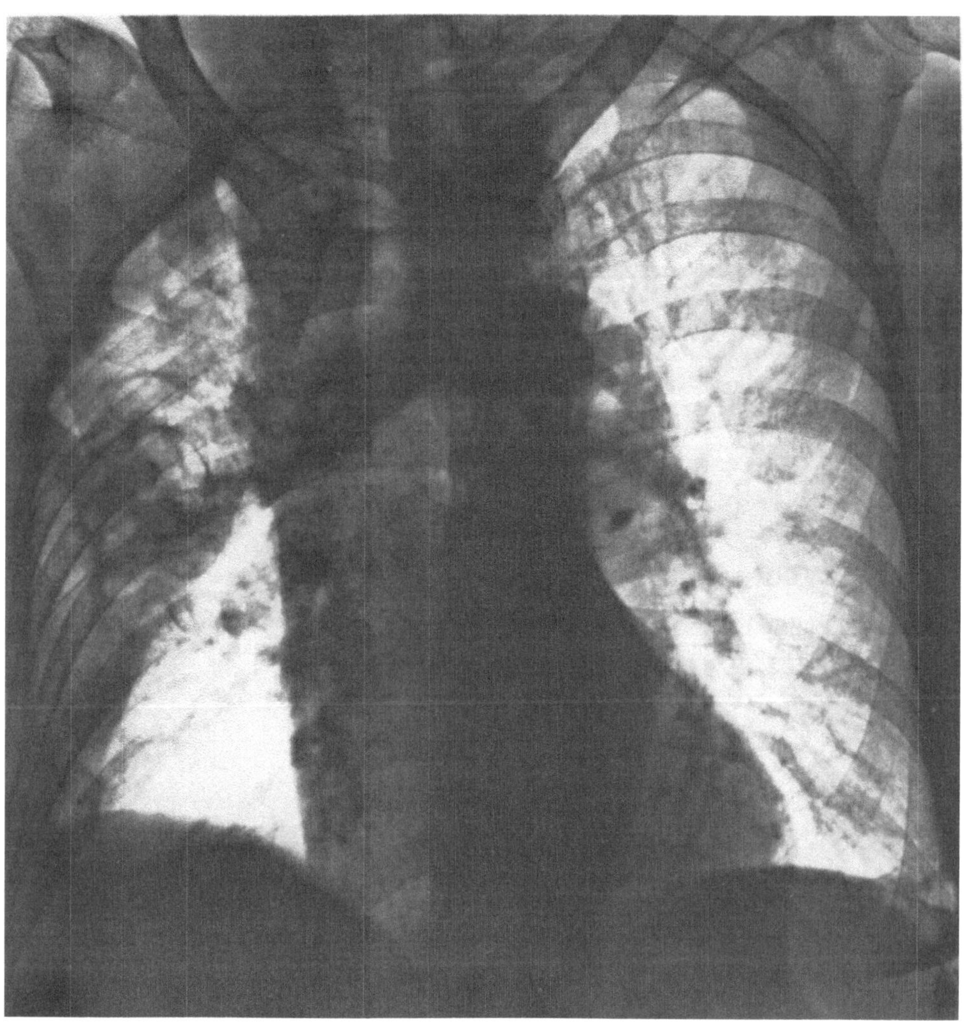

Abb. 5.14. Thoraxübersichtsröntgenaufnahme p.a.: Schrumpfung der rechten Lunge und zystische Resthöhle mit Myzetom nach Infarzierung des rechten Oberlappens (H.F., w., 70 J.)

Literatur

1. Alpert JS, Smith RE (1975) Treatment of massive pulmonary embolism: The role of pulmonary embolectomy. Am Heart J 89:413
2. Dalen JE, Alpert JS (1975) Natural history of pulmonary embolism. Prog Cardiovasc Dis 17 : 259
3. Felix R, Scherholz KP (1978) Systematik der Röntgendiagnose der Lungenembolie und des Lungeninfarktes. Radiologe 18:412
4. Ferlinz R (1976) Diagnostik der Lungenembolie. Prax Pneumol 30:199
5. Figley MM, Gerdes AJ, Rickets HJ (1967) Radiographic aspects of pulmonary embolism. Semin Roentgenol 2:389
6. Finley TN, Swenson EW (1960) Changes in mechanical properties, appearance and surface activity of extracts of one lung following occlusion of its pulmonary artery in the dog. Physiologist 3:56
7. Fleischner FG (1959) Unilateral pulmonary embolism with increased compensatory circulation through the unoccluded lung. Radiology 73:591
8. Fleischner FG (1967) Roentgenology of pulmonary infarct. Semin Roentgenol 2:61
9. Fleischner FG (1967) Recurrent pulmonary embolism and cor pulmonale. N Engl J Med 276:1213
10. Hamptom AO, Castleman B (1940) Correlation of post mortem chest teleroentgenograms with autopsy findings, with special reference to pulmonary embolism and infarction. AJR 43:305
11. Keating DR (1955) Thrombosis of pulmonary arteries. Am J Surg 90:447
12. Küster W, Hofner W, Seidl G (1978) Differentialdiagnostische Erwägungen bei heller Lunge. Pneumologie 32:95
13. Laur A (1963) „Gefäßlücken“ im Röntgenbild der Lungenembolie. ROEFO 99:616
14. Laur A, Wedler H (1955) Die einseitig helle Lunge im Röntgenbild. ROEFO 82:305
15. Llamas R, Swenson EW (1965) Diagnostic clues in pulmonary thrombo-embolism evaluated by angiographic and ventilation-blood flow studies. Thorax 20:327
16. Morawetz F (1968) Der Lungeninfarkt – Klinik und besondere Verlaufsformen. Tagungsbericht, IX. Wiss. Tg. Österr. Ges. TBC u. Lungenerkr. Springer, Berlin Heidelberg New York, S 278
17. Moser KM (1977) Pulmonary embolism (State of the art). Am Rev Resp Dis 115:829
18. Sielaff HJ (1968) Zirkulationsstörung der Lungen. In: Strnad F (Hrsg) Springer, Berlin Heidelberg New York (Handbuch der medizinischen Radiologie IX/3, S 616
19. Short DS (1951) Radiological study of pulmonary infarction. Q J Med 20 : 233
20. Smith GT, Dammin GJ, et al (1964) Post mortem arteriographic studies of the human lung in pulmonary embolisation. JAMA 188:143
21. Stein PD, Dalen JE (1975) The electrocardiogram in acute pulmonary embolism. Prog Cardiovasc Dis 17:247
22. Torrance DJ (1959) Roentgenographic signs of pulmonary artery occlusion. Am J Med Sci 237:651
23. Torrance DJ (1963) The chest film in massive pulmonary embolism. Thomas, Springfield III
24. Uehlinger E (1968) Die pathologische Anatomie des hämorrhagischen Lungeninfarktes. Tagungsbericht IX. Wiss. Tg. Österr. Ges. TBC und Lungenerkrankungen. Springer, Berlin Heidelberg New York, S 245
25. Unverzagt W (1927) Der organisierte Lungeninfarkt im Röntgenbild. ROEFO 36:842
26. Westermark W (1938) On the roentgen diagnosis of lung embolism. Acta Radiol 19:357
27. Wiener StN, Edelstein J (1966) Observations on pulmonary embolism and the pulmonary angiogram. AJR 98:859
28. Williams JR, Willcox WC (1963) Pulmonary embolism: Roentgenographic consideration. AJR 89:333

5.2 Isotopenmethoden zur Diagnostik der Lungenembolie

A. Mostbeck

Venöse Thrombosen und Lungenembolien sind sehr häufige pathologisch-anatomische Befunde. Im Obduktionsgut Erwachsener findet sich eine Frequenz von Bein- und Beckenthrombosen in 15 bis 62% [12, 27, 10, 28, 30, 19]. Am Pathologisch-Anatomischen Institut der Universität Wien fand sich eine Frequenz von 40% [28].

Die Frequenz von Lungenembolien im Obduktionsgut Erwachsener beläuft sich auf 18 – 23%, davon verliefen 4,1 bis 8,8% fulminant tödlich. Werden aufgeblähte und fixierte Lungen auf Embolien untersucht, so steigt die Frequenz auf 52% an [21]. Beim Vorliegen von Bein-Beckenthrombosen finden sich Lungenembolien in 55 – 60% [19, 3, 28].

Die Treffsicherheit der klinischen Diagnose Lungenembolie ist gering. Von den pathologisch anatomisch diagnostizierten Embolien wurden klinisch nur 7 – 19% diagnostiziert [6, 29, 30, 21]. Wenn auch möglicherweise ein Teil der Embolien erst agonal entstanden ist, so ist die große Diskrepanz pathologisch anatomischer und klinischer Häufigkeitsangaben der Lungenembolien evident.

Die Ursache dieser Diskrepanz liegt z.T. in der Schwierigkeit der Diagnose. Die klinische Symptomatik ist häufig uncharakteristisch, das EKG zeigt nur in ca. 20% flüchtige und z.T. unspezifische Veränderungen. Atemphysiologische Untersuchungen sind ebenfalls unspezifisch. Sehr häufig findet sich ein erniedrigter arterieller pO_2. Laborproben – leicht erhöhtes Bilirubin, erhöhte LDH bei normalem GOT – sind unzuverlässig. Das Thoraxröntgen zeigt in nur 30% z.T. unspezifische Veränderungen, die Treffsicherheit nimmt erst beim hämorrhagischen Lungeninfarkt beträchtlich zu. Als zuverlässigste Methode gilt die Pulmonalisangiographie [26], die bei peripherer Lokalisation der Embolie auch falsch-negativ sein kann. Sie ist invasiv und sicherlich kein Screeningverfahren, ihre Anwendung ist nur limitiert möglich.

Die Nuklearmedizin verfügt mit der Perfusions- und Ventilationsszintigraphie über Untersuchungsmethoden zur Diagnose der Lungenembolie [17].

5.2.1 Perfusionsszintigraphie

Diese erfolgt mit markierten Albuminpartikeln oder Albuminmikrosphären mit einem Durchmesser von 10 – 50 μm. Die intravenös injizierten Partikel oder Mikrosphären vermischen sich vor allem bei der Passage durch das re. Herz homogen mit dem Blut und bleiben in der Lungenendstrombahn (Kapillaren und Präkapillaren) entsprechend der regionalen Perfusion stekken. Die Albuminmikrosphären werden in der Lunge fermentativ abgebaut; sie verlassen die Lunge mit einer Halbwertszeit von wenigen Stunden, werden vorübergehend als Mikropartikel im RES von Leber und Milz gespeichert und dort gänzlich abgebaut.

Das zur Markierung der Mikrosphären verwendete ^{99m}Tc hat eine physikalische Halbwertszeit von 6 h, es sendet eine monoenergetische Gammastrahlung von 140 keV aus. Technetium wird aus 99 Molybdängeratorsäulen (Halbwertszeit 2,78 Tage) „abgemolken“ und ist jederzeit verfügbar.

Unmittelbar nach der i.v. Injektion von 1 – 4 mCi ^{99m} Tc-Albuminmikrosphären wird das Szintigramm entweder mittels Scanner oder Gammakamera in mehreren Projektionen angefertigt.

Die hämodynamischen Auswirkungen der Mikroemboliesation durch die Mikrosphären sind sehr gering, bei schwerster kardiorespiratorischer Insuffizienz ist aber Vorsicht und Zurückhaltung mit der Indikation zur Untersuchung geboten.

Zur Interpretation des Perfusionsscans sind neben anatomischen auch pathophysiologische Kenntnisse der Ventilation und Perfusion erforderlich. Ein Perfusionsausfall resultiert bei Verschluß oder Einengung eines Astes der A. pulmonalis. Auch bei regional gedrosselter Belüftung z.B. durch Einengung oder Verschluß der Atemwege (Neoplasma, Fremdkörper,

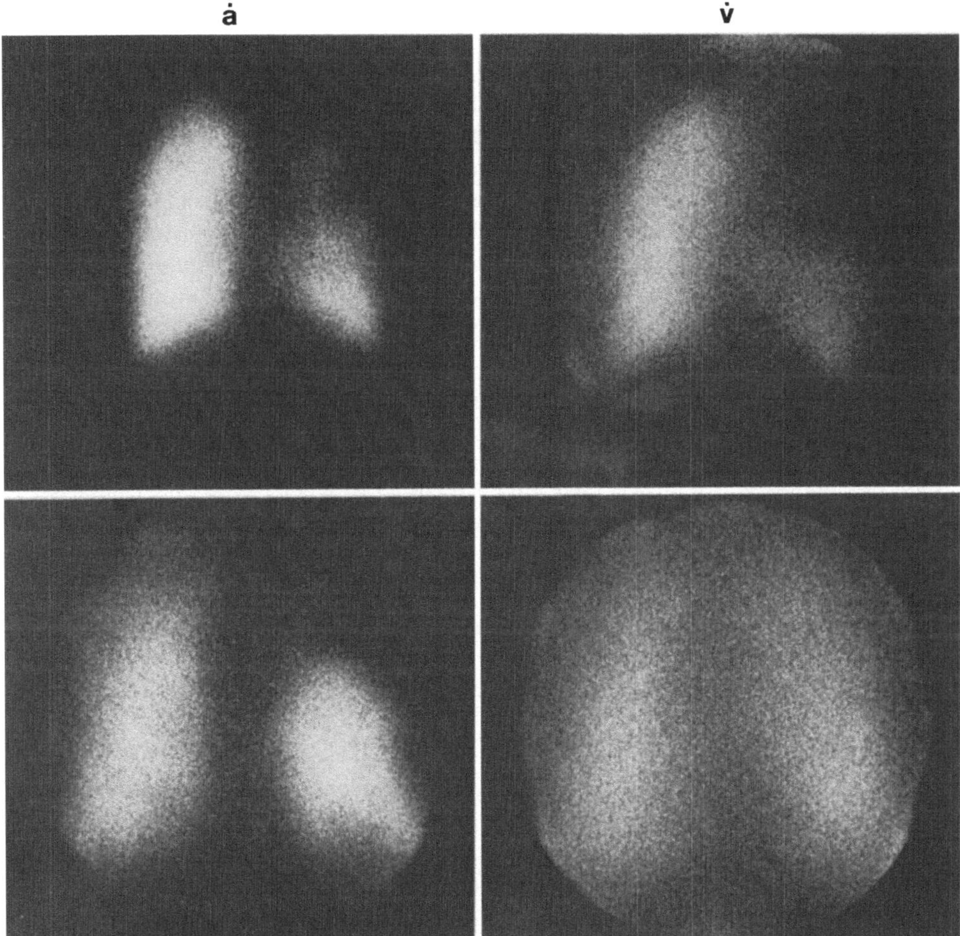

Abb. 5.15. Kombinierte Perfusions($\dot{Q}$)- und Ventilations($\dot{V}$)-Szintigraphie. Die $\dot{Q}$-Scans wurden mit 99m Tc-Albuminmikrosphären, die $\dot{V}$-Scans mit 81 mKr angefertigt.
Obere Reihe: Im Bereich des re. Obergeschosses findet sich ein Ausfall sowohl im $\dot{Q}$- als auch im $\dot{V}$-Scan, sog. „gematchter" Ausfall bei obstruktiver Lungenerkrankung.
Untere Reihe: Der Q-Scan zeigt einen Ausfall im re. Obergeschoß, der $\dot{V}$-Scan ist normal, sog. "mismatch" von Perfusion und Ventilation bei Embolie

Schleim u.a.) wird durch den Euler-Liljestrand-Mechanismus die Perfusion gedrosselt (Abb. 5.15). Bei behinderter Atmung, z.B. bei Serienrippenfrakturen, Traumen oder auch bei Pleuraschwarten und Pleuraergüssen ist die Perfusion aufgrund des gleichen Mechanismus auf der erkrankten Seite gedrosselt. Auch Parenchymerkrankungen (Pneumonie, Infiltrationen u.a.) führen zur Drosselung der Perfusion durch die A. Pulmonalis.

Für die Diagnose der Lungenembolie ist der Perfusionsscan sehr sensibel[1], seine Spezifität[1] ist jedoch gering. Ein normaler Perfusionsscan schließt daher eine Embolie mit größter Wahrscheinlichkeit aus [9], ein pathologischer Perfusionsscan bestätigt die Embolie nicht, da es sehr viele andere Ursachen für die regionale Perfusionsstörung gibt.

Für eine Embolie sprechen:

a) segmentale oder lobäre Perfusionsausfälle,
b) die Multiplizität der Ausfälle,
c) ein normales Thoraxröntgen,
d) rasche Rückbildung oder Änderung der Ausfälle bei Kontrolle des Scans.

Bei normalem Thoraxröntgen und segmentär-lobären Perfusionsausfällen besteht eine 80 – 90%ige Wahrscheinlichkeit für Embolien. Der Nachweis einer venösen Thrombose ist dabei ein gewichtiges Indiz für das Vorliegen einer Embolie.

Untersuchungen an älteren Patienten mit und ohne Thrombose ergaben bei Thromboseerkrankten in 69% pathologische Lungenscans, Patienten ohne Thrombose (Ausschluß aufgrund des ^{131}J-Fibrinogen-uptake-Tests, der Isotophenbeckenphlebographie und Untersuchungen mit Doppler-Strömungsdetektor) hatten in 43% pathologische Perfusionsscans [23]. Die Spezifität des pathologischen Perfusionsscans für Embolie beträgt daher nur 0,57. Zieht man zur Beurteilung die o.a. Kriterien hinzu, so haben Patienten mit Thrombose in 54% emboliewahrscheinliche Perfusionsausfälle, die Zahl falsch-positiver Befunde sinkt auf 11%, die Spezifität für Embolien beträgt nunmehr 0,89.

Zur Perfusionsuntersuchung der Lungen können auch schlecht lösliche radioaktive Edelgase wie ^{133}Xenon herangezogen werden. Aufgrund der schlechten Löslichkeit tritt das i.v. injizierte Xenon in die Alveolarluft über, daher entspricht die regionale Aktivität der regionalen Perfusion. Dabei ist die Mitarbeit des Patienten (Atemmanöver) erforderlich. Es kann mit einer Injektion nur eine Projektion untersucht werden. Man gewinnt dabei auch Informationen über die Ventilation, allerdings nur von durchbluteten Lungenarealen.

Auf die Möglichkeit durch Infusion von gelöstem ^{81m}Kr (Halbwertzeit = 13 s) ohne Mitarbeit des Patienten einen Perfusionsscan zu erhalten, soll nur hingewiesen werden. Bei regionalen Ventilationsstörungen wird der Perfusionsscan jedoch etwas verfälscht [5]. Die Anwendung markierter Atemgase (^{15}O, ^{13}N, ^{11}CO, $^{11}CO_2$) ist aufgrund ihrer kurzen Halbwertszeiten nur in unmittelbarer Nähe eines Zyklotrons möglich, auf sie soll deshalb nicht näher eingegangen werden.

Während die Perfusionsszintigraphie allein zum Ausschluß [9] und zur Wahrscheinlichkeitsdiagnose „Embolie" herangezogen werden kann, ist in der Regel zur Sicherung der Diagnose eine zusätzliche Ventilationsszitigraphie erforderlich. Bei frischen Embolien ist die Ventilation im embolisierten Areal nicht gestört. Dieser "mismatsch" von Perfusion und Ventilation ist pathognomonisch für eine Embolie (Abb. 5.15, 5.16, 5.18). Sehr selten wird ein mismatch bei anderen Erkrankungen gefunden [16], z.B. bei Gefäßerkrankungen der Lunge, nach Bestrahlung, bei Lymphangitis carcinomatosa, Pneumonie und Emphysem.

---

[1] Unter Sensibilität versteht man die Zahl positiver Befunde dividiert durch die Zahl der Erkrankten, unter Spezifität die Zahl negativer Befunde dividiert durch die Zahl der Nichterkrankten

5.2.2 Ventilationsszintigraphie

Für diese stehen eine Reihe von radioaktiven Gasen und Areosolen zur Verfügung: ^{133}Xenon (physikalische Halbewertszeit 5,3 Tage, Gammaenergie 80 keV), ^{127}Xenon (physikalische Halbwertszeit 36,4 Tage, wichtige Gammaenergie 172 und 203 keV) und ^{81m}Kr (Halbwertszeit 13 s, Gammaenergie 190 keV), das aus ^{81}Rb (Halbwertszeit 4,7 h) durch Durchblasen von Preßluft gewonnen wird.
Von praktischer Bedeutung sind derzeit hauptsächlich ^{133}Xenon und evtl. ^{81m}Krypton. Markierte Aerosole haben sich für die Routinediagnostik nicht generell durchgesetzt. Sie werden hauptsächlich zur Erfassung der mukoziliären Funktion eingesetzt [15].

Zur Ventilationsuntersuchung mit ^{133}Xenon können folgende Methoden herangezogen werden:

a) Einzelatemzug ("single breath")

Der Patient nimmt aus einem Atembeutel, der mit 300 – 500 ml Luft oder O_2 und 5 – 10 mCi ^{133}Xenon gefüllt ist, einen tiefen Atemzug und hält dann den Atem an. Die regionale Aktivität ist weitgehend proportional zur regionalen Ventilation (Abb. 5.16).

b) Dynamische Verfahren (Registrierung des "wash out"):

Die Schnelligkeit des Auswaschens von in die Lungen eingebrachtem Xenon spiegelt die Ventilation wider. Durch eine dynamische Registrierung kann die Schnelligkeit des Auswaschens für viele Regionen berechnet werden. Für die qualitative Beurteilung besteht kein großer Unterschied je nach der Art, wie das Xenon in die Alveolen eingebracht wurde: durch i.v. Injektion, single breath oder durch Atmen aus einem Spirometersystem bis zum Konzentrationsausgleich zwischen Lunge und Spirometer (Radiospirometrie). Während des Konzentrationsausgleichs entspricht die regionale Aktivität dem regionalen Volumen.

Die Schnelligkeit des Auswaschens (Ventilation/Volumen) kann durch mehrere Formalismen erfaßt werden: Angabe der Zeit bis die Kurve auf ein bestimmtes Aktivitätsniveau abgefallen ist, Berechnung der Eliminationskonstanten oder der Halbwertszeiten; Errechnung von Funktions- oder parametrischen Bildern, die die räumlich gut aufgelösten Eliminationskonstanten darstellen (Abb. 5.17). Auch durch die einfache Sequenzszintigraphie ist der Auswaschvorgang zu erfassen: schlecht belüftete Lungenareale zeigen nach einigen Minuten eine regionale Gasretention ("trapping").

Für die Diagnose der Lungenembolie ist das gestörte Verhältnis der Ventilation zur Perfusion ($\dot{V}/\dot{Q}$) pathognomonisch. Zur Erfassung der regionalen Ventilations-Perfusions-Quotienten werden Ventilations- und Perfusionsscans auf gleiche Countzahl normiert und dividiert. Man erhält so die räumliche Verteilung der $\dot{V}/\dot{Q}$ (Abb. 5.16). Da die Volumina bei beiden Untersuchungen gleich sind, ist es nicht erforderlich die spezifische Ventilation ($\dot{V}/V$) und die spezifische Perfusion ($\dot{Q}/V$) heranzuzuiehen, da sich die Volumina herauskürzen. Auch ohne Computer ist das mismatch von Perfusion und Ventilation in den allermeisten Fällen gut und leicht faßbar (Abb. 5.15, 5.16, 5.18).

Die regionale Ventilation kann auch ohne Mitarbeit des Patienten mit dem ultrakurzlebigen ^{81m}Kr beurteilt werden [7, 3, 15]. Bei normaler Atmung entspricht die regionale Aktivität weitgehend der regionalen Ventilation (Abb. 5.15 und 5.18). Man kann Aufnahmen der Lungen in beliebig vielen Projektionen anfertigen, das gestörte Ventilations-Perfusions-Verhältnis ist mit dem Auge leicht faßbar.

Die Ergänzung der Perfusionsszintigraphie mit der Ventilationsszintigraphie läßt die Spezifität dieser kombinierten Untersuchung für Embolien weiter ansteigen. Falsch-positive Re-

$\dot{Q}$

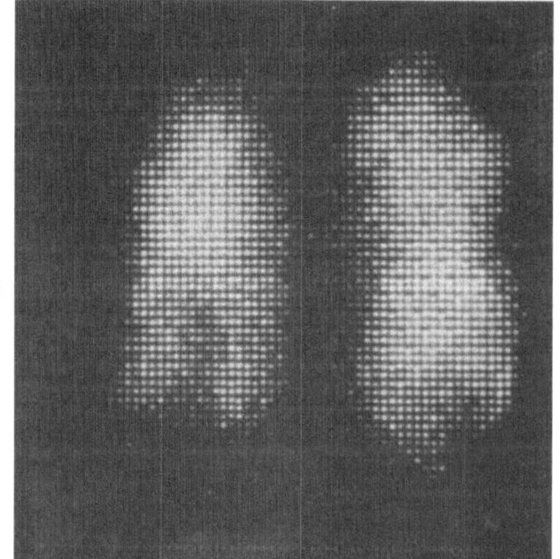

$\dot{V}$

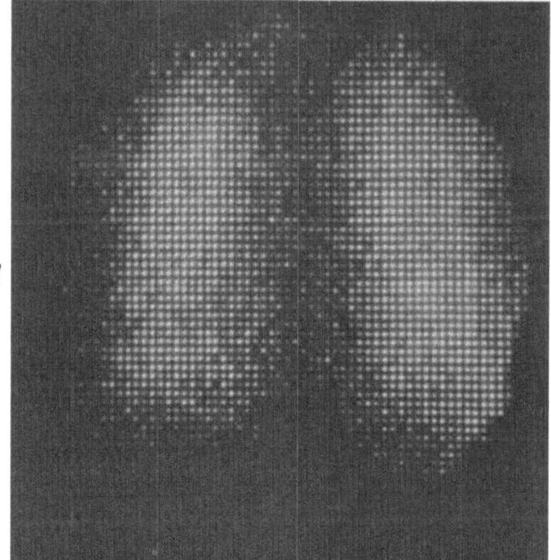

$\dot{V}/\dot{Q}$

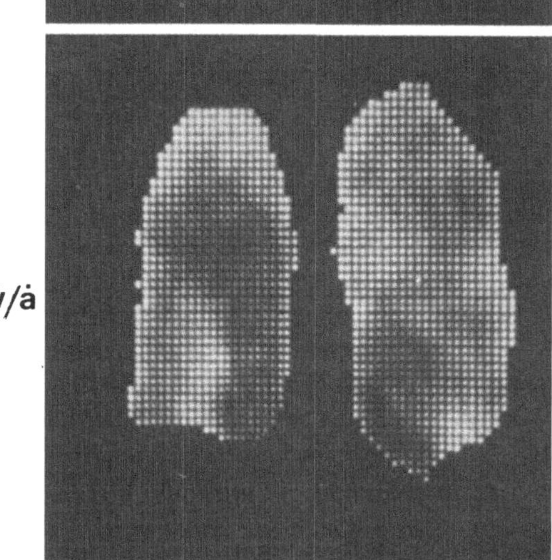

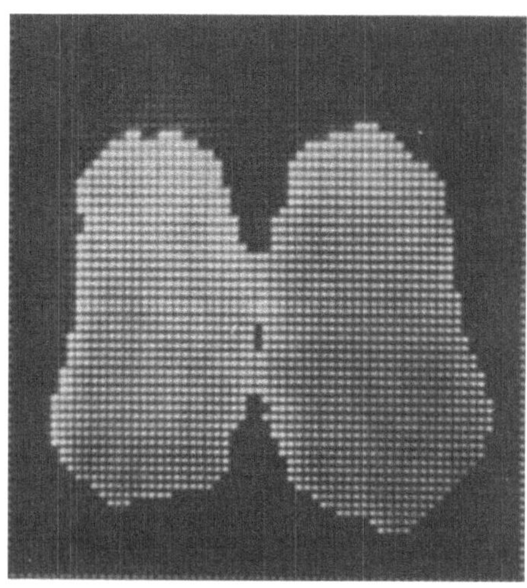

Abb. 5.16. Kombinierte Perfusions($\dot{Q}$)-Ventilations($\dot{V}$)-Szintigraphie. Im $\dot{Q}$-Scan sind multiple kleine Perfusionsausfälle nachweisbar. Der $\dot{V}$-Scan (133Xe-single-breath) ist normal.
Die untersten Bilder zeigen li. die sehr inhomogene Verteilung der Ventilations-Perfusions-Quotienten ($\dot{V}/\dot{Q}$) des Patienten, im Bereich der Perfusionsausfälle sind sie stark erhöht. Daneben die Verteilung der $\dot{V}/\dot{Q}$-Quotienten bei einem Gesunden mit dem deutlichen kraniokaudalen Gradienten

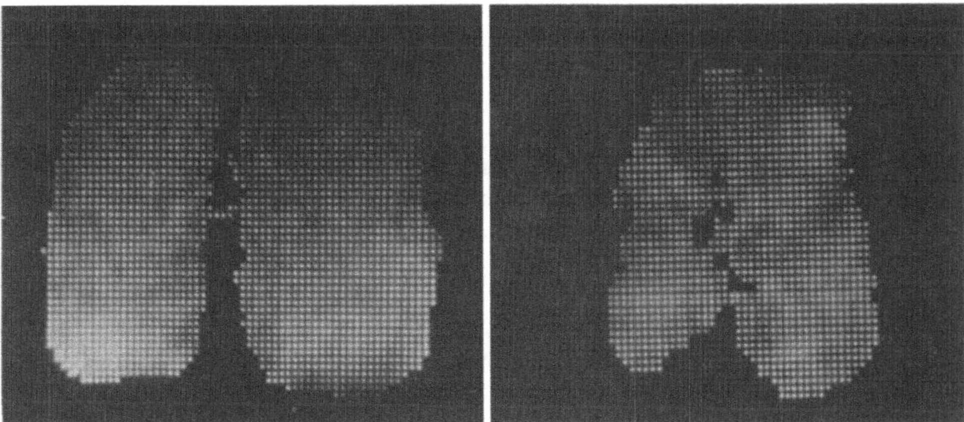

Abb. 5.17. Funktionsbild der Auswaschkonstanten bei einem Lungengesunden (li.) und einem Kind mit obstruktiver Lungenerkrankung (Mukoviszidose). Die Berechnung erfolgte nach der Height-over-area-Methode. Hell im Bild bedeutet rascher wash out, dunkel langsamer. Bei Gesunden erkennt man die kaudal zunehmende Ventilation, bei der obstruktiven Lungenerkrankung sind viele unregelmäßig verteilte Areale sehr schlecht belüftet

sultate von Patienten ohne Thrombose erhält man nur mehr in 3 von 64 Fällen (4,7%) – die Spezifität erreicht 0,95 – während Patienten mit Thrombose in 56,3% Lungenembolien haben (58 von 103).

Die hoch sensitive Perfusionsszintigraphie kann bei negativem Ausfall eine Lungenembolie ausschließen. Die Spezifität für Lungenembolie kann durch die ergänzende Ventilationsszintigraphie ganz erheblich gesteigert werden und erreicht mit 0,95 einen sehr befriedigen-

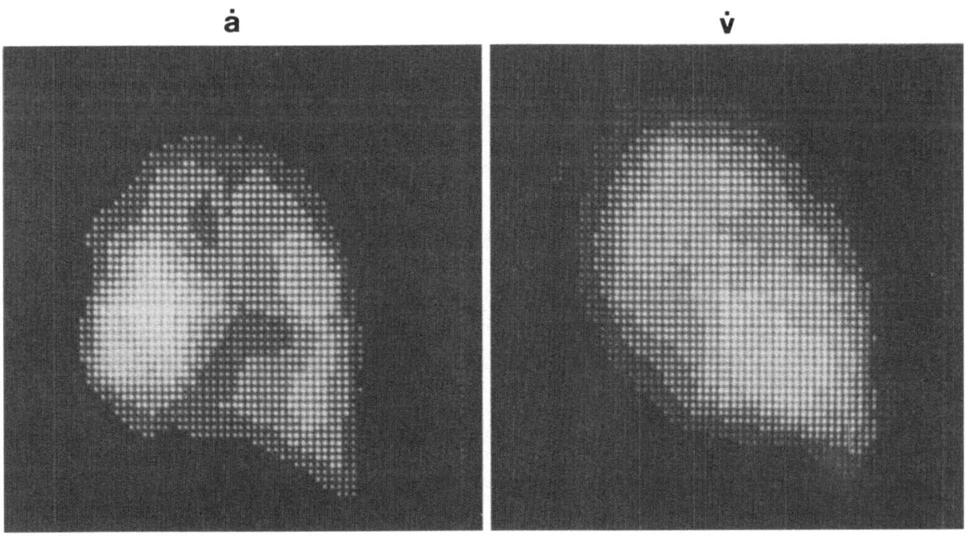

Abb. 5.18. Seitlicher Perfusions($\dot{Q}$)- und Ventilations($\dot{V}$)-Scan bei einem Patienten mit mehreren kleinen Embolien. Der $\dot{V}$-Scan (rechts) wurde mit 81mKr angefertigt. Man erkennt an zwei Stellen Perfusionsausfälle bei normaler Belüftung der Lungen

den Wert. Man wird in der Praxis nicht jeden Perfusionsausfall mit der Ventilationsszintigraphie nachuntersuchen müssen. Bei Vorliegen einer Thrombose, pulmonaler Symptomatik und multiplen segmentalen Ausfällen im Perfusionsscan und normalem Thoraxröntgen kann auf die Ventilationsuntersuchung ohne nennenswerten Informationsverlust verzichtet werden.

Wenn man konsekutiv jeden Patienten, bei dem eine Thrombose diagnostiziert wurde, einer kombinierten Perfusions-Ventilations-Untersuchung unterzieht, so findet man eine Emboliefrequenz von 56% (14). Praktisch identische Zahlen wurden auch von anderen nuklearmedizinischen Arbeitsgruppen berichtet [4, 11]. Diese Emboliehäufigkeit bei Thrombose entspricht der von pathologisch-anatomischen Untersuchungen. In unserem Krankengut fanden sich Embolien in 35% bei isolierter Unterschenkelvenenthrombose, in 57% bei Mitbeteiligung des Oberschenkels und in 70% bei Mitbeteiligung der Beckenvenen [24]. Von diesen Patienten haben allerdings nur ca. 40% klinische Zeichen einer Lungenembolie, 60% der Lungenembolien verlaufen klinisch stumm.

Das klinische Bild der Lungenembolie hat viele Facetten. Der Operateur kennt und fürchtet die Embolie als eine meist aus heiterem Himmel kommende und tödlich endende Komplikation. Hier ist die tödliche Lungenembolie häufig das erste Zeichen einer Thrombose [13]. Der Internist sieht nur die Lungenembolien und Infarkte mit klinischer Symptomatik. Erst wenn man die Lungenembolie von ihrem Ursprung, der Thrombose aus verfolgt, erkennt man, daß die Majorität der Embolien ohne klinische Symptome einhergeht. Selbst bei oberflächlicher Thrombophlebitis, die nach der Schulmeinung ohne Lungenembolien verläuft, fanden wir in 30% subklinische Embolien. Der hohe Prozentsatz klinisch stummer Embolien ist mit größter Wahrscheinlichkeit die Erklärung für die Diskrepanz pathologisch anatomischer und klinischer Häufigkeitsangaben über die Lungenembolie.

Die subklinischen Embolien stellen in der Regel kein weiteres therapeutisches Problem dar, die Spontanlyse dieser Embolien verläuft sehr rasch. Binnen weniger Tage bis weniger Wochen sind die meisten dieser Embolien lysiert, als Therapie genügt die der verursachenden Thrombose. Die Lunge scheint hier als hoch wirksames Filter zu wirken, die die Organe des großen Kreislaufs vor korpuskulären Elementen schützt. Die Filterwirkung wird durch das hohe fibrinolyte Potential der Lunge noch weiter unterstützt. Die Rückbildung von Lungenembolien, die aufgrund der Klinik erkannt wurden, verläuft wesentlich langsamer. 1968 fand sich in einer Lungenemboliestudie [22] eine Rückbildungszeit von einigen Monaten. Sehr selten bleibt der Perfusionsausfall bestehen und es entwickelt sich eine schwere pulmonale Hypertension mit allen ihren Folgen. Bei sehr rascher Rückbildung großer Ausfälle muß an zusätzliche reflektorische Vorgänge mit Vasokonstriktion in der Umgebung der Embolie gedacht werden [22, 19].

Die Perfusionsszintigraphie eignet sich sehr gut zur Verlaufsbeobachtung von Lungenembolien. Bei therapeutischen Maßnahmen, z.B. der Lyse, muß diese immer von der häufig sehr rasch verlaufenden Spontanlyse abgegrenzt werden, wozu große Fallzahlen erforderlich sind [31].

Aufgrund unserer Ergebnisse und der Literaturmeinung kann die kombinierte Ventilations-Perfusionsszintigraphie der Lungen die Pulmonalisangiographie in den allermeisten Fällen ersetzen [2]. Zwischen dem kombinierten nuklearmedizinischen Verfahren und der Pulmonalisangiographie besteht eine Übereinstimmung in 91% [1], mit der endgültigen klinischen Diagnose in 95%. Die von uns gefundene Spezifität von 0,95 spricht ebenfalls für den möglichen Ersatz der Pulmonalisangiographie durch das kombinierte nuklearmedizinische Untersuchungsverfahren. Es wurden diagnostische Strategien vorgeschlagen, um mittels der

Perfusions-Ventilations-Szintigraphie und der Pulmonalisangiographie eine möglichst genaue und rationelle Diagnostik der Lungenembolien zu erzielen [20]. Liegen schwere obstruktive Lungenveränderungen vor und besteht ein zusätzlicher Embolieverdacht, so wird man in bestimmten Fällen auf die Pulmonalisangiographie nicht verzichten können. In der überwiegenden Mehrzahl der Fälle kann die Diagnose „Lungenembolie" mittels der kombinierten Perfusions-Ventilations-Szintigraphie allein gestellt werden.

Zusammenfassung

Die Lungenembolie ist eine häufige Erkrankung. Nur 7 – 19% der pathologisch-anatomisch nachzuweisenden Embolien werden klinisch diagnostiziert. Die Perfusionsszintigraphie der Lunge ist für den Nachweis von Lungenembolien sehr sensibel. Ein normaler Perfusionsscan schließt eine Lungenembolie praktisch aus. Die Spezifität für Embolien kann durch die Mitberücksichtigung von Form und Zahl der Ausfälle und des Thoraxröntgen deutlich gesteigert werden. Eine weitere Steigerung der Spezifität auf 0,95 ist nur durch die kombinierte Perfusions-Ventilationsszintigraphie möglich. Diese Untersuchung kann die Pulmonalisangiographie in den allermeisten Fällen ersetzen.

Bei konsekutiver Untersuchung jeder Bein-Beckenvenenthrombose auf Lungenembolien findet sich eine Häufigkeit von 56%, die Frequenz ist gleich der von pathologisch-anatomischen Studien. 60% der dabei nachgewiesenen Lungenembolien verlaufen ohne klinische Symptomatik und werden in der Lunge binnen Tagen bis wenigen Wochen lysiert. Bei klinisch manifester Lungenembolie dauert die Rückbildung wesentlich länger.

Die kombinierte Perfusions-Ventilations-Szintigraphie ist ein hoch sensibles und sehr spezifisches Verfahren für die Diagnose von Lungenembolien.

Literatur

1. Alderson PO, Rujanavech N, Secker-Walker RH, McKnight RC (1976) The role of 133 Xe ventilation studies in the szintigraphic detection of pulmonary embolism. Radiology 120 : 633
2. Bateman NT, Coakley AJ, Croft DN, Lyall RW (1977) Ventilation-Perfusion lung scans for pulmonary emboli Eur J Nucl Med 2 : 201
3. Beckenring RE, Titus JL (1969) Femoral-popliteal venous thrombosis and pulmonary embolism. Am J Clin Pathol 52 : 530
4. Browse NL, Clemenson G, Croft DN (1974) Figrinogen detectable thrombosis in the legs and pulmonary embolism. Br Med J I : 603
5. Ciofetta G, Prait TA, Hughes JMB (1978) Regional pulmonary perfusion assessed with continuous intravenous infusion of Kr-81m: A comparison with Tc-99m-macroaggregates. J Nucl Med 19 : 1126
6. Coon WW, Coller FA (1959) Clinico-pathologic correlation in thromboembolism. Surg Gynecol Obstet 109 : 259
7. Fazio F, Pratt TA, Jones T, Hughes JMG, Lavaender JP (1976) Lung ventilation imaging by continuous inhaltation of 81m Kr. In: Höfer R (Hrsg) Radioaktive Isotope in Klinik und Forschung, 12.Bd. Egerman, Wien S 1
8. Ferlitsch A, Mostbeck A, Havlik E, Haber P, Kummer F, Höfer R (1977) Radioaktives Krypton in der regionalen Ventilationsprüfung. Tagungsbericht der Arbeitsgemeinschaft für klinische Atemphysiologie, Graz S 141

9. Greenspan RH (1974) Does a normal isotope perfusion scan exclude pulmonary embolism. Invest Radiol 9 : 44
10. Havig Ö (1974) Pathogenese der tiefen Venentrhombose – eine post-mortem-Stuide. Vasa 3 : 135
11. Hör G, Buttermann G, Theisinger W, Pabst HW (1976) Prevention of postoperative thromboembolism by various treatment. Eur J Nucl Med 1 : 197
12. Jorns U (1972) Die Häufigkeit und die möglichen Einflußfaktoren der massiven Lungenembolie. Inaug. Dissertation, Frankfurt
13. Kohn P, Zeckert F, Vormittag E, Havelec L (1974) Die tödliche Lungenembolie in der Allgemeinchirurgie: Häufigkeit, Risikofaktoren, Diagnostik. Acta Chir Aust 6 : 122
14. Köhn H, König B, Mostbeck A, Partsch H (1979) Verbesserte Diagnose von Lungenembolien mittels kombinierter Perfusion-Ventilationsszintigraphie. Nuklearmedizin. Schmidt Hae, Berrocal O (Hrsg) Schattauer S 374
15. Konietzko N, Klopfer M, Adam WE, Matthys H (1975) Die mucociliare Klärfunktion der Lunge unter β-adrenerger Stimulation. Pneumonologie 152 : 203
16. Li DK, Selizer SE, McNeil B (1978) V/Q Mismatches unassociated with pulmonary embolism: Case report and review of the literature. J Nucl Med 19 : 133
17. Lütgemeier J, Kampmann H, Konietzko N, Adam WE (1977) Lungendiagnostik mit Radionukliden. Fischer, Stuttgart New York
18. MacLean L, Shibata H, McLean A, Skinner G, Gutelius J (1967) Pulmonary embolism: The value of bedside scanning, angiography and pulmonary embolectomie Can Med Assoc J 97 :99
19. McLachlin J, Paterson JC (1951) Some basic observations on venous thrombosis and pulmonary embolism. Surg Gynecol Obstet 93 : 1
20. McNeil BJ (1976) A diagnostic strategy using ventilation-perfusion studies in patients suspect for pulmonary embolism. J Nucl Med 17 : 613
21. Morell MT, Dunnill MS (1968) The post-mortem-incidence of pulmonary embolism in a hospital population. Br J Surg 55 : 347
22. Mostbeck A (1968) Die Lungenszintigraphie beim Lungeninfarkt. Beitr Klin Tuberk 137 : 300
23. Mostbeck A (1978) Nuklearmedizinische Diagnostik von Lungenembolien mittels der kombinierten Perfusions-Ventilationsszintigraphie. Acta Med Aust 5:146
24. Mostbeck A, Partsch H, Lofferer O (1975) Untersuchungen zur Häufigkeit von Lungenembolien bei tiefer Bein- und Beckenvenenthrombose. Folia Angiol 23 : 243
25. Nosil J, Spaventi S, Slaus I (1977) 81m Kr: Production, application and use of computer for ventilation studies. Eur J Nucl Med 2 : 1
26. Rudolph W (1968) Angiographische Veränderungen bei Lungenembolie. Beitr Klin Tuberk 137 : 296
27. Sandritter W (1974) Ein Beitrag zur Statistik der tödlichen Lungenembolie. Inaug. Dissertation, Frankfurt
28. Schwarz N, Feigl W, Neuwirth E, Holzner JH (1976) Venöse Thrombosen und Lungenembolien im Obduktionsgut. Wien Klin Wochenschr 88 : 423
29. Uhland H, Goldberg LM (1966) Pulmonary embolism: A common missed clinical entity. Dis Chest 45 : 533
30. Vollmar J, Rüdiger HD (1972) Statistische Untersuchungen zur Häufigkeit von Lungenembolien und hämorrhagischen Infarkten im Obduktionsgut. Zentralbl Allg Pathol 115 : 138
31. Wagner HN (1975) The pulmonary circulation. In: Wagner N (ed) Nuclearmedicin. H.P. Publishing, New York

6 Gefäßveränderungen bei frischer und älterer Thrombose

6.1 Gefäßveränderungen bei frischer und älterer Thrombose

W. Rotter

Die Organisation und Kanalisation bzw. Rekanalisation obturierender Thromben ist von zahlreichen Autoren untersucht worden (7, 8 – dort die ältere Lit. – 10 bis 14). Die zur Altersbestimmung von Thromben geeigneten Merkmale hat W. Irniger [1] angegeben.

Die nachfolgende Beschreibung beruht auf der makro- und mikroskopischen Untersuchung von Fällen, bei denen wir bei der Sektion eine meist rezidivierende Thrombose der tiefen Bein- und Beckenvenen nachgewiesen hatten. Bei einem Teil dieser Fälle fanden sich an den Unterschenkeln als Zeichen einer chronischen venösen Insuffizienz Atrophie und Pigmentierung der Haut und z.T. auch Geschwüre.

Der frische Abscheidungsthrombus weist histologisch jeweils die typische korallenstockartige Schichtung der quer zur Längsachse ausgerichteten Plättchenaggregate auf, zwischen denen Fibrinfäden ausgespannt sind. Der rote Gerinnungsthrombus besteht bei der üblichen Hämatoxylin-Eosin-Färbung aus Erythrozyten. Mit Hilfe von Spezialfärbungen läßt sich viel Fibrin nachweisen. Bei der Untersuchung unserer Fälle fanden wir Abscheidungs- und Gerinnungsthromben häufig nebeneinander.

Bereits wenige Stunden nach der Entstehung des Thrombus beginnt die Hämolyse der Erythrozyten, es entsteht eine homogene hyaline Masse. Die Hyalinisierung des Gerinnungsthrombus beginnt in seiner Mitte und schreitet peripherwärts fort. In einer der Venenwand benachbarten Zone jedoch bleiben Struktur und Färbbarkeit der roten Blutkörperchen längere Zeit erhalten (Abb. 6.6).

Initial haftet der Abscheidungsthrombus definitionsgemäß an der Venenwand. Mit und gegen den Blutstrom wachsende Abscheidungsthromben jedoch weisen häufig keine Beziehungen zur Venenwand auf. Gerinnungsthromben sind initial nicht wandständig, sie verkleben erst sekundär und nur streckenweise mit der Venenwand. Demgemäß sind Thromben auf Quer- oder Längsschnitten meist nur teilweise mit der Venenwand verbacken.

Die Organisation des Thrombus beginnt an den Stellen, an denen er mit der Venenwand verklebt ist. Länglich spindelige Zellen, die allgemein als Endothelien, bzw. als Abkömmlinge der Endothelien gedeutet werden, infiltrieren ab dem 3. – 4. Tag die Randzone des Thrombus. Die freie, nicht mit der Venenwand verklebte Oberfläche des Thrombus wird vom Rand der verklebten Abschnitte ausgehend – ebenfalls ab dem 3. – 4. Tag – von Endothelien überzogen. Auf diese Weise entstehen Spalten und sinusartige Hohlräume (sog. pockets – S. Sevitt – 1973, a), die von der Venenintima einerseits und dem vom Endothel überzogenen Thrombus andererseits gebildet werden (Abb. 6.1, 6.2). Ihre Größe (Länge und Breite) und Zahl schwankt in weiten Grenzen. Abkömmlinge der Endothelien, welche die freien Abschnitte der Thrombusoberfläche bedecken, infiltrieren den Thrombus in der gleichen Art wie an seinen Haftstellen (Abb. 6.1).

Die den Thrombus infiltrierenden länglich-spindeligen Zellen besitzen die Eigenschaften eines Blastems noch pluripotenter Zellen. Von ihnen stammen alle Zellen ab, die sich an der Organisation des Thrombus beteiligen. Zum einen bilden sie wie Endothelien Spalten und „sinuöse" Hohlräume, die im Gegensatz zu den oben beschriebenen am Rande des Thrombus liegenden Hohlräumen im Thrombus selber entstehen. Bei einem Teil dieser

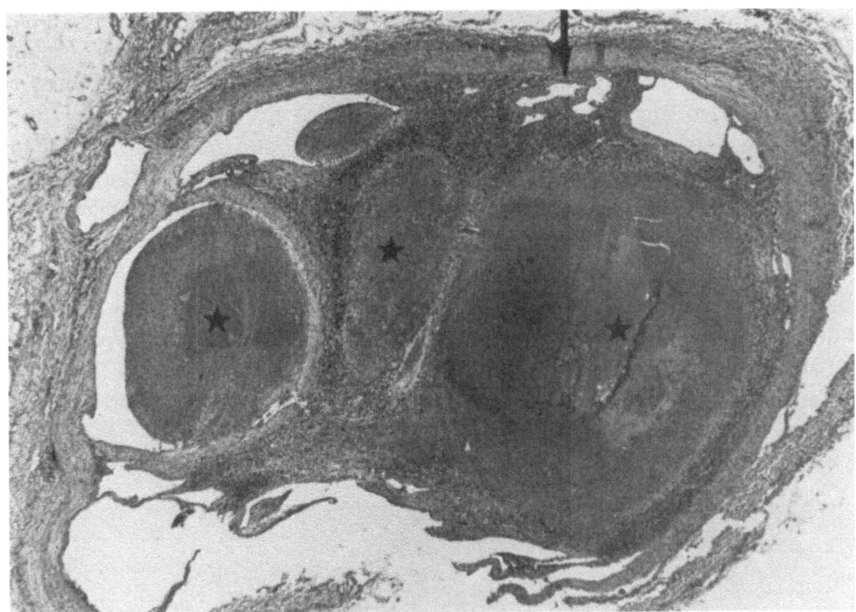

Abb. 6.1. In Organisation begriffener Thrombus. Am Rande zwischen der Venenwand (unten durch die Schere des Sekanten zerrissen) und dem Organisationsgewebe zahlreiche Spalten. Beim Pfeil auch innerhalb des Organisationsgewebes gelegene, durch organische Fragmentation entstandene Spalten. Das zellreiche Organisationsgewebe (Zellkerne als schwarze Pünktchen gerade noch erkennbar) umgibt und unterteilt zungenförmig die zentral gelegenen Reste des hyalinen Thrombus (⋆). Färbung: HE

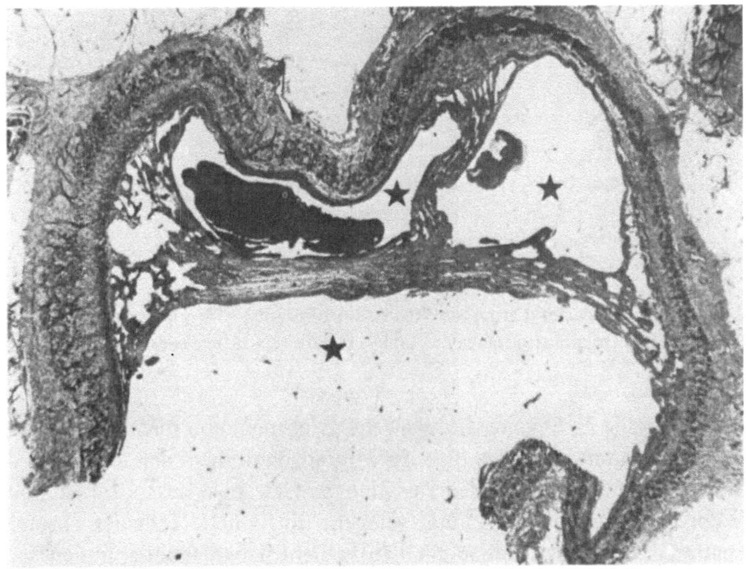

Abb. 6.2. Rekanalisation eines obturierenden Thrombus. Septierung der Lichtung durch Züge eines zellarmen, faserreichen Narbengewebes. Die mit ⋆ bezeichneten Kanäle verdanken ihre Entstehung zwischen Intima und Thrombus gelegenen Spalten (vgl. Abb. 6.1). An den Haftstellen der Narbenstränge viele schmale, im Organisationsgewebe entstandene Spalten, wie am Pfeil auf Abb. 6.1. Färbung: Trichrom

Spalten handelt es sich um Blutkapillaren, die sich ab dem 6. – 8. Tag nachweisen lassen und die sich post mortem von der A. femoralis aus über die Vasa vasorum der thrombosierten Venen mit einer Suspension von Bariumsulphat auffüllen lassen (S. Sevitt – 1973 b). Stellenweise nämlich durchdringen kleine dünnwandige, von den Vasa vasorum ausgehende Blutgefäße alle Schichten der Venenwand einschließlich der Lamina elastica interna und wachsen in den Thrombus ein. Gewichtige Gründe sprechen gegen die Annahme, daß sie es sind, die durch Bildung zunächst solider Endothelsprossen die kapillären Spalträume im Thrombus entstehen lassen. Sehr viel wahrscheinlicher scheint uns die Annahme, daß sie über Anastomosen das vom Blastem präformierte Gefäßnetz mit Blut auffüllen und so einen Blutkreislauf im Organisationsgewebe aufrechterhalten. Die Zahl der Kapillaren variiert von Ort zu Ort und von Fall zu Fall stark. Gelegentlich entstehen sie wie im Herzen auch in den Venen der Extremitäten in so großer Zahl, daß angiomatöse Strukturen vorgetäuscht werden (Abb. 6.3).

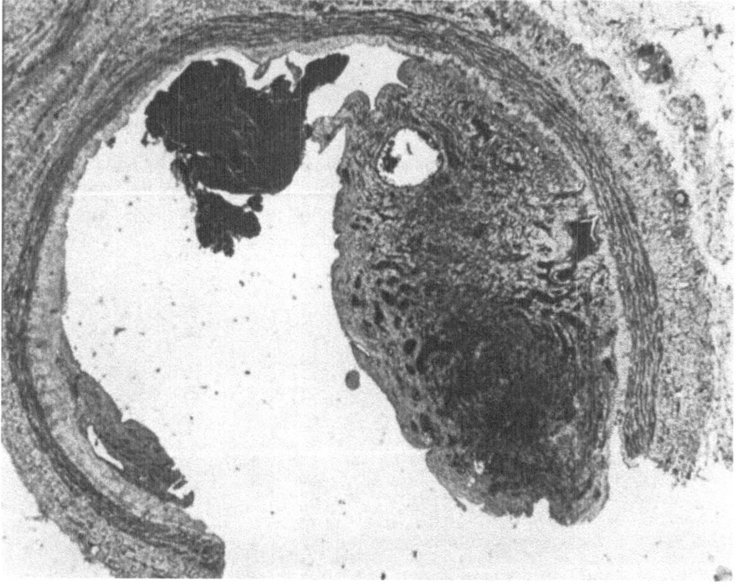

Abb. 6.3. Organisierter Thrombus. Rechts im Bild polsterförmiges, an Kapillaren überaus reiches (Blut im Bild schwarz) Organisationsgewebe. Links: faserreiche Intimsklerose mit Spalt. Färbung: Trichrom

Nicht alle im Organisationsgewebe gelegenen, von flachen endothelartigen Zellen umgebenen Spalten enthalten Blut. Es wird angenommen, daß die Zellen des Blastems als Mutterzellen der Endothelien Plasminogen-Gewebeaktivator bilden können und daher in der Lage sind, zwischen ihnen gelegene fibrinreiche Teile des Thrombus zu verflüssigen. Spalten dieser Art entstehen u.a. häufig dicht nebeneinander in der Nachbarschaft der Venenwand; sie werden von zarten bindegewebigen Septen begrenzt: sogenannte „organische Fragmentation" nach S. Sevitt – 1973a (Abb. 6.1, 6.2).

Von den Zellen des Blastems lassen sich ferner Histiozyten bzw. Makrophagen ableiten, die u.a. Hämosiderin speichern: Siderophagen. Sie treten ab dem 5. – 10. Tag auf, nehmen während der ersten 2 Monate an Zahl zu, bleiben dann lange Zeit nachweisbar, nehmen aber im Laufe der Jahre wieder an Menge ab.

Eine weitere Differenzierung des Blastems erfolgt ab dem 5. – 10. Tag zu Fibroblasten und Fibrozyten. Sie bilden ab dem 8. – 10. Tag Grundsubstanz und kollagene Fibrillen, die nach Verflüssigung und Resorption des Thrombus den zwischen den Kapillaren, Spalten und Hohlräumen gelegenen Raum einnehmen.

Die Bildung des den Thrombus organisierenden und an die Gefäßwand fixierenden Gefäßbindegewebes beginnt somit etwa zwischen dem 3. – 10. Tag. Dies steht im Einklang mit den Beobachtungen der Klinik, daß die Erfolge bei medikamentöser Thrombo- bzw. Fibrinolyse während der ersten 1 – 7 Tage am günstigsten sind [2].

Im weiteren Verlauf wird der ganze Thrombus vom Blastem und von dem sich daraus entwickelnden Organisationsgewebe infiltriert und resorbiert. In diesem Stadium läßt der Thrombus eine charakteristische Schichtung erkennen (Abb. 6.1): außen ein bereits älteres, faserreiches, mit Spalten und Kapillaren durchsetztes Organisationsgewebe, weiter zur Mitte hin ein noch junges, zellreiches Gewebe, das den zentral gelegenen hyalinisierten Thrombus abbaut. Die zur Verflüssigung und Resorption führenden enzymatischen Vorgänge lassen sich mit histologischen und histochemischen Methoden nicht eindeutig erfassen. Lediglich eine durch Quellung verminderte Färbbarkeit des hyalinen Thrombus und eine feine Granulierung deuten den Auflösungsprozeß an. Dagegen läßt sich der zelluläre Abbau durch den Nachweis vieler Makrophagen, die überwiegend Hämosiderin speichern, in dieser Zone gut erkennen. Am Ende des Organisationsprozesses steht ein zellarmes, faserreiches, meist hyalinisiertes, schrumpfendes Narbengewebe.

Bei frühzeitig einsetzender vollständiger Thrombolyse kann es zur völligen Wiederherstellung der Lichtung kommen. Venenwand und Venenklappen bleiben intakt. Im ungünstigsten Fall, der in den tiefen Bein- und Beckenvenen selten zu beobachten ist [11, 12], wird die Lichtung durch Narbengewebe total verschlossen oder stark stenosiert. In der Regel jedoch wird der Thrombus kanalisiert bzw. die obturierte Lichtung rekanalisiert

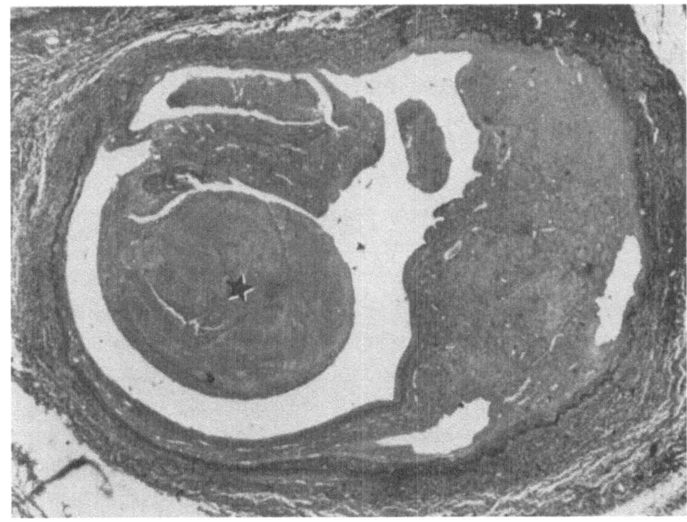

Abb. 6.4. Rekanalisation eines obturierenden Thrombus. Rechts und links oben: faserreiches Narbengewebe mit einzelnen Spalten. Bei ⋆ frischer Thrombus als Rezidiv. Färbung: v. Giesom-Elastica

(Abb. 6.2, 6.4). Der Umfang dieser Rekanalisation, der für die Wiederherstellung der Funktion von ausschlaggebender Bedeutung ist, wird von den folgenden Faktoren – einzeln oder (meist) in Kombination – ermöglicht bzw. begünstigt.

1. Spontane, gegebenenfalls durch fibrinolytisch wirksame Substanzen induzierte Thrombolyse, im Idealfall bereits vor dem Einsetzen des Organisationsvorganges. Erkenntnisse darüber beruhen auf In-vitro-Versuchen [6], auf Tierexperimenten, z.B. G. Scott [10], und auf klinischen Beobachtungen [2, 5]. Sie sind nicht Gegenstand dieser Darstellung.

2. Tierexperimente und phlebographische Beobachtungen an den unteren Extremitäten des Menschen zeigen, daß obturierende Thromben vor ihrer Organisation durch Schrumpfung erheblich an Größe verlieren können, so daß nach ihrer Verklebung mit der Gefäßwand und nach ihrer Organisation lediglich eine lokal begrenzte Sklerose der Intima verbleibt [4].

3. Die mit der Vernarbung einhergehende Schrumpfung des Organisationsgewebes trägt wesentlich zur Rekanalisation der Lichtung bei. Die Voraussetzung allerdings dafür, daß sich das Narbengewebe retrahieren kann, besteht darin, daß der Thrombus nur auf einer Seite oder nur an wenigen, möglichst schmalen Stellen irreversibel mit der Gefäßwand verankert ist. Je umfangreicher die außerhalb und innerhalb des Thrombus gelegenen Spalten und sinuösen Hohlräume einschließlich der randständigen Fragmentation sind, desto stärker wird sich das Narbengewebe retrahieren können und desto größer wird die Lichtung der rekanalisierten Vene sein. Mehrere Typen der Rekanalisation lassen sich unterscheiden:

3 a) Erfahrungsgemäß hinterlassen nicht nur parietale, sondern auch obturierende Thromben häufig lediglich eine verdickte, faserreiche und kernarme Sklerose, die allgemein der Phlebosklerose zugeordnet wird.

Die im höheren Lebensalter nahezu regelmäßig vorhandene Phlebosklerose wird in eine primäre und sekundäre Form untergliedert [3]. Die herdförmigen, polsterförmig erhabenen Phlebosklerosen sind meist Residuen parietaler oder obturierender organisierter Thromben, eine Annahme, die sich bei der histologischen Untersuchung häufig, aber keineswegs immer durch den Nachweis von Kapillaren und/oder Siderophagen beweisen läßt (Abb. 6.5a). Auch bei Fällen nämlich, bei denen die genannten histologischen Merkmale fehlen, findet der Morphologe in der Nachbarschaft häufig doch noch sichere Anzeichen vorausgegangener Organisationsvorgänge (Abb. 6.5b). Die Frage, wie häufig die Phlebosklerose sich auf vorausgegangene Thrombosen zurückführen läßt, wird daher im Schrifttum nicht einheitlich beantwortet. Während Leu et al. [3] ihre thrombotische Genese für selten halten, vertreten andere Autoren die Meinung, daß sie weit häufiger sei als allgemein angenommen (G. Scott [9], S. Sevitt [12, 13]).

3b) War der Thrombus an gegenüberliegenden Stellen mit der Venenwand verwachsen, so entstehen während der Rekanalisation die Lichtung durchquerende Stränge, Balken, Bänder oder nur zarte Fäden, die bei der makroskopischen Betrachtung als „Strickleiter-Bänder" oder nur zarte Fäden, die bei der makroskopischen Betrachtung als „Strickleitersysteme" imponieren und vom histologischen Aspekt her als „Septierung" der Lichtung beschrieben werden (Abb. 6.2). Dieser Typ der Rekanalisierung zeigt einen beträchtlichen Formenreichtum, der entscheidend von Zahl, Lage und Größe der initial zwischen Venenwand und Thrombus gebildeten sinuösen Hohlräume geprägt wird. Aber auch bei Fällen, bei denen der Thrombus auf weite Strecken mit der Venenwand verwachsen ist, können die im Thrombus selbst entstandenen Spalten zu einer starken Septierung der Lichtung führen. Die meisten Spalten und Hohlräume kommunizieren miteinander und gewinnen auch Anschluß an die vor und hinter dem Hindernis gelegene offene Gefäßlichtung, so daß venöses

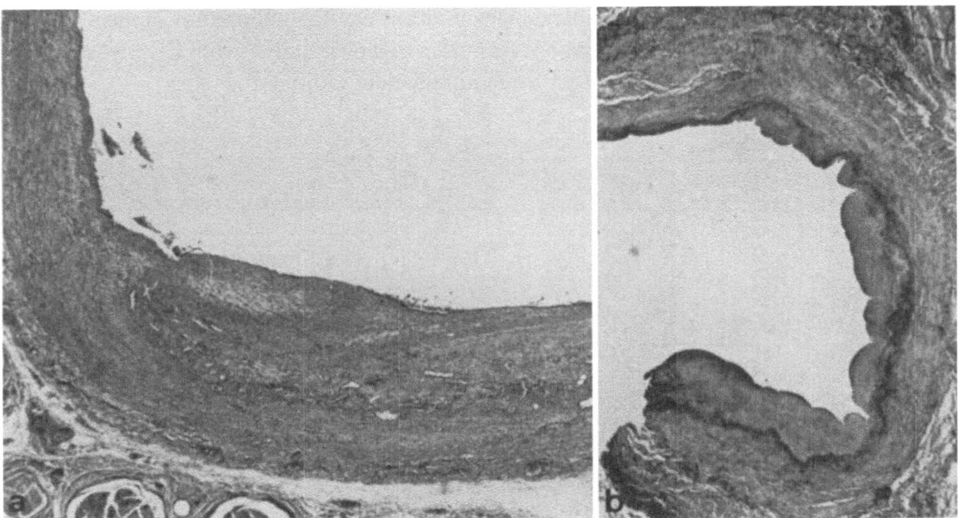

Abb. 6.5a, b. Polsterförmige Phlebosklerose. Kapillaren nur bei **a** nachweisbar. Färbung **a**: HE; **b**: Kernechtrot-Elastica

Blut erneut durch die rekanalisierte Gefäßstrecke abfließen kann. Die Rekanalisation läßt sich in vivo phlebographisch, aber auch post mortem nicht selten dadurch beweisen, daß die wiedereröffnete Lichtung bzw. das aus Sinus und Spalten bestehende Kanalsystem frische und bereits in Organisation befindliche Thromben enthält (Abb. 6.4). Daraus geht zugleich hervor, daß unvollständig kanalisierte Venensegmente zu Thrombusrezidiven, nicht selten sogar zu wiederholten Rezidiven neigen.

Je ausgedehntere Abschnitte thrombosiert waren und je weniger vollständig die Lichtung rekanalisiert wurde, desto größer ist die Wahrscheinlichkeit, daß sich eine chronische venöse Insuffizienz bildet, wobei erschwerend hinzukommt, daß bei der Rekanalisation obturierender Thromben – auch bei vollständiger Wiederherstellung der Lichtung [5] – die Segel der Venenklappen zu einem beträchtlichen Teil wohl regelmäßig geschädigt oder zerstört werden.

Die Segel der Venenklappen besitzen keine Kapillaren. Sie werden von dem sie umspülenden Blut aus per diffusionem mit Sauerstoff und Nährstoffen versorgt. Von einem frischen obturierenden Thrombus umgebene Klappensegel werden daher nekrotisch (Abb. 6.6). Lediglich an ihrem Ursprung aus der Venenwand überleben die Klappenränder, soweit sie von hier aus durch Diffusion ernährt werden können. Die nekrotischen Teile der Klappensegel werden gemeinsam mit dem Thrombus organisiert und in Narbengewebe verwandelt. Die überlebenden Klappenränder bleiben auf Querschnitten als kurze Stummel sichtbar, deren Enden im Organisations- bzw. Narbengewebe gleichsam verankert sind (Abb. 6.7).

Beschränken sich Thromben jedoch auf Klappentaschen, so bleiben die Klappensegel in der Regel unbeteiligt. Solche Thromben verkleben lediglich mit der Venenwand und werden von hier aus organisiert. Es entsteht eine meist breite Sklerose der Intima. Wir können die Beobachtung von S. Sevitt [14] bestätigen, daß solche auf die Klappentasche beschränkten Thromben nur ganz selten mit dem Klappensegel verkleben. Kommt es gleichwohl dazu, so führt die von der Venenklappe ausgehende Organisation des Thrombus zur Klappensklerose. Wird der Thrombus jedoch von zwei Seiten organisiert, d. h. vom Klappensegel und von der Venenwand, so verwachsen beide miteinander (Abb. 6.8).

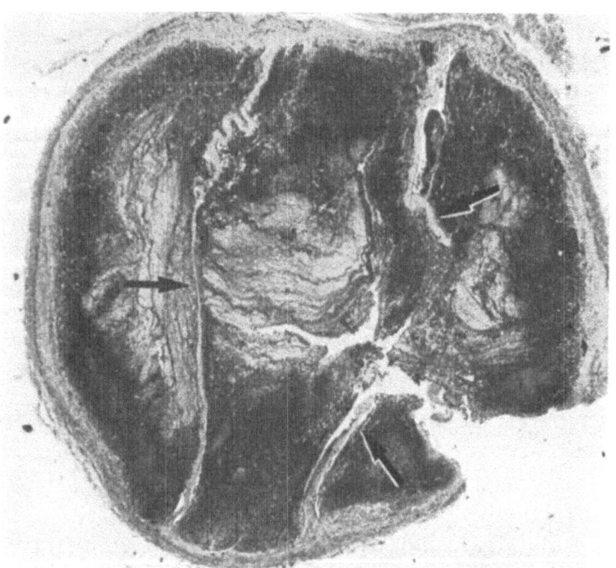

Abb. 6.6. Die Lichtung obturierender Thrombus mit zwei quergetroffenen Klappensegeln. Die Erythrozyten im Zentrum des Thrombus bereits hämolysiert (hell im Bild), am Rande noch intensiv-färbbar (schwarz im Bild). Die zentral gelegenen Teile der Klappensegel: Links: kernlos nekrotisch (Pfeil), rechts (zwischen den Pfeilen) färberisch bereits nicht mehr darstellbar. Am Rande des Thrombus Zeichen beginnender Organisation. Färbung: Trichrom

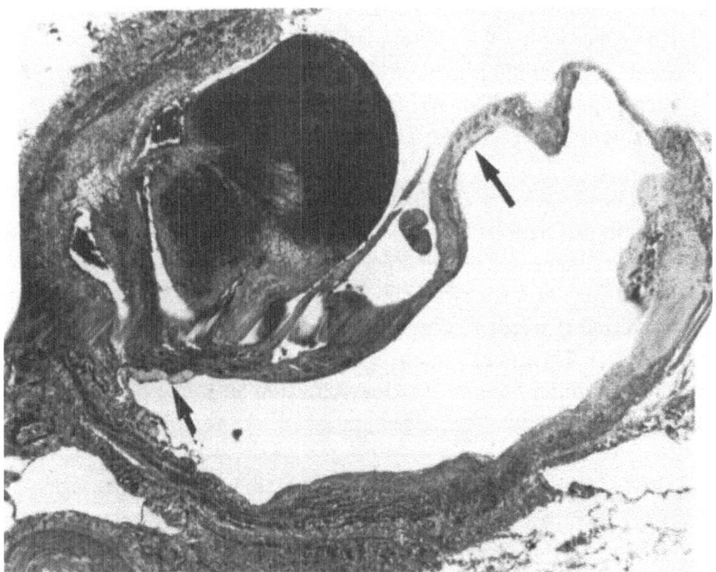

Abb. 6.7. Reste eines Klappensegels (Pfeile), in der Bildmitte durch einen Strang aus Organisationsgewebe ersetzt. Links oben ein frischer Thrombus als Rezidiv. Färbung: Trichrom

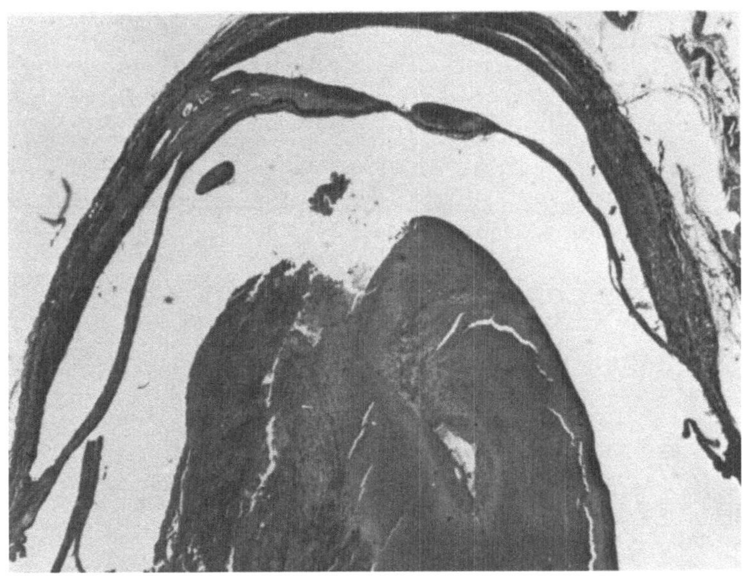

Abb. 6.8. Quergeschnittene Venenklappentasche mit Residuen eines organisierten Thrombus: starke sklerotische Verdickung der Venenintima, leichte Sklerose des Klappensegels; links oben: mit der Venenwand verwachsen. Zentral frischer Thrombus. Färbung: Kernechtrot-Elastica

Literatur

1. Irniger W (1963) Histologische Altersbestimmung von Thrombosen und Embolien. Virchows Arch 336:220–237
2. Kriessmann A, Theiss W (1977) Fibrinolytische Therapie bei tiefen Venenthrombosen der oberen und unteren Extremitäten. Fortschr Med 95:858–866
3. Leu HJ, Rüttner JR, Schneider J (1971) Zur Frage der Beziehungen zwischen Arteriosklerose und Phlebosklerose der Beingefäße. Schweiz Med Wochenschr 101:1323–1326
4. Nielubowicz J, Szostek M (1976) Rekanalisation of venous thrombosis. J Cardiovasc Surg 17:519
5. Rösch J, Dotter ChT, Seaman AJ, Porter JM, Common HH (1976) Healing of deep venous thrombosis: Venographic findings in a randomized study comparing streptokinase and heparin. AJR 127:553–558
6. Sandritter W (1962) Die Pathologische Anatomie der Thrombose und Lungenembolie. Behringwerk-Mitteilungen, S 37–67
7. Sandritter W, Beneke G (1966) Thrombose-Formen, Entstehung und Folgen. Hippokrates 37:325
8. Sandritter W, Beneke G (1969) Thrombose. In: Kaufmann E (Hrsg) Lehrbuch der speziellen Pathol. Anatomie, Erg Bd I 1. S 555–560
9. Scott GBD (1956) Venous intimal thickenings and thrombosis. J Pathol Bakt 72:543–546
10. Scott GBD (1968) A quantitative study of the fate of occlusive red venous thrombi. Br J Exp Pathol 49:544–549
11. Scott GBD, Gracey LRH (1969) Analysis of the factors concerned in the organisation of occlusive thrombi. Arch Pathol 87:643
12. Sevitt S (1973a) The Mechanism of canalisation in deep vein thrombosis. J Path 110:153–165
13. Sevitt S (1973b) The Vascularisation of deep-vein thrombi and their fibrous residue. A post-mortem angiographic-study. J Path 111:1–11
14. Sevitt S (1974) Organisation of valve pocket thrombi and the anomalies of double thrombi and valve cusp involvement. Br J Surg 61:641–649

7 Prophylaxe venöser Thrombosen

7.1 Der derzeitige Stand der Prophylaxe venöser Thrombosen und Lungenembolien mit niedrig dosiertem Heparin[1]

V.V. Kakkar

Venöse Thromboembolien sind häufige Komplikationen bei Krankenhauspatienten. Die Lungenembolie ist die häufigste nichtchirurgische Todesursache von Patienten nach großen orthopädischen Eingriffen, die häufigste nicht-geburtshilfliche Ursache postpartaler Todesfälle und ein wesentlicher Mortalitätsfaktor bei der großen Zahl von Patienten, die wegen chronischer Herz- oder Lungenleiden bettlägrig sind. Neben der unmittelbaren Lebensbedrohung müssen auch die Spätfolgen einer massiven tiefen Venenthrombose (TVT) berücksichtigt werden: Beinödeme, Varizen, Ulcera cruris und andere trophische Störungen, die mit ähnlich schwerwiegenden Folgen für den Patienten verbunden sind. In den letzten fünf Jahren wurde der Heparinprophylaxe anstelle der früheren ausschließlichen Heparintherapie steigendes Interesse entgegengebracht. Im vorliegenden Beitrag soll deshalb ein kurzer Überblick über den derzeitigen Stand der niedrig dosierten Heparinprophylaxe gebracht werden.

7.1.1 Die Notwendigkeit einer Prophylaxe

Häufig taucht die Frage auf, ob einer akuten Lungenembolie vorgebeugt werden kann und ob überhaupt die Notwendigkeit einer solchen Prophylaxe besteht, da die Mortalität dieser Komplikation niedrig ist und alle prophylaktischen Maßnahmen Überwachung, zusätzliche Arbeit, Organisation und Beobachtung erfordern.

Die Notwendigkeit einer Prophylaxe wird am besten durch die Überlegung folgender Tatsachen illustriert: Trotz der Fortschritte in der Behandlung der Lungenembolie nimmt ihre Mortalität zu. Die Lungenembolie als Todesursache hat laut Bericht des allgemeinen Registers für England und Wales [25] in den letzten 30 Jahren um das 6fache zugenommen. Es wird geschätzt, daß in Großbritannien jährlich 21 000 Patienten daran sterben [32], während die für die USA angegebenen Zahlen zwischen 47 000 und 140 000 schwanken [17]. Mehrere autoptische Studien zeigten, daß die meisten Fälle ausgedehnterer Lungenembolien nicht intravital diagnostiziert und daher auch nicht behandelt werden [9, 54]. Zwei Drittel der Todesfälle an akuter Lungenembolie ereignen sich innerhalb von 30 min nach der Embolisierung [14]. Diese Zeitspanne reicht weder für eine Embolektomie aus noch für eine erfolgreiche Thrombolyse, obwohl diese mit hohem Wirkungsgrad eine rasche Auflösung embolisierter Thromben bewirken kann [31, 43, 47]. Des weiteren entstehen etwa 80% aller Lungenembolien ohne vorherige klinische Thrombosezeichen. In der Folge wird eine Prophylaxe mit Heparin oder mit oralen Antikoagulanzien häufig nicht durchgeführt. Es ist daher unbedingt zu betonen, daß eine Behandlung, die erst nach dem Auftreten einer massiven Embolie oder einer Venenthrombose beginnt, den Patienten einem nicht mehr akzeptablen Risiko u.U. letaler Komplikationen aussetzt.

---

[1] Originaltitel: The current status of low-dose heparin in the prophylaxis of thrombophlebitis and pulmonary embolism. Übersetzung aus dem Englischen: H. Vinazzer

Die rationellste Vorgehensweise scheint daher die Entwicklung einer wirksamen Prophylaxe zu sein, wenn damit die Mortalität durch Lungenembolie und die Komplikationen, die aus dem postthrombotischen Syndrom entstehen, signifikant vermindert werden können. Eine solche Methode ist nur dann auf breiter Basis durchführbar, wenn sie folgende Bedingungen erfüllt: Sie muß einfach, sicher und wirksam sein, sie muß für alle Patienten mit Thromboserisiko anwendbar sein und sie muß während der Dauer des erhöhten Thromboserisikos, das beim chirurgischen Patienten von der Operation bis zum 7. – 10. postoperativen Tag besteht, ständig wirksam sein. Ein vielversprechender Weg, der alle obigen Kriterien erfüllt, ist die subkutane Gabe nach niedrig dosiertem Heparin, zumal gezeigt werden konnte, daß diese Prophylaxe zur Verhütung von Thromboembolien hochwirksam ist, ohne daß das Blutungsrisiko erhöht wird.

7.1.2 Grundlagen der Prophylaxe mit niedrig dosiertem Heparin

Nach allgemeiner Ansicht kommen venöse Thromben durch Gerinnung und Fibrinbildung bei gleichzeitiger venöser Stase zustande. Eine niedrig dosierte Heparinprophylaxe wurde erstmalig vor fast 25 Jahren von de Takats [13] angeregt, der zeigen konnte, daß geringe Heparinmengen den Gerinnungsprozeß bei frühzeitiger Gabe wirksam blockieren. Die klinische Prophylaxe wurde von Sharnoff [56] eingeführt, der eine Beschleunigung der Gerinnung während und nach chirurgischen Eingriffen beobachtete und annahm, daß zwischen dieser und der Thrombusbildung ein Zusammenhang besteht. Derselbe Autor zeigte auch, daß die postoperative Verkürzung der Vollblutgerinnungszeit durch Heparinprophylaxe verhindert werden konnte [55].

Während der Aktivierung der intravaskulären Gerinnung wird Thrombin aus seiner Vorstufe Prothrombin durch das gemeinsame Einwirken von Faktor V und aktiviertem Faktor X (Xa) bei Anwesenheit eines oberflächenaktiven Lipids und Kalziumionen gebildet. Das so entstandene Thrombin wandelt das Fibrinogenmolekül durch seine spezifische Wirkung auf Arginin-Lysin-Bindungen in das Fibringerinnsel um [5]. Gleichzeitig wird Thrombin durch das Antithrombin, einen spezifischen Inhibitor im Plasma, inaktiviert. Es wurde nachgewiesen, daß der gerinnungshemmende Effekt von Heparin nur bei Anwesenheit eines Plasmaproteins, das als Heparinkofaktor bekannt ist, eintritt [8]. Durch eine Bindung zwischen Heparin und dem Kofaktor entsteht ein aktiver Komplex, der die Enzymwirkung des Thrombins 50 bis 100mal rascher blockiert als das Antithrombin allein. Aufgrund von Untersuchungen, die mit Antithrombin-III-Mangelplasma [44] und in reinen Systemen [15] durchgeführt wurden, ist anzunehmen, daß Antithrombin III und Heparinkofaktor identisch sind [3]. Neuere Arbeiten von Yin u. Wessler [64] konnten die Anwesenheit eines natürlichen Faktor-Xa-Inhibitors in menschlichem Plasma und Serum nachweisen. Diese Autoren kamen zu der Auffassung, daß Anti-Xa, Antithrombin III und Heparinkofaktoraktivität wahrscheinlich verschiedene Eigenschaften ein- und desselben Proteinmoleküls sind [66]. Dieselben Autoren konnten auch nachweisen, daß die Aktivität diese Inhibitors schon durch Heparinspuren gesteigert wird. Ein μg des Faktor-Xa-Inhibitors inaktiviert 32 Einheiten Faktor Xa und verhindert dadurch indirekt die potentielle Bildung von 1600 NIH-Einheiten Thrombin [65]. Aktivierter Faktor X besetzt eine Schlüsselposition des endogenen und exogenen Gerinnungsmechanismus (s. auch Beitrag 1.2). Der enzymatische Gerinnungsablauf hat die Funktion einer biologischen Amplifikation. Dementsprechend ist auch die Annahme begründet, daß kleine im Kreislauf zirkulierende Heparinmengen aktivierten Faktor X durch Beschleunigung der Inhibitoraktivität wirksam aktivieren. Das bedeutet in anderen Worten, daß zur Behandlung einer Hyperkoagulabilität vor der Entstehung einer intravaskulären Gerinnung eine geringere Heparinmenge erforderlich ist als für eine Behandlung nach bereits erfolgter Thrombinbildung. Diese Hypothese wird durch die Erfolglosigkeit einer niedrig dosierten Heparinprophylaxe bei Notoperationen nach Schenkelhalsfrakturen unterstützt [35]. Bei diesen Patienten kam es schon vor der Heparingabe zu einer Aktivierung der Gerinnung über den Punkt der Thrombinbildung hinaus, weshalb geringe Heparinmengen keinen antithrombotischen Effekt mehr zeigten.

Aufgrund neuer Untersuchungen von Rosenberg [51] wird angenommen, daß mehrere Proteasen, die beim Gerinnungsvorgang entstehen, durch den Inhibitor Antithrombin III neutralisiert werden und daß Heparin jede dieser Interaktionen beschleunigt. Von den Proteinen, die direkt oder indirekt an der Umwandlung von Prothrombin in Thrombin beteiligt sind, werden vier mit Sicherheit zu Serinproteasen aktiviert (Faktoren XIIa, XIa, IXa und Xa) und zwei Proteine wirken bei diesen proteolytischen Vorgängen als Kofaktoren (V und VIII) [51]. Es ist deshalb möglich, daß kleine Heparinmengen durch Beschleunigung der Inhibitoraktivität die Aktivierung nicht nur des Faktors X, sondern auch der Faktoren XI und IX blockieren. Diese Beobachtungen müssen jedoch erst bestätigt werden. Obwohl kein Beweis dafür erbracht werden kann, daß Heparin in vitro eine fibrinolytische Wirkung entfaltet, kann die in diesem Fall verminderte Verfügbarkeit von Thrombin die Aktivierung des fibrinstabilisierenden Faktors (Faktor XIII) verzögern [21]. Dies würde auch die Beobachtung erklären, daß Thromben, die sich bei präoperativ mit Heparin behandelten Patienten bilden, rascher wieder auflösen als Thromben, die bei einer unbehandelten Kontrollgruppe beobachtet werden. Das lose Fibrinmaschenwerk, das sich bei Anwesenheit von Heparinspuren bildet, kann sowohl der Fibrinolyse als auch der mechanischen Strömungskraft allein weniger Widerstand leisten.

Es wurde auch eine Wirkung der niedrig dosierten Heparinprophylaxe auf die Thrombozyten angenommen [28]. Neuere Studien konnten eine Hemmung der zweiten Phase der ADP-induzierten Thrombozytenaggregation und der Freisetzungsreaktion durch Heparin nachweisen. Dies ADP-bedingte Thrombozytenwirkung wird durch Thrombin gefördert, das über den Gerinnungsmechanismus an der Thrombozytenmembran gebildet wird.

In Untersuchungen von O'Brien et al. [49] wurde festgestellt, daß Patienten nach größeren Operationen eine Verminderung der Thrombozytenaggregation durch ADP und Thrombin im Vergleich zu den präoperativen Befunden zeigten. Es wurde angenommen, daß die verminderte Reaktion auf ADP und Thrombin mit der Ursache der postoperativen tiefen Venenthrombose im Zusammenhang steht. Eine Gabe von 5 000 I.E. Heparin subkutan verhinderte die unmittelbar postoperative Verminderung der Aggregation.

Zusammenfassend muß der genaue Wirkungsmechanismus der niedrig dosierten Heparinprophylaxe noch näher untersucht werden. Die derzeitig verfügbaren Befunde weisen aber deutlich darauf hin, daß Heparin seine Wirkung an mehreren Stellen des Gerinnungssystems entfaltet.

7.1.3 Übersicht über die neueren publizierten Daten

Während der letzten drei Jahre wurden 27 klinische Studien über die Prophylaxe mit niedrig dosiertem Heparin publiziert. Dabei wurde eine Reihe verschiedener Populationen von Patientengruppen mit objektiven diagnostischen Methoden wie Jodfibrinogentest oder Phlebographie untersucht.

Tabelle 7.1. Effekt von Low-dose-Heparingaben zur Verhütung von postoperativen tiefen Venenthrombosen (TVT)

Autoren	Kontrollgruppe		Heparingruppe		
	n	TVT%	n	TVT	Signifikanz (p)
Kakkar et al. [36]	27	26	26	4	< 0,05
Williams (1972) [63]	29	41	27	15	< 0,02
Kakkar et al. (1972) [37]	39	42	39	8	< 0,001
Gordon-Smith et al. [23]	50	42	48	8,3	< 0,001
Nicolaides et al. [48]	122	24	122	0,8	
Gallus et al. [19]	118	16	108	2,0	< 0,001
Ballard et al. [4]	55	29	44	3,6	< 0,001
Corrigan et al. [10]	434	27,8	320	7,1	< 0,005
Scottish study [53a]	128	37	128	12	< 0,001
Rosenberg et al. [52]	71	42	46	6,5	< 0,001
Gallus et al. [20]	412	16	408	4,2	< 0,005
International Multicenter Trial [33a]	667	24,6	625	7,7	–
Lahnborg et al. [38]	54	56	58	19	< 0,001
Rem et al. [50]		35,8		13,3	–
Geloven (1975) [22]	80	25	79	5,9	< 0,001
Abernethy u. Hartruck [2]		4,8		6,3	n.s.
Covey et al. [11]	52	9,6	53	7,5	n.s.

[a]Diese Zahlen schließen TVT und Lungenembolie ein, die mit Photoscanning festgestellt wurden

Die größte Studie wurde mit Patienten aus der allgemeinen Abdominal-Thorax- und urologischen Chirurgie durchgeführt. Die Ergebnisse von 19 dieser Untersuchungen mit zusammen mehr als 4 000 Patienten werden in Tabelle 7.1 gezeigt. Trotz der Variationen im Aufbau und im Dosierungsschema der einzelnen Studien konnte bei allen mit Ausnahme von zwei bewiesen werden, daß eine signifikant günstigere Wirkung in der Prophylaxengruppe zu verzeichnen war. Die Anzahl der Patienten, die in diese Studie aufgenommen wurden, variierte zwischen 56 und über 1 200. Bei den beiden erwähnten Ausnahmen war die Thromboserate in der Kontrollgruppe sehr niedrig und die heparinbehandelte Gruppe zeigte keine Verminderung, die die Signifikanzgrenze erreichte. In den Studien mit positiven Ergebnissen traten bei den Kontrollpatienten in durchschnittlich 25% Phlebothrombosen auf und in der Behandlungsgruppe 7%.

Obwohl die Verhütung einer Phlebothrombose von fundamentaler Bedeutung ist, muß auch die Wirkung der Prophylaxe auf die Inzidenz des Thrombuswachstums in die proximalen Venen der unteren Extremitäten beachtet werden, da solche Thromben gewöhnlich grössere Lungenembolien verursachen [41]. Die Wirkung der niedrig dosierten Heparinprophylaxe auf die Ausdehnung venöser Thromben wurde bei über 3 000 Patienten nach elektiven chirurgischen Eingriffen untersucht (Tabelle 7.2). Von 1 631 Patienten in der Kontrollgruppe wurden bei 380 Thrombosen gefunden, von denen in 99 Fällen (= 6%) eine Ausdehnung beobachtet wurde. Von den 1 479 Patienten der Heparingruppe wurden in 55 Fällen Thromben gefunden und eine Ausbreitung wurde nur in 0,6% festgestellt. Es konnte also in dieser Studie auch eine signifikante Verminderung der Häufigkeit ausgedehnter Thromben, die größere Pulmonalembolien verursachen können, in der Heparingruppe gefunden werden. Die-

Tabelle 7.2. Wirkung von Low-dose-Heparin auf die proximale Ausdehnung von Thromben in den Vv. poplitea, femoralis und iliaca bei Patienten nach abdominellen chirurgischen Eingriffen

Autoren	Kontrollgruppe			Heparingruppe		
	n	davon TVT	davon Ausdehnung	n	davon TVT	davon Ausdehnung
Corrigan et al. [10]	434	121	29	320	23	1
Nicolaides et al. [48]	122	29	9	128	11	0
Gallus et al. [20]	408	66	12	412	13	3
International Multicenter Trial [33a]	667	164	49	625	48	5
Gesamt	1 631	380	99	1 479	85	9
%		23,3	6,0		5,79	0,6

ses Ergebnis wurde nicht nur bei der Summation der vier Studien, sondern auch bei den individuellen Untersuchungen ermittelt.

Allerdings zeigt die Erfahrung, daß Patienten bei Ersatz des Femurkopfes eine geringere antithrombotische Heparinwirkung aufweisen als andere Gruppen von chirurgischen Patienten. In drei von acht entsprechenden Studien konnte eine thrombosehemmende Wirkung von Heparin nicht gefunden werden, während in den restlichen fünf Studien die Thrombosehäufigkeit von 50% in der Kontrollgruppe auf 30% in der Heparingruppe fiel (Tabelle 7.3). Bei den

Tabelle 7.3. Wirkung der Low-dose-Heparinprophylaxe von Venenthrombosen (TVT) bei Patienten mit Femurkopfprothese

Autoren	Kontrollgruppe		Heparingruppe	
	n	TVT%	n	TVT%
Morris et al. [45]	32	50	27	11
Hampson et al. [27]	52	54	48	46
Ven. Thromb. Clin. Study Gr. [60]	27	40	25	1
Mannucci et al. [40]	46	39	45	18
Kakkar et al. [37]	18	39	15	27
Evarts u. Alfidi [16]	–	–	25	28
Dechavanne et al. [12]	27	48	27	32
Sagar et al. [53]	32	69	25	32
Harris et al. [30][a]	–	–	20	55
Hume et al. [33]	19	42	18	33

[a] Diese Zahlen schließen TVT und Lungenembolie ein, die mit Photoscanning gestellt wurden

beiden weiteren in Tabelle 7.3 angeführten Studien fehlt die Kontrollgruppe. Diese enttäuschenden Ergebnisse können verschiedene ursächliche Faktoren haben. Stase in den tiefen Venen der unteren Extremitäten spielt eine wesentliche Rolle in der Pathogenese der Phlebothrombose. Patienten, die einen Femurkopfersatz erhalten, gehören gewöhnlich der höheren Altersgruppe an. Durch Untersuchungen konnte gezeigt werden, daß Stase ein altersbedingtes Phänomen ist [7]. Außerdem wurde nachgewiesen, daß 90% aller Thromben in der operierten Extremität auftraten [57]. Dies führt zu der Annahme, daß auch lokale Faktoren in dieser Patientengruppe von Bedeutung sind. Durch intraoperative Phlebographie konnten wir nachweisen, daß sich die proximale V. femoralis während der Operation deutlich dilatiert und daß es dadurch zu einer venösen Obstruktion und zur peripheren Stase kommt [57]. Überdies entwickeln sich in der proximalen V. femoralis häufig Thromben, die mit einer möglichen Intimaschädigung durch die Manipulation der Extremität während der Operation zusammenhängen können [57]. Die Interaktion zwischen den Thrombozyten und dem subendothelialen Gewebe der Gefäße ist wahrscheinlich für den Beginn solcher Thrombusbildungen verantwortlich, und diese Wechselwirkung wird durch niedrig dosiertes Heparin nicht beeinflußt.

Die Ergebnisse der niedrig dosierten Heparinprophylaxe waren auch enttäuschend bei Patienten, die wegen Femurhalsfrakturen operiert wurden. Dieses Ergebnis konnte jedoch bei solchen Patienten erwartet werden, da der Gerinnungsmechanismus möglicherweise schon durch die Gewebeschädigung bei der Fraktur bis zur Thrombinbildung aktiviert worden ist, bevor noch Heparin gegeben werden konnte.

Eine entscheidende Frage bei der abschließenden Analyse ist die Verhütung der Lungenembolie. Dies wurde in einigen Studien ausgewertet (Tabelle 7.4). Die wichtigste und größte

Tabelle 7.4. Effekt von Low-dose-Heparin in der Prophylaxe der postoperativen Lungenembolie (PE)

	Kontrollgruppe			Heparingruppe			
	n	Anzahl mit PE	Anzahl mit letaler PE	n	Anzahl mit PE	Anzahl mit letaler PE	Signifikanz (p)
Sharnoff u. De Blasio [55][a]	18,279	84	84	750	1	1	< 0.001
International multicenter Trial [33a]	2,076	22	16	2,045	5	2	< 0.005
Sagar et al. [53]	236	8	8	236	0	0	< 0.01

[a]Keine randomisierte Gruppe

davon war eine prospektive, randomisierte Multizenterstudie, deren Ergebnisse im Detail an anderer Stelle publiziert wurden [33a]. 4121 Patienten im Alter von über 40 Jahren, bei denen verschiedene elektive großchirurgische Eingriffe durchgeführt wurden, kamen zur Aufnahme in die Studie. Davon waren 2 076 in der Kontroll- und 2 045 in der Heparingruppe. Beide Gruppen waren vergleichbar im Hinblick auf Alter, Geschlecht, Gewicht, Blutgruppenverteilung und andere Faktoren, die für die Entstehung einer Thrombenembolie mitverantwortlich sein können. Postoperativ verstarben insgesamt 180 Patienten, 100 in der Kontrollgruppe und 80 in der Heparingruppe. Autopsien wurden in 72% der Kontrollgruppe und in 66% der Heparingruppe durchgeführt. Bei 16 Kontrollpatienten und bei 2 Heparinpatienten wurde eine massive Lungenembolie als Todesursache gefunden ($p < 0{,}005$). Des weiteren wurden bei der Autopsie in 6 Kontrollfällen und in 3 Heparinfällen Lungenembolien gefunden. Diese könnten den Tod mitverschuldet haben oder auch nur zufällige Nebenergebnisse gewesen sein, da in diesen Fällen andere Todesursachen ausschlaggebend waren. Bei Zusammenzählung aller Lungenembolien war das Resultat wiederum signifikant ($p < 0{,}005$). Von 1292 Patienten, bei denen der ^{125}J-Fibrinogentest zur Feststellung einer tiefen Venenthrombose durchgeführt wurde, waren 667 in der Kontrollgruppe und 625 in der Heparingruppe.

Die Häufigkeit der tiefen Venenthrombose betrug 24,6% in der Kontrollgruppe und 7,7% in der Heparingruppe ($p < 0,005$). Bei 32 Patienten in der Kontrollgruppe und 11 in der Heparingruppe wurde eine tiefe Venenthrombose klinisch diagnostiziert und durch Phlebographie bestätigt ($p < 0,005$). Zusätzlich wurden 24 Patienten in der Kontrollgruppe und 8 in der Heparingruppe wegen des klinischen Erscheinungsbildes einer Lungenembolie behandelt. Der Unterschied in der Zahl der Patienten, die eine Behandlung wegen tiefer Venenthrombose und/oder Lungenembolie benötigten, war zwischen den beiden Gruppen ebenfalls signifikant ($p < 0,005$). Bei 9 Patienten wurde autoptisch eine Blutung als Todesursache festgestellt, davon bei 5 in der Kontrollgruppe und bei 4 in der Heparingruppe. Eine sorgfältige objektive Analyse der per- oder postoperativen Blutungen, die in 1 475 Fällen registriert wurden, zeigte keinen signifikaten Unterschied in der Menge des transfundierten Blutes noch im postoperativen Hämoglobinabfall. Diese Befunde stimmten sowohl bei Vergleich der einzelnen Operationsarten als auch bei Vergleich der Gesamtgruppe überein (Tabelle 7.5). Die Differenz in der Zahl der Patienten, bei denen ein Wundhämatom festgestellt wurde, war allerdings signifikant ($p < 0.01$).

Tabelle 7.5. Durchschnittliche Transfusionsmengen und durchschnittlicher Hb-Abfall bei klinischer Low-dose-Heparinstudie [33a]

Operation	Kontrollgruppe				Heparingruppe			
	n	Fälle mit Transfusion	Transf. Blutmenge (l/Patient)	Hb-Abfall (g/dl)	n	Fälle mit Transfusion	Transf. Blutmenge (l/Patient)	Hb-Abfall (g/dl)
Hysterektomie	81	11	1,319	0,4	61	6	1,166	0,3
Femurkopfplastik	43	39	908	1,3	37	36	1,230	1,6
Gastrektomie	63	25	1,302	0,2	55	21	1,568	0,5
Abdom.-perin. Resekt.	23	20	1,702	0,8	22	22	1,604	1,3
Hemikolektomie	55	22	1,453	0,9	45	15	1,175	0,9
Prostatektomie	61	25	1,098	1,8	56	37	1,187	1,1
Cholezystekomie	148	18	1,115	0,1	157	11	1,175	1,5
Andere	270	42	1,384	0,2	298	54	1,429	0,8
Gesamt	744	202	1,285	0,7	731	202	1,316	1,0

7.1.4 Praktische Erwägungen

Wie bereits erwähnt wurde, ist die Häufigkeit einer postoperativen Lungenembolie relativ gering, und eine Prophylaxe mit einem einzigen Medikament, die wirkungsvoll und völlig frei von Nebeneffekten ist, ist derzeit unbekannt. Autoptische Daten sprechen dafür, daß Krankenhauspatienten, die eine Prophylaxe benötigen, zu drei verschiedenen Gruppen gehören: wegen chronischer oder akuter Erkrankungen bettlägerige Patienten in internen Abteilungen, chirurgische Patienten bei orthopädischen, abdominalen, thorakalen und urologischen Operationen und gewisse Gruppen von Frauen in der postpartalen Periode.

7.1.4.1 Elektive nicht-orthopädische Chirurgie

Es besteht kein Zweifel darüber, daß die subkutane Gabe von niedrigen Heparindosen bei Patienten, die sich einem nicht-orthopädischen elektiven Eingriff unterziehen, die wirkungsvollste Methode zur Prophylaxe sowohl der ausgedehnten Phlebothrombose als auch der tödlichen und nicht tödlichen Lungenembolie darstellt. Diese Prophylaxe ist mit Ausnahme der Patienten mit hämorrhagischer Diathese als gefahrlos anzusehen. Die Verwendung von Heparinfläschchen, die zahlreiche Einzeldosen enthalten, ist unpraktisch, mit Heparinverlust verbunden und kann manchmal zu einer irrtümlichen Überdosierung von Heparin führen und dadurch Anlaß zu einer Blutung geben. Spezifisch für die Heparinprophylaxe hergestellte Ampullen sind derzeit im Handel. Sie enthalten 5 000 E Natrium- oder Kalziumheparin in 0,2 ml wäßriger Lösung.

7.1.4.2 Methoden der Heparingabe

Zur Verhütung lokaler Komplikationen soll Heparin genau nach der Vorschrift von Griffith u. Boggs [26] gegeben werden: „Eine konzentrierte wäßrige Lösung von 25 000 E/ml sollte verwendet werden. Eine Schädigung der Haut und des subkutanen Fettgewebes an der Injektionsstelle muß sorgfältig vermieden werden, und es sollte eine 26-gauge-Nadel von 12 mm Länge zur Anwendung kommen. An der Bauchwand wird eine Hautfalte abgehoben und die Nadel wird im rechten Winkel zur Haut eingestochen. Der Konus der Nadel wird zwischen Daumen und Zeigefinger festgehalten, während das Heparin injiziert wird, und die Nadel wird im gleichen Winkel, in dem sie eingestochen wurde, wieder entfernt. Es ist wichtig, daß die exakte Heparinmenge gegeben wird, um Blutungskomplikationen zu vermeiden."

7.1.4.3 Dosierung

Zwei Standardformen der Dosierung sind weit verbreitet. Beide beginnen mit 5 000 E Heparin 2 h präoperativ. Anschließend wird die gleiche Dosis nach dem einen Schema 12stündlich, nach dem anderen 8stündlich während der ersten 7 postoperativen Tage oder bis zur völligen Mobilisierung des Patienten gegeben, falls diese am 7. Tag noch nicht erfolgt ist. Es wurde bewiesen, daß sowohl die 12stündliche als auch die 8stündliche Heparingabe wirksam ist. Da allerdings die Plasmaheparinspiegel bei der 8stündlichen Injektion gleichmäßig bleiben, ist diese Form besonders für Patienten mit hohem Thromboserisiko zu empfehlen, etwa bei Vorliegen einer malignen Erkrankung oder bei einer Infektion. Bei Patienten ohne erhöhtes Thromboserisiko dürfte die 12stündliche Dosierung ausreichend sein.

7.1.4.4 Blutungsrisiko

In 25 klinischen Studien, bei denen verschiedene Dosierungsschemata bei Patienten mit hohem Thromboserisiko und abdominalen oder throakalen Operationen ausgewertet wurden, war das Blutungsrisiko kein größeres Problem. Allerdings fiel bei einigen dieser Studien, bei denen die Patienten Na-Heparin erhalten hatten, ein leichter aber signifikant höherer Blutverlust in der Heparingruppe auf. Kleine Hämatome an den Injektionsstellen wurden ebenfalls bei einer kleineren Gruppe häufiger beobachtet, wenn die Patienten Na-Heparin erhielten. Möglicherweise werden diese Unterschiede dadurch verursacht, daß sich Na- und Ca-Heparin bei subkutaner Injektion verschieden verhalten. Eine vergleichende Studie zeigte, daß das

Kalziumsalz signifikant weniger Hämatome an Injektionsstellen verursachte als das Natriumsalz [62]. Bei 266 Injektionen (133 Na-Heparin und 133 Ca-Heparin) entstanden nach Injektionen von Na-Heprin Hämatome mit > 0,5 cm Durchmesser in 7% und mit < 0,5 cm Durchmesser in 47%, keine Hämatome in 46%. Die entsprechenden Zahlen für Ca-Heparin waren: > 0,5 cm in 3%, < 0,5 cm in 22% und keine Hämatome in 75% (p < 0,001). Schmerzen wurden selten angegeben, und es war dabei kein signifikanter Unterschied zwischen Na- und Ca-Heparin. Es bestand auch kein Zusammenhang zwischen Schmerzen und Hämatombildung.

Bisher haben wir die Absorption von Heparin nach Gabe des Na- und des Ca-Salzes bei 30 freiwilligen Probanden verglichen. Es wurden beide Salze eines Heparinpräparates gegeben, die mit der gleichen Methodik hergestellt wurden und die ein fast identisches mittleres Molekulargewicht hatten. Unsere vorläufigen Ergebnisse [59] und die von Johnson et al. [34] werden durch diese detaillierte Studie, die in Kürze publiziert wird, bestätigt. Es hat den Anschein, daß der niedrigere maximale Heparinspiegel und die weniger starke Verlängerung der aPTT nach Gabe von Ca-Heparin die Ursache für das seltenere Auftreten hämorrhagischer Komplikationen bei subkutaner Gabe ist. Es sollte deshalb bei einem erhöhten Risiko einer postoperativen Blutung, etwa bei Operationen, die große Weichteilwunden verursachen, Ca-Heparin vorgezogen werden.

7.1.4.5 Internistische Patienten

Venenthrombosen nach Myokardinfarkt sind häufige zusätzliche Krankheits- und Todesursachen. Bei Autopsien wurden in 24% der Fälle Lungenembolien gefunden. In einer kontrollierten, randomisierten Doppelblindstudie, die 146 Patienten mit hoher Überlebenswahrscheinlichkeit eines akuten Myokardinfarkts umfaßte, reduzierte niedrig dosiertes Heparin die Thromboserate von 20% in der Kontrollgruppe auf 3% in der Heparingruppe [18, 61]. Nur in der ersten Untersuchung von Handley [29] an einer ziemlich kleinen Patientenserie konnte ein Heparineffekt nicht gefunden werden. Es geht allerdings aus der Arbeit von Handley nicht hervor, ob bei der Heparinserie die Thrombosen nach Abschluß der Heparintherapie entstanden sind. Heparin wurde nur 7 Tage lang gegeben, während der Jodfibrinogentest zur Thrombosediagnostik 14 Tage lang durchgeführt wurde. Die Zeit des Auftretens der Thrombosen in den beiden Gruppen wurde aber nicht mitgeteilt.

Die Heparingabe von 5 000 E im Abstand von 12 h scheint sich für diese Patientengruppe in idealer Weise zu eignen. Der Wert der Heparinprophylaxe bei internistischen Patientengruppen, die wegen chronischer Erkrankungen langfristig bettlägerig sind, muß allerdings noch festgestellt werden.

7.1.4.6 Thromboembolische Komplikationen während der Schwangerschaft

Obwohl Todesfälle durch Phlebothrombose während der Schwangerschaft und des Puerperiums in den letzten 30 Jahren seltener geworden sind, ist die akute Lungenembolie noch immer die häufigste Todesursache von Schwangeren in England und Wales [24]. Die Verwendung von oralen Antikoagulanzien ist wirksam und bedeutet für die Mutter kein Risiko. Für den Fetus hingegen besteht eine beträchtliche Gefahr: Die Mortalität des Fetus beträgt 15%, meist infolge einer Blutung vor oder während der Wehen. Andere Nachteile der oralen Antikoagulanzien schließen eine mögliche teratogene Schädigung während des ersten Schwangerschaftsdrittels ein, ebenso die postpartale Ausscheidung des Antikoagulans mit der Muttermilch. Bei Verwendung von Heparin bestehen diese Gefahren und Nachteile nicht. Es ist auch möglich, eine Langzeittherapie mit Heparin in der Form subkutaner Selbstinjektionen der Patienten durchzuführen, da Fertigspritzen mit 5 000, 7 500, 10 000 und 20 000 Ca-Heparin für diesen Zweck im Handel erhältlich sind.

Die Indikationen der Langzeitbehandlung mit Heparin während der Schwangerschaft schließen die Prophylaxe ein, die bei Frauen durchgeführt werden soll, die bei einer früheren Schwangerschaft eine Thromboembolie erlitten haben oder die eine Prophylaxe nach Thromboembolie während der derzeitigen Gravidität benötigen. Patienten mit ausgedehnter Thrombose benötigen hingegen Heparin in hoher Dosierung, das intravenös gegeben werden muß. Die Dosis richtet sich in diesen Fällen nach der Thrombinzeit.

Zur Prophylaxe reicht gewöhnlich eine Dosis von 7 500 E im Abstand von 12 h aus. Heparinspiegel und Thrombinzeiten sollten in regelmäßigen Abständen, zumindest aber jede Woche, gemessen werden. Während des letzten Schwangerschaftsdrittels ändert sich der Heparinbedarf, möglicherweise durch die Aktivierung des Gerinnungsmechanismus, die bei fortgeschrittener Schwangerschaft in den uteroplazentaren Gefäßen abläuft und durch die stärkere Heparinneutralisierung infolge einer vermehrten Freisetzung von Plättchenfaktor 4 [6]. Zu diesem Zeitpunkt sollte die Dosis auf 10 000 E in 12stündigen Abständen erhöht werden. Beim Weheneintritt sollte die Heparingabe unterbrochen, doch 10–12 h postpartal wieder aufgenommen werden. Die postpartale Dosis muß wieder niedriger sein, da die resultierenden Heparinspiegel im Plasma deutlich höher sind als während der fortgeschrittenen Gravidität, wenn die gleiche Dosis gegeben wird. Gewöhnlich sind 5 000 E in 12stündigen Abständen ausreichend. Diese Behandlung sollte noch über 7–10 Tage gegeben werden, bei Nachbehandlung nach einer thromboembolischen Komplikation eventuell auch länger.

7.1.4.7 Elektive orthopädische Chirurgie

Wie bereits erwähnt, sind sowohl Änderungen der Gerinnbarkeit als auch die Stase in den unteren Extremitäten wesentliche Faktoren in der Pathogenese der tiefen Venenthrombose bei Patienten, die eine Femurkopfprothese erhalten. Die Annahme ist deshalb naheliegend, daß das Ergebnis einer Thromboseprophylaxe verbessert werden kann, wenn versucht wird, beide pathogenetischen Faktoren zu beeinflussen. Dihydroergotamin (DHE) erhöht bei subkutaner Gabe die Geschwindigkeit des venösen Blutdurchflusses in den großen Gefäßen der unteren Extremitäten. Dabei kommt es zu einer Kontraktion der Kapazitätsgefäße, während die Resistenzgefäße und die Kapillarfiltration nur minimal beeinflußt werden [42]. Eine einmalige Injektion von 0,5 mg DHE erhöht den mittleren Blutdurchfluß der Unterschenkelmuskulatur signifikant, und diese Wirkung hält bis zu 5 h an [58]. Es konnte auch nachgewiesen werden, daß DHE die Prostaglandinsynthese fördert, wodurch die Thrombozytenfunktion beeinflußt werden kann [46]. Ferner konnten verschiedene Untersucher zeigen, daß die Gabe gefäßkontrahierender Substanzen den Plasminogenaktivator in der Venenwand ansteigen läßt [1, 39]. Es ist deshalb möglich, daß DHE durch seine Wirkung auf die Alphaadrenorezeptoren der Venenwand, die eine Konstriktion hervorrufen, gleichzeitig Plasminogenaktivator freisetzen kann und dadurch die fibrinolytische Aktivität steigert.

Diese Ergebnisse haben uns dazu ermutigt, die Kombination von 0,5 mg DHE mit 5 000 E Heparin als Prophylaxe zu versuchen. Von 100 Patienten, die eine Femurkopfprothese erhielten, wurde in einer randomisierten Studie als Prophylaxe bei 50 Heparin verwendet (5 000 E 8stündlich) und bei 50 die gleiche Heparindosis mit Zusatz von 0,5 mg DHE. Die Thrombosediagostik erfolgte mit ^{125}J-Fibrinogen und mit Phlebographie. In der Heparingruppe fand sich eine Thrombose bei 26 Patienten (52%) und in der Heparin-DHE-Gruppe bei 10 (20%). Der Unterschied zwischen den beiden Gruppen war statistisch hochsignifikant ($p < 0{,}005$). Es bestand kein Unterschied im operativen und postoperativen Blutverlust zwischen den beiden Gruppen. Das Ergebnis dieser Studie bewies, daß die wirkungsvollste Prophylaxeform bei Patienten, die eine Femurkopfprothese erhalten und die damit zu den Gruppen mit höchstem Thromboserisiko zählen, die Kombination von Heparin und DHE ist.

7.1.5 Schlußfolgerungen

Die hier angeführten Studien beweisen, daß die Thromboembolieprophylaxe mit niedrig dosiertem Heparin begründet und berechtigt ist. Die Gabe von 5000 E Heparin 2 h präoperativ und weiter in 8- oder 12stündigem Abstand erfüllt die meisten der Kriterien, die von einer vernünftigen Prophylaxe verlangt werden. Diese Prophylaxe ist zur Verhütung von letalen Thromboembolien hochwirksam, wird vom Patienten gut toleriert und benötigt keine Laboratoriumtests zur Dosiseinstellung. Diese Prophylaxe verursacht auch keine ernstliche Blutungsneigung bei ausgedehntem Gewebstrauma. Diese Form der Prophylaxe kann jetzt zur Anwendung in breitem Rahmen empfohlen werden, besonders bei Risikopatienten, die sich einer größeren abdominalen, thorakalen oder urologischen Operation unterziehen müssen und bei internistischen Patienten mit erhöhtem Risiko thromboembolischer Komplikationen. Bei allgemeiner Einführung dieser Prophylaxe wäre ein enormer Erfolg zu erwarten. Nach Schätzungen würde diese Prophylaxe bei mindestens 8000 Patienten lebensrettend wirken, die über 40 Jahre alt sind und die sich Operationen unterziehen müssen. Diese Zahl gilt allein für die Bevölkerung der USA. Diese Zahl berücksichtigt die Tatsache nicht, daß die Heparinprophylaxe ausgedehnter Phlebothrombosen die Häufigkeit der chronisch-venösen Insuffizienz, die für den Patienten mit lebenslänglichen Beschwerden verbunden ist, ebenso reduziert.

Studien mit ^{125}J-Fibrinogen konnten zeigen, daß bei Patienten über 40 Jahre, die sich einer größeren Operation unterziehen, in 25% der Fälle postoperative Thrombosen entstehen. Die wesentliche Einschränkung einer allgemeinen Prophylaxe mit niedrig dosiertem Heparin ergibt sich aus der Tatsache, daß zur Verhütung der meisten dieser 25% Thrombosefälle die Prophylaxe allen Patienten gegeben werden müßte. Wie bereits erwähnt, würde dies Überwachung, zusätzliche Arbeit, Organisation und Beobachtung erfordern. In weiteren Forschungen sollte daher untersucht werden, ob Patienten mit größerem Thromboserisiko schon präoperativ identifiziert werden können. Ein Index, der präoperativ etwa 95% der Patienten erfaßt, die postoperativ eine größere thromboembolische Komplikation aufweisen, wurde jetzt entwickelt. Seine Treffsicherheit muß allerdings erst noch durch Erfassung einer großen Zahl von Risikopatienten bestätigt werden. Was sollte bis dahin der praktizierende Kliniker tun? Die publizierten Ergebnisse und die klinische Erfahrung mit der Heparinprophylaxe sollten jetzt angewendet werden, um die beruflichen Praxisgewohnheiten dahingehend zu beeinflussen, eine Prophylaxe tödlicher Lungenembolien nach größeren chirurgischen Eingriffen durchzuführen.

Literatur

1. Aberg M, Nilsson IM (1975) Fibrinolytic response to venous occlusion and vasopression in health and thrombotic disease. In: Davidson JF, Samma MM, Desnoyers DC (eds) Progress in chemical fibrinolysis and thrombolysis. vol 1. Raven Press, New York, pp 121–129
2. Abernethy EA, Hartsuck JM (1974) Postoperative pulmonary embolism. A prospective study utilizing low dose heparin. Am J Surg 128 : 739
3. Abildgaard H (1968) Highly purified antithrombin III with heparin co-factor activity prepared by disc electrophoresis. Scand J Clin Lab Invest 21 : 89
4. Ballard RM, Bradley-Watson PJ, Johnstone FD, Kenney A, McCarthy TG, Campbell S, Weston J (1973) Low dose subcutaneous heparin in prevention of deep venous thrombosis in gynaecological patients. J Obstet Gynaecol Br Commonw 80 : 469
5. Blombäck B, Blombäck M, Hessel B, Iwanaga S (1965) Structure of N-terminal fragments of fibrinogen and specificity of thrombin. Nature 215 : 1445
6. Bonnar J, Prentice CRM, McNicol GP, Douglas AS (1970) Haemostatic mechanism in the uterine circulation during placental separation. Br Med J 2 : 564
7. Borgström S (1950) Investigation on the effect of dicoumoral and early ambulation in the prevention of post-operative venous thromboembolism in a surgical material strongly disposed to thrombosis. Acta Chir Scand [Suppl] 150 : 1
8. Brinkhous KM, Smith HP, Warner ED, Seegers WH (1939) The inhibition of blood clotting: an unidentified substance which acts in conjunction with heparin to prevent the conversion of prothrombin. Am J Physiol 125 : 683
9. Coon WW, Coller FA (1959) Clinicopathologic correlation in thromboembolism. Surg Gynecol Obstet 109 : 259
10. Corrigan TP, Kakkar VV, Fossard DP (1974) Low dose subcutaneous heparin: optimal dose regimen. Br J Surg 61 : 320
11. Covey TH, Sherman L, Baue AE (1975) Low dose heparin in postoperative patients. Arch Surg 110 : 1021
12. Dechavanne M, Saudin F, Viala JJ, Kher A (1974) Prévention des thromboses veineuses. Succes de l'héparine à fortes doses lors des coxarthroses. Nouv Presse Med 3 : 1317
13. Detakats G (1950) Anticoagulation in surgery. Jama 142 : 527
14. Donaldson GA, Williams C, Scannel JG, Shaw RS (1963) A reappraisal of the application of the Trendlenburg operation to massive fatal embolism. N Engl J Med 268 : 171
15. Egeberg O (1965) Inherited antithrombin deficiency causing thrombophilia. Thromb Diath Haemorr 14 : 473
16. Evarts M, Alfidi S (1973) Thromboembolism after total hip replacement: failure of low dose heparin in prevention. Jama 225 : 515
17. Freiman DG, Syemoto J, Wessler S (1965) Frequency of pulmonary thrombo embolism in man. N Engl J Med 272 : 1278
18. Gallus AS, Hirsh J, Tuttle RJ, Trebilcock R, O'Brien SE, Carroll JJ, Minden JH, Hudecki SM (1973) Small subcutaneous doses of heparin in the prevention of venous thrombosis. N Engl J Med 288 : 545
19. Gallus AS, Hirsh J, Tuttle RJ, Trebilcock R, O'Brien SE, Carroll JJ, Minden JH, Hudecki SM (1973) The use of small doses of heparin to prevent venous thrombosis in surgical and medical patients. N Engl J Med 288 : 545
20. Gallus AS, Hirsh J, O'Brien SE, McBride JA, Tuttle RJ, Gent M (1976) Prevention of venous thrombosis with small subcutaneous doses of heparin. Jama 235 : 1980
21. Gastaldi G, Rivano R (1973) Azione dell'Eparinate di calcio su alcuni fatteri della coagulazione. L'Antenne Medicale [Suppl 6] 1 : 113
22. Geloven FJM (1976) Prevention of postoperative thrombosis. Schriks, Asten
23. Gordon-Smith IC, Grundy DJ, LeQuesne LP, Newcombe JF, Bramble FJ (1972) Controlled trial of two regimens of subcutaneous heparin in prevention of postoperative deep vein thrombosis. A double-blind randomized trial. Lancet I : 1133
24. Great Britain Reports on confidential enquiries into maternal deaths in England and Wales (1952–1972). Her Majesty's Stationery Office, London

25. Great Britain, Department of Health and Social Security (1970) Annual report of the chief medical officers of the department of health and social security for 1970. Her Majesty's Stationery Office, London
26. Griffith JG, Boggs RB (1964) Long-term heparin therapy. Am J Cardiol 39 : 14
27. Hampson WGJ, Harris FC, Lucas HK, Roberts PH, McCall IW, Jackson PC, Powell NL, Staddon GE (1974) Failure of low dose heparin to prevent deep vein thrombosis after hip replacement arthroplasty. Lancet II : 795
28. Han P, Ardlie NG (1974) Heparin, platelets and blood coagulation: implications for low-dose heparin prophylactic regimens in venous thrombosis. Br J Haematol 27 : 253
29. Handley AJ (1972) Low dose heparin after myocardial infarction. Lancet II : 623
30. Harris WH, Salzman EW, Athenalsoulis C, Waltman AC, Baum S, Desanctis RW (1974) Comparison of warfarin, low molecular weight dextran, aspirin, and subcutaneous heparin in the prevention of venous thrombo embolism following total hip replacement. J Bone Joint Surg [Am] 50 : 1552
31. Hirsh J, Hale GS, McDonald IG, McCarthy RA, Pitt A (1968) Streptokinase therapy in acute major pulmonary embolism: effectiveness and problems. Br Med J IV : 729
32. Hume M, Sevitt S, Thomas DP (1970) Venous thrombosis and pulmonary embolism. Harvard University Press, Cambridge, Mass., p 3
33. Hume A, Karjakose T, Xavier ZL, Turner RH (1973) ^{125}I-fibrinogen and the prevention of venous thrombosis. Arch Surg 107 : 803
33a. International Multicenter trial (1975) Prevention of fatal postoperative pulmonary embolism by low doses of heparin. An international multicentre trial. Lancet II : 45
34. Johnson EA, Kirkwood TBL, Stirling Y, Perez-Requejo JL, Ingram GIC, Bangham DR, Brozovic M Four heparin preparations: anti-Xa potentiating effect after subcutaneous injection
35. Kakkar VV (1973) Low doses of heparin in the prevention of deep vein thrombosis. Bull Swiss Acad Med Sci 29 : 235
36. Kakkar VV, Field ES, Nicolaides AN, Flute PT, Wessler S, Yin ET (1971) Low doses of heparin in the prevention of deep vein thrombosis. Lancet II : 669
37. Kakkar VV, Corrigan TP, Spindler J, Fossard DP, Flute PT, Crellin RQ, Wessler S, Yin ET (1972) Efficacy of low doses of heparin in prevention of deep vein thrombosis after major surgery. A double-blind randomized trial. Lancet II : 101
38. Lahnborg G, Friman L, Bergstrom K, Lagergren H (1974) Effect of low dose heparin on incidence of postoperative pulmonary embolism detected by photo scanning. Lancet I : 329
39. Mannucci PM (1974) Enhancement of plasminogen activator by vasopression and adrenaline: a role of cyclic AMP. Thromb Res 4 : 539
40. Mannucci PM, Citterio LE, Panajotopoalos N (1976) Low-dose heparin and deep vein thrombosis after total hip replacement. Thromb Haemostas 36 : 157
41. Mavor GE, Galloway JMW (1967) The ilio-femoral venous segment as a source of pulmonary emboli. Lancet I : 871
42. Mellander S, Nordenfelt I (1970) Comparative effects of dihydroergotamine and noradrenaline on resistance, exchange and capacitance functions in the peripheral circulation. Clin Sci 39 : 183
43. Miller GAH, Sutton GC, Kerr IH, Gibson RV, Honey M (1971) Comparison of streptokinase and heparin treatment of isolated acute massive pulmonary embolism. Br Med J II : 681
44. Monkhouse FC, France ES, Seegers WH (1955) Studies on the anti-thrombin and heparin co-factor activities of a factor absorbed from plasma by aluminum hydroxide. Circ Res 3 : 397
45. Morris GK, Henry APG, Preston BJ (1974) Prevention of deep venous thrombosis by low-dose heparin in patients undergoing total hip replacement. Lancet II : 797
46. Muller-Schweinitzer E (1974) Studies on the peripheral mode of action of dihydroergoamine in human and canine veins. Eur J Pharmacol 27 : 231
47. National Heart and Lung Institute (1970) Urokinase pulmonary embolism trial. Jama 214 : 2163
48. Nicolaides AN, Dupont PA, Desai S, Lewis JD, Douglas JN, Dodsworth H, Fourides G, Luck RJ, Jamieson CW (1972) Small doses of subcutaneous sodium heparin in preventing deep venous thrombosis after major surgery. Lancet II : 890
49. O'Brien JR, Jamieson S, Etherington M, Klaber MR (1972) Platelet function in venous thrombosis and low-dosage heparin. Lancet I : 1302
50. Rem J, Duckert F, Fridrich R, Gruber UF (1975) Subkutane kleine Heparindosen zur Thromboseprophylaxe in der allgemeinen Chirurgie und Urologie. Schweiz Med Wochenschr 105 : 827

51. Rosenberg RD (1974) Heparin action. Circulation 49 : 603
52. Rosenberg IL, Evans M, Pollack AV (1974) Prophylaxis of postoperative leg vein thrombosis by low dose subcutaneous heparin or preoperative calf muscle stimulation: a controlled clinical trial. Br Med J I : 153
53. Sagar S, Stamatakis JD, Naivn D, Maffei FH, Higgins AF, Thomas DP, Kakkar VV (1976) Efficacy of low dose heparin in prevention of extensive deep vein thrombosis in patients undergoing total hip replacement. Lancet I : 1151
53a. Scottish study (1974) A multi-unit controlled trial: heparin versus dextran in the prevention of deep vein thrombosis. Lancet II : 118
54. Sevitt S (1962) Venous thrombosis and pulmonary embolism: their prevention by oral anticoagulants. Am J Med 33 : 703
55. Sharnoff JG (1966) Results in the prophylaxis of postoperative thromboembolism Surg Gynecol Obstet 123 : 303
56. Sharnoff JG, Bagg JF, Breen SR, Rogliano AG, Walsh AR, Scardino V (1966) The possible indication of postoperative thromboembolism by platelet counts and blood coagulation studies in patients undergoing extensive surgery. Surg Gynecol Obstet 111 : 469
57. Stamatakis JD, Kakkar VV, Sagar S, Lawrence D, Nairn D, Bently PG (1977) Femoral vein thrombosis and total hip replacement. Br Med J II : 223
58. Stamatakis JD, Kakkar VV, Lawrence D, Valerie P, Crellin RQ, Morley TR, Thomas EM (to be published) The role of dihydroergotamine in the prophlyaxis of postoperative deep vein thrombosis
59. Thomas DP, Sagar S, Stamatakis JD, Maffei FHA, Erdi A, Kakkar VV (1976) Plasma heparin levels after administration of calcium and sodium salts of heparin. Thromb Res 9 : 241
60. Venous Thrombosis Clinical Study Group (1975) Small doses of subcutaneous sodium heparin in the prevention of deep vein thrombosis after elective hip operations, Br J Surg 62 : 348
61. Warlow G, Terry G, Kenmure ACF, Beattie AG, Ogston D, Douglas AS (1973) A double-blind trial of low doses of subcutaneous heparin in the prevention of deep vein thrombosis after myocardial infarction. Lancet II : 934
62. Whitehead MI, McCarthy IG (1976) A comparative trial of subcutaneous sodium and calcium heparin as assessed by local haematoma formation and pain. In: Kakkar VV, Thomas DP (eds) Heparin chemistry and clinical use. Academic Press, London, pp 361–366
63. Williams HT (1971) Prevention of postoperative deep vein thrombosis with perioperative subcutaneous heparin. Lancet II : 950
64. Yin ET, Wessler S (1969) Evidence for a naturally-occuring plasma inhibitor of activated Factor X: its isolation and partial purification. Thromb Diath Haemorr 21 : 398
65. Yin ET, Wessler S (1970) Heparin-accelerated inhibition of activated Factor X by its natural plasma inhibitor. Biochim Biophys Acta 201 : 387
66. Yin ET, Wessler S, Stoll PJ (1971) Identity of plasma-activated Factor X inhibitor with anti-thrombin III and heparin co-factor. J Biol Chem 246 : 3712

7.2 Thromboembolieprophylaxe mit Dextran

U.F. Gruber

Dextran ist ein Plasmaersatzstoff, der antithrombotische Eigenschaften besitzt. Dextranpräparate, welche von klinischem Interesse sind, haben entweder ein mittleres Molekulargewicht ($\overline{M}_w$ = Gewichtsmittel) von 60 000 - 75 000, sog. klinisches Dextran, oder das $\overline{M}_w$ beträgt ca. 40 000, man spricht dann von sog. niedermolekularem Dextran. Dextran 40 steht für ein Präparat, in welchem das Dextran ein $\overline{M}_w$ von ca. 40 000 aufweist.

7.2.1 Stoffwechsel

Dextranpräparate können lediglich i.v. oder lokal, z.B. bei einer Gefässanastomose, appliziert werden. Der Großteil einer i.v. verabreichten Dextranmenge wird unverändert durch die Nieren ausgeschieden, da die Nierenschwelle für Dextran bei einem $\overline{M}_w$ von ungefähr 50 000 liegt.

Die restlichen Dextranmengen werden im RES vorübergehend aufgenommen und mit einer Geschwindigkeit von ca. 70 mg/kg KG/24 h durch Dextranasen vollständig zu CO_2 und H_2O abgebaut [21].

7.2.2 Wirkungsmechanismus

a) Hämodilution

Blutverdünnung mittels Dextran wirkt der Strömungsverlangsamung in den tiefen Beinvenen entgegen [39]. Der Hämatokrit ist der quantitativ entscheidende Faktor für die Größe der Blutviskosität; daneben spielen auch Plasmaeiweißfraktionen eine Rolle. Es ist sicher, daß die Blutviskosität nach Trauma und Operation gesteigert ist, auch wenn der Hämatokrit nicht erhöht ist, da sich posttraumatisch erhöhte Fibrinogen- und Globulinkonzentrationen finden. Eine Senkung des Hämatokrits ist also sinnvoll. Zudem ist bekannt, daß die relative Sauerstofftransportkapazität bei einem Hämatokrit von etwa 30% am größten ist. Ein höherer Hämatokrit verschlechtert die O_2-Transportkapazität [47]. Aufgrund weiterer klinischer und experimenteller Untersuchungen [24, 50] ist es wahrscheinlich, daß die Blutverdünnung und Flußverbesserung, wie sie nach Dextraninfusionen zu verzeichnen sind, eine Komponente des antithrombotischen Effekts darstellen [9].

b) Einfluß auf Faktor VIII

Die Lysierbarkeit von Ex-vivo-Thromben nimmt nach Dextraninfusion beim Menschen zu [2]. Die erhöhte Auflösbarkeit dieser unter Dextran gebildeten Thromben verläuft parallel der herabgesetzten Plättchenadhäsivität und beide erreichen ihr Maximum mehrere Stunden nachdem der maximale Plasmadextranspiegel erreicht wird. Die temporären Veränderungen in der Faktor-VIII-Struktur nach Dextranzufuhr äußern sich in einer Abnahme von Faktor-

VIII-Antigen, interessanterweise aber nicht in einer gleichzeitigen Abnahme der Faktor-VIII-Aktivität. Dextraninfusion führt ferner zu einer Aktivitätsabnahme des Willebrand-Ristocetinkofaktors für die Plättchenaggregation. Diese Wirkungen von Dextran auf Faktor VIII sind reversibel und können durch Zufuhr von Faktor-VIII-Konzentrat sofort aufgehoben werden [3].

7.2.3 Resultate klinischer Untersuchungen

Wir analysieren nur diejenigen Studien, in denen der Wert der Dextranprophylaxe unter den nachstehend aufgeführten Bedingungen untersucht wurde:

Es müssen objektive Methoden, wie Radiojodfibrinogentest und/oder Phlebographie, zur Diagnose der tiefen Venenthrombosen oder kombinierte Perfusions-Ventilations-Szintigramme oder Angiographie zur Diagnose klinischer Lungenembolien und Autopsie zur Feststellung der tödlichen Lungenembolien angewendet werden.

Die Studie muß kontrolliert oder vergleichend (mit einem anderen nachgewiesenermassen wirksamen Prophylaktikum), prospektiv und randomisiert sein, und die Patientengruppen müssen während des gleichen Zeitraumes untersucht worden sein.

Zudem müssen die Populationen in jeder Hinsicht, außer in der Art der Prophylaxe, identisch und damit eine statistische Auswertung möglich sein.

Die überwiegende Mehrzahl aller Studien wurde mit Dextran-70-Präparaten durchgeführt. Es finden sich aber auch gute Untersuchungen mit Dextran 40 [20, 20a, 26, 31, 36, 54, 59]. Aufgrund aller Befunde besteht kein Zweifel, daß der antithrombotische Effekt auch dem Dextran 40 zukommt. Wo nicht besonders vermerkt, sprechen wir im folgenden von Dextran 70.

Tabelle 7.6 enthält diejenigen Arbeiten, die sich mit tiefen Venenthrombosen in allgemeinchirurgischem Krankengut befassen, Tabelle 7.8 die orthopädischen, Tabelle 7.9 die urologischen und Tabelle 7.10 die gynäkologischen Studien. Tabelle 7.7 faßt die Zahlen über die tödlichen Lungenembolien zusammen.

7.2.3.1 **Allgemeine Chirurgie** (Tabelle 7.6)

Bei über 1000 Patienten der allgemeinen Chirurgie ist die Häufigkeit postoperativer tiefer Venenthrombosen unter Dextranprophylaxe gemessen worden. Die Reduktion der Häufigkeit tiefer Venenthrombosen ist nicht besonders imposant (Tabelle 7.6). Im Durchschnitt dürfte die Frequenz bei etwa 20% liegen, verglichen mit einer Rate von etwa 35% bei Patienten ohne Prophylaxe [56]. Das negative Resultat von Stephenson [62] ist dadurch erklärt, daß dieser Autor die Dextraninfusionen erst postoperativ verabreichte. Als diagnostisches Kriterium diente fast durchweg der Radiojodfibrinogentest. In Tabelle 7.7 sind alle 12 Studien zusammengefaßt, in denen der Tod durch Lungenembolie autoptisch belegt ist. Der Unterschied in der Anzahl Lungenembolien zwischen der Kontroll- und der Dextrangruppe ist statistisch hochsignifikant ($p < 0{,}001$). Es liegt die paradoxe Situation vor, daß ein Medikament einerseits die Thrombosefrequenz nicht eben drastisch zu senken vermag, andererseits aber die Anzahl tödlicher Lungenembolien, verglichen mit einem Kontrollkollektiv, massiv reduziert.

Mit dem sehr sensiblen Fibrinogentest werden kleine Thrombi, die sehr bald wieder verschwinden, registriert. Die Diskrepanz zwischen den mittels Fibrinogentest diagnostizierten relativ häufigen Venenthrombosen und den selteneren Lungenembolien wird dadurch er-

Tabelle 7.6. Häufigkeit der tiefen Venenthrombosen (TVT) bei Patienten mit allgemeinchirurgischen Eingriffen unter Prophylaxe mit Dextran

Autor	Anzahl untersuchter Patienten		Patienten mit TVT in %		Diagnostische Methode
	Kontrollen oder andere Prophyl.	Dextran	Kontrollen oder andere Prophyl.	Dextran	
Becker [8]	23	24	21,7	20,8	FT
Carter [17]	101	106	9,9	0,9	FT
Gruber [26]	100	92[a]	36	21,7	FT
Gruber [27]	30[b]	29	43,3	31,0	FT
Hubens [36]	41	39[a]	21,9	12,8	FT
Huttunen [38]	75	75	33,3	26,6	FT
Kline [41]	~415	~415	11,1	6,3	Autopsie
Ruckley [53]	128	130	37	25	FT
Smith [58]	95[c]	97	37,8	21,6	FT
Sobotka[d] [59]	150	201[a]	10,5	1,5	Ultraschall
Stephenson [62]	46	34	35	29	FT
Van Geloven [20a]	58[e]	56[f]	34	13	FT

FT = Fibrinogentest; [a]Dextran 40; [b]Sulfinpyrazon; [c]Intermittierende Kompression; [d]inkl. Orthopädie, Urologie und Gynäkologie; [e]p.o Kumarin; [f]Dextran 40 plus Kumarin

Tabelle 7.7. Übersicht von kontrollierten Studien über den Wert von Dextran zur Verhütung postoperativer tödlicher Lungenembolien (LE), bestätigt durch Autopsie

Autor	Kontrollen n	LE	Dextran n	LE
Ahlberg [4] Ahlberg [5]	95	4	70	1
Atik [6]	77	5	49	1
Bergqvist D [11]	115	2	117	0
Hartshorn [32]	104	2	99	0
Huttunen [37]	100	4	100	1
Jansen [39]	301	4	304	1
Kline [41]	435	7	396	1
Koekenberg [42]	105	1	94	0
Myhre [48]	55	2	55	0
Ruckley [53]	128	2	130	0
Stadil [60]	397	5	424	1
Gesamt	1912	38	1838	6

klärt, daß die unter Dextran gebildeten Thrombi wegen der körpereigenen Fibrinolyse schneller verschwinden als normale Thromben. Untersuchungen belegen dies, wo unmittelbar postoperativ mittels Fibrinogentest diagnostizierte Thromben einige Tage später im Phlebogramm nicht mehr nachweisbar waren [61]. Schon früher hatten wir mitgeteilt [23], daß Dextranprophylaxe zur Reduktion tödlicher Lungenembolien bei allgemeinchirurgischem Krankengut einer Kumarinprophylaxe mindestens ebenbürtig ist. Eine soeben abgeschlossene Multizentrumsstudie bei über 4000 Patienten beweist, daß zwischen Dextranprophylaxe und derjenigen mit 3mal 5000 I.E. tgl. s.c. Natriumheparinat ebenfalls kein Unterschied besteht [29].

Tabelle 7.8. Dextran und Häufigkeit tiefer Venenthrombosen (TVT) in der Orthopädie und Frakturenchirurgie

Autor	Anzahl untersuchter Patienten		Patienten mit TVT in %		Diagnostische Methode
	Kontrollen oder andere Prophyl.	Dextran	Kontrollen oder andere Prophyl.	Dextran	
Ahlberg [4]	45	39	35,5	12,8	Phl
Ahlberg [5]	95	70	42,1	18,5	Phl
Barber [7]	58	51	58,6	51	FT
Bergqvist D [10]	32[a]	43	50	44,2	FT
Bergqvist E [12]	40[a]	68	27,5	30,9	Phl
Bronge [16]	26[a]	40	34,6	35	Phl
Daniel [18]	31	35	61,3	60	FT
Evarts [20]	36	31[b]	55,6	6,4	Phl
Harper [30]	15	12	66,6	0	Phl
Harris [31]	50[c]	56[b]	36	25	Phl
Johnsson [40]	25	27	52	4	Phl
Korvald [43]	39[a]	43	10,2	34,9	Phl
McManus [46]		60		12	Phl
Myhre [48]	55	55	40	20	Phl
Myrvold [49]	39[d]	55	41	36	FT + Phl
Salzman [54]	20[d]	49[b]	65	33	FT + Phl

Phl = Phlebographie; FT = Fibrinogentest; [a]Kumarin; [b]Dextran 40; [c]Aspirin; [d]Heparin

7.2.3.2 **Orthopädie und Frakturenchirurgie** (Tabelle 7.8)

Drei Arbeiten belegen an 166 durchweg phlebographisch nachkontrollierten Patienten mit Hüfteingriffen eine drastische Reduktion der Thrombosefrequenz von 50% auf unter 20% [57].

Bei Frakturpatienten ist Dextranprophylaxe mit 10 Arbeiten bei fast 500 Patienten, wovon die Mehrzahl phlebographisch kontrolliert wurde, sehr gut dokumentiert. Die Thrombosefrequenz sinkt unter Dextranprophylaxe signifikant ab. Es sind wesentlich mehr Patienten untersucht worden als mit kleinen Heparindosen und Kumarinderivaten [1, 25].

7.2.3.2 **Urologische Chirurgie** (Tabelle 7.9)

Tabelle 7.9. Dextran und Häufigkeit tiefer Venenthrombosen (TVT) in der urologischen Chirurgie

Autor	Anzahl untersuchter Patienten		Patienten mit TVT in %		Diagnostische Methode
	Kontrollen	Dextran	Kontrollen	Dextran	
Becker [8]	12	18	50	44	FT
Hedlund [34]	40	37	45	27	FT
v. Hospenthal [35a]	47	39	4,3	7,7	FT

FT = Fibrinogentest

Es gibt gute Gründe für die Annahme, daß die Thrombosefrequenz bei großen urologischen Eingriffen etwa identisch ist mit derjenigen in der Abdominalchirurgie [22]. Mehrere allgemeinchirurgische Arbeiten schließen auch urologisches Krankengut ein [8, 26]. Bei offenen Prostataoperationen dürfte die tiefe Venenthrombosenrate etwas höher liegen, bei transurethralen Resektionen wesentlich niedriger, bei ca. 5%. Es ist zu beachten, daß tödliche Lungenembolien – wenngleich selten – auch in diesem Patientengut vorkommen [35a].

7.2.3.4 Gynäkologische Chirurgie (Tabelle 7.10)

Tabelle 7.10. Dextran und Häufigkeit tiefer Venenthrombosen (TVT) in der gynäkologischen Chirurgie

Autor	Anzahl untersuchter Patienten		Patienten mit TVT in %		Diagnostische Methode
	Kontrolle oder andere Prophyl.	Dextran	Kontrolle oder andere Prophyl.	Dextran	
Bonnar [13]	140	120	10,7	0,8	FT
Davidson [19]	30[a]	30	13	10	FT
Hohl [35]	115[b]	117	1,7	14,5	FT
Lambie [44]	40[a]	40	33,3	10	FT
McCarthy [45]	64[b]	68	10,9	16,2	FT

FT = Fibrinogentest; [a]Kumarin; [b]s.c. Heparin

Dextranprophylaxe ist auch hier wirksam. Wiederum ist Dextran weniger effektiv als s.c. Heparin: alle Studien wurden eben mittels Fibrinogentest kontrolliert, keine phlebographisch! Unsere Multizentrumsstudie zeigt auch im gynäkologischen Krankengut die gleiche Wirksamkeit zur Verhütung von tödlichen Lungenembolien für Dextran und Heparin [28, 29].

7.2.3.5 Studien, bei denen keine Wirksamkeit gefunden wurde

Es finden sich Arbeiten, die dem Dextran jegliche antithrombotische Wirkung absprechen. So wird immer wieder Brisman zitiert [14, 15]. Bei diesem Autor beruht die Diagnose Venenthrombose und Lungenembolie lediglich auf klinischen Eindrücken, wie er selber schreibt ("based on clinical impression").

Ferner wird eine Studie von Daniel [18] erwähnt. Es handelt sich um 35 Patienten mit Schenkelhalsfrakturen, wo mit dem Fibrinogentest gearbeitet wurde. Die methodischen Schwierigkeiten bei diesem Vorgehen sind bestens bekannt. Im Operationsgebiet findet sich viel markiertes Fibrinogen, welches fälschlicherweise als Thrombose interpretiert wird. Auch diese Arbeit kann deshalb nicht als ein Beweis für die Unwirksamkeit von Dextran angesehen werden.

Renney [51] hat Dextran 70 mit einer Kontrollgruppe und mit intensiver Physiotherapie verglichen. Mittels Fibrinogentest konnte kein signifikanter Unterschied zwischen den 3 Gruppen festgestellt werden. Aus dem Abstract geht nicht hervor, um was für ein Krankengut es sich gehandelt hat. Möglicherweise handelt es sich hier um das bereits diskutierte Problem der Anwendung des Fibrinogentests in der Hüftchirurgie. Diese Resultate wurden später nie in extenso publiziert.

Auch die Arbeit von Hartshorn [32] erfüllt unsere Bedingungen in methodologischer Hinsicht nicht. Die Autoren fanden keine Reduktion von oberflächlichen Thrombophlebitiden, aber 4 Lungenembolien in der Kontroll- und 2 in der Dextrangruppe. Auch hier war die Diagnose nicht mit zuverlässigen, objektiven Methoden gesichert, so daß keine Schlußfolgerungen gezogen werden dürfen. Dasselbe trifft auch für die Studie von Sawyer [55] zu.

7.2.4 Anaphylaktoide Reaktionen

Die einzige wesentliche Nebenwirkung, die im Zusammenhang mit der Verwendung von Dextran als Thromboseprophylaktikum diskutiert werden muß, ist das Auftreten der anaphylaktoiden Reaktionen. Diese sind wohl selten, müssen aber Ärzten und Pflegepersonal bekannt sein, denn wenn sie auftreten, können sie in ihrer schwersten Form zu Schock und Herzstillstand führen. Bei unmittelbar eingeleiteten Sofortmaßnahmen sind sie aber praktisch immer zu beherrschen und dürften dank Einführung der Hapten-Prophylaxe in ihren schweren Formen praktisch völlig verschwinden.

Bei der *leichten Form* erzeugt Dextran Symptome infolge nicht immunologisch bedingter Freisetzung von vasoaktiven Mediatorsubstanzen. Es handelt sich um anaphylaktoide Reaktionen [33]. Bei der *schweren Form* spielt die Bildung von spezifischen Immunkomplexen eine ursächliche Rolle. Aber andere, zusätzliche, bisher nicht bekannte Faktoren müssen hinzukommen. Die schweren Reaktionsformen entsprechen der modernen Definition der Aggregatanaphylaxie. Verhinderung der Bildung dieser Immunkomplexe durch Anwendung des Hapteninhibitorprinzipes wird jetzt klinisch erprobt. Seit Anfang 1978 führt K. Messmer, München, eine prospektive Studie durch, an der auch wir uns beteiligen. Dabei erhalten alle Patienten kurz vor ihrer ersten Dextraninfusion Hapten i.v. gespritzt. Bei über 50 000 Infusionen konnten Häufigkeit und Schwere der Reaktionen massiv gesenkt werden (Messmer 1980). Fest steht, daß alle diese Reaktionen nichts mit Verunreinigungen oder mit bestimmten Fabrikationschargen zu tun haben.

Die Untersuchung von Ring [52] bei über 200 000 Infusionen kolloidaler Lösungen zeigt, daß Reaktionen nach Zufuhr sämtlicher natürlicher und künstlicher Kolloide vorkommen. Aufgrund der Schweizerisch-Skandinavischen Multizentrumsstudie [29] ist die Häufigkeit für Patienten ohne Hapten-Vorbehandlung bekannt. Damit läßt sich die errechnete, erwartete Häufigkeit vergleichen mit der effektiv aufgetretenen Anzahl Reaktionen bei Hapten-Vorbehandlung. Es besteht kein Zweifel mehr, daß Hapten-Prophylaxe wirksam ist, und es sollte heute kein Dextran mehr infundiert werden ohne vorherige Hapten-Injektion. Sicherheitshalber wird nachstehend noch angeführt, was zu tun wäre, sollte trotzdem eine Reaktion auftreten.

Anaphylaktoide Reaktionen treten praktisch ausschließlich bei Patienten auf, die in ihrem Leben noch nie Dextran erhalten haben. Im allgemeinen gilt die Regel, daß eine Reaktion um so schwerer verläuft, je früher nach Beginn der ersten Infusion sie eintritt. Dextranreaktionen wurden sowohl bei anästhesierten als auch bei wachen Patienten beobachtet.

Behandlung. Bei der Mehrzahl der leichteren Reaktionen genügt das Absetzen der Infusion. Sicherheitshalber ersetze man die Dextraninfusion durch pasteurisierte Plasmaproteinlösung oder durch Albumin. Die Patienten erholen sich meist in wenigen Minuten. Bei schweren Reaktionen soll zusätzlich Hydrokortison in hohen Dosen i.v. gespritzt werden. Bei Schock wird Adrenalin (0,05 – 0,1 mg i.v.) und Sauerstoff verabreicht.

Wichtig! Die ersten 20 ml einer Dextraninfusion bei einem Patienten, der früher noch nie Dextran erhalten hat, sollen immer in Gegenwart einer Medizinalperson erfolgen. Alle Schwestern, Pfleger und Ärzte sollen über die Möglichkeit einer Reaktion informiert sein und die allenfalls einzuleitenden Maßnahmen kennen.

7.2.5 Blutungsneigung

In den zur Thromboseprophylaxe empfohlenen Dosierungen, maximal 1000 ml/24 h für einen normalgewichtigen Erwachsenen, treten keine meßbaren Veränderungen der Blutungs- und Gerinnungszeit auf. Schwierigkeiten können sich dann ergeben, wenn der Patient andere gerinnungsaktive Medikamente bekommen hat. So braucht ein Patient, der Dextran im Kreislauf hat, nur etwa die Hälfte einer normalen Heparindosis, um vollständige Ungerinnbarkeit zu erreichen.

7.2.6 Kontraindikationen

Kontraindikationen für eine Dextranprophylaxe sind Dextranallergie, Thrombozytopenie, Faktor-VIII-Mangel, therapierefraktäre Herzinsuffizienz und Anurie.

7.2.7 Praktische Durchführung der Dextranprophylaxe

Erwachsene erhalten insgesamt 3 Flaschen à 500 ml Dextran 70 in 0,9% NaCl; am Operationstag zwei, die dritte Flasche wird am Morgen des ersten postoperativen Tages infundiert. Anschließend erhält der Patient keine weitere Thromboseprophylaxe, sofern er voraussichtlich einen normalen postoperativen Verlauf nehmen wird. Die Annahme dabei ist, daß der Patient nach einer Woche herumgehen kann und sich tagsüber hauptsächlich außerhalb des Bettes aufhält. Selbstverständlich kann bei verzögertem postoperativem Verlauf mehr Dextran infundiert werden; empfohlen werden 2mal 500 ml wöchentlich.

a) Die ersten 500 ml Dextran 70 werden unmittelbar nach Einleitung der Narkose im Operationssaal oder in der Anästhesievorbereitung gestartet. Ungefähr 100 ml Dextran sollten bei Operationsbeginn infundiert sein. Die Infusionsgeschwindigkeit der restlichen 400 ml wird durch den Anästhesisten bestimmt.

Dieses Vorgehen hat den großen Vorteil, daß mit dieser einen Infusion tatsächlich zwei Probleme gleichzeitig gelöst werden; erstens Offenhalten einer i.v.-Leitung und Flüssigkeitsersatz und zweitens Thromboembolieprophylaxe. Ferner ist der Patient bei Narkoseeinleitung kompetent überwacht. Sollten irgendwelche Reaktionen auftreten, kann der Anästhesist sofort reagieren. In unserem eigenen Krankengut mit vielen Tausenden von Dextranapplikationen zur Thromboseprophylaxe mußte in den letzten Jahren nie eine bereits begonnene Narkose abgebrochen und die Operation verschoben werden.

b) Die zweiten 500 ml werden nach Rückkehr des Patienten aus dem Operationssaal, also meist am späteren Nachmittag, appliziert. Infusionsdauer: 2 –4 h.

c) Die dritte Flasche à 500 ml wird am ersten postoperativen Morgen, wiederum in etwa 2 – 4 h, i.v. infundiert.

Laborkontrolluntersuchungen sind nicht nötig. Selbstverständlich erfolgt durch diese zusätzliche Plasmavolumenvergrößerung eine leichte Hämodilution (Hämatokritabfall), was nicht zu unnötigen Bluttransfusionen Anlaß geben sollte!

7.2.8 Die wichtigsten Präparate

a) *6%Dextran 70 und ähnliche*: Macrodex (Pharmacia Uppsala), Dextran 70 (Vifor Genf), Dextran-75-Lösung Salvia (Boehringer Mannheim), Longasteril 75 (Fresenius Homburg), Schiwadex 60 (Schiwa Glahndorf), Deltaplasma M 70 (Delta-Pharma Pfullingen). In Deutschland und Österreich hat das Lizenzpräparat Macrodex der Firma Knoll Ludwigshafen ein $\bar{M}_w$ von 60 000. Der Unterschied zum Original-Dextran-70-Präparat ist für alle praktisch-klinischen Belange nicht von Bedeutung.
b) *10%Dextran 40*: Rheomacrodex (Pharmacia Uppsala), Dextran 40 (Vifor Genf), Dextran 40-Lösung Salvia (Boehringer Mannheim), Parenteral D 40 (Serag-Wiesner Naila), Schiwadex 40 (Schiwa Glahndorf), Plasmafusin (Pfrimmer Erlangen), Longasteril 40 (Fresenius Homburg).

Zusammenfassung

Dextran ist ein Plasmaersatzstoff, welcher antithrombotische Eigenschaften aufweist. Der Wirkungsmechanismus bei der Thromboembolieprophylaxe beruht zum Teil auf der Hämodilution und der gesteigerten Durchblutung, zum größten Teil wohl aber auf einem spezifischen, zeitlich limitierten und reversiblen Effekt auf Faktor VIII. Dadurch wird auch die Plättchenfunktion beeinflußt und Thromben, welche in Gegenwart von Dextran entstehen, können durch das körpereigene fibrinolytische System leichter aufgelöst werden. Dextranprophylaxe ist vor allem in der Chirurgie sinnvoll, wo die Zufuhr bei elektiven Eingriffen bei Narkoseeinleitung beginnt und am ersten postoperativen Tag abgeschlossen wird. Die Gesamtdosis beträgt meist 1500 ml 6% Dextran 70. Aufgrund von methodisch einwandfreien Arbeiten besteht kein Zweifel, daß Dextranprophylaxe die Anzahl postoperativer tödlicher Lungenembolien wirkungsvoll zu senken vermag.

Literatur

1. Aarburg R von, Gruber UF (1978) Prophylaxe postoperativer thromboembolischer Komplikationen bei hüftgelenksnahen Frakturen. Unfallheilkunde 81 : 475
2. Åberg M, Bergentz SE, Hedner U (1975) The effect of dextran on the lysability of ex vivo thrombi. Ann Surg 181 : 342
3. Åberg M, Hedner U, Bergentz SE (1979) Effect of dextran on factor VIII (antihemophilic factor) and platelet function. Ann Surg 189 : 243
4. Ahlberg A (1969) Trombosprofylax med Macrodex i ett collumfrakturmaterial. In: Haeger K, Robertson B (Hrsg) Trombus och Status posttromboticus. Studentlitteratur, Lund, S 89
5. Ahlberg A, Nylander G, Robertson B, Cronberg S, Nilsson IM (1968) Dextran in prophylaxis of thrombosis in fractures of the hip. Acta Chir Scand 387 : 83
6. Atik M, Harkess JW, Wichman H (1970) Prevention of fatal pulmonary embolism. Surg Gynecol Obstet 130 : 403
7. Barber HM, Feil EJ, Galasko CSB, Edwards DH, Sutton RA, Haynes DW, Bentley G (1977) A comparative study of dextran 70, warfarin and low-dose heparin for the prophylaxis of thrombo-embolism following total hip replacement. Postgrad Med J 53 : 130
8. Becker J, Schampi B (1973) The incidence of postoperative venous thrombosis of the legs. A comparative study on the prophylactic effect of dextran 70 and electrical calf muscle stimulation. Acta Chir Scand 139 : 357

9. Bergentz SE (1978) Dextran prophylaxis of venous thromboembolism. In: Bergan J, Yao J (eds) Venous problems in surgery. Year Book Publishers, Chicago
10. Bergqvist D, Dahlgren S (1973) Leg vein thrombosis diagnosed by ^{125}I-fibrinogen test in patients with fracture of the hip: a study of the effect of early prophylaxis with dicoumarol or dextran 70. Vasa 2 : 121
11. Bergqvist D, Efsing HO, Hallböök T, Hedlund T (1977) Prophylaxis of thromboembolic complications in hip surgery – a controlled trial with low dose heparin and dextran 70. Thromb Haemostas 38 : 238
12. Bergqvist E, Bergqvist D, Bronge A, Dahlgren S, Lindquist B (1972) An evaluation of early thrombosis prophylaxis following fracture of the femoral neck. Acta Chir Scand 138 : 689
13. Bonnar J, Walsh J (1972) Prevention of thrombosis after pelvic surgery by Britisch dextran 70. Lancet I : 614
14. Brisman R, Parks LC, Haller JA Jr (1970) Dextran prophylaxis of thromboembolism in high surgical patients. Circulation [Suppl III] 42 : 111
15. Brisman R, Parks LC, Haller JA (1971) Dextran prophylaxis in surgery. Ann Surg 174 : 137
16. Bronge A, Dahlgren S, Lindqvist B (1971) Prophylaxis against thrombosis in femoral neck fractures. A comparison between dextran 70 and dicoumarol. Acta Chir Scand 137 : 29
17. Carter AE, Eban R (1973) The prevention of postoperative deep venous thrombosis with dextran 70. Br J Surg 60 : 681
18. Daniel WJ, Moore AR, Flanc C (1972) Prophylaxis of deep vein thrombosis with dextran 70 in patients with a fractured neck of the femur. Aust NZ J Surg 41 : 289
19. Davidson AI, Brunt MEA, Matheson NA (1972) A further trial comparing dextran 70 with warfarin in the prophylaxis of postoperative venous thrombosis. Br J Surg 59 : 314
20. Evarts CM, Feil EI (1971) Prevention of thromboembolic disease after elective surgery of the hip. J Bone Joint Surg 53 : 1271
20a. Geloven F van, Wittebol P, Sixma JJ (177) Comparison of postoperative coumarin, dextran 40 and subcutaneous heparin in the prevention of postoperative deep vein thrombosis. Acta Med Scand 202 : 367
21. Gruber UF (1968) Blutersatz. Springer, Berlin Heidelberg New York
22. Gruber UF (1977) Editorial: Clinical research in thromboembolism. What is important for the urologist? Urol Res 5 : 49
23. Gruber UF (1977) Prevention of thromboembolic complications. The problem and alternatives. Acta Univ Ups 3 : 55
24. Gruber UF, Bergentz SE (1966) The antithrombotic effect of dextran. J Surg Res 6 : 379
25. Gruber UF, Schnyder M, Aarburg R von (1977) Thromboembolische Komplikationen in der Chirurgie des Bewegungsapparates. Orthopäde 6 : 186
26. Gruber UF, Duckert F, Fridrich R, Torhorst J, Rem J (1977) Prevention of postoperative thromboembolism by dextran 40, low doses of heparin or xantinol-nicotinate. Lancet I : 207
27. Gruber UF, Buser P, Frick J, Loosli J, Matt E, Segesser D (1977) Sulfinpyrazone and postoperative deep vein thrombosis. Eur Surg Res 9 : 303
28. Gruber UF, Brun M, Brunner R, Gaugler U, Müller J, Schumacher S, Tichy J, Hohl M (1978) Heparin or dextran for prevention of fatal pulmonary emboli? Abstracts, P 63, p. 78. 13th Congress of the European Society for Surgical Research, Helsinki, May 21–24, 1978. (Helsingin yliopiston monistuspalvelu)
29. Gruber UF, Brokop T, Eklöf B, Eriksson I, Goldie I, Gran L, Hohl M, Jonsson T, Kristersson S, Ljungström KG, Lund T, Maartman Moe H, Saldeen T, Thomson D, Torhorst J, Trippestad A, Ulstein M (1980) Incidences of fatal postoperative pulmonary embolism after prophylaxis with dextran 70 and low dose heparin: an international multicentre study. Br Med J 280:69
30. Harper DR, Dhall DP, Woodruff PWH (1973) Prophylaxis in iliofemoral venous thrombosis. The major amputee as a clinical research model. Br J Surg 60 : 831
31. Harris WH, Salzman EW, Athanasoulis C, Waltman AC, Baum S, DeSanctis RW (1974) Comparison of warfarin, low-molecular-weight dextran, aspirin and subcutaneous heparin in prevention of venous thromboembolism following total hip replacement. J Bone Joint Surg [Am] 56 : 1552
32. Hartshorn JWS, Teale SN, Faiz M (1969) Dextran 75 and postoperative phlebitis. Evaluation of dextran 75 in the prophylaxis of postoperative thrombophlebitis, pulmonary embolism and myocardial infarction. Arch Surg 98 : 694

33. Hedin H (1977) Dextran-induced anaphylactoid reactions in man. Immunological in vitro and in vivo studies. Acta Univ Ups 432 Thesis
34. Hedlund PO (1975) Postoperative venous thrombosis in benign prostatic disease. A study of 316 patients using the I-125-fibrinogen uptake test. Scand J Urol Nephrol [Suppl] 27 : 100
35. Hohl M, Lüscher KP, Annaheim M, Gruber UF (1978) Heparin oder DHE-Heparin als Thromboseprophylaxe in der Gynäkologie? Abstrakt 456. 42. Tagung der Deutschen Gesellschaft für Gynäkologie und Geburtshilfe, München
35a. Hospenthal J von, Frey Ch, Rutishauser G, Gruber UF (1977) Thromboseprophylaxe bei transurethraler Prostataresektion. Urologe [A] 16 : 88
36. Hubens A, Peeters R, Dewilde T, Klaes R (1976) A clinical trial of low molecular weight dextran and low doses of heparin in the prophylaxis of deep vein thrombosis after abdominal surgery. In: Greep JM, de Boer HHM, den Olter G (eds) General surgery, orthopaedics, plastic surgery, controversial opinions. Excerpta Medica, Amsterdam Oxford, p 188
37. Huttunen HJ, Mattila MAK, Hakalehto J, Kettunen K, Rehnberg V, Babinsky M (1971) Single infusion of dextran 70 in the prophylaxis of postoperative deep vein thrombosis. Ann Chir Gynaecol 60 : 119
38. Huttunen H, Mattila MAK, Alhava EM, Kettunen K, Karjalainen P, Poikolainen P, Huttunen K (1977) Peroperative infusion of dextran 70 and dextran 40 in the prevention of postoperative deep venous thrombosis as confirmed by the I-125-labelled fibrinogen uptake method. Ann Chir Gynaecol 66 : 79
39. Jansen H (1972) Postoperative thromboembolism and its prevention with 500 ml dextran given during operation. Acta Chir Scand [Suppl] 427 : Thesis
40. Johnsson SR, Bygdeman S, Eliasson R (1968) Effect of dextran on postoperative thrombosis. Acta Chir Scand [Suppl] 387 : 80
41. Kline A, Hughes LE, Campbell H, Williams A, Zlosnick J, Leach KG (1975) Dextran 70 in prophylaxis of thromboembolic disease after surgery: a clinically oriented randomized double-blind trial. Br Med J II : 109
42. Koekenberg LJL (1962) Experimental use of Macrodex as prophylaxis against post-operative thromboembolism. Bull Soc Int Chir 21 : 501
43. Korvald E, Støren EJ, Ongre A (1973) Simultaneous use of warfarin-sodium and dextran 70 to prevent postoperative venous thrombosis in patients with hip fractures. J Oslo City Hosp 23 : 25
44. Lambie JM, Barber DC, Dhall DP, Matheson NA (1970) Dextran 70 in prophylaxis of postoperative venous thrombosis. A controlled trial. Br Med J I : 144
45. McCarthy TG, McQueen J, Johnstone FD, Weston J, Campbell S (1974) A comparison of low-dose subcutaneous heparin and intravenous dextran 70 in the prophylaxis of deep venous thrombosis after gynaecological surgery. J Obstet Gynaecol Br Cwlth 81 : 486
46. McManus F (1976) The incidence of deep venous thrombosis after total hip replacement using dextran 70 prophylaxis – a venographic study. Ir J Med Sci 145 : 201
47. Messmer K, Schmid-Schoenbein H (1975) Intentional hemodilution (eds). Bibl Haematol 41
48. Myhre HO, Holen A (1969) Thromboseprofylakse. Dextran eller warfarin-natrium? Nord Med 82 : 1534
49. Myrvold HE, Persson JE, Svensson B, Wallensten S, Vikterloef KJ (1973) Prevention of thrombo-embolism with dextran 70 and heparin in patients with femoral neck fractures. Acta Chir Scand 139 : 609
50. Nillius SA (1978) On thromboembolism after total hip replacement. Thesis, University of Lund, Malmö
51. Renney JTG, Kakkar VV, Nicolaides AN (1970) The prevention of postoperative deep-vein thrombosis, comparing dextran 70 and intensive physiotherapy. Br J Surg 57 : 388
52. Ring J, Messmer K (1977) Incidence and severity of anaphylactoid reactions to colloid volume substitutes. Lancet I : 466
53. Ruckley CV (1974) Heparin versus dextran in the prevention of deep-vein thrombosis. A multi-unit controlled trial. Lancet II : 118
54. Salzman EW (1974) Drugs affecting platelet function in venous thromboembolism. Thromb Diath Haemorrh [Suppl] 60 : 497
55. Sawyer RB (1968) Clincial experiences with dextran treatment. Acta Chir Scand [Suppl] 387 : 58

56. Schaub N, Duckert F, Fridrich R, Gruber UF (1975) Häufigkeit postoperativer tiefer Venenthrombosen bei Patienten der Allgemeinen Chirurgie und Urologie. Eine Untersuchung mit dem ^{125}J-Fibrinogentest bei 95 Patienten ohne medikamentöse Prophylaxe. Arch Klin Chir 340 : 23
57. Schnyder M, Gruber UF (1977) Prophylaxe postoperativer tiefer Venenthrombosen in der elektiven Hüftchirurgie. Aktuel Traumatol 7 : 275
58. Smith RC, Elton RA, Orr JD, Hart AJL, Graham DF, Fuller GAG, Rundle JS, MacPherson AIS, Ruckley CV (1978) Dextran and intermittent pneumatic compression in prevention of postoperative deep vein thrombosis: multiunit trial. Br Med J I : 952
59. Sobotka MR (1976) Prevention of postoperative deep venous thrombosis by low-molecular weight dextran. In: Greep JM, Boer HHM de, Otter G den (eds) General surgery, orthopaedics, plastic surgery, controversial opinions. Excerpta Medica, Amsterdam Oxford, p 184
60. Stadil F (1970) Prevention of venous thrombosis. Lancet II : 50
61. Steinmann E, Duckert F, Gruber UF (1975) Wert von Dextran 70 zur Thromboseprophylaxe in der allgemeinen Chirurgie, Orthopädie, Urologie und Gynäkologie. Schweiz Med Wochenschr 105 : 1637
62. Stephenson CBS, Wallace JC, Vaughan JV (1973) Dextran 70 in the prevention of post-operative deep-vein thrombosis with observations on pulmonary embolism: Report on a pilot study. NZ Med J 77 : 302

Literaturnachtrag

Bergentz SE (1978) Dextran in the prophylaxis of pulmonary embolism. World J Surg 2 : 19

Bergqvist D, Efsing HO, Hallböök T, Hedlund T (1979) Thromboembolism after elective and post-traumatic hip surgery – a controlled prophylactic trial with dextran 70 and low-dose heparin. Acta chir scand 145 : 213

Gruber UF (1980) Chairman: What should I do for prevention of thromboembolic complications? In Allgöwer M and Harder's F (eds) State of the Art of Surgery. Springer, Berlin Heidelberg New York, p 115

Gruber UF (1980) Invited commentary to the article "Prevention of postoperative deep vein thrombosis in Sweden. Results of a survey". World J Surg 4 : 493

Gruber UF (1981) Prevention of deep venous thrombosis: review of prospective, randomized studies. Vascular Diagnosis & Therapy 2 : 17

Gruber UF (1981) Dextran. Biochemische Wirkung, ärztliche Überwachung und Laboratoriumskontrolle. In: Marx R, Thies HA (eds) Kontrolle von Antithrombotika. XXIII. Hamburger Symposion über Blutgerinnung. Editiones "Roche", Basel-Grenzach, p 255

Gruber UF, Gorgerat JF, Kraan P, Bucher H, Buhler JC, Giezendanner J, Hänni K, Kägi F, Kläy K, Meyer E, Müller H, Naumann K, Neuenschwander S, Parpan D, Pfyl T, Saxer U, Scholler JM, Schwarz H, Torhorst J (in press) Prevention of fatal postoperative pulmonary embolism by heparin-dihydroergotamine or dextran 70

Hohl M, Lüscher KP, Gruber UF (1978) Nebenwirkungen bei perioperativer Thromboembolieprophylaxe. Gynäkologe 11 : 45

Messmer K, Ljungström KG, Gruber UF, Richter W, Hedin H (1980) Prevention of dextran-induced anaphylactoid reactions by hapten inhibition. Lancet I : 975

Messmer K, Seemann C, Hedin H, Richter W, Peter K (1980) Anaphylaktoide Reaktionen nach Dextran: II Tierexperimentelle und klinische Ergebnisse der Prophylaxe durch Hapten-Hemmung. Allergologie 3 : 17

7.3 Prophylaxe venöser Thromboembolien mit Aggregationshemmern

D. Loew

7.3.1 Die Bedeutung der Blutplättchen bei der venösen Thrombose

Venöse Thrombosen stellen hauptsächlich wegen ihrer Folgezustände und Komplikationen, wie z.B. Rezidivneigung, postthrombotisches Syndrom mit Ulcera cruris, Lungenembolie mit tödlichem Ausgang oder den Spätfolgen einer chronischen Rechtsherzbelastung, schwerwiegende und z.T. lebensbedrohliche Krankheitsbilder dar. Erst durch die Anwendung aussagekräftiger diagnostischer Verfahren, wie der Doppler-Ultraschallsonde, dem Radiojodfibrinogentest oder der Phlebographie, wurde die tatsächliche Bedeutung der tiefen Venenthrombose und die Notwendigkeit einer generellen Thromboseprophylaxe erkannt. Haben doch diese Untersuchungen gezeigt, daß tiefe Venenthrombosen postoperativ wesentlich häufiger auftreten als bisher angenommen wurde. So beträgt ihr Anteil nach allgemein-chirurgischen Eingriffen über 30% und nach orthopädischen und unfallchirurgischen Operationen an der Hüfte über 50% [20, 21, 27, 29]. Eine generelle Prävention scheiterte bislang an den Idealforderungen für ein geeignetes Antithrombotikum: einfache Applikation, keine aufwendigen Gerinnungsüberwachungen, wenig Kontraindikationen, keine Nebenwirkungen, insbesondere kein erhöhtes intra- und postoperatives Blutungsrisiko. Gerade wegen dieser Nachteile hat sich die Vollantikoagulation trotz überzeugendem Wirkungsnachweis nicht durchgesetzt. Auf der Suche nach neuen therapeutischen Ansätzen boten sich deshalb u.a. Hemmer der Thrombozytenadhäsion und -aggregation an, zumal nach neueren Erkenntnissen die Blutplättchen an der formalen Thrombogenese maßgeblich beteiligt sein sollen.

Für eine „Initialzündung", die von den Blutplättchen ausgeht, spricht u.a. der morphologische Aufbau des venösen Thrombus mit seinem plättchenreichen Kopfteil und dem sich anschließenden, aus Fibrin und Erythrozyten bestehenden Schwanzteil. Weiterhin konnte durch zahlreiche experimentelle Untersuchungen nachgewiesen werden, daß sich in Sekundenschnelle massenhaft Blutplättchen an einer traumatisierten Venenwand anlagern. Hierzu ist kritisch anzumerken, daß der ausgeübte Reiz zweifellos adäquat ist, einen Abscheidungsthrombus auszulösen, aber im Regelfall nicht der klinischen Situation entspricht. So läßt sich mit der üblichen Untersuchungstechnik oftmals kein Endothelschaden an der Venenwand nachweisen. Zudem sollen nach neueren biochemischen Untersuchungen intakte Endothelzellen nicht nur einen Aktivator für das fibrinolytische System besitzen, sondern auch ein Enzym enthalten, das ADP spaltet und damit die Adhäsion und Aggregation von Blutplättchen verhindert [3].

Analysiert man aber die verschiedenen klinischen Zustände und Faktoren, bei denen eine Prädisposition für eine Thrombose besteht, dann hat auch heute noch die bereits 1858 von Virchow postulierte Hyperkoagulabilität im Zusammenhang mit einem verminderten Durchfluß und erhöhter Viskosität als auslösendes Moment für die venöse Thrombose ihre volle Geltung. Am Modell der venösen Stauung konnte inzwischen von mehreren Untersuchern [18, 25, 30, 32, 34] ein Anstieg der Faktoren V, VII, IX, XI, XII, des Antithrombin III, eine Erhöhung des fibrinolytischen Potentials [1, 10, 11, 16, 34] sowie die Adhäsion der Blutplättchen [17] und Aggregation [34] aufgezeigt werden. Diese Ergebnisse können auch zwangsläufig auf den narkotisierten und relaxierten Patienten auf dem Operationstisch übertragen werden.

Die Empfehlung von Aggregationshemmern beruht deshalb einmal auf der Tatsache, daß vor der Fibrinbildung Blutplättchen an der Gefäßwand adhäsiv werden, untereinander aggregieren und nach ihrem Zerfall die gerinnungsaktivierenden Plättchenfaktoren (PF) 3 und 4 [34] freisetzen, der Tatsache, daß eine Verlangsamung der Blutströmung mit einer Aktivierung des plasmatischen und thrombozytären Gerinnungssystems einhergeht und zum anderen auf der klinischen Beobachtung, daß in der postoperativen bzw. posttraumatischen Phase eine erhöhte Adhäsivität und Aggregabilität besteht (Tabelle 7.11). Von einigen Autoren wurde inzwischen sogar eine positive Korrelation zur Thrombose belegt [2, 5, 6, 7, 26, 31].

Tabelle 7.11. Thrombozytenfunktion in der postoperativen/posttraumatischen Phase bzw. bei thromboembolischen Erkrankungen; Korrelation zur Thrombembolie. (Aus: Ärztliche Praxis XXIX, 535, 1977)

Autor		Adhäsivität		Aggregabilität		Korrelation/ Thrombose
		postop./ posttraum.	akute Thrombose	postop./ posttraum.	akute Thrombose	
Wright u. Scholar	[36]	↑				
Moolten et al.	[26]	↑				+
Bobek u. Cepelák	[5]		↑			+
Hirsh u. McBride	[15]		↑			
Emmons u. Mitchell	[12]			↑		
Bygdeman et al.	[7]	↑	↑			+
Bennett	[4]	↑				
Ham u. Slack	[13]	↑				
Negus et al.	[28]	↑				o
Vinazzer	[33]			↑		
Hellinger u. Wagner	[14]	↑		↑		
Loew et al.	[24]			↑		
Isacson u. Nilsson	[19]		(↑)			
O'Brien et al.	[31]			↓		+
Becker	[2]	↑				+
Steele et al.			(↑)			
Breddin et al.	[6]				↑	+
Linker et al.	[22]			↑		

↑ erhöht; ↓ erniedrigt; (↑) gelegentlich erhöht; + = positive Korrelation; o = keine Korrelation

7.3.2 Klinische Studien mit Aggregationshemmern zur postoperativen Thromboseembolieprophylaxe

Diese Befunde gaben Veranlassung, Aggregationshemmer auf ihre antithrombotische Wirkung zu prüfen. Für eine klinische Prüfung wurden bisher hauptsächlich Acetylsalizylsäure (ASS) und Dipyridamol ausgewählt. Sulfinpyrazon wurde bisher weniger auf venösem als auf arteriellem Sektor untersucht. Obwohl von Hydroxychloroquin zwei positive Mitteilungen [8, 9] über die antithrombotische Wirkung vorliegen, wurde die Substanz bisher nicht weiter verfolgt. Während Dipyridamol nur die Aggregation hemmt, greift Acetylsalizylsäure durch die Hemmung der Freisetzung von PF 3 und PF 4 noch direkt in das Gerinnungssystem ein [35].

Inzwischen liegen zahlreiche klinische Studien mit ASS, Dipyridamol bzw. der Kombination beider Substanzen oder mit Low-dose-Heparin vor. Für die nachfolgende Bewertung der Aggregationshemmer zur postoperativen Thromboseprophylaxe wurden nur prospektive und biometrisch geplante Prüfungen ausgewählt. Die Ergebnisse dieser Studien sind recht unterschiedlich und oft widersprüchlich. Zu den möglichen Ursachen zählen u.a. Indikation, Sicherung der Diagnose und untersuchte Fallzahl. Unter diesem Gesichtspunkt sind die bisher mitgeteilten Ergebnisse in den Tabellen 7.12, 7.13 und 7.14 zusammengestellt.

Browse et al. konnten in einer Doppelblindstudie bei 649 Patienten nach allgemein-chirurgischen Eingriffen mit klinischen Kriterien keine antithrombotische Wirkung von Dipyridamol nachweisen, obwohl die Substanz die postoperativ erhöhte Adhäsivität des Blutplättchen nachweislich hemmte. Demgegenüber reduzierte ASS in den kontrollierten Studien von Weber et al., Salzman et al., Zekert et al., Loew et al. sowie Schulz in der allgemeinen Chirurgie, Thoraxchirurgie und nach Eingriffen am Hüftgelenk im Vergleich zu Placebo z.T. signifikant das Thromboembolierisiko bzw. den Anteil an gesamtthromboembolischen Komplikationen (Tabelle 7.12).

Tabelle 7.12. Klinische Studien mit Aggregationshemmern zur postoperativen Thromboembolieprophylaxe

Autor	Indikation	Diagnose	Fälle	Thrombose-Embolie		
Browse et al.	Allgemeine	klinisch	334	7 (2,1%)	2 (0,6%)	Placebo
Lancet II,	Chirurgie		315	12 (3,8%)	1 (0,3%)	Dipyridamol
718, 1969						
Weber et al.	Allgemeine	klinisch	448	13 (2,9%)	6 (1,3%)	Kontrolle
Ther. Berichte	Chirurgie		454	3 (0,7%)	3 (0,7%)	ASS
Bayer 43, 229, 1971						
Salzman et al.	Hüftgelenksersatz	klinisch	67	23 (34%)	7 (10%)	frühere Kontrolle
New. Engl. J. Med.			49	5 (10%)	2 (4%)	Dextran
284, 1287, 1971			43	4 (9%)	2 (5%)	Warfarin
			34	6 (18%)	3 (9%)	Dipyramidol
			43	4 (9%)	4 (9%)	ASS
Zekert et al.	Hüftgelenks-	klinisch	120	17 (14%)	8 (7,0%)	Placebo
Mschr. Unfallheilk.	frakturen		120	7 (6%)	1 (1,0%)	ASS
77, 97, 1974						
Loew et al.	Allgemeine	klinisch	527	13 (2,5%)	18 (3,4%)	Placebo
Dtsch. med. Wschr.	Chirurgie		510	5 (1,0%)	6 (1,2%)	ASS
94, 565, 1974						
Schulz	Thoraxchirurgie	klinisch	61	5 (8,2%)	4 (6,5%)	Kontrolle
Dt. Gesundh.-Wesen			59	1 (1,7%)	0	ASS
30,1945, 1975						

Eine kritischere Bewertung der Wirksamkeit erfuren die Aggregationshemmer durch die Anwendung verfeinerter Untersuchungsverfahren, sei es mit Hilfe von ^{125}J-Fibrinogen, der Phlebographie oder der Doppler-Ultraschallmethode (Tabellen 7.13 und 7.14). Umstritten ist hierbei immer noch der Effekt von ASS. Den Negativ-Studien von O'Brien, des B.M.R.C. und Schöndorf stehen auf der anderen Seite positive Erfahrungen von Harris und Clagett gegenüber. Weitaus gesicherter erscheint dagegen die Kombination von ASS + Dipyramidol, wie aus den Studien von O'Sullivan, Parodi, Renney, Encke und Cavin hervorgeht.

Tabelle 7.13. Klinische Studien mit Aggregationshemmern zur postoperativen Thromboembolieprophylaxe

Autor	Indikation	Diagnose	Fälle	Thrombose-Embolie		
O'Brien et al.	Thoraxchirurgie	^{125}J-Fibrinogen	20	13 (65%)		Placebo
Lancet I,			19	14 (74%)		ASS 0,6 g
399, 1971			19	14 (74%)		ASS 2,4 g
B.M.R.C.	Allgemeine	^{125}J-Fibrinogen	150	22,0%		Placebo
Lancet II,	Chirurgie		153	27,5%		ASS
441, 1972						
O'Sullivan et al.	Allgemeine	^{125}J-Fibrinogen	75	37 (49,3%)		Placebo
III. Congress	Chirurgie		75	13 (17,3%)		ASS + Dipyramidol
ISTH 438, 1972						
Parodi et al.	Allgemeine	^{125}J-Fibrinogen	22	9 (40,9%)		Placebo
Dia med.	Chirurgie		19	4 (21,1%)		Dipyramidol
44, 92, 1973			21	2 (9,5%)		ASS + Dipyramidol
Hey et al.	Hüftgelenks-	Dopplerultra-	153	2 (1,3%)	1 (0,7%)	Kalziumheparinat
Münch. med.	eingriffe	schallsonde	159	8 (5,0%)	2 (1,3%)	ASS
Wschr. 115, 1967, 1973			160	19 (11,9%)	13 (8,1%)	frühere Kontrolle
Harris et al.	Hüftgelenks-	Phlebographie	55	10 (18,1%)	–	Warfarin
J. Bone Joint.Surg.	ersatz		51	18 (36,0%)	–	ASS
56, 1552, 1974			61	14 (22,9%)	2 (3,3%)	Dextran
			20	11 (55,0%)	1 (6,1%)	Low-dose-Heparin
Clagett et al.	Allgemeine	^{125}J-Fibrinogen	49	10 (20,4%)		Placebo
Surgery 77,	Chirurgie	Phlebographie	49	3 (6,1%)		ASS
61, 1975						
Dechavanne et al.	Hüftgelenks-	^{125}J-Fibrinogen	20	8 (40%)		Kontrolle
Haemostasis 4,	ersatz		20	10 (50%)		ASS + Dipyramidol
94, 1975			20	1 (5%)		Low-dose-Heparin

Dennoch liegt auch hier der Anteil der ^{125}J-Fibrinogen-positiven Thromboserate immer noch über 10%. Auf der Suche nach einer wirkungsvolleren prophylaktischen Maßnahme wurde von Loew und Vinazzer die Kombination von ASS + Low-dose-Heparin vorgeschlagen und näher untersucht. Ausgangspunkt waren hämostaseologische Überlegungen, daß bei der Aktivierung von Faktor X plasmatisches und thrombozytäres System beteiligt sind (Abb. 7.1). Am Modell der venösen Stase konnte gezeigt werden, daß die gleichzeitige Verabreichung von Low-dose-Heparin + ASS sowohl die stauungsbedingte Aktivierung plasmatischer Gerinnungsfaktoren als auch die gestörte Plättchenfunktion verhindert [34]. Darüber hinaus normalisiert ASS die Heparin-induzierte Aggregationssteigerung [23].

Inzwischen konnte durch die Studien von Schöndorf et al. sowie Loew et al. unter Verwendung von ^{125}J-Fibrinogen an einem begrenzten Krankengut und durch Vinazzer et al. mit Hilfe der Doppler-Ultraschallsonde an über 1200 operierten Patienten der klinische Nachweis einer weiter verbesserten Thromboseprophylaxe erbracht werden. So betrug beispielsweise in der Studie von Vinazzer et al. das Thromboembolierisiko unter der Kombination von Low-dose-Heparin + ASS nur 0,3% gegenüber 4,2% unter ASS bzw. 3,3% unter Low-dose-Heparin.

Tabelle 7.14. Klinische Studien mit Aggregationshemmern zur postoperativen Thromboembolieprophylaxe

Autor	Indikation	Diagnose	Fälle	Thrombose-Embolie		
Renney et al. Brit. med. J. 1, 992, 1976	Allgemeine Chirurgie	^{125}J-Fibrinogen	75 85	24 (32%) 12 (14%)		Kontrolle ASS + Dipyramidol
Encke et al. Chirurg 47, 670, 1976	Allgemeine Chirurgie	^{125}J-Fibrinogen	34 32 30	13 (38%) 9 (28%) 3 (10%)		Placebo ASS ASS + Dipyramidol
Schöndorf et al. Haemostasis 5, 250, 1976	Hüftgelenksersatz	^{125}J-Fibrinogen	15 30 30	9 (60%) 16 (53%) 8 (27%)		Kontrolle ASS ASS + Low-dose-Heparin
Loew et al. Thromb. Res. 11, 81, 1977	Allgemeine Chirurgie	^{125}J-Fibrinogen	63 57 57	19 (30%) 11 (19%) 5 (9%)		ASS Low-dose-Heparin ASS + Low-dose-Heparin
Schöndorf et al. Dtsch.med.Wschr. 102, 1314, 1977	Hüftgelenksersatz	^{125}J-Fibrinogen	30 30	19 (63%) 10 (33%)		ASS Low-dose-Heaprin
Harris et al. N.Engl.J.Med. 297, 1246, 1977	Hüftgelenksersatz	^{125}J-Fibrinogen Phlebographie	51 44	23 (45%) 11 (25%)		Placebo ASS
Cavin Rev.med.Suisse rom. 97, 531, 1977	Hüftgelenksersatz	Dopplerultraschallsonde	50 58	3 (6,0%) 2 (3,5%)		ASS + Dipyramidol Low-dose-Heparin
Vinazzer et al. Thromb.Res. 17, 177, 1980	Allgemeine Chirurgie	Dopplerultraschallsonde	404 404 402	14 (3,9%) 9 (2,4%) 1 (0,3%)	1 (0,3%) 3 (0,9%) –	ASS Low-dose-Heparin ASS + Low-dose-Heparin

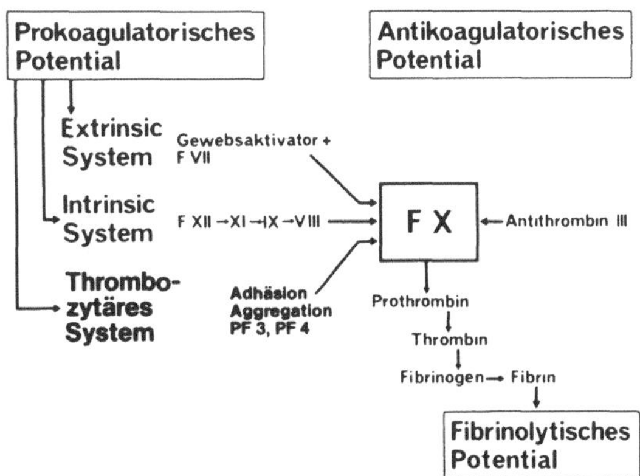

Abb. 7.1. Schematische Darstellung des Hämostasesystems unter Berücksichtigung von prokoagulatorischem, antikoagulatorischem und fibrinolytischem Potential

7.3.3 Stellenwert von Aggregationshemmern zur venösen Thromboseprophylaxe

Durch eine gesteigerte Adhäsivität, erhöhte Aggregation und Freisetzung der prokoagulatorischen Faktoren PF 3 und PF 4 sind die Blutplättchen an der formalen Thrombogenese beteiligt. Tatsächlich konnte in der postoperativen Phase bzw. bei Patienten mit Thrombosen eine gestörte Plättchenfunktion nachgewiesen werden [4, 12, 13, 14, 15, 19, 22, 23, 28, 33, 36]. Die klinische Prüfung von Aggregationshemmern zur postoperativen Thromboseprophylaxe erschien deshalb durchaus gerechtfertigt. Trotz der zahlreichen klinischen Studien ist die Wirksamkeit bisher weder belegt noch widerlegt worden (Tabelle 7.15). Bemerkenswert ist jedoch, daß in Studien mit einer großen Fallzahl und mit klinischer Diagnosestellung der antithrombotische Effekt von ASS, nicht jedoch von Dipyridamol nachgewiesen werden konnte und in Studien mit verfeinerten Untersuchungsmethoden und kleinerer Fallzahl sich positive und negative Mitteilungen gegenüberstehen. Eine mögliche Erklärung für diese Diskrepanz könnte u.a. darin bestehen, daß Substanzen wie ASS, die durch Hemmung bestimmter Blutplättchenfunktionen nur in einen Teilbereich des Hämostasesystems eingreifen, bei einer vorrangigen und verstärkten Aktivierung des plasmatischen Gerinnungssystems nicht ausreichen. Aus diesem Grund erscheint die Kombination von ASS + Low-dose-Heparin theoretisch sinnvoll. Der Synergismus beider Substanzen wurde nicht nur klinisch nachgewiesen, sondern inzwischen auch durch einige Studien untermauert. Diese Kombination stellt derzeit eine der wirkungsvollsten Maßnahmen zur Prophylaxe postoperativer Thromboembolien dar.

Tabelle 7.15. Zusammenstellung klinischer Studien über die Wirkung von Aggregationshemmern zur postoperativen Thromboemboliepорophylaxe

	Diagnose	Dipyridamol	ASS	ASS+ Dipyridamol	ASS+ Low-dose-Heparin
Allgemeine Chirurgie	klinisch	ϕ	+,+,+		
	^{125}J-Fibrinogen		+	+,+,+,+	+,+
	Phlebographie		ϕ,ϕ		
	Doppler-Ultraschallsonde				
Hüftgelenkoperation	klinisch		+,+		
	^{125}J-Fibrinogen		+,+,+	+	+
	Phlebographie		ϕ,ϕ	ϕ	
	Doppler-Ultraschallsonde				

+ = positive Studie; ϕ = negative Studie

Nachtrag

Nach dem derzeitigen Wissensstand sind Aggregationshemmer wichtige Kombinationspartner zur antithrombotischen Prophylaxe. Da das Thromboembolierisiko in den ersten postoperativen Tagen besonders hoch ist, sollten sie nach Möglichkeit bereits präoperativ mitverabreicht und nach Absetzen von low-dose Heparin je nach Risiko noch ausreichend lang zur Verhinderung von Spätkomplikationen verabreicht werden.

Literatur

1. Amery A, Vermylen J, Maes H, Verstraete M (1962) Enhancing the fibrinolytic activity in human blood by occlusion of blood vessels. 1. The appearance of the phenomenen. Thromb Diath Haemorrh 7 : 70
2. Becker J (1972) The relation of platelet adhesiveness to postoperative venous thrombosis of the legs. Acta Chir Scand 138 : 781–786
3. Beneke G (1976) Thrombogenese in Venen. Med Welt 27 : 1222–1224
4. Bennett PN (1967) Postoperative changes in platelet adhesiveness. J Clin Pathol 20 : 708–709
5. Bobek K, Cepelak V (1958) Laboratory diagnosis of venous thrombosis. Acta Med Scand 160 : 121–133
6. Breddin K, Krzywanek H, Kutschera J, Scharrer I (1973) Is enhanced platelet aggregation a risk factor for atherosclerotic complications? III. Internat. Symp. Atherosclerosis, Berlin Okt. 1973, Nr. 86
7. Bygdeman S, Eliasson R, Johnson SR (1966) Relationship between postoperative changes in adenosine-diphosphate induced platelet adhesiveness and venous thrombosis. Lancet I : 1301–1302
8. Carter AE, Eban R (1974) Prevention of postoperative deep venous thrombosis in legs by orally administered Hydroxychloroquine sulphate. Br Med J III : 94
9. Carter AE, Eban R, Perrett RD (1971) Prevention of postoperative deep venous thrombosis and pulmonary embolism. Br Med J I : 312
10. Clarke RL, Orandi A, Cliffton EE (1960) Induction of fibrinolysis by venous obstruction. Angiology 11 : 367
11. Cliffton EE, Clarke RL, Murphy J (1961) Studies on fibrinolytic activity with venous occlusion. Treatment of thrombophlebitis. Surgery 50 : 64
12. Emmons PR, Mitchell JFA (1965) Postoperative changes in platelet-clumping acitivity. Lancet I : 71–75
13. Ham JM, Slack WW (1967) Platelet adhesiveness after operation. Br J Surg 54 : 385–389
14. Hellinger J, Wagner R (1971) Das Verhalten der Thrombocytenfunktion mit und ohne Einfluß von Thrombocytenhemmern in der postoperativen Phase. Zentralbl Chir 96 : 1145–1148
15. Hirsh J, McBride JA (1965) Increased platelet adhesiveness in recurrent venous thrombosis and pulmonary embolism. Br Med J II : 797–799
16. Holemans R (1963) Increase of fibrinolytic activity by venous occlusion. J Appl Physiol 18 : 1123
17. Holzknecht F, Spöttl F, Constantini R, Knapp E, Herbst M, Braunsteiner H (1970) Platelet adhesion before and after venous occlusion. Atherosclerosis 11 : 105
18. Iatridis SG, Iatridis PG, Ferguson JH (1966) The role of HF (factor XII) in the pathogenesis of the thrombolytic state induced by venous occlusion. Thromb Diath Haemorrh 16 : 207
19. Isacson S, Nilsson IM (1972) Coagulation and platelet adhesiveness in recurrent "idiopathic" venous thrombosis. Acta Chir Scand 138 : 263–267
20. Kakkar VV (1975) Prevention of fatal postoperative pulmonary embolism by low doses Heparin. An international multicentre trial. Lancet II : 45
21. Kakkar VV, Howe CT, Flanc C, Clarke MB (1969) Natural history of postoperative deep-vein thrombosis. Lancet I : 230
22. Linker H, Loew D, Krenkel W, Bröcheler HL, Reuter H (1974) Testmethoden zur Indikationsstellung und Kontrolle einer Therapie mit Plättchenaggregationshemmern. Med Welt 25 : 1124–1126
23. Loew D, Vinazzer H (1974) Influence of simultaneous administration of low dose Heparin and acetylsalicylic acid on blood coagulation and platelet functions. Haemostasis 3 : 319
24. Loew D, Wiedemann R, Remmele W (1971) Gerinnungsanalytische und pathologisch-anatomische Untersuchungen beim traumatischen Schock. Klin Wochenschr 49 : 1101
25. Marx R (1955) Über einige Ergebnisse und Probleme klinischer, enzymologischer Fibrinolysestudien. Blut 1 : 275
26. Moolten SE, Vroman L, Vroman GMS (1949) Adhesiveness of blood platelets in thromboembolism and hemorrhagic disorders. Am J Clin Pathol 19 : 814
27. Morris GK, Henry APJ, Preston BJ (1974) Prevention of deep-vein thrombosis by low-dose Heparin in patients undergoing total hip replacement. Lancet II : 797
28. Negus D, Pinto DJ, Brown N (1969) Platelet adhesiveness in postoperative deep-vein thrombosis. Lancet I : 220

29. Nicolaides AN, Gordon-Smith I (1975) A rational approach to prevention. In: Nicolaides AN (ed) Thromboembolism. Medical and Technical Publishing, Lancaster, p 205
30. Nilsson IM, Robertson B (1968) Effect of venous occlusion on coagulation and fibrinolytic components in normal subjects. Thromb Diath Haemorrh 20 : 397
31. O'Brien JR, Etherington M, Jamieson S, Klaber MF, Lincoln SV (1974) Platelet function after arterial and venous thrombosis. Thromb Diath Haemorrh 31 : 279
32. Schimpf K, Lenhard J (1961) Untersuchungen zur Funktion des Antithrombin III. Thromb Diath Haemorrh 6 : 50
33. Vinazzer H (1969) Die postoperative Thrombosebereitschaft. Schattauer, Stuttgart New York
34. Vinazzer H, Loew D (1978) Beeinflußung stasebedingter Änderungen des Gerinnungsmechanismus durch niedrig dosiertes Heparin und durch Acetylsaliszylsäure. Blut 36 : 275
35. Vinazzer H, Pütter J, Loew D (1975) Influcence of intravenously administered acetylsalicylic acid on platelet functions. Heamostasis 4 : 12
36. Wright HP, Scholar G (1942) Changes in the adhesiveness of blood platelets following parturition and surgical operations. J Pathol Bact 54 : 461

7.4 Physikalische Methoden der Thromboseprophylaxe

R. May

Auch heute noch wird die Virchowsche Trias in jeder Arbeit über die Thromboseentstehung in den ersten Zeilen zitiert.

Die Bedeutung der Strömungsverlangsamung des venösen Blutes, der Stase, wird heute mit Recht immer noch als wesentlicher thrombosefördernder Faktor angesehen. Die Strömungsverlangsamung ist exakt belegt. Ihre Beseitigung ist der Sinn der physikalischen Maßnahmen.

Die Strömungsverlangsamung bei länger Bettlägrigen wurde an größeren Serien von Frimann-Dahl [6] phlebographisch untersucht. Als „normale" Entleerungszeit wurden 5 – 30 s festgelegt. Bei länger Bettlägrigen – außer Thyreotoxikose! – wurden Werte um 2 min registriert. Nach emboliegefährdeten Operationen wurden Entleerungszeiten von 2 – 4, ja 5 min festgestellt. In solchen Fällen ist der Blutstrom so langsam, daß er sich praktisch dem Stillstand nähert.

Die Ursache der Verlangsamung ist nicht oder zumindest nur als Nebensache die Verminderung der Zwerchfellbewegungen, auch nicht der Wundschmerz. Wir zitieren hier Frimann-Dahl [6]. Ob damit Meteorismus eine entscheidende Rolle spielt, sei schwierig zu sagen und wird von ihm bezweifelt. Nach der vollen Überzeugung von Frimann-Dahl [6] ist der Hauptfaktor die Inaktivität. Thier u. Oppelt [14] haben die verlangsamte Strömung vor und nach Operationen durch Injektionen von 10% Calciumgluconicum und 1,65% Fluorescin gemessen und kommen zu gleichen Ergebnissen.

Die unmittelbare Konsequenz der Stase ist die von Sartori [13] festgestellte Tatsache, daß die verminderte Rückflußgeschwindigkeit parallel geht mit der Beschleunigung der Blutgerinnung. Ehrly [5] hat kürzlich nachgewiesen, daß die verlangsamte Blutströmung parallel geht mit einer Erhöhung der Blutviskosität.

Hinzu kommt: Der venöse Blutstrom ist nicht nur verlangsamt, sondern weist zusätzlich 2 weitere stasefördernde Besonderheiten auf. Wie May u. Nissl [10] 1968 nachweisen konnten, sind bei rund 30% aller Erwachsenen unserer städtischen Bevölkerung die Wadenmuskelvenen, die Venen des M. soleus und die Vv. gastrocnemiae klappenlos, erweitert, ja häufig zu weiten venösen Sinus umgewandelt. Es ist klar, daß in ihnen das Blut besonders leicht stagniert.

Darum findet sich bei der Jodfibrinogenmethode der erste Thrombosebeginn in rund 70% in den Wadenmuskelnerven. Außerdem findet sich bei rund 23% aller Erwachsenen an der Einmündung der V. iliaca communis sinistra eine das Lumen in verschiedenem Ausmaß einengende Veränderung. Wir gaben ihr 1956 die Bezeichnung „Venensporn", May [9]. Sie ist als narbige Reaktion der Intima der Vene zu erklären, die an dieser Stelle zwischen der ventral liegenden pulsierenden A. iliaca communis dextra und dem dorsalen Wirbelkörper komprimiert wird. Dieser Sporn wirkt wie ein Pfeiler in einem Flußbett. Er führt zu Wirbelbildungen und erklärt das erhebliche Überwiegen der linksseitigen Beckenvenenthrombose.

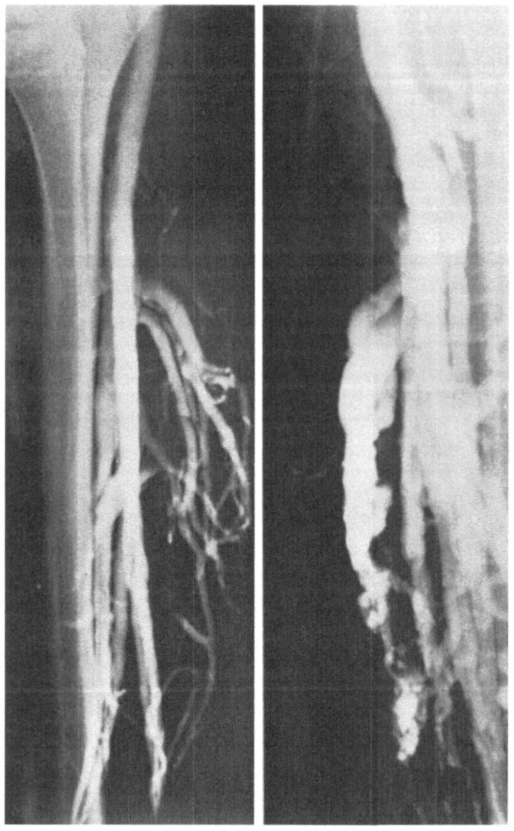

Abb. 7.2. Normale und erweiterte Wadenmuskelvenen. Links: Normale Soleusvenen. Rechts: Soleusvarizen

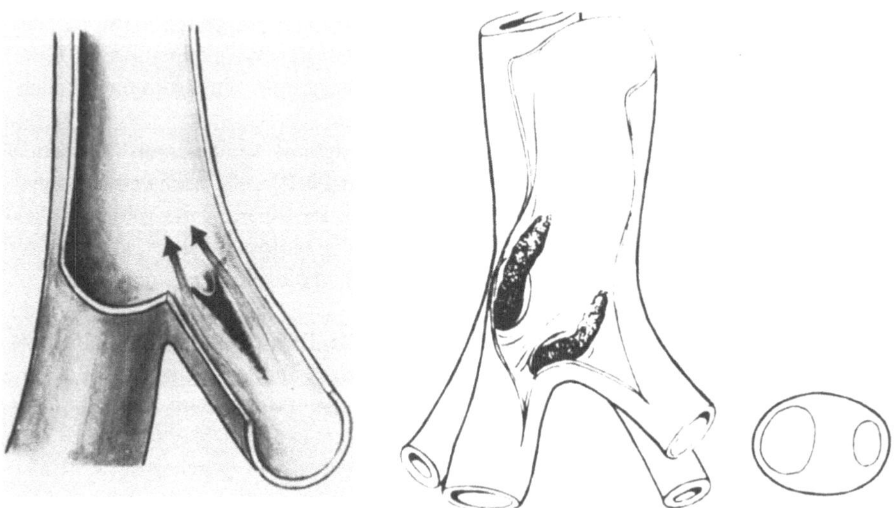

Abb. 7.3. Beckenvenensporn nach May und Thurner 1956 [11]. Links: Wirbelbildung durch einen zentralen Venensporn. Rechts: Ein im Sporn hängender Thrombus

7.4.1 Hochlagerung der Beine

Mühe [12] hat mit ^{133}Xenon nachgewiesen, daß – wenn man die Strömungsgeschwindigkeit bei flacher Rückenlage mit 100% annimmt – eine Hochlagerung des Fußendes um 20% zu einer Strömungsbeschleunigung auf 250% in den Beinvenen und auf 180% in den Beckenvenen führt. Nach unseren Untersuchungen ist die optimale Entleerung der Wadenmuskelvenen dann gewährleistet, wenn der Venendruck in den Unterschenkelvenen praktisch Null beträgt. Der Venendruck entspricht einer Wassersäule von der Einmündung der unteren Hohlvene in den rechten Vorhof bis zur messenden Stelle. Der Venendruck in den Unterschenkelvenen ist also Null, wenn die Unterschenkelvenen niveaugleich der Einmündungsstelle der unteren Hohlvene in den rechten Vorhof sind.

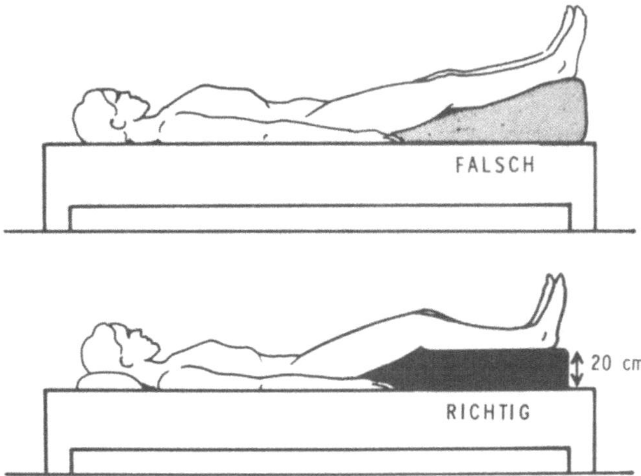

Abb. 7.4. Richtige und falsche Hochlagerung

In der Praxis soll also der Unterschenkel so hoch gelagert werden, daß er niveaugleich dem zweiten Pyjamaknopf des Patienten ist. Wir sehen jedoch eine Hochlagerung der Beine durch einfaches Anheben des Fußendes des Bettes für nicht optimal an. Die V. poplitea wird längs gezerrt, außerdem ist die Muskulatur nicht entspannt. Das Optimum ist eine leichte Beugung im Kniegelenk. Wir haben dazu Hochlagerungspolster entwickelt, die bei grazilen Patienten 20 cm, bei etwas stärkeren 25 cm hoch sind. Moderne Krankenhausbetten erlauben ebenfalls eine solche abgewinkelte Hochlagerung. Die dadurch bedingte leichte Abknikkung im Hüftgelenk führt, wie man mühelos phlebographisch belegen kann, zu keiner Abknikkung der tiefen Vene in der Leiste.

Dem normalen Venenrückfluß stehen zwei „Hilfsmotoren" zur Verfügung, die planmäßig gegen die Stase eingesetzt werden können: die Atmung und die Wadenmuskelpumpe.

7.4.2. Atemübungen

Mühe [12] hat festgestellt, daß maximal tiefe und schnelle Atmung in Rückenlage die Strömung in den Beinvenen um 33%, im Beckenraum um 15% erhöht. Dies erklärt sich aus der 2-Phasenpumpe nach Bollinger [2].

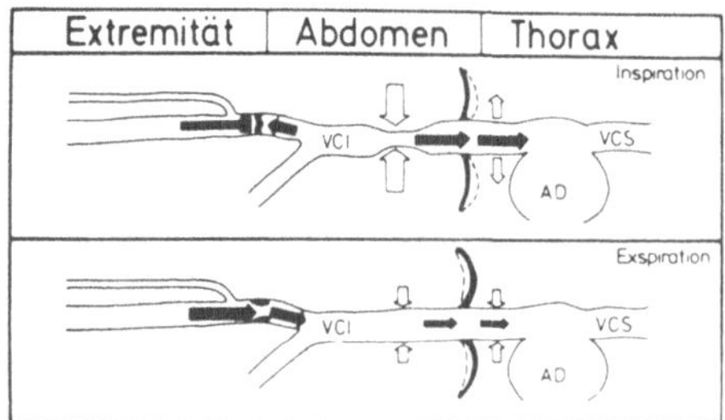

Abb. 7.5. Einwirkung der thorakoabdominalen Saug-Druck-Pumpe auf die venöse Hämodynamik der unteren Extremität. Helle Pfeile: Einwirkende Umgebungsdrücke wechselnder Stärke. Dunkle Pfeile: Richtung und Intensität der venösen Blutströmung. VCI = V. cava inferior. (Aus: Müller-Wiefel 1974 [12a])

Dadurch wird der Transport venöser Blutvolumina vom Bauchraum zum Herzen gefördert und hat auch indirekt Einfluß auf die Hämodynamik des Abflusses aus den Beinvenen. Das Schema zeigt das funktionelle Wechselspiel zwischen Atmung, Druck und venöser Blutbewegung in den drei genannten Regionen. Frimann-Dahl [6] hat, wie schon erwähnt, keine eindeutige Beeinflussung der Diaphragmabewegungen auf die venöse Strömung nachweisen können. Seine Arbeit war rein phlebographischer Natur, wogegen Bollinger [2] sich auf Doppler-Ultraschallmessungen stützt. Knebel u. Wick [8] haben bei Herzkatheterisierung das verschiedene Verhalten des transmuralen Venendrucks in der Brusthöhle und im Bauchraum gemessen und belegen so auf anderem Wege den Saug- und Druckpumpenmechanismus von Bollinger [2]. Die untere Hohlvene und die parietalen Beckenvenen sind also keineswegs nur Rohre, die lediglich das venöse Blut weiterleiten, sondern im wechselnden Druck verändert sich ihr Lumen ständig. In letzter Zeit sind zwei Arbeiten zur Diskussion gestellt worden. Kloppers u. Hesse [7] belegten anhand von radiologisch festgestellten Phlebolithen, daß die Beckenvenenthrombose bei Negern in Südafrika, die noch ungebunden leben, erheblich seltener ist als bei Weißen und mit ihnen zusammenlebenden Negern. Burkitt [3] sucht dies zu erklären durch den Mangel an Ballaststoffen in unserer Nahrung. Die dadurch bedingte Stuhleindickung führe zu chronischer Kompression und Stau in den Beckenvenen. Bewiesen ist dies keineswegs. Wenn man sich die 2-Phasenpumpe von Bollinger [2] vor Augen hält, scheint es durchaus möglich, daß die These von Burkitt [3] zumindest in gewissen Grenzen stimmt.

Konsequenzen für die Praxis:

Wir lassen jedem bettlägrigen Patienten durch unsere physikalisch-technische Assistentin einige einfache Atemübungen zeigen:

3 Übungsformen zur Auswahl (H. Neyer, Physikotherapeutin).

1. Übungen in der Rückenlage – ohne Kopfpolster!

a) Patient liegt entspannt auf dem Rücken. Tief durch die Nase einatmen und dabei den Brustkorb nach oben drücken. Eine Hand auf das Brustbein legen, um die Bewegung des Brustkorbes zu kontrollieren und zu lenken, – langsam und kräftig ausatmen.

b) Hände auf die Flanken legen, tief durch die Nase einatmen und dabei den Brustkorb seitlich erweitern, – langsam und kräftig ausatmen.

c) Hand auf den Bauch legen, tief einatmen und dabei den Bauch herausdrücken, – langsam und kräftig ausatmen.

d) Alle drei vorangegangenen Übungen kombinieren. Tief einatmen und dabei das Brustbein, die seitl. Rippen und den Bauch herausdrücken, – kräftig ausatmen und dabei den Brustkorb zusammenpressen.

e) Tief einatmen und dabei die gestreckten Arme langsam aufheben, – ausatmen und die Arme wieder senken.

2. Übungen in der Seitenlage

Auf die rechte Seite legen und den linken Arm über den Kopf strecken (um die Seite zu dehnen) Tief einatmen und dabei die seitlichen Rippen herausdrücken, – ausatmen; dasselbe links.

3. Übungen im Bett – sitzend

a) Hände im Nacken verschränken, tief einatmen und dabei die Ellbogen zurückdrücken, – ausatmen, dabei den Oberkörper beugen und den Ellbogen in die Richtung zum gegenüberliegenden Knie drücken. Dies sowohl links als auch rechts ein paarmal wiederholen. Nach Möglichkeit sollten diese Übungen anfänglich einige Male unter Anleitung gemacht werden.

Wenn der Patient stark verschleimt ist, sollte die Physikotherapeutin während der Übungen den Brustkorb abvibrieren und abklopfen, um den Schleim noch besser zu lösen.

Jeder bettlägrige Patient ist angewiesen, diese Übungen 3mal tgl. auszuführen. Wenn mehrere Patienten in einem Zimmer liegen, motivieren sie sich durch die gleichzeitige Ausführung, und die Kontrolle durch die Stationsschwester ist vereinfacht.

Obgleich die Theorie von Burkitt [3] noch unbewiesen im Raume steht, geben wir derzeit jedem bettlägrigen Patienten, wenn es seine Krankheit erlaubt, tägl. 3 Eßlöffel Weizenkleie. Für Nichtdiabetiker gibt es auch Kautabletten. Auf jeden Fall ist dadurch auch das Problem der chronischen Obstipation aller Bettlägrigen gelöst.

7.4.3 Die Strömungsbeschleunigung durch Aktivierung der Wadenmuskelpumpe

Schon beim Gesunden ist dies der wesentlichste Hilfsfaktor zum Rücktransport des venösen Blutes. Es ist seit langem unbestritten und durch die Untersuchungen von Frimann-Dahl [6] und vieler anderer immer wieder belegt, daß die Inaktivität, also der Ausfall der Wadenmuskelpumpe die entscheidene Ursache der Strömungsverlangsamung des Bettlägrigen, vor allem des Operierten, ist. Daher legten Generationen von Chrirurgen so besonderen Wert auf das Frühaufstehen. Nun hat Mühe [12] nachgewiesen, daß der Effekt des Frühaufstehens erheblich überschätzt wird. Der sich mühsam erhebende Patient, der infolge des Operationsschmerzes sich gebückt durch den Gang schleppt und dann gar stundenlang mit anderen Patienten plaudernd in einem Aufenthaltsraum sitzt, bringt seine Wadenmuskelpumpe keineswegs so in Aktion wie ein flott dahinschreitender Gesunder.

Venöse Strömungsgeschwindigkeiten in % zur flachen Rückenlage (n = 400). (Nach E. Mühe 1977 [12])

	Bein %	Becken %	Bein Becken %
Liegen	100	100	100
Stehen	60	70	62
Gehen	120	113	115
Zehengymnastik	160	150	155
Fußgymnastik	190	150	175
Fußende des Bettes um 20% erhöht	250	180	220
Bein senkrecht nach oben halten	370	260	330
Pedaltreten bei angehobenen Beinen	440	470	455

Wir glauben daher, daß Generationen von Chirurgen dem Mythos des Frühaufstehen's erlegen sind. Aktive Bettgymnastik ist erheblich wirksamer. Er ist aber eine Utopie zu fordern, daß man 3mal tgl. – ja auch nur einmal tgl. – unter Anleitung einer ausgebildeten Assistentin in einem ganzen Krankenhaus mit allen Patienten turnen könnte. Soviel Personal hat niemand. Man wird sein Ziel nur dann erreichen, wenn die Übungen absolut einheitlich und leicht erlernbar im ganzen Haus ausgeführt werden. Ebenso auf der Station mit einer energischen Stationsschwester wie auf einer Abteilung mit einer überlasteten oder weniger aktiven Schwester. Es muß so selbstverständlich wie das zweimalige Messen der Temperatur durchgeführt werden.

Wir lassen daher jedem Patienten kurz nach der Aufnahme zeigen, wie er den Vorfuß kreisen muß. Er kreist 3mal den Vorfuß, unterbricht dies durch eine einmalige abrupte Dorsalflexion (eigentlich der Test nach Homan; Mühe [12] nennt es „Venenschneuzen"). Bei dieser Übung entleeren sich die stets stagnationsgefährdeten Klappensinus am besten. Diese Übung führt jeder Patient 33mal aus, und zwar 7mal tgl.; bei jeder Visite wird die Ausführung kurz kontrolliert. Der entscheidende Vorteil ist, daß diese Übung im Alltag auch wirklich ausgeführt wird. Sicherlich nicht stets 7 • 33mal, aber das unerläßliche Minimum wird durch die überspitzte Forderung erreicht. Die Zahlen 33 und 7 sind natürlich völlig willkürlich gewählt. Es wird aber bei uns aus rein psychologischen Gründen gerade auf diese Zahlen größtes Gewicht gelegt und stets die Auffassung verbreitet, sie seien sorgfältig errechnet worden. Jede Schwester glaubt dies und vermittelt dem Patienten diese Ansicht. Die Mahnung: „Fleißig Beine bewegen" ist völlig wertlos.

7.4.4 Thromboseprophylaxestrümpfe

Unter den verschiedensten Bezeichnungen werden Strümpfe angeboten, die der Patient im Bett anziehen soll. Sie sind aus Baumwolle gestrickt, mit einem Elastomerzusatz. Nach Wesener [15] sind die Bezeichnungen Antiemboliestrumpf, Nachstrumpf etc. inkorrekt und sollen ausschließlich durch das Wort Thromboseprophylaxestrumpf ersetzt werden.
Wesener [15] empfiehlt:

1. Die Strümpfe sollen bis zur Leiste reichen. Kniestrümpfe sind abzulehnen.
2. Die optimalen Druckwerte sind oberhalb der Fesselgegend 15 mm Hg (etwa 20 Hectopascal = hpa) + 10% Toleranz und fallen am Oberschenkel auf etwa 65% des Ausgangswertes ab.
3. Es sind 3 Längen und 5 Umfangsmaße erforderlich, um die Varianten der Beingröße und des Beinumfanges halbwegs richtig zu erfassen.
4. Die Strumpfspitze muß offen sein.
5. Der Strumpf soll schon *vor* einem operativen Eingriff angelegt werden.

Der Strumpf ist für den liegenden Patienten gedacht und völlig ungeeignet, beim Aufstehen Kompressionsstrümpfe zu ersetzen. Diese können allerdings beim Aufstehen darübergezogen werden. Die Strümpfe sollten mit dem Stempel „Klinikeigentum" versehen werden, um zu verhindern, daß der Patient sie als Gummistrumpfersatz mit nach Hause nimmt.

Mühe [12] hat die Strömungsbeschleunigung durch den Thromboseprophylaxestrumpf errechnet.

Beschleunigung der Strömungsgeschwindigkeit
Thromboseprophylaxestrümpfe:

Beinbereich	5,0 cm/s	– 8,8 cm/s	85,6%
Becken	4,16 cm/s	– 5,8 cm/s	53,9%

Es ist anzunehmen, daß diese Strümpfe in Zukunft zur Routinethromboseprophylaxe jeder Klinik gehören werden.

7.4.5 Mechanische Hilfsmittel

Die sehr schwerwiegende Schwachstelle jeder physikalischen Thromboseprophylaxe ist, daß die Phase der größten Strömungsverlangsamung, die peroperative Periode, nicht erfaßt wird, ebensowenig wie die Tage, an denen ein Bewußtloser oder sonst Schwerkranker dahindämmert. Gerade da entsteht die Mehrzahl der Thrombosen. Nach schweren Hirnoperationen hat man in bis zu 90% einen positiven Radiofibrinogentest errechnet. Für diesen Zeitpunkt hat man versucht, durch mechanische Hilfsmittel die Wadenmuskelpumpe in Gang zu setzen.

7.4.5.1 Elektrische Wadenstimulation

Durch elektrische Reize kontrahiert sich die Wadenmuskulatur. Es kommt zu kurzdauernden heftigen Plantarflexionen mit wählbaren Intervallen. Die Apparate sind im Detail verschieden, sie können netzabhängig oder mit Batterien betrieben werden. Übersicht bei Bernhard und Gruber [1]. Der Reiz kann in der Stärke reguliert werden. Er dauert jeweils 10 – 50 ms (Optimum 50 ms). Dauer 10- bis 30mal/min.

Optimum 15mal/min. Der Apparat wird bei Narkoseeinleitung eingeschaltet und bei Abschluß der Operation ausgeschaltet. Die obere Elektrode liegt im proximalen Drittel des Unterschenkels, die untere im distalen Drittel. Die Methode hat einen grundsätzlichen Nachteil: Der Reiz auf die Wadenmuskulatur wird vom Patienten als recht unangenehmes Kribbeln, ja Schmerz empfunden, ist daher nur am narkotisierten Patienten anwendbar. Damit sind die so wichtigen postoperativen Tage des Schwerstkranken nicht erfaßbar. Dennoch haben sehr exakte Kontrollen [1] eine Reduktion der Thromboserate um die Hälfte gezeigt.

7.4.5.2 Intermittierende pneumatische Kompression

Um die Unterschenkel werden aufblasbare Gummimanschetten gelegt, oder die Beine werden in aufblasbare Plastikstiefel gesteckt, die in regelmäßigen Abständen aufgepumpt werden. Es werden Drucke von 20 – 35 mm Hg erreicht.

Nach Egli und Gruber [4] ist ausschlaggebend für die maximale Steigerung des Flusses die Anzahl der Änderungen des Druckes pro Zeiteinheit. Die maximale Zunahme des Stromzeitvolumens wird erreicht, wenn die Druckzunahme 4 mm Hg/s beträgt und die Impulse mit einer Frequenz von 60/min erfolgen. Aus der Vielzahl der derzeit angebotenen Apparate kann vorläufig noch kein bestimmter mit Sicherheit empfohlen werden. Erst in den nächsten Jahren wird sich die Spreu vom Weizen sondern.

Die Wechseldruckmanschetten bzw. -stiefel werden wahrscheinlich, da sie nicht nur peroperativ, sondern bei allen darniederliegenden Patienten anwendbar sind, in den nächsten Jahren unentbehrlich werden. Ich denke vor allem an die routinemäßige Anwendung bei und nach sehr langen Operationen und bei Bewußtlosen.

Es wurden auch eine Reihe von Tretfahrrädern konstruiert, wovon der bekannteste Apparat der von Mühe [12] ist. Der Wert dieser Apparate ist unbestritten. Ihre breitere Anwendung stellt jedoch eine erhebliche Personalbelastung dar. Die pneumatischen Stiefel sparen Zeit und Personal.

Abschließend bleibt festzustellen: Nach unserer heutigen Auffassung ist die Stasebekämpfung bei allen Bettlägrigen mittels routinemäßiger physikalischer Therapie unentbehrlich und medikamentös nicht ersetzbar. Umgekehrt aber reicht die physikalische Therapie ohne zusätzliche medikamentöse Prophylaxe nicht aus, um das Optimum eines Thromboseschutzes zu erzielen.

Literatur

1. Bernhard M, Gruber UF (1976) Wert der elektrischen Wadenstimulation zur Verhütung postoperativer tiefer Thrombosen. Med Welt 17 : 1255
2. Bollinger A (1975) Physiologie und Pathophysiologie des venösen Rückstromes. In: May R (Hrsg) Meßmethoden in der Venenchirurgie. Huber, Bern, S 14
3. Burkitt DP (1976) Varicose veins. Arch Surg 111 : 1327
4. Egli A, Gruber UF (1976) Wert der intermittierenden pneumatischen Kompression der Waden zur Verhütung postoperativer tiefer Thrombosen. Schweiz Med Wochenschr 106 : 1268
5. Ehrly AM (1979) Vergleich der Fließeigenschaften des Blutes unter verschiedenen hydrostatischen Bedingungen. Phleb und Prokt 8 : 169–193
6. Frimann-Dahl J (1935) Postoperative Röntgenuntersuchungen. Acta Chir Scand [Suppl 36] 76
7. Kloppers PJ, Hesse VE (1978) Phlebolithen als Zeichen vorausgegangener Krankheit. DMW 103 : 316
8. Knebel R, Wick E (1959) Über das verschiedene Verhalten des transmuralen Venendruckes in der Brusthöhle und im Bauchraum. Ärztl Forsch 13 : 327
9. May R (1973) Beckenvenensporn. In: May R, Nissl R (Hrsg) Phlebographie der unteren Extremität, 2. Aufl. Thieme, Stuttgart, S 159
10. May R, Nissl R (1968) Phlebographische Studien über die Venen der Kniekehle und der Wade. ROEFO 5 : 613
11. May R, Thurner J (1956) Ein Gefäßsporn in der V. iliaca com. sin. als wahrscheinliche Ursache der überwiegend linksseitigen Beckenvenenthrombosen. Z Kreislaufforsch 45 : 912
12. Mühe E (1977) Physikalische Möglichkeiten der Thromboseprophylaxe. Langenbecks Arch Chir 345 : S 345
12a. Müller-Wiefel H (1974) Untersuchungen zur Hämodynamik in Venen der unteren Extremität. Ergeb Angiologie 7, Schattauer, Stuttgart
13. Sartori C (1958) Die Blutgerinnung bei venöser Stase. Münch Med Wochenschr 100 : 481
14. Thies HA, Oppelt W (1961) Zur Strömungsgeschwindigkeit des Blutes vor und nach Operationen. Chirurg 32 : 135
15. Wesener G (1978) Zum sogenannten Thromboseprophyaxestrumpf. Phlebol Proktol 7 : 188

8 Therapie venöser Thrombosen

8.1 Antikoagulanzienbehandlung

M. Fischer

Die Behandlung thromboembolischer Erkrankungen mit Antikoagulanzien (AK) ist in der Literatur sehr umfangreich besprochen worden [1, 2, 6, 8, 10]. Aber trotz einer nun mehr als 30jährigen experimentellen und klinischen Erfahrung sind Indikationen, Substanzen, Dosierung und Therapiekontrolle der AK nicht einheitlich. Im folgenden soll ein praktisches Konzept der AK-Therapie bei thromboembolischen Erkrankungen des venösen Gefäßsystems dargestellt werden.

8.1.1 Therapeutisches Ziel der AK-Therapie

Das Ziel einer optimalen Behandlung venöser Thrombosen besteht einerseits darin, den thromboembolischen Vorgang zu unterbrechen und den Gefäßverschluß zu beseitigen, um die Zirkulation in dem betroffenen Gefäßbereich wieder zu normalisieren; andererseits soll die Ursache der Thrombose erkannt und behandelt werden. In der Praxis heißt das, daß im Rahmen einer interdisziplinären Zusammenarbeit die Entscheidung für ein konservatives oder angiologisch-operatives Vorgehen für jeden Patienten individuell gefunden werden muß (Tabelle 8.1.). Die Antikoagulanzien stellen nur einen Teil der Behandlungsmöglichkeiten dar und dienen vor allem nur der Prophylaxe weiterer thromboembolischer Ereignisse.

Tabelle 8.1. Therapeutisches Konzept bei tiefen Venenthrombosen

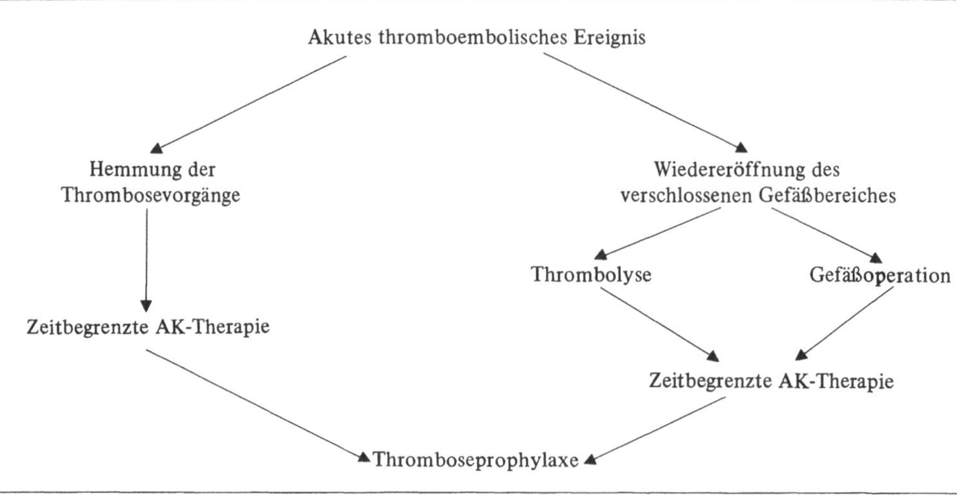

8.1.2 Indikationen und Kontraindikationen der AK-Therapie

Vor Beginn der AK-Therapie hat eine genaue Untersuchung und Indikationsstellung zu erfolgen. Bei der Diagnostik der tiefen Venenthrombosen (TVT) ist die klinische Symptomatik unzuverlässig. Neben der Phlebographie als sicherstes Verfahren zum Nachweis und zur Dokumentation eines thromboembolischen Geschehens stehen als nicht invasive Methoden der ^{125}J-Fibrinogentest, das Doppler-Ultraschallverfahren, die Impedanzplethysmographie und die Thermographie zur Verfügung. Je nach Befundergebnissen und Gesamtzustand des Patienten wird das therapeutische Vorgehen bestimmt (Tabelle 8.2). Wesentlich für die Einleitung einer AK-Therapie ist die Berücksichtigung eventueller Kontraindikationen (KI) [1, 3, 6].

Tabelle 8.2. Diagnostik der tiefen Venenthrombosen (TVT)

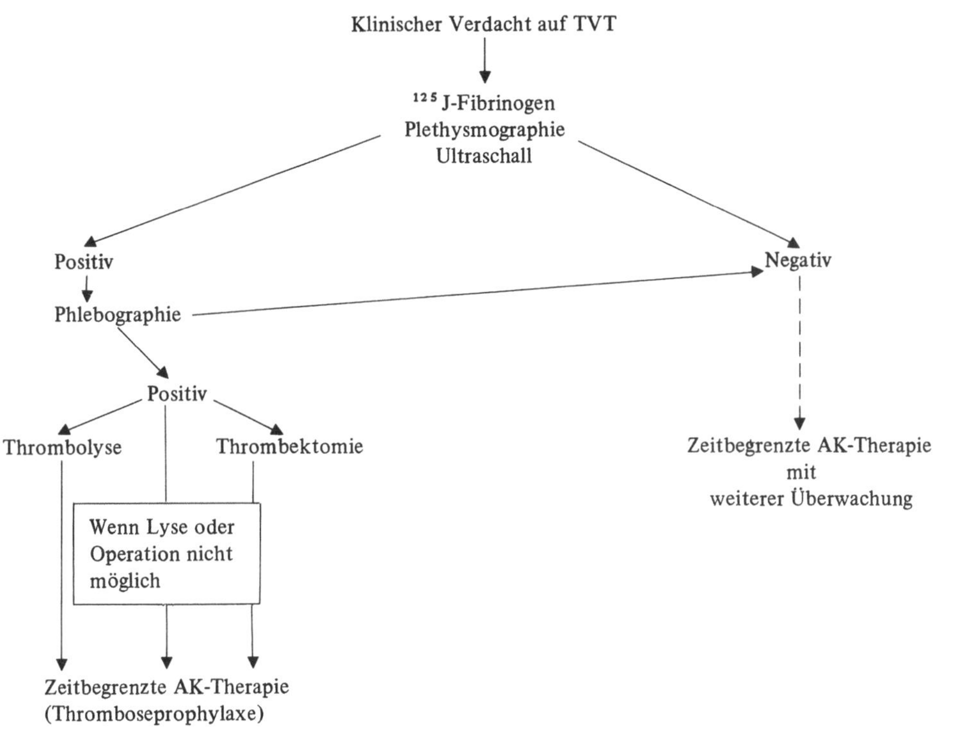

Diese lassen sich insoweit zusammenfassen, als alle AK dort kontrainziert sind, wo durch andere Erkrankungen oder therapeutische Eingriffe Blutungen oder eine Blutungsgefährdung möglich ist (Tabelle 8.3.). Nach genauer Diagnostik und Abwägung eventueller KI ist nun die Dringlichkeit der Indikation für eine AK-Therapie zu prüfen (Tabelle 8.4). Dabei stellt die AK-Therapie vor allem eine prophylaktische Maßnahme dar, damit sich das thromboembolische Geschehen nicht weiter ausdehnt bzw. nicht wiederholt. Auf die oberflächlichen Venenthrombosen und deren Behandlung soll hier nicht näher eingegangen werden. Im allgemeinen sind diese keine Indikation für eine AK-Therapie; Antiphlogistika und physikalische Maßnahmen sind hier indiziert.

Tabelle 8.3. Wesentliche Kontraindikationen (KI) der AK-Therapie

1. Angeborene und erworbene Gerinnungsstörungen (mit Ausnahme der Verbrauchskoagulopathie)
2. Ulzerationen und Polypen im Magen-Darm-Trakt (mit oder ohne begleitende Blutungen)
3. Ulzerationen und Polypen im Urogenitaltrakt (mit oder ohne begleitende Blutungen)
4. Hypertension (diastol. Wert > 110 mm Hg = > 15 KPa)
5. Retinopathie mit Fundusblutungen
6. Endocarditis lenta
7. Schwere Niereninsuffizienz
8. Schwere Leberinsuffizienz (KI speziell gegen Cumarin)
9. Gravidität (KI absolut gegen Cumarin)
10. Traumen und/oder chirurgische Eingriffe am Zentralnervensystem inkl. Auge
11. Chronischer Alkoholismus
12. Nach Leber- und Milzpunktionen
13. Mangelnde Intelligenz und Verläßlichkeit des Patienten

Tabelle 8.4. Indikationen der AK-Therapie bei thromboembolischen Ereignissen des venösen Systems

Cumarin- und Indandionderivate	Behandlungsdauer
1. Akute tiefe Venenthrombose der oberen oder unteren Extremitäten – Phlegmasia alba dolens	3 – 6 Monate
2. Akute Massenvenenthrombose – Phlegmasia coerulea dolens	12 Monate
3. Chronisch rezidivierende Venenthrombose – Thrombophilie	Dauerbehandlung
4. Akute oder chronisch rezidivierende Thrombosen großer Körpervenen (evtl. st.p. Kavaschirm)	Dauerbehandlung
5. Thrombophlebitis migrans	Dauerbehandlung
6. Lungenembolie	12 Monate (bei Rezidiven evt. Dauerbehandlung)
7. Nach venöser Thrombektomie	12 Monate
8. Nach Thrombolyse	12 Monate
Heparin	**Behandlungsdauer**
1. Als initiale Therapie obiger Indikationen zur Überbrückung	4 – 8 Tage
2. Verbrauchskoagulopathie 3. Sinus-cavernosus-Thrombose	Zeit der akuten Krankheitsdauer
4. Corpora-cavernosa-Thrombose	7 – 14 Tage
5. Prä-, per- und postoperative bzw. partale Thromboseprophylaxe	Über die Zeit der Mobilisation hinaus Zeit der akuten Krankheitsdauer
6. Thrombosen im venösen Gefäßbereich der Milz, der Pfortader, des Mesenteriums und des Auges sind nur bedingt eine Indikation für Heparin	

8.1.3 Prinzip der gerinnungshemmenden Therapie mit Antikoagulanzien

Zur vorübergehenden Hemmung der Blutgerinnung stehen heute drei große Gruppen von Substanzen für die Praxis zur Verfügung:

1. Direkt wirkende Antikoagulanzien: Heparin und Heparinoide.
2. Indirekt wirkende Antikoagulanzien: Cumarin- und Indandionderivate.
3. Thrombozytenaggregationshemmer: Salizylsäurederivate, Sulfinpyrazone und Dipyridamole, Dextrane.

8.1.3.1 Direkt wirkende Antikoagulanzien

Diese Substanzen zeichnen sich durch einen prompten Wirkungseintritt der Gerinnungshemmung und die gute Steuerbarkeit der Wirkung aus [1, 3, 4, 5].

Heparin, ein Mukopolysaccharid-Polysulfonsäureester, wird aus Geweben verschiedener Tierarten industriell gewonnen. Die Aktivität einer „Internationalen Einheit" (1 I.E.) Heparin entspricht der Aktivität von 1/130 mg Standardheparin 1942 von Nat. Inst. of Med. Research in London; eine U.S. Pharmacopoe-Einheit (1 USP.E) entspricht 1/100 mg des Standardheparins. Die biologische Wirkung der Heparine von verschiedenen Spezies und unterschiedlichen Organen weist Differenzen auf. Natrium-, Kalzium- oder Magnesiumsalze des Heparins sind in ihrer Wirkung kaum verschieden. Die antikoagulatorische Wirkung von Heparin ist an den im menschlichen Plasma vorkommenden Heparinkofaktor gebunden, welcher mit Antithrombin III weitgehend identisch ist. Heparin und Heparinkofaktor bilden einen Komplex, welcher die eigentliche Antithrombinwirkung von Heparin hat, d.h. dieser Komplex inaktiviert freies Thrombin. Außerdem wird Faktor Xa durch kleine Mengen von Heparin-Heparinkofaktor-Komplex neutralisiert. Auch die Thrombozytenaggregation wird durch Heparin beeinflußt.

Heparin wirkt nur, wenn es subkutan, intravenös oder intramuskulär (cave Hämatombildung) verabreicht wird; orale Gaben sind wirkungslos.

Heparin wird einerseits im Harn unverändert ausgeschieden, andererseits durch Heparinasen abgebaut. Der Plättchenfaktor 4 inaktiviert kleine Mengen Heparin. Uroheparin hat ca. 1/3 der ursprünglichen Heparinaktivität, so daß im Zusammenhang mit urologischen Operationen und hochdosierter Heparintherapie auch dadurch an eine Blutungsmöglichkeit gedacht werden soll.

Die Heparinoide stellen chemisch dem Heparin ähnliche Substanzen dar und sind synthetisch hergestellte Polysaccharide, Polyuronide oder transformierte pflanzliche Mukopolysaccharide. Die Wirkung der Heparinoide auf die Blutgerinnung entspricht weitgehend der des Heparins, allerdings ist die Aktivität z.T. geringer, die Toxizität und Frequenz der Nebenwirkungen doch wesentlich größer.

8.1.3.2 Indirekt wirkende Antikoagulanzien

Die Cumarine kommen in zahlreichen Pflanzen vor. Ausgehend vom 4-Hydroxy-Cumarin werden entweder Derivate der Dicumarole (Dicumarol, Tromexan, Pelentan) oder Derivate der Monocumarole (Marcumar, Coumadin, Warfarin, Sintrom) praktisch verwendet [1, 3, 6].

Die Applikation ist vorwiegend oral, doch können Marcumar und Warfarin auch intravenös verabreicht werden. Die meisten Monocumarole haben eine hohe Eiweißbildung, daher ist die Verweildauer im Plasma lang.

Die Dicumarole haben aufgrund der geringen Plasmaeiweißbindung eine kürzere Verweildauer und damit auch einen kürzeren gerinnungshemmenden Effekt.

Die Cumarinderivate wirken auf das plasmatische Gerinnungssystem. In der Leber wird die Synthese der Gerinnungsfaktoren II, VII, IX, und X gehemmt, wobei sich entsprechend der biologischen Halbwertszeit der Faktor VII am schnellsten (24 – 36 h) und Faktor II am langsamsten (36 – 72 h) reduziert. Durch Cumarinderivate wird für die Gerinnungsfaktoren notwendige Vitamin K kompetitiv gehemmt; es treten metabolische Vorstufen der Faktoren II, VII, IX und X, die sog. PIVKA-Faktoren (*p*rotein *i*nduced by *vitamin K a*bsence), auf. Die plasmatische Gerinnungsfähigkeit des Blutes unter AK-Therapie hängt von dem

Gerinnungsfaktor mit der geringsten Aktivität ab und ist damit für das Resultat der Gerinnungskontrolle maßgebend. Für eine Dauertherapie mit oralen AK ist es günstig, möglichst lange eine kontinuierliche Wirkung zu erreichen, daher haben die langwirkenden Cumarinderivate den Vorzug.

Die Indandione sind chemisch dem Cumarin ähnlich. Die Wirkung auf die Blutgerinnung ist gleich, allerdings ist der Wirkungseintritt schneller. Bei Indandionen kommt es häufiger zu Nebenerscheinungen wie Gefäßerweiterung, Exanthem, Haarausfall u.a., so daß diese Präparate in vielen Ländern nicht mehr im Handel sind.

8.1.4. Dosierung der Antikoagulanzien

8.1.4.1. Behandlung mit Heparin [1, 5, 7, 9, 10, 12]

Heparin ist das Mittel der Wahl die Blutgerinnung sofort zu hemmen; die Applikation kann intravenös als Dauerinfusion, intravenös intermittierend oder subkutan erfolgen. Die intravenöse Dauerinfusion hat den sichersten Effekt, ist leicht steuerbar und eignet sich besonders in Fällen von akuten thromboembolischen Ereignissen, wo eine sofortige Wirkung optimal erreicht werden soll. Mit Dauertropf oder Perfusor werden 10–20 USP.E Heparin/kg/h (20–30 000 USP. E pro Tag) in 5% Lävulose oder isotoner Kochsalzlösung verabreicht, wobei 5000 USP.E Heparin als Bolus vor Beginn der Infusion gegeben werden sollen. Die Heparinwirkung setzt sofort ein. Die intravenöse Low-dose-Heparintherapie, d.h. 3–6 USP.E Heparin/kg/h, ist besonders bei Patienten unmittelbar nach Operationen, schweren Unfällen oder Geburten zu empfehlen, wo aufgrund der lokalen Situation eine erhöhte Blutungsgefahr besteht. Es empfiehlt sich, während der Dauerinfusion die Thrombinzeit zu kontrollieren, da die benötigte Heparindosis von Patient zu Patient variiert. Der therapeutische Bereich liegt bei einer 2- bis 3fachen Verlängerung der Normalzeit.

Die intravenöse intermittierende Gabe von Heparin ist eine Alternative zur Infusionsbehandlung. In 4- bis 6stündigen Intervallen werden 75 – 125 USP.E Heparin/kg KG/Gabe (20 – 30 000 USP.E pro Tag) verabreicht.

Auch hierbei setzt die Heparinwirkung sofort ein. Das Intervall zwischen den Einzelgaben soll nicht länger als 6 h betragen, da nach einer anfänglich maximalen Gerinnungshemmung gegen Ende der 6-h-Periode fast keine Heparinwirkung mehr festzustellen ist. Die Steuerung ist nicht so gut wie bei der Infusionstechnik. Um Blutungszwischenfälle zu vermeiden, sind tägliche Kontrollen angezeigt.

Die intermittierende subkutane Gabe von Heparin wird vorzugsweise in der Thromboembolieprophylaxe und zur Einleitung einer Dauerbehandlung mit oralen AK verwendet. In 6- bis 12stündigen Intervallen werden 75 – 150 USP.E Heparin/kg KG subkutan gegeben. Die Heparinwirkung setzt ca. 1 h nach Applikation ein. Seit kurzer Zeit sind Einmalinjektionsspritzen zu 5 000 USP.E oder zu 10 000 USP.E Heparin verfügbar und erleichtern die Dosierung und Therapie. Diese Anwendungsart eignet sich auch für eine subkutane Langzeittherapie, vor allem bei solchen Patienten, welche eine Resistenz gegen orale AK besitzen und wegen rezidivierender thromboembolischer Ereignisse eine AK-Therapie benötigen. Bei entsprechenden Kontrollen kann diese über Monate und Jahre fortgeführt werden.

Die intermittierende subkutane Low-dose-Heparintherapie wird besonders in der postoperativen Thromboseprophylaxe angewandt. 2 – 4 h vor der Operation oder Geburt werden

5 000 USP.E Heparin s.c. verabreicht; 6 – 8 h nach der Operation oder Geburt und dann 8stündlich – werden bis über die vollständige Mobilisation des Patienten hinaus – 5 000 USP.E s.c. weitergegeben.

Blutungszwischenfälle sind bei dieser Dosierung nicht zu erwarten. Vor intramuskulären Gaben von Heparin sei gewarnt, da es zu ausgedehnten Hämatomen kommen kann.

Antagonisten von Heparin. Protaminsulfat und Protaminchlorid sind Substanzen, welche Heparin inaktivieren. Etwa 1 mg Heparin (= 100 USP.E Heparin) werden von 1,2–1,5 mg Protaminsulfat oder Protaminchlorid inaktiviert. Aufgrund der Heparindosis kann die erforderliche Protaminmenge errechnet werden. Die Wirkung setzt sofort ein. Bei einer s.c. Heparintherapie ist es empfehlenswert, nach 2–4–6 h nochmals ca. 1/2–1/3 der errechneten Protaminmenge i.v. zu geben. Gelegentlich kann es bei Patienten nach extrakorporaler Zirkulation, im Rahmen einer Aktivierung der Fibrinolyse, zu einem Heparinreboundeffekt kommen; eine Gabe von ca. 50% der primär errechneten Protamindosis reicht im allgemeinen zur Neutralisierung aus.

Kontrollen der Heparintherapie. Zur Kontrolle der Heparintherapie können die Blutgerinnungszeit, die Thrombinzeit und die partielle Thromboplastinzeit herangezogen werden; in der Praxis wird nur eine der beiden letztgenannten verwendet. Bei der Heparininfusionstherapie wird eine Verlängerung der Koagulationszeiten um das 2- bis 3-fache der Norm angestrebt; bei der intermittierenden i.v. oder s.c. Gabe ist am Ende des Applikationsintervalls meist keine wesentliche Verlängerung der Koagulationszeiten festzustellen. Die amidolytischen Methoden zur Heparinkonzentrationsbestimmung im Plasma werden vielleicht in der Zukunft neue therapeutische Aspekte liefern; z.Z. sind diese Methoden noch im Entwicklungsstadium.

Nebenerscheinungen und Komplikationen der Heparintherapie. Bei ca. 10% der mit Heparin behandelten Patienten kommt es zu Blutungen. Selten treten anaphylaktische Reaktionen, wie Haarausfall, Urtikaria, Gefäßkrisen und Parästhesien, auf.

8.1.4.2. Behandlung mit Cumarin und Indandionderivaten [1, 2, 6, 9, 11, 12]

Die wichtigsten in der Praxis verwendeten oralen AK sind in Tabelle 8.5 zusammengestellt. Diese Präparate werden fast ausschließlich oral verabreicht, lediglich Marcumar und Warferin sind auch i.v. applizierbar. Je nach Art der Substanz und Dosierung kommt es 2–5 Tage nach Therapiebeginn zu der gewünschten Beeinflußung der plasmatischen Blutgerinnung. Aus Tabelle 8.5 sind die durchschnittliche Initialdosis und Erhaltungsdosis der einzelnen Präparate beim Erwachsenen zu ersehen. Um eine gleichmäßige Einstellung zu erreichen, sollen die kurzwirkenden AK 2- bis 3mal täglich, die langwirkenden AK jedoch nur einmal täglich eingenommen werden. Die Dosierung richtet sich streng nach den regelmäßigen Kontrollen.

Bei der Behandlung akuter thromboembolischer Ereignisse wird eine kombinierte AK-Therapie mit Heparin und Cumarinderivaten von Vorteil sein. Die Heparintherapie hat den Zweck, die beginnende Therapie mit oralen AK, welche eine Latenzzeit von 48 – 96 h hat, zu überbrücken. In den ersten 3 – 6 Tagen ist Heparin gleichzeitig zum Cumarinderivat zu geben. Die Dosierung und Dauer der kombinierten AK-Therapie richtet sich nach den Kontrollen der Gerinnung und dem klinischen Zustand des Patienten. Die oralen AK stellen das Mittel der Wahl für eine länger dauernde gerinnungshemmende Therapie dar.

Tabelle 8.5. Cumarin- und Phenylindandionderivate (nach Fischer [3])

Chemische Bezeichnung (Synonyma)	Durchschnittliche Dosis oral in mg			Therapeutische Wirkung erreicht (in Tagen)	Wirkungsdauer nach Absetzen (in Tagen)
	1. Tag	2. Tag	ff. Tage		
3-(1-phenylpropyl)-4-hydroxycumarin (Marcoumar, Liquamar)	12– 18	6– 9	0,75– 6	2–4	5–10
3-(α-phenyl-β-acetyläthyl)-4-hydroxycumarin (Coumadin, Warfarin, Athrombin)	25– 40	10– 15	5 – 15	2–3	4– 8
3-(α-(4'-Nitrophenyl)-β-acetyläthyl)-4-hydroxycumarin (Sintrom)	16– 24	8– 12	2 – 10	2–3	3– 6
Bis-(4-hydroxycumarinyl-3)-methan (Dicumarol, Dicuman)	150–400	75–200	25 –150	2–3	4– 8
Bis-(4-hydroxycumarinyl-3)essigsäureäthylester (Tromexan, Pelentan)*)	600–900	150–300	150 –450	1–2	2– 3
2-Phenyl-indandion-(1,3) (Phenindan, Danilone, Dindevan, Hedulin)*)	100–250	25– 75	12,5 – 75	1–2	2– 3
2-(4'-Chlorphenyl)-indandion-(1,3) (Indalitan)	12– 20	6– 12	2 – 8	2–3	4– 8
2-(4'-Methoxyphenyl)-indandion-(1,3) (Anisindion, Miradon)	200–400	150–300	25 –200	2–3	3– 6
2-(diphenyl-acetyl)-indandion-(1,3) (Dipaxin, Thrombodin)	30– 50	10– 20	2,5 – 10	2–3	5–10

Obige Dosierungen sind als einmalige Dosis pro Tag angegeben
*) Diese Präparate sind kurzfristig wirkende Antikoagulanzien und sollen in fraktionierten Dosen 2mal tgl. eingenommen werden

In Tabelle 8.4 sind allgemeine Hinweise für die Therapiedauer gegeben. Letztlich muß der Arzt bei jedem Patienten individuell die Dauer einer AK bestimmen. Soll die Therapie mit oralen AK beendet werden, so empfiehlt es sich, ein langsames Ausschleichen der AK durch stufenweisen Abbau der Erhaltungsdosis vorzunehmen; 7 – 14 Tage nach Beendigung der AK-Therapie kann mit einer Normalisierung der Blutgerinnung gerechnet werden.

Kontrollen der oralen AK-Therapie. Von Beginn an muß die Therapie mit Cumarin- und Indandionderivaten regelmäßig kontrolliert werden. Dazu eignen sich die verschiedenen Methoden der Thromboplastinzeit oder der Thrombotest. Aufgrund der heute zur Verfügung stehenden Reagenzien und der Möglichkeit genauer Kontrollen von Präzision und Richtigkeit ist die Überwachung einer AK-Therapie nicht schwierig. Bei Verwendung der einfachen Methoden der Thromboplastinzeit liegt der therapeutische Bereich zwischen 18–28% der Norm, und bei Thrombotest zwischen 5–15%. Während zu Therapiebeginn tägliche Kontrollen sinnvoll sind, genügt es, bei einer Dauertherapie die Kontrollen in 3- bis 4-wöchigen Intervallen durchzuführen. Die Patienten erhalten einen Therapiepaß mit Verhaltensvorschriften.

Nebenwirkungen und Komplikationen der oralen AK-Therapie. An erster Stelle stehen auch bei dieser Gruppe von AK die Blutungen. Allerdings sind die Ursachen nicht immer in einer

Tabelle 8.6. AK-Interaktion mit Medikamenten [1, 3]

Blutungsgefährdung	*Thrombosegefährdung*
Phenylbutazon und Kombinationen	Vitamin-K-Präparate und Kombinationen
Salizylate und Kombinationen	Barbiturate und Kombinationen, Doriden
Pyrazolonderivate	Laxanzien
Immunosuppressiva	Thiourazile
Steroide und androgene Hormone	Digitalis
Clofibrat und Derivate	Purinderivate
Sulfonamide und Kombinationen	Diuretika
Breitbandantibiotika	NNR-Steroide
Thyreoideapräparate	Östrogene
Phenothiazine	Ganglienblocker
Äthanol	Neuroleptika
u.a.	Cholestyramin
	Ovulationshemmer
	u.a.

Überdosierung der AK zu suchen, sondern u.U. auch auf eine Interaktion mit anderen Medikamenten zurückzuführen (Tabelle 8.6).

Eine Verringerung der AK-Toleranz führt zu Blutungen. Andererseits kann durch Erhöhung der AK-Toleranz ein Anstieg der Prozentwerte der Gerinnungszeit festgestellt werden; dies weist auf einen Zustand des ungenügenden Thromboseschutzes hin. Daher ist bei einer Therapie mit oralen AK genau auf die Begleittherapie zu achten.

Bei Blutungen ist die Therapie mit oralen AK unverzüglich zu unterbrechen, eine Kontrolle der Blutgerinnung vorzunehmen und eine lokale und allgemeine hämostyptische Therapie einzuleiten. Während man mit Vitamin K erst nach 8 – 24 h eine Normalisierung der Blutgerinnung erreichen kann, gelingt dies sofort mit der i.v. Gabe von Prothrombinkomplexkonzentraten. In seltenen Fällen treten vorwiegend bei Frauen vor der Menopause in den ersten Tagen einer oralen AK-Therapie Hautnekrosen auf. Gelegentlich kommt es zu Haarausfall, Dermatitis und Urtikaria. Ein Wechsel oder ein Absetzen des Präparates ist angezeigt.

Die Therapie mit oralen AK ist natürlich für jeden Patienten eine gewisse Belastung, da bei einer guten therapeutischen Einstellung die Blutgerinnung deutlich beeinflußt wird. Kommt es während einer Dauerbehandlung mit AK zu einem Unfall oder zur Notwendigkeit einer dringlichen Operation, so ist eine Umstellung auf Heparin unter gleichzeitiger Substitution mit Prothrombinkomplexpräparaten die Therapie der Wahl.

Thromboembolische Ereignisse während einer Schwangerschaft sind nur mit Heparin als AK zu behandeln.

Treten im Laufe einer Dauerbehandlung mit oralen AK eine Hypertension, Hepatitis, Ulkus im Interstinaltrakt u.a. auf, so ist die Beendigung der Therapie notwendig. Nach Behandlung der Grundkrankheit soll die Indikation einer AK-Therapie neu überlegt werden.

Literatur

1. Deutsch E (1971) Klinische Anwendung der Antikoagulantien. In: Markwardt F (Hrsg) Handbuch der experimentellen Pharmakologie, Springer, Berlin Heidelberg New York, S 301, Bd 27
2. Fischer M (1970) Therapie mit Antikoagulantien. Med Welt 21:534, 620
3. Fischer M (1976) Pharmakotherapie der Gerinnungsstörungen. In: Kümmerle HP, Garett RE, Spitzky KH, (Hrsg) Klinische Pharmakologie und Pharmakotherapie. Urban & Schwarzenberg, München Berlin Wien, S 917
4. Gastpar H (1965) Physiologische Bedeutung und pharmakologische Wirkung des Heparins. Schattauer, Stuttgart New York
5. Giacommetti N, Chervet D, Bouvier A (1975) Effets sur la coagulabilite sanguine de trois types differents d'heparine, pour administration s.c. Schweiz Apoth Ztg 113
6. Jaenecke J (1976) Antikoagulantien und Fibrinolyse. Thieme, Stuttgart
7. Kakkar VV, Field ES, Nicolaides AN, Flute PT, Wessler S, YIN ET (1971) Low doses of heparin in the prevention of deep vein thrombosis. Lancet 2:669
8. Marx R, Thies HA (1976) Thrombophilie. Schattauer, Stuttgart New York
9. Marx R, Thies HA (1977) Klinische und ambulante Anwendung klassischer Antikoagulantien. Schattauer, Stuttgart New York
10. Morris GK, Mitchell JRA (1978) Clinical management of venous thromboembolism. Brit Med Bull 34:169
11. Neuhaus K, Duckert F (1976) Blutgerinnung und Antikoagulation: Aktuelle Probleme für Klinik und Praxis. Schattauer, Stuttgart New York
12. Nicolaides AN (1975) Thromboembolism, aetiology, advances in prevention and management. MTP, Lancaster

8.2 Thrombolysetherapie venöser Thrombosen

R. Schmutzler

Der akuten oder subakuten tiefen Thrombophlebitis vor allem von Bein- und Beckenvenen können zwei gravierende Komplikationen folgen: Die Lungenembolie als gefürchtete Frühkomplikation sowie die chronisch-venöse **Insuffizienz** als Spätkomplikation und therapeutische Crux.

Nach May [21] und Netzer [22] kommt es im Verlauf von Monaten und Jahren in 35% der tiefen Beinvenenhtrombosen zu vollständiger, in 55% zu unvollständiger Rekanalisation. Die Venenklappen werden dabei zerstört. Durch Querschnittverengung und Widerstanderhöhung bleibt der Rückfluß im allgemeinen gedrosselt.

Es ist verständlich, daß primär eine Kausaltherapie anzustreben, besser: zu fordern ist, d.h. nur aktive Maßnahmen, die auf rasche Beseitigung des akuten venösen Strömungshindernisses abzielen, wie die Thrombektomie und die Thrombolyse, werden das Auftreten eines ausgeprägten postthrombotischen Syndroms bzw. der chronisch-venösen Insuffizienz vermeiden oder wesentlich verringern können; der Lungenembolie wird damit das Substrat genommen.

Nach Kwaan und Astrup [13] wird in thrombosierten Venen aus dem Intimaendothel ein wandständiger Aktivator freigesetzt, der lokal eine fibrinolytische Aktivität entstehen läßt.

Sie reicht im allgemeinen jedoch nicht aus, um größere Verschlußstrecken rasch, d.h. innerhalb weniger Tage zu eröffnen. Dies gelingt nach bisheriger Erfahrung nur durch exogene Zufuhr eines kräftigen Aktivators (Lysokinase).

Von diesen hatte die Streptokinase (SK) bisher die größte klinische Bedeutung. In neuerer Zeit gewinnt auch die Urokinase (UK) zunehmend an therapeutischem Interesse. Nach entsprechenden synthetischen Stoffen ist man weiter auf der Suche [11].

8.2.1 Biochemismus

Die wirksame Substanz des im Organismus präformierten fibrinolytischen Systems ist das Plasmin oder Fibrinolysin. Als relativ unspezifische Protease spaltet es Fibrin, kann aber auch andere Gerinnungsproteine wie Fibrinogen, Faktor V und VIII und einige Komponenten des Komplements angreifen. Das Plasmin befindet sich im Blutplasma in einer inaktiven Vorstufe als Plasminogen, wovon es mehrere Formen gibt. Durch einen Aktivator wird Lys-Plasminogen als enzymatisch modifizierte Form schneller in Plasmin umgewandelt als das native Glu-Plasminogen [37].

Aktivatoren wurden im Plasma, in verschiedenen Körperflüssigkeiten, in den Blutzellen und in den meisten Geweben nachgewiesen. Der bekannteste der homologen, direkten Plasminogenaktivatoren ist die aus menschlichem Urin gewonnene Urokinase, die bereits 1965 von Lesuk et al. [15] isoliert, kristallisiert und charakterisiert wurde. Sie ist ein Betaglobulin mit dem Molekulargewicht (MG) von 54 000 Daltons, das durch limitierte Proteolyse in ein voll wirksames, niedermolekulares Derivat von 36 000 umgewandelt werden kann. Die Aktivierung von Plasminogen durch UK ist bei niedriger Plasminogenkonzentration eine Relation erster Ordnung.

Im Gegensatz dazu ist die SK keine Protease. Bei der Wechselwirkung mit Plasminogen, die über die Bildung eines Komplexes führt (s.u.), entsteht jedoch eine Protease mit den Eigenschaften und der Spezifität der endogenen Aktivatoren (Abb. 8.1).

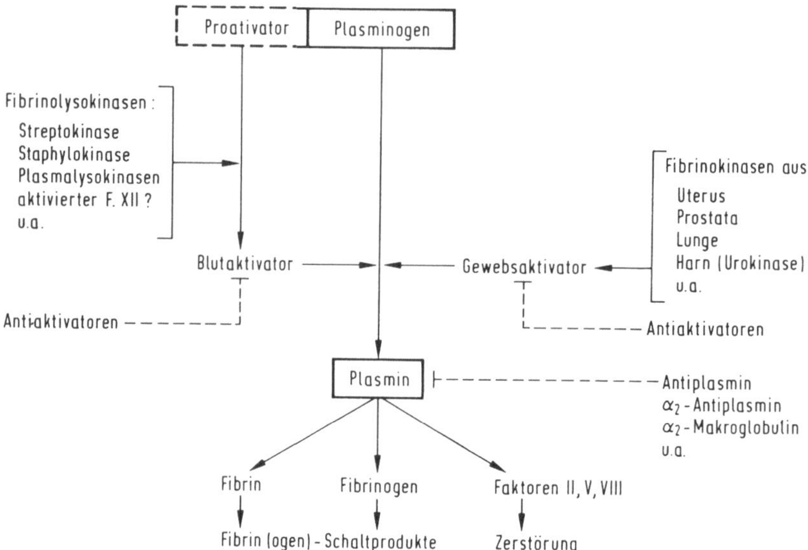

Abb. 8.1. Schema der direkten und indirekten Plasminogenaktivierung durch UK und SK. (Nach Landbeck 1973 [14])

Nach den Vorstellungen von Schwick und Heimburger [33] besitzt das Plasminogenmolekül eine bipolare Funktion: es hat die Eigenschaften sowohl eines Proaktivators als auch eines Proenzyms der Fibrinolyse. Die Plasminogenaktivierung ist die Voraussetzung für die Entstehung einer fibrinolytischen Aktivität. Äquimolare Mengen von SK führen zu einer Komplexbildung mit dem Proaktivatorplasminogenmolekül. Das einmal entstandene Aktivatormolekül verwandelt dann weitere, noch nicht mit SK besetzte Plasminogenmoleküle in Plasmin (Abb. 8.2).

Je nach Quantität der SK-Zufuhr überwiegt die Plasmin- oder Aktivatorbildung. Relativ niedrige Dosen von SK führen zur Bildung von geringen Mengen Aktivator, der aber die noch vorhandenen großen Mengen von Plasminogenmolekülen in viel Plasmin überführt. Hohe Dosen von SK lassen viel Aktivator und relativ wenig Plasmin entstehen, da die meisten Plasminogenmoleküle durch Streptokinase bereits besetzt und in Aktivator umgewandelt wurden.

Das zirkulierende Plasmin wird durch physiologische Proteaseinhibitoren als Antiplasmin reversibel gebunden. Dabei entfalten Sofortinhibitoren, wie Alpha-2-Antiplasmin und Alpha-2-Makroglobulin sowie Progressivinhibitoren, wie Alpha-1-Antitrypsin und Antithrombin III ihre Wirkung.

In Thrombusnähe wird Plasmin (MG 87 000) durch seine große Affinität zu Fibrin aus dem Antiplasminkomplex freigesetzt und kann das Thrombusoberflächenfibrin andauen (Exothrombolyse).

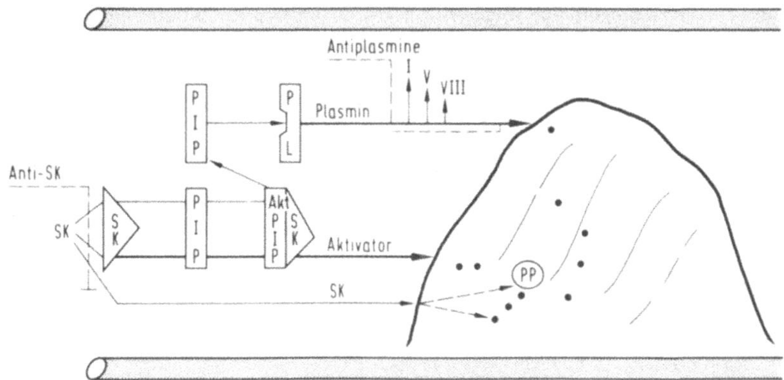

Abb. 8.2. Intravasale Plasminogenaktivierung und Thrombolyse durch SK

Der Aktivatorkomplex mit einem MG von ca. 130 000 – selbst nicht proteolytisch wirksam und auch nicht von Antiplasminen neutralisiert – wird ungehindert von der Thrombusoberfläche adsorbiert und vermag dort das im Fibrin haftende Plasminogen im Plasmin umzuwandeln und durch Randdiffusion eine Exothrombolyse herbeizuführen. Eine Diffusion des Aktivatorkomplexes in die Tiefe des Thrombus wurde früher von verschiedenen Autoren angenommen, bisher aber noch nicht eindeutig beweisen.

Überschießende, ungebundene SK mit einem MG von 47 000 aktiviert nicht nur das Thrombusoberflächenplasminogen, sondern diffundiert auch – wie radioaktive Untersuchungen von Gross et al. 1968 [6] gezeigt haben – in das Thrombusinnere und führt neben der exogenen zu einer endogenen, besonders effektvollen Thrombolyse.

Unter Berücksichtigung der lokalen Einwirkung von SK, Aktivator und Plasmin am Thrombus kann die Thrombolyse als eine kombinierte Exo-Endo-Lyse aufgefaßt werden [29, 30]. Dasselbe dürfte für den durch Urokinase induzierten Lysevorgang gelten.

8.2.2 Praktische Durchführung

Der SK-Spiegel muß bei einer Thrombolysetherapie stets über dem Hemmstoffgehalt liegen. Somit variiert die Initialdosis mit dem Anti-SK-Titer des Patienten. Aus diesem Grunde erschien es notwendig, jene Dosis, welche die Anti-SK neutralisiert und eine Fibrinolyse hervorruft, vorher in vitro festzulegen. Aufgrund vorangegangener Untersuchungen wurde empirisch eine SK-Initialdosis definiert als diejenige Menge SK, die in vitro ein durch Thrombin oder Kalzium erzeugtes Eigenblut- bzw. Eigenplasmagerinnsel nach dem Modus der Endolyse in 10 min zur Auflösung bringt. Diese auf das Gesamtplasma- oder Gesamtblutvolumen umgerechnete Initialdosis wird innerhalb von 20 – 30 min intravenös verabreicht.

Im Durchschnitt sind es ca. 200 000 Einheiten SK. Die Erhaltungsdosis wird mit 2/3–1/2 der Initialdosis pro h als Dauertropfinfusion in 5%iger Lävulose fortgesetzt.

Aufgrund zahlreicher angiographisch kontrollierter Thrombolysen erwies sich dieser Dosierungsplan als effektiv.

Der Anti-SK-Titer einer Population schwankt infolge latent oder manifest durchgemachter Streptokokkeninfekte individuell innerhalb einer Zehnerpotenz. Diese Tatsache erschwert in mancher Hinsicht die angestrebte Durchführung eines schematischen, für alle Patienten gleichen und somit vereinfachten Dosierungsplanes. Anhand größerer SK-Toleranz-Testserien läßt sich vorausberechnen, wieviele Einheiten SK notwendig wären, um bei einem Patientengut in 80%, 90% oder 98% eine fibrinolytische Aktivität zu erzeugen (Abb. 8.3).

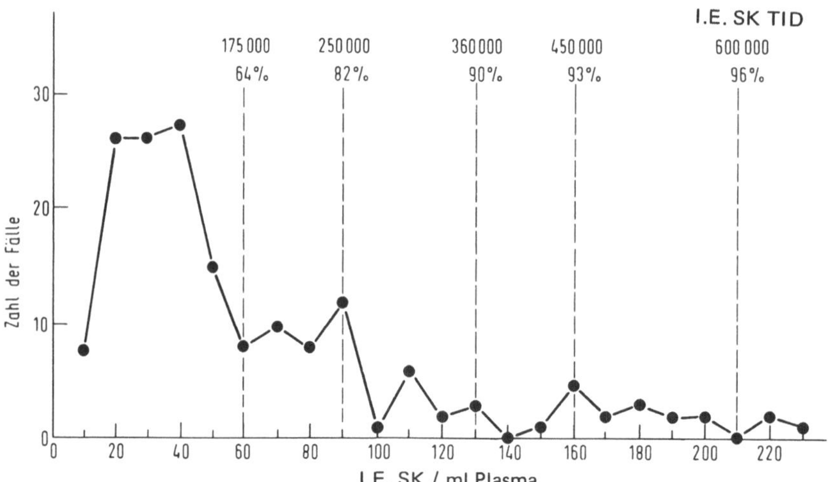

Abb. 8.3. Prozentuale Verteilung von SK-Toleranz und SK-Initialdosis bei 170 untersuchten Patienten

Bei 170 von uns untersuchten Fällen (1962–1966, Med.-Univ.-Klinik, Basel) mit einer durchschnittlichen SK-Toleranz von 175 000 E. würden mit einer blinden Initialdosis (ID) z.B. von 250 000 E SK 82%, mit 450 000 E 93 % und 600 000 E 98% der Patienten erfaßt.

Die Anti-SK-Titer von Populationen unterliegen offenbar regionalen Unterschieden, zeigen aber insgesamt fallende Tendenz. Im Raum Gießen wurden mit 250 000 E SK 86% erfaßt. Erstaunlich, daß Hirsh et al. [7] im weit entfernteren Melbourne seinerzeit mit 88% zu dem gleichen Anti-SK-Titer gelangte. Im Raum Hannover sind es 94% [24].

1957 mußten von Johnson et al. in den USA zur Erfassung von 82% noch 500 000 E SK verabfolgt werden und 1963 lagen die Angaben von Amery et al. [2] in Belgien nur wenig niedriger. Wir sehen den Grund für den allgemein niedrigeren Durchschnitt des Anti-SK-Titers in der zunehmenden, breiten Anwendung von Antibiotika bei Streptokokken- und anderen Infekten.

Bei akuten, kurzfristigen Thrombolyseversuchen, z.B. bei Herzinfarkten, Lungenembolien, Schock evtl. auch bei akuten peripheren arteriellen Verschlüssen, hat sich ein Dosierungsschema der SK mit initial 250 000 E und 100 000 E/h als Erhaltungsdosis durchaus bewährt, vor allem, wenn die Lysedauer auf 24–48 h befristet ist.

Bei den viel ausgedehnteren venösen Thrombosen im Extremitäten- und Beckenbereich werden SK-Infusionen als relative Langzeitbehandlung von 4–6 Tagen oder noch länger durchgeführt. Da die Strömungsgeschwindigkeit im noch geschlossenen und gestauten Venenbereich herabgesetzt ist und die Wand partiell eröffneter Venen noch Rauhigkeiten aufweist, ist die Möglichkeit der Rethrombosierung während der Lyse durchaus gegeben und größer als in anderen Gefäßbereichen. Deshalb ist die Lyse technisch so durchzuführen, daß ein ausreichender antikoagulatorischer Schutz gewährleistet ist. Aus diesem Grunde plädieren wir speziell als venöse Rethrombosierungsprophylaxe durch eine individuelle, in vitro vorher ausgetestete und den Anti-SK-Titer berücksichtigende SK-Dosierung, um mit Hilfe des hierbei länger anhaltenden antikoagulatorischen Effekts von Fibrin- und Fibrinogenspaltprodukten, genannt Antithrombin VI, die Rethrombosierung während der Lyse zu vermeiden.

Im Zuge der Vereinfachung der praktischen Durchführung der SK-Behandlung wurden verschiedene schematische Dosierungspläne ausprobiert. Dabei hat sich gezeigt, daß man mit einer Initialdosis von 250 000 E SK und einer Erhaltungsdosis von 100 000 E/h, einer individuell austitrierten „Maßlyse" am nächsten kommt. Der Plasminogenspiegel bewegt sich dabei zwischen 2 und 5%. Um eine „Erschöpfung" des plasmatischen Plasminogens [32, 38] zu vermeiden und um die Effektivität der „Aktivatorlyse" möglichst langfristig zu gestalten, wurde von manchen Autoren [10, 16, 41] die intermittierende Verabreichung von SK propagiert, wodurch sich Plasminogen zwar restauriert, jedoch die Kontinuität des SK-Spiegels nachteilig unterbrochen wird. In neuerer Zeit haben Martin und Heimburger [19] konsequenterweise die sog. „Aktivatortherapie" in kontinuierlicher Verabreichung eines equimonalen SK-Plasminogen-Komplexes zur Anwendung gebracht. Der plasmatische Plasminogenspiegel hält sich dabei zwischen 10 und 20%. Nach bisherigen klinischen Resultaten könnte diese Form bei SK-Anwendung die Methode der Zukunft sein.

Bei der Dosierung von Urokinase ist zu berücksichtigen, daß – im Gegensatz zu SK – Plasminogen direkt in Plasmin umgewandelt wird, wobei es zu einer längeren und zwar dosisabhängigen und damit besser steuerbaren Phase der Hyperplasminämie kommt. Die erforderliche Initialdosis von UK ist trotz fehlender Antigenität ähnlich hoch wie bei SK, um den Schwellenwert zu überwinden, der vor dem Eintritt in eine wirksame Fibrinolyse liegt [28]. Die Schwellenwerthöhe wird durch die Proteinaseinhibitoren des Blutes bestimmt.

Bei einer jetzt meist gebrauchten Dosierung von initial 250 000 I.E. und Erhaltungsdosis von 40 – 60 000 I.E./h verläuft die Fibrinolyse etwas weniger aggressiv und hinterläßt einen geringeren plasmatischen Hämostasedefekt als mit SK. Wegen des geringeren Anfalls von Fibrin(ogen)spaltprodukten bedarf die UK-Behandlung einer begleitenden Heparinisierung (Verlängerung der Thrombin- bzw. Reptilasezeit um das 2- bis 3fache).

8.2.3 Laborkontrollen

Vor Lysebeginn sollten die Quick-Zeit, die PTT und die Thrombozytenzahl bekannt sein, um eine hämorrhagische Diathese auszuschließen.

2 – 6 h nach Infusionsbeginn läßt sich durch die technisch einfache Bestimmung der Thrombinzeit der Grad der fibrinolytischen Aktivität im Patientenplasma feststellen. Größere Dosisänderungen sind bei den genannten Verfahren im allgemeinen nicht nötig. Ergänzend können Tests wie PTT, Reptilasezeit (heparinunempfindlich), Fibrinogenspiegel, Euglobulinlysezeit, Plasminogenspiegel, Aktivatorzeit, UK-Konzentration (amidolytisch, chromogen), Thrombelastogramm durchgeführt werden. Anfangs empfiehlt sich täglich eine zweimalige, später bei gleichmäßigem Lyseverlauf nur eine Kontrolluntersuchung der Thrombinzeit oder der genannten Tests.

Bei der jetzt vorwiegend angewandten, etwas einfacheren schematischen Dosierung von 250 000 E SK als Initialdosis und 100 000 E SK/h als Erhaltungsdosis hält die „Eigenantikoagulation" der Fibrinogenolyse meist nur 24 – 48 h an. Nach Aufbrauch des plasmatischen Plasminogens und einer Verkürzung der Thrombinzeit auf weniger als 30 s empfiehlt sich die kontinuierliche Zugabe kleiner Heparinmengen von 500 – 800 E/h in die laufende

SK-Infusion, wobei die Thrombinzeit optimal zwischen dem 2- und 5fachen ihrer normalen Ausgangszeit von 15 – 18 s liegen soll (Abb. 8.4) [26].

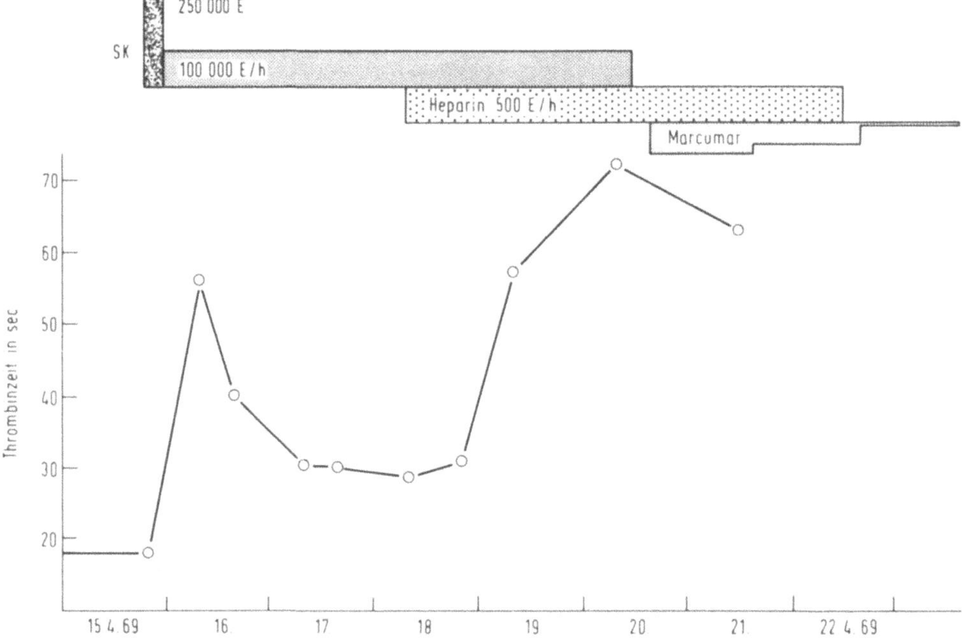

Abb. 8.4. Thrombinzeit unter SK, Heparin und Marcumar

Durch den Vergleich der Thrombinzeit mit der Reptilasezeit läßt sich differenzieren, welchen Anteil die Fibrinogen- oder Fibrinspaltprodukte oder das therapeutisch zugesetzte Heparin an der Antithrombinwirkung haben.

Bei dieser Form der Thrombolysetherapie ist eine Unterbrechung oder ein Abbruch der Behandlung in der Regel nicht erforderlich. Sollte er trotzdem erforderlich sein, so stehen potente, sofort wirksame Antifibrinolytika wie ε-Aminocapronsäure und der Kallikreininhibitor Trasylol zur Verfügung. Ein Thrombolyseerfolg ist durch eine sich anschließende perorale Antikoagulanzienbehandlung zu sichern, deren Dauer sich nach dem zum Verschluß führenden Grundleiden richtet. Zwei Tage vor der voraussichtlichen Beendigung der SK-Therapie erhält der Patient ein Dicumarolderivat (12 mg, 9 mg usw.). Falls die therapeutisch optimale Erniedrigung der Faktoren II, VII (IX) und X am Ende der Thrombolyse noch nicht erreicht ist, überbrückt man mit einer Heparindauertropfinfusion (4 ml = 20 000 E in 1 l über 24 h).

8.2.4 Indikation

Die Thrombolyse ist indiziert vor allem bei akuten, ausgedehnten Verschlüssen der tiefen Extremitäten- und Beckenvenen. Nach früheren Erfahrungen erschien die SK-Therapie im allgemeinen an solchen venösen Thromben wirksam, deren klinische Symptomatik den Zeitpunkt von 9 Tagen nicht wesentlich überschritten hatte. Etwa von diesem Zeitpunkt an kann das Fibrin bindegewebig so organisiert werden, daß es durch das proteolytische Ferment Plasmin erschwert aufgelöst wird. Nach experimentellen Untersuchungen von Gottlob et al. [5] kann unter gewissen Voraussetzungen auch nach diesem Zeitpunkt eine Thrombolyse noch möglich sein. Verantwortlich dafür wird der nach vorübergehender Thrombusretraktion erneute Wiedereinstrom von Plasminogen in den Thrombus gemacht.

Innerhalb der genannten Zeitspanne ist der Lyseerfolg weitgehend vom Thrombusalter, von der Lokalisation und der Ausdehnung der Thrombose abhängig. In den ersten 3 – 6 Tagen ist aufgrund der klinischen Erfahrungen immer noch mit der höchsten Erfolgsquote zu rechnen, die sich mit zunehmendem Thrombusalter reduziert (s.u.). Im allgemeinen werden proximale Venenverschlüsse leichter eröffnet als distale.

An der Baseler Med.-Univ.-Klinik konnten die Ergebnisse einer Thrombolysebehandlung phlebographisch vor- und nachkontrollierter frischer, tiefer Venenthrombosen in zwischenkontrollierten Perioden über 15 Jahre (1962–1977) verfolgt werden. Insgesamt wurden 148 Patienten mit SK-Behandlung ausgewertet. Dabei zeigte sich eindeutig, daß bei den Zwischenkontrollen 1966, 1970, 1972 und 1977 die Erfolgsraten unter Zusammenfassung totaler und partieller Wiedereröffnungen sehr ähnliche Werte ergaben: 69%, 68%, 67% und 64%, d.h. in zwei von drei Fällen tiefer Venenthrombosen gelingt die vollständige Eröffnung aller verschlossenen Venen oder Eröffnung der für den venösen Rückstrom entscheidenden Stellen, oder es kann zumindest mit der völligen oder teilweisen Eröffnung tiefer Venen distal der Vena femoralis communis gerechnet werden (Tabelle 8.7; [4, 25, 39, 40]).

In zwei weiteren Studien konnten Lübcke et al. [17] mit SK sowie Jester [8] mit SK-Plasminogen-Komplex = „Aktivatortherapie" zu ähnlichen Ergebnissen kommen (Tabelle 8.8).

Zur Abklärung und Erhärtung des individuellen Erfolgs und des Stellenwertes der SK-Therapie galt es, diese Behandlung anderen antithrombotischen Maßnahmen, insbesondere der Alternative Heparin, vergleichend gegenüberzustellen. In einer der jüngsten Studien von Arnesen et al. [3] wurden 42 Patienten mit frischer, phlebographisch kontrollierter, weniger als 5 Tage alter tiefer Beinvenenthrombose randomisiert vergleichend 4 Tage lang mit SK bzw. Heparin behandelt. Nach SK zeigten 71,4% (52,4% komplett, 19,0% inkomplett) eine Thrombolyse. Nach Heparin allein sah man nur in 23,8% eine Gefäßeröffnung (9,5% komplett, 14,3% inkomplett) (Tabelle 8.9).

Tabelle 8.7. Thrombolysetherapie frischer tiefer Extremitäten- und Beckenvenenthrombosen. Med.-Univ.-Klinik Basel, 1961/62–77

Jahr	Zahl	Erfolg			Mißerfolg
1961/62–66	35	total[a]		24 = 69%	11 = 31%
		partiell[b]			
–1970	47	total	21 = 45%	32 = 68%	15 = 32%
		partiell	11 = 23%		
–1972	93	total	39 = 42%	62 = 67%	31 = 33%
		partiell	23 = 25%		
–1977	148	total	61 = 41%	95 = 64%[c]	53 = 36%
		partiell	34 = 23%		

[a]Vollständige Eröffnung aller verschlossener Venen oder Eröffnung der für den venösen Rückstrom entscheidenden Stellen

[b]Völlige oder teilweise Eröffnung tiefer Venen distal der V. femoralis communis

[c]Inklusive Patienten mit Thrombosealter bis zu 8 Wochen, dadurch leicht rückläufiger Trend erklärt

Tabelle 8.8. (vgl. Tabelle 8.7)

Autor und Jahr	Zahl	Erfolg		Mißerfolg
Lübcke et al. [17] 1979, *SK*	52	total 44,2% partiell 28,8%	73%	27%
Jester [8] 1978, *SK-Plg*	27	total 51,5% partiell 22,2%	73,7%	26,3%

Tabelle 8.9. SK gegen Heparintherapie bei frischen Bein- und Beckenvenenthrombosen; s. Text.(Nach Arnesen et al 1978 [3])

SK	21	total 52,4% partiell 19,0%	71,4%	28,6%
Hep.	21	total 9,5% partiell 14,3%	23,8%	76,2%

Das Baseler Team hat seit 1970 unter gleichen Voraussetzungen und Bedingungen eine SK-behandelte Gruppe mit einer ebenfalls phlebographisch kontrollierten Gruppe von 132 Patienten, die nur einer Heparin-Marcumar-Behandlung unterzogen wurden, vergleichend untersucht: 89% blieben unverändert, 3% hatten sich verschlechtert, 8% zeigten einen wesentlichen oder partiellen Erfolg. Katamnestische Untersuchungen beider Behandlungsgruppen des Baseler Krankengutes sollten Aufschluß geben, ob und in welchem Ausmaß sich die unterschiedliche Therapie auf ein postthrombotisches Syndrom bzw. chronisch-venöse Insuffizienz auswirken können. Das akute Ereignis lag mindestens 3 Jahre zurück. Bisher konnten 99 Patienten nachuntersucht werden.

Tabelle 8.10. Spätresultate von Antikoagulation und Thrombolyse 4,7 Jahre nach dem akuten Ereignis. (Nach Widmer 1977 [39])

Behandlung	n	Chronisch-venöse Insuffizienz (%)		
		fehlt	ausgeprägt	Ulcus cruris
Streptokinase (SK)	65	19	8	3
Antikoagulation (AK)	34	12	15	4
SK erfolgreich	47	19	8	0
SK erfolglos AK (erfolglos)	18 34	14	12	7

Nach den Resultaten der Tabelle entwickelte sich ein ausgeprägtes postthrombotisches Syndrom (PTS) (deutliche Hautveränderungen im Sinne einer chronisch-venösen Insuffizienz. Schwellung bzw. Ulcus cruris) 1,7mal häufiger bei den Antikoagulierten als bei den Thrombolysierten: 19% gegenüber 11%. Der Unterschied wird deutlicher, wenn man die erfolglos behandelte Gruppe (SK und AK) mit 19% der erfolgreichen mit 8% gegenüberstellt. In der positiven Gruppe hatten sich innerhalb der 4,7 Jahre keine, in der negativen 2 Ulzera entwickelt.

Die Untersuchungsreihe wird fortgesetzt und ist von großer Bedeutung.

8.2.5 Fibrinolytische Kasuistik

Bekannt ist die Schwierigkeit, den Zeitpunkt eines venösen Thrombosebeginns festzustellen. Die klinische Symptomatik wird meist erst dann augenscheinlich, wenn durch Verschluß entscheidender Segmente im Bereich der V. poplitea, V. femoralis communis und V. iliaca communis ein Kollateralkreislauf wegen versperrter Einmündung zufließender Venen zunächst insuffizient geworden ist. Aus diesem Grund werden wir beim plötzlich geschwollenen Bein weitaus häufiger mit subakuten und chronischen als mit akuten Venenthrombosen konfrontiert. Hierdurch erklärt sich mancher unerwartete thrombolytische Mißerfolg.

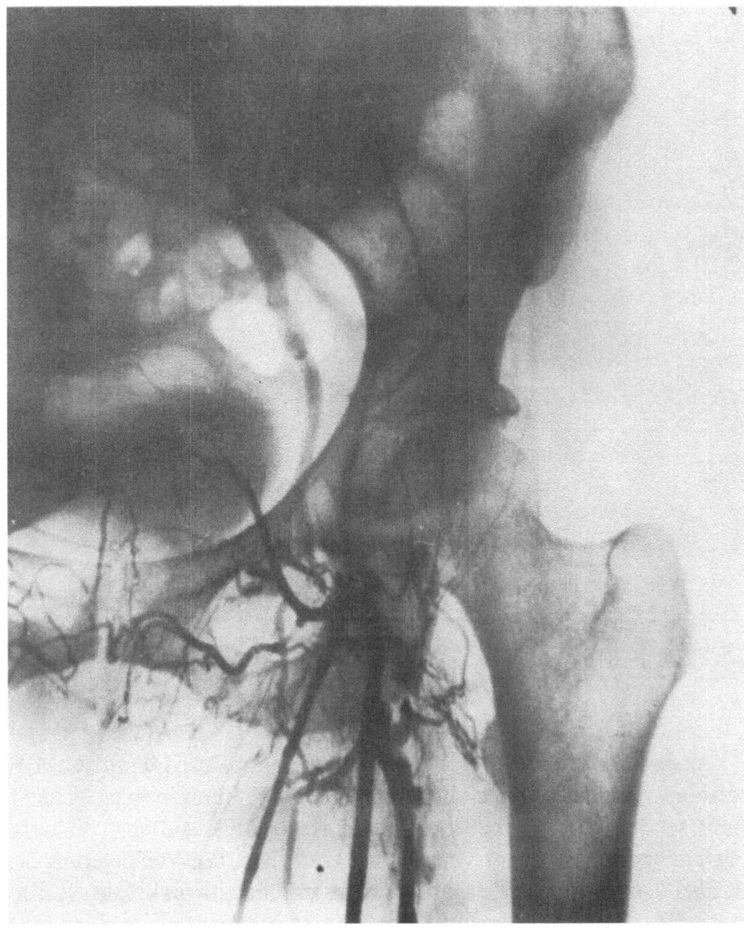

Abb. 8.5 a–c. 44jährige Frau mit 2 – 3 Tage altem thrombotischen Verschluß des proximalen Anteils der V. femoralis sin. und der V. femoralis communis sin. mit ausgedehnter Kollateralzirkulation. *a* Phlebogramm vor Behandlung. Thrombolyse: Initialdosis 160 000 E SK; Erhaltungsdosis: 2/3 der Initialdosis pro h. Infusion erst durch Katheter in die linke Fußrückenvene, später in Armvene. Lysedauer 6 Tage. Gesamtdosis 12 Mio. E SK. *b* Kontrollphlebogramm nach 4 Tagen: Partielle Rekanalisation der V. femoralis communis; diese enthält immer noch Thrombusreste. Deutlicher Rückgang der Kollateralzirkulation. *c* Phlebographie nach Abschluß der Behandlung (10. Tag): Völlige Durchgängigkeit der Femoralvene, entsprechend der klinischen Heilung. Die Kollateralzirkulation ist vollkommen zurückgegangen

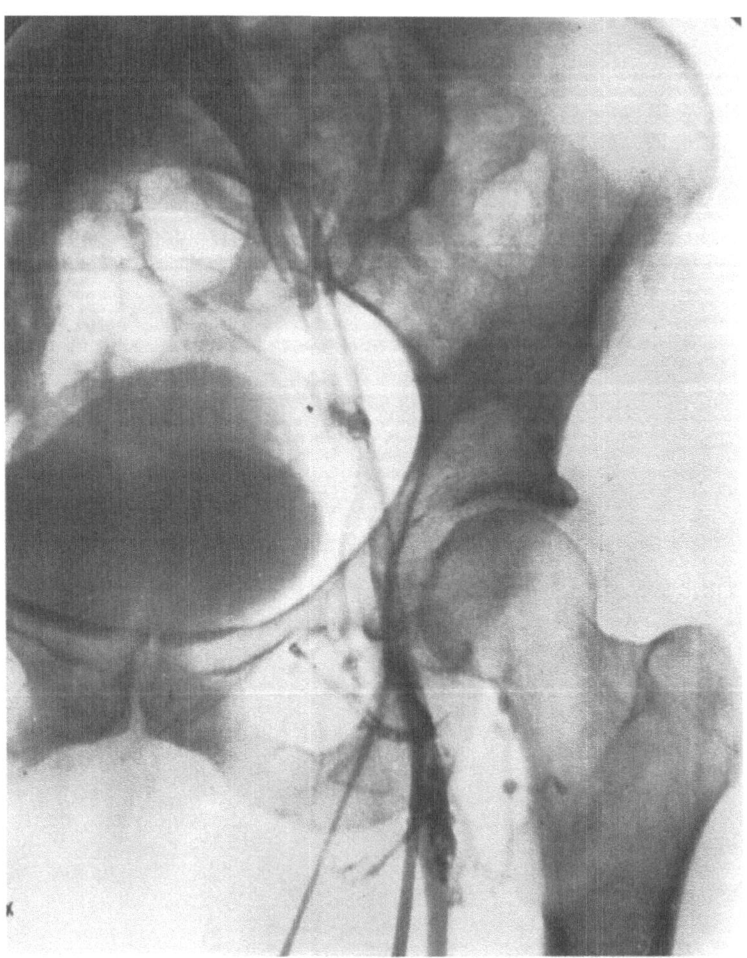

Abb. 8.5 b.

Ausgedehnte venöse Verschlüsse benötigen im Durchschnitt etwa 4 1/2 Tage zur Wiedereröffnung. Daher sollte man die Dauer eines Thrombolyseversuchs nicht von vornherein limitieren, sondern die Möglichkeit einer sechstägigen Behandlung voll ausschöpfen und eine vollständige Eröffnung des Verschlusses anstreben. Die Verlängerung des Lyseversuchs mit UK über den genannten Zeitpunkt hinaus wird bereits praktiziert (s.u.). Täglich wiederholte, vergleichende, exakte Messungen des Extremitätenumfangs können am Krankenbett bereits Hinweise über Voranschreiten oder Stagnieren der Thrombolyse geben. Rückgang der Umfangsmaße um 3 – 4 cm von einem Tag zum anderen spricht für Lyse. Langsamer Rückgang der Umfangsdifferenz bei entsprechender Hochlagerung der Extremitäten erfolgt meist durch kompensatorische Ausbildung des Kollateralkreislaufs und kann trotz konstant gebliebenen Verschlusses vorübergehend eine echte Thrombolyse vortäuschen. Wiederanschwellen der Extremität nach Hängelage klärt meist die Situation. Die einfache, zusätzliche Untersuchung am Krankenbett mit Doppler-Ultraschallsonde hat sich uns bei Thrombose im Oberschenkel-

Tabelle 8.11. Fibrinolyseergebnisse: Vergleich von Thrombosealter und Lyseerfolg

Autor und Jahr	n	Thrombosealter in Tagen	Vollständige und teilweise Wiedereröffnung	
Kriessmann et al. [12] 1977	29	1 – 7	24 = 82%	68%
1977	31	8 – 28	17 = 55%	
Duckert et al. [4] 1975	76	1 – 9	54 = 71%	67%
1975	17	10 – 56	10 = 59%	

Mit noch älteren venösen Verschlüssen haben Tilsner et al. [34, 35] bisher die größte Erfahrung.

Tabelle 8.12. Ergebnissé der Spätfibrinolyse bei 187 Patienten mit chronisch-venösen Verschlüsse. Verschlußdauer im Durchschnitt 34 Tage (14 Tage – 6 Monate). Patientenalter im Durchschnitt 29 Jahre (17–60 J)

	Kurzzeitlyse (bis 7 Tage) SK=75, UK=3	Zusätzlich Langzeitlyse bis 21 Tage, nur UK	n
Zahl	78 = 41,7%	109 = 58,3%	187 = 100%
davon Erfolg[a]	30 = 16,1%	39 = 20,8%	69 = 36,9%
Teilerfolg[a]	9 = 4,8%	13 = 6,95%	22 = 11,8%
Kein Erfolg[a]	39 = 20,8%	57 = 30,5%	96 = 51,3%
	([b] = 22)	([b] = 26)	

[a] Phlebographischer Befund

[b] Kein genügender Anstieg der FSP

Becken-Bereich durchaus bewährt. Die Sicherung des thrombolytischen Erfolgs oder Mißerfolgs kann letztlich nur durch das Phlebogramm erfolgen.

Aufgrund der experimentellen Ergebnisse von Gottlob et al. [5] haben in den letzten Jahren einige Untersuchungsgruppen [1, 4, 12, 20, 36] auch bei chronisch venösen bis zu 6 Monate alten Thrombosen Fibrinolyseversuche unternommen. Daß mit zunehmendem Thrombusalter die Erfolgsquote der Thrombolyse abnimmt, zeigt folgende Zusammenstellung.

Von 187 Patienten konnte mit einer kombinierten SK-UK-Therapie bei 69 Patienten = 36,9% ein voller und bei 22 = 11,8% ein partieller Erfolg angiographisch nachgewiesen werden. Das verspricht mit zusammen 48% immerhin noch in der knappen Hälfte einen Erfolg.

Während sich 1 Jahr nach Spätlyse bei erfolgreichen Thrombolysen nur 2,7% verschlechtert haben, allein bedingt durch Absetzen der Antikoagulation, beträgt die Verschlechterungsrate nach mißlungener Thrombolyse 11,4%, zur Hälfte bedingt durch fehlenden Antikoagulanzienschutz (s. Tabelle 8.13).

Nach Erkenntnissen von Tilsner [34] sollte der Spätlyseversuch auf maximal 3 Monate alte Venenthrombosen begrenzt bleiben.

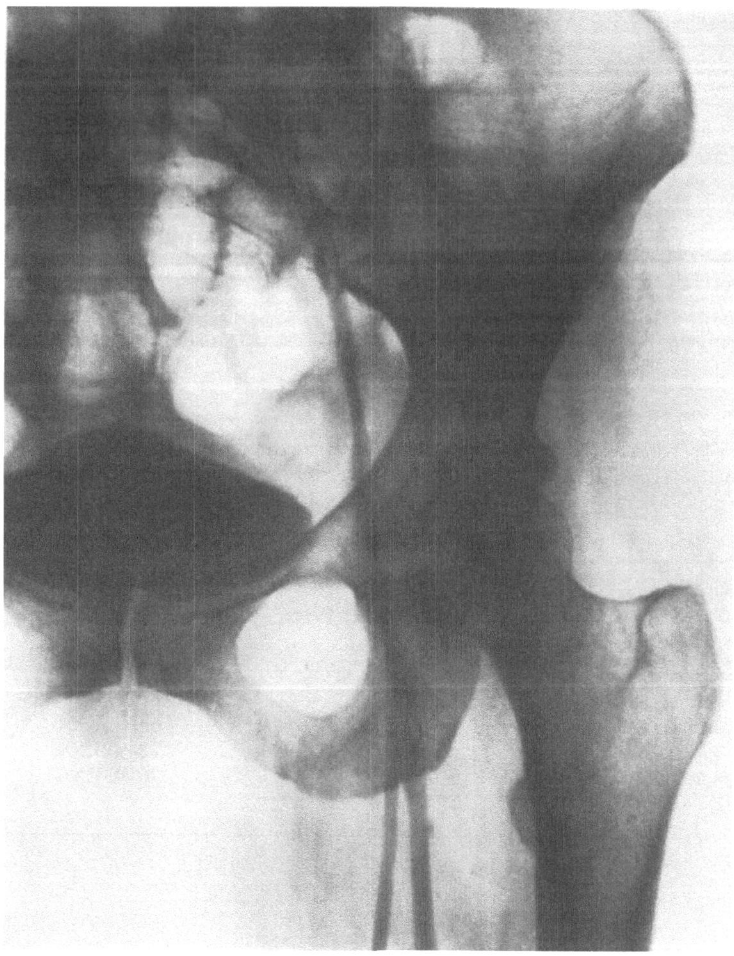

Eine thrombolytische Behandlung einer Venenthrombose während der Schwangerschaft ist möglich, sofern diese wegen der leichten Ablösbarkeit der Plazenta nicht vor der 14. Schwangerschaftswoche erfolgt. Postpartal kann ab 5. – 6. Tag ein Thrombolyseversuch unternommen werden [18].

Eine erforderliche postoperative Thrombolyse sollte erst am 7. Tag nach der Operation ohne Blutungsrisiko beginnen. Da die Lyseerfolgsrate auch von 2 oder 3 Tage alten venösen Thromben noch gut ist und etwa 70% beträgt, können die am 4. oder 5. postoperativen Tag auftretenden Thrombosen noch am 7. Tag einer SK-Behandlung mit guten Erfolgsaussichten ohne größeres Blutungsrisiko unterzogen werden. Bei Thrombosen des 2. und 3. postoperativen Tages wäre abzuwägen, ob die Ausdehnung und Schwere des thromboembolischen Befundes einen Lyseversuch am 6. und 7. Tag mit geringeren Erfolgsaussichten noch ratsam erscheinen läßt oder ob die klinische Situation erfordert, das kleinere gegen das größere Risiko einzutauschen. Der Entschluß dazu wird die Lokalisation und Ausdehnung des Operationsgebietes, die Kontrollierbarkeit und die Beherrschung einer möglichen Nachblutung sowie das Alter des Patienten zu berücksichtigen haben [31].

Tabelle 8.13. Spätergebnisse chronisch-venöser Verschlüsse. Von 187 behandelten Patienten wurden 154 nach frühestens 1 Jahr nach Lyse klinisch und phlebographisch nachuntersucht

	Lyse mit Erfolg			Lyse ohne Erfolg		
	Gesamt	Mit AK[a]	Ohne AK	Gesamt	Mit AK[a]	Ohne AK
n	75	72	3	79	69	10
davon Besserung	0	0	0	1	1	0
Unverändert	73	72[b]	1	69	64	5
Verschlechterung	2	0	2[c]	9	4	5

[a]Quick-Einstellung unter 25%

[b]Bei 2 Pat. 3 Monate nach Absetzen der AK Rethrombosen } (erneute Fibriolyse mit UK)

[c]2–4 Monate nach Absetzen der AK Rethrombosen } (erneute Fibriolyse mit UK)

Die thrombolytische Behandlung der Phlegmasia coerulea dolens zeigt eine sehr unterschiedliche Erfolgsbilanz und gelingt nur im frühesten Stadium, d.h. wenn innerhalb der ersten Stunden damit begonnen werden kann. Bei späterem Einsatz wird die Prognose rasch schlechter, weil die SK durch die zunehmende venöse Stase nur ungenügend an die ausgedehnten Verschlußstrecken herangetragen wird. Innerhalb von 24 – 48 h nach Beginn der Enzymtherapie wird sich die Tendenz zur Besserung oder Verschlechterung zeigen. Erforderlich ist dabei die extreme Hochlagerung der befallenen Extremität zur Förderung der Entstauung. Paquet [23] aus der Bonner Chirurg.-Univ.-Klinik erzielte bei 18 Patienten mit Phlegmasia in 16 Fällen eine vollständige Wiederdurchgängigkeit.

Der Chirurg sollte von Beginn an verständigt werden, um den für eine Thromboektomie günstigen Zeitpunkt nicht zu verpassen. Von den meisten Autoren wird bei der schweren Phlegmasia coerulea dolens bereits primär ein chirurgisches Vorgehen bevorzugt.

Die Wirkung der Thrombolysebehandlung bei akuten, subakuten und gelegentlich chronischen tiefen Venenthrombosen ist ohne Zweifel effektiv und kann – abgesehen von einer Thrombektomie in geeigneten Fällen – durch keine andere konservative Maßnahme gleichwertig ersetzt werden. Andererseits wird der Stellenwert einer Behandlungsmethode bestimmt durch die Relation zu ihren Komplikationen und Nebenwirkungen (s. auch bei Thrombolyse arterieller Verschlüsse).

Eine spezifische Komplikation akuter, tiefer Bein- und Beckenvenenthrombosen ist die in allen Schweregraden sich manifestierende und gefürchtete Lungenembolie. Nach eigenen Untersuchungen und Literaturstudium schwankt die Rate der Lungenembolie unter SK-Behandlung tiefer Becken- und Beinvenenthrombosen zwischen 4 und 8%; tödlich verlaufen sie in 1 – 2%. Gegenüber einer Heparinbehandlung besteht kein signifikanter Unterschied [4, 25, 27].

Während der Thrombolysebehandlung ist der Patient absolut zu immobilisieren und das zu behandelnde Bein erhöht auf einer Schiene zu fixieren, um größere Bewegungen im Hüftgelenk zu vermeiden. Grob mechanische Bewegung kann während der Thrombolyse zur Ablösung größerer Thrombuspartikel führen. Dagegen haben wir bei strenger Immobilisation unter der Lysebehandlung keine Lungenembolie mehr gesehen.

Versucht man die Thrombolysebehandlung im peripheren Gefäßbereich mit SK und UK gegeneinander abzuwägen, so haben beide Aktivatoren gute und erfolgsversprechende Indikationen. Bei der SK dürften das die sog. Routinelysen sein, bei denen sie sich seit numehr 18 Jahren bewährt hat. UK ist das Präparat der Wahl für die thrombolytische Zweitbehandlung und die Langzeittherapie, entweder allein oder in der Kombination: Beginn SK, nachfolgend UK. Dabei kommt ihr Vorteil zur Geltung, daß sie ein körpereigenes Enzym und damit kein Immunogen ist; daher auch die geringeren Nebenerscheinungen. Noch ist die Behandlung mit UK wesentlich kostspieliger als mit SK.

8.2.6 Kontraindikationen

Als Kontraindikation für die Thrombolyse generell gelten: allgemeine hämorrhagische Diathese; Ulzera des Magen-Darm-Traktes; Hypertonie RR über 200/100 mm Hg; Lysetherapie vor dem 6. postoperativen Tag; apoplektischer Insult, sofern er nicht länger als 1 Monat zurückliegt; deutlich reduzierter Allgemeinzustand; bei Patienten über 65 Jahre ist die Indikation enger zu stellen; bei einem hohen Anti-SK-Titer ist primär eine UK-Therapie durchzuführen.

Besteht eine Kontraindikation gegen eine SK- und UK-Behandlung oder hat ein Thrombolyseversuch zu einem Erfolg geführt, so sollte auf alle Fälle der Gefäßchirurg konsultiert werden, vor allem, wenn es sich um die hämodynamisch so wichtigen Beckenvenenverschlüsse handelt.

Ist aus technischen Gründen weder eine Thrombolyse noch eine Thrombektomie durchführbar, so ist zumindest eine Antikoagulation über mehrere Monate vorzunehmen, um Thrombuswachstum und die mit Recht gefürchtete Lungenembolie hintanzuhalten.

Literatur

1. Alexander K, Jester H-G, Poliwoda H, Wuppermann T, Bargon G, Dowidat H, Lange M, Wagner HH (1971) Fibrinolytische Therapie chronischer Phlebothrombosen. DMW 96 : 1873
2. AmeryA, Maes H, Vermeulen J, Verstraete M (1963) The streptokinase reactivity test (SKRT). Thromb Diathes haemorrh 9 : 175
3. Arnesen H, Heilo A, Jakobsen E, Ly B, Skaga E (1978) A prospectiv study of streptokinase and heparin in the treatment of deep vein thrombosis. Acta Med Scand 203 : 457
4. Duckert F, Müller G, Nyman D, Benz A, Prisender S, Madar G, Da Silva MA, Widmer L-K, Schmitt HE (1975) Treatment of deep vein thrombosis with streptokinase. Br Med J 1 : 479
5. Gottlob R, Blümel G, Piza F, Brücke P, Böhmig HJ (1968) Studies of thrombolysis with streptokinase. II. The influence of changes due to age in thrombi and whole blood clots. Thromb Diathes haemorrh 9 : 566
6. Gross R, Kutzim H, Loo J van de, Ritzel H (1968) Distribution of labelled streptokinase in thrombi and in the whole body. Abstract 12th Congress of the International Society of Hematology, NewYork
7. Hirsh J, McDonald JG, Hale GS (1970) Streptokinase therapy in acute major pulmonary embolism. Am Heart J 79 : 574
8. Jester H-G (1978) Aktivatortherapie akuter Venenthrombosen. DMW 103 : 1922
9. Johnson AJ, McCarty WR (1960) Streptokinase as a thrombolytic agent. Am J Cardiol 6 : 487
10. Kakkar VV, Sagar S, Scully MF, Lane DA (1978) Intermittent plasminogen – streptokinase treatment of deep vein thrombosis. In: Aktuelle Probleme in der Angiologie 37, Huber H., Publishers, Bern, Stuttgart, Vienna (1978) p 142
11. Kaulla KN von (1963) Chemistry of thrombolysis: Human fibrinolytic enzymes. Thomas, Springfield
12. Kriessmann A, Theiss W, Lutilsky L, Wirtzfeld A, Seifert W, Grünberg G (1977) Fibrinolytische Therapie bei tiefen Venenthrombosen der oberen und unteren Extremität. Fortschr Med 95 : 858
13. Kwaan HC, Astrup T (1965) Fibrinolytic activity in thrombosed veins. Circ Res 17 : 477

14. Landbeck G (1973) Blutungsübel (hämorrhagische Diathesen). In: Bartelheimer H, Küchmeister H (Hrsg) Klinische Funktionsdiagnostik. Thieme, Stuttgart, S 556
15. Lesuk A, Terminiello L, Traver JH (1965) Crystalline human urokinase: Some properties. Science 147 : 880
16. Lübcke P (1976) Vorteile der fraktionierten Streptokinase-Behandlung bei akuten venösen und arteriellen Gefäßverschlüssen. Intensivmedizin 13 : 50
17. Lübcke P, Weber J, Bartscher U (1979) Lysierbarkeit und Frischhaltephänomen von akuten und älteren Phlebothrombosen unter Streptokinase SK-Einfluß, Herz/Kreislauf 11 : 126
18. Ludwig H (1968) Therapeutische Fibrinolyse in der Gravidität. Gynaecologia 166 : 20
19. Martin M, Heimburger N (1978) Clinical and laboratory findings in the course of activator (equimolar SK-plg complex) infusion. In: Martin M, Schoop, Hirsh H (eds) Aktuelle Probleme in der Angiologie 37, Huber H Publishers, Bern, Stuttgart, Vienna (1978) p 169
20. Mavor GE, Bennett B, Galloway JMD, Karmody AM (1969) Streptokinase in iliofemoral venous thrombosis. Br J Surg 56 : 564
21. May R (1967) In: Hess H (Hrsg) Spontanlyse venöser Thromben 4 . Jahrestag der Deutschen Gesellschaft für Angiologie, München 1966. Symposium: Thrombolytische Therapie. Schattauer, Stuttgart S 68
22. Netzer CO (1968) Die Strömungsverhältnisse beim postthrombotischen Zustandsbild. In: Aktuelle Probleme der Angiologie 3. Huber H, Bern 1968
23. Paquet KJ (1972) Chirurgische oder fibrinolytische Behandlung der Phlegmasia coerulea dolens. Therapiewoche 45 : 3974
24. Poliwoda H (1979) Thrombolytische Therapie mit Streptase. Behringwerkmitteilung, Marburg
25. Schmutzler R (1969)Klinik der thrombolytischen Behandlung. Internist 10 : 21
26. Schmutzler R (1971) Behandlung beim akuten arteriellen und venösen Gefäßverschluß. Therapiewoche 21 : 3254
27. Schmutzler R (1973) Die Thrombolyse-Behandlung frischer tiefer Extremitäten- und Beckenvenenthrombosen. Münch Med Wochenschr 48 : 115
28. Schmutzler R, Duckert F (1964) Neuere Erkenntnisse über Urokinase-Wirkung. Abstract G 10, 10th Congress of the International Society of Hematology, Stockholm
29. Schmutzler R, Koller F (1968) Die Thrombolysetherapie. Ergeb. Inn Med Kinderheilkd 22 : 157
30. Schmutzler R, Koller F (1969) Thrombolytic therapy. In: Poller L (ed) Recent advances in blood coagulation. London, p 299
31. Schmutzler R, Oeri J, Baumgartner HR (1965) Untersuchungen über den Zeitpunkt einer postoperativen therapeutischen Fibrinolyse. Proc. 10. Congr. Europ. Soc. Haemat., Strasbourg 1965, II, 1359, Basel New York
32. Schmutzler R, Heimburger N, Wenzel M (1972) Quantitative determination of the plasminogen-proactivator resp. plasminogen. Abstr. III. Congr. Int. Soc. Thrombos. Haemostasis, p 306, Washington, 1972
33. Schwick G, Heimburger H (1967) Biochemie der Fibrinolyse. Thromb Diathes haemorrh [Suppl] 32 : 9
34. Tilsner V (1979) Late lysis of long established thrombi. Success rate, side effects and long-term outcome. In: Tilsner V (ed) Fibrinolysis with urokinase. Academic Press, New York, p. 191
35. Tilsner V, Greuel W (1979) Thrombolytic therapy: agents, indication, clinical performance, side-effects. Vasc Surg 13 : 79
36. Tilsner V, Johannes E, Kalmar P, Westermann KW, Marcsek M (1972) Thrombolytische Therapie bei älteren venösen Gefäßverschlüssen. Med Klin 67 : 16
37. Walther PJ, Steinmann HM, Hill RL (1974) Activation of human plasminogen by urokinase. Partial characterization of a pre-activation peptide. J Biol Chem 249 : 1173
38. Wenzel M (1975) Quantitative Bestimmung des Plasminogen-Proaktivators bzw. Plasminogens. Vergleich fibrinolytischer und caseinolytischer Methoden und Prüfung der klinischen Anwendbarkeit. Dissertation, Gießen
39. Widmer LK (1977) Zur Therapie der Venenthrombose – angiologische Aspekte. Triangel 16 : 47
40. Widmer LK, Madar G, Schmitt HE, Duckert F, Da Silva MA, Müller G (1974) Heparin oder Thrombolyse in der Behandlung der tiefen Beinvenenthrombosen. Vasa 3 : 422
41. Ziemski M, Marchlewski S, Meissner AJ, Rudowski W, Kolakowski L, Lopaciuk S, Latallo ZS (1978) Clinical effects of intermittent streptokinase therapy in deep vein thrombosis. In: Aktuelle Probleme in der Angiologie 37, Huber H Publishers, Bern, Stuttgart, Vienna (1978) p 187

8.3 Chirurgische Therapie akuter venöser Thrombosen

P. Brücke

Die Durchführung der Diagnostik und chirurgischen Therapie der akuten venösen Thrombosen soll einer möglichst breiten Ärzteschaft, insbesondere den Spitalärzten, die Problematik aufzeigen und soll bezwecken, daß der Prozentsatz der Patienten, die zeitgerecht zu einer eventuellen Operation geschickt werden, nicht wie heute nur 50% beträgt, sondern auf 80 bis 90% ansteigen möge.

Chirurgische Maßnahmen kommen im wesentlichen bei Thrombosen der unteren Extremität in Frage. Thrombosen der oberen Extremität können praktisch immer konservativ behandelt werden. Sieht man von sehr seltenen Kavathrombosen und Nierenvenenthrombosen ab, so verbleibt die Beckenvenenthrombose und die Beinvenenthrombose als operatives Gebiet.

8.3.1 Ursachen der Thrombosen

1. Mechanische Venenverlegung:

a) Tumoren im Beckenbereich: Nierentumoren (Hypernephrom der re. Niere), Ovarialkarzinom, Rektumkarzinom, Lymphome und Sarkome des Beckens;

b) Einengung der Cava inferior durch Leberzirrhose, oder Pankreatitis sequestrans;

c) Kavaketheter, Thrombosehäufigkeit sehr hoch;

d) Kavasporn nach May;

e) Spondylolysthesis, bzw. Spondylarthrose.

Alle diese Faktoren können durch Strömungsbehinderung zu akuten Thrombosen führen und müssen bei Stellung der operativen Indikation berücksichtigt werden.

2. Strömungsverlangsamung: Diese spielt durch Ausfall der Muskelpumpe bei der postoperativen Thrombose sowie bei der Thrombose nach Frakturen an der unteren Extremität sowie bei Lähmungen eine wesentliche Rolle.

3. Zusätzlich sind sowohl postoperativ als auch bei Frakturen „Hyperkoagulable Zustände" von Bedeutung. Eine Zunahme der Thrombozytenadhäsivität sowie Hyperfibrinogenämie und andere Faktoren spielen dabei die pathophysiologische Hauptrolle (s. Kap. 2).

Bei Karzinomträgern sind ebenfalls Gerinnungsänderungen für die Genese der Thrombosen relevant, die aber im einzelnen noch nicht restlos geklärt sind.

8.3.2 Diagnostik (s. auch Kap. 3)

Bei der Diagnostik von Thrombosen spielt derzeit noch die klinische Beurteilung die Hauptrolle. Dies ist deshalb bedauerlich, weil Thrombosen auf diesem Weg nur selten frühzeitig entdeckt werden, da Symptome bei der Wadenvenenthrombose und bei Thrombosen im Bereich des Oberschenkels nur selten (in ca. 10% der Fälle) auftreten und alle anderen symptomlos verlaufen. Auch Beckenvenenthrombosen können bei liegenden Patienten tagelang übersehen werden.

Klinische Diagnostik:

a) Schwellung,
b) Lividverfärbung,
c) Schwere im Bein,
d) Schmerzen.

Zwei objektive und zwei subjektive klinische Symptome sind diagnostisch wichtig: Die Schwellung ist häufig nur im Knöchelbereich oder im Unterschenkel vorhanden und erst bei Beckenvenenthrombosen kommt es zur Schwellung am Oberschenkel. Beidseitige Ödeme können auch kardial oder renal oder durch Albuminmangel bedingt sein. Bei Beckenvenenthrombosen – links doppelt so häufig wie rechts – kommt zur Schwellung noch eine, für den Fortgeschrittenen leicht sichtbare, lividblaue Verfärbung hinzu. Zu dieser objektiven Symptomatik gesellen sich wechselnd ausgeprägte subjektive Beschwerdebilder. Die Schwere des Beins mit ziehenden Schmerzen oder Wadenschmerzen, oder Schmerzen in der Fußsohle, sind die Hauptsymptome. In seltenen Fällen kann sich ein sehr dramatisches Schmerzbild, die Phlegmasia coerulea dolens entwickeln, wenn alle kollateralen Abflußwege des Beins verschlossen sind und es zum Zirkulationsstillstand in der Peripherie kommt.

Maschinelle Diagnostik

Doppler-Ultraschall-Methode. Diese Methode eignet sich sehr gut als Screeningmethode für Thromben in den großen Venen des Oberschenkels und Beckens. Unterscheneklthrombosen können damit nicht diagnostiziert werden.

Zur Diagnostik von Thrombosen im kleinen Becken ist diese Methode heute von eminenter Bedeutung und als Methode der Wahl anzusehen. Häufig führen die klinischen Untersuchungsmethoden im kleinen Becken nicht zur gewünschten Diagnose.

Plethysmographie. Diese Methode ist wohl geeignet Thromben zu diagnostizieren und postthrombotische Zustände zu beurteilen, ist jedoch wegen der Aufwendigkeit und auch wegen der Gefahr der Embolieprovokation für die Screeningdiagnostik der akuten Thrombose ungeeignet.

Isotopenmethoden. In der Screeningdiagnostik ungeeignet. Die Jodfibrinogenmethode ist für spezielle Thrombosestudien außerordentlich geeignet. Die Isotopenangiographie ist für die Routine der Röntgen-Angiographie unterlegen und daher auch abzulehnen.

Phlebographie. Sie ist für Screening ungeeignet, für Studien von sehr großer Wichtigkeit, zur Kontrolle des klinischen Verdachtes und zur Stellung einer Operationsindikation jedoch nötig. Folgende Aussagepunkte sind von der Phlebographie zu fordern:

a) Genaue Aussage über Ausdehnung der Thrombose nach zentral.
b) Kollateralen: alte oder frische?
c) Flottierende Thromben vorhanden?
d) Geschätztes Alter:
   - frisch = 8 Tage,
   - mittelalt = mehr als 10 Tage,
   - alte Thrombose = Rekanalisation und Kollateralen.

8.3.3 Indikation zur Operation

Aus der Anamnesedauer und der Phlebographie ergibt sich die Indikation zur Operation. Eine Operation ist nur maximal 10 Tage nach aufgetretener Thrombose sinnvoll und auch nur dann, wenn eine zusätzliche Ursache der Thrombose beseitigt werden kann. In 80% der Fälle stimmt das präoperativ festgestellte Alter des Thrombus mit dem intraoperativen überein. In 20% wird man bei der Operation durch fest mit der Venenwand verwachsene Thromben überrascht, die also viel älter sind und operativ nicht zu entfernen sind.

Zusätzliche Momente, die berücksichtigt werden müssen

Tumoren sind in der Regel, wenn sie Venen komprimieren, oder in sie eingebrochen sind, inoperable. Ausnahmen gibt es jedoch: das Hypernephrom rechts, das Thymom und Sarkome. Bei diesen Tumoren kann in einigen Fällen die Radikaloperation gelingen.

Bei Ovarial- oder Rektumkarzinom sowie Lymphknotenmetastasen oder Lymphomen ist Inoperabilität gegeben und daher eine Thrombektomie nicht indiziert. Strahlentherapie oder Zytostatika können hier Entlastung bringen.

Auch Schwangerschaften können im 3. Trimenon zu Beckenvenenthrombosen führen; hier ist die Operation im Frühstadium eindeutig indiziert.

8.3.4 Therapie

Die therapeutischen Möglichkeiten berücksichtigen heute
a) Thrombolyse oder Operation,
b) Rezidivprophylaxe,
c) adjuvante Maßnahmen.

Thrombolyse und Thrombektomie. Beide Methoden führen bei frischen Thromben zur kompletten Wiederherstellung der Strombahn, wobei die angegebenen Prozentsätze bei der Thrombektomie zwischen 60 und 80% liegen, bei der Lyse bei maximal 50%.

Komplikationen und Aufwand sind bei Lysemethoden wesentlich größer, wobei Pulmonalembolie und Blutungskomplikationen bei Lysepatienten in 3 – 10% zu erwarten sind.

Bei der Thrombektomie ist die Komplikationsrate sehr gering. Auch große Serien von Thrombektomien verlaufen ohne Pulmonalinfarkte oder Embolien, wie die eigene Erfahrung bei 92 Beckenthrombektomien belegen kann. In einigen amerikanischen Arbeiten wird gegen die Thrombektomie Stellung bezogen, und man behandelt prinzipiell konservativ.

Die Indikation zur Thrombektomie wird bei uns nur bei frischer (Anamnese bis 8 Tage) Beckenvenenthrombose gestellt. Diese wird mittels Fogarty-Katheter im Beckenbereich und durch Ausmassage vom Oberschenkel und Unterschenkel bewerkstelligt. Eine Kavablockade von der kontralateralen Seite erübrigt sich, wenn man die Femoralvenen erst dann zirkulär präpariert, wenn man eine transthrombotische Blockade der Beckenstrombahn hergestellt hat.

Die Autotransfusionspumpe zur Reinfusion des verlorengegangenen Blutes ist in den meisten Fällen unnötig, da der Blutverlust 600 – 800 cm^3 nicht übersteigt und dabei nur eine erwünschte Hämodilution erreicht wird, die wir durch die doppelte Menge Ringer-Lactat ersetzen.

Bei *inkompletter Thrombektomie* im femoro-kruralen Bereich ist der Kompressionsverband von großer Wichtigkeit, wobei aus praktischen Gründen der exakt angemessene Gummistrumpf der Bandage vorgezogen wird.

Bei *inkompletter Thrombektomie* der Beckenetage wird nach vorheriger manometrischer Abklärung eine evtl. femoro-femorale Umleitung mittels Operation nach Palma 2 – 3 Monate nach der Thrombose durchgeführt.

Antikoagulanzien. Der Patient bekommt bei der Operation 100 mg Heparin i.v., im Anschluß daran weitere 100 mg 8stündlich; allmählich wird auf Marcumar (1 Tbl. tgl. bis zum 5. Tag), dann auf Vollcumarisierung (für 6 Monate) umgestellt.

Pysikotherapie. Bewegung der Muskelpumpe ist ein wichtiger Punkt zur Verhütung von Frührezidiven. Welche der Methoden angewandt wird, ist dabei nicht entscheidend (Fahrrad, Fußbrettpumpe, elektrische Stimulation, pneumatische Pumpe etc.); wichtig ist der möglichst rasche postoperative Einsatz.

Hämodilution. Bei der Hämodilution durch Blutung und Volumenersatz soll der Hämatokrit auf rund 32 vermindert werden, jedoch nicht unter 30. Rheomakrodex kann über 3 Tage (500 ml tg.) gegeben werden.

„*Vasoaktive Substanzen*". Bisher gibt es keinen klinischen Beweis ihrer Wirksamkeit. Theoretisch wäre eine Wirksamkeit jedoch denkbar, wobei Dihydroergotamin gewisse Vorzüge gegenüber anderen Substanzen aufweist.

8.3.5 Kontraindikationen zur Operation

a) Beckentumoren,
b) *geistige* Inaktivität des Patienten, Bettlägrigkeit (Querschnittsläsion etc.)
c) Thrombosealter über 10 Tage.

Hohes Alter des Patienten ist keine Kontraindikation, da der mit Lokal- oder Spinalanästhesie durchgeführte Eingriff nicht schwerwiegend ist. Der älteste Patient in unserer Serie war 93 Jahre alt.

8.3.6 Ziele der Operation

a) Verhinderung des postthrombotischen Syndroms.
b) Therapie der Phlegmasia caerulea dolens?
c) Verhinderung der Pulmonalembolie?!

Bei den 60 – 80% ideal thromboektomierten Patienten wird das postthrombotische Syndrom, welches – 6 Monate – 10 Jahre oder länger nach einer Beckenvenenthrombose – bei etwa 80% der Patienten entsteht, völlig verhindert. Bei teilweise geglückter Thromboektomie schien ein Teilerfolg in der Verhütung zwar logisch, ist jedoch noch keineswegs bewiesen.

Die Phlegmasia coerulea dolens ist ein sehr seltenes Ereignis und die Endphase bedeutet Gangrän mit Amputation. Ob die Thrombektomie bei ausgebildetem Vollbild etwas zu leisten imstande ist, ist mehr als fraglich. Ohne Zweifel kann bei rechtzeitiger Operation das Endstadium verhindert werden.

Die Prophylaxe der Pulmonalembolie ist für uns zwar eine „offensichtliche Tatsache"; bei thrombektomierten Patienten hatten wir bei 92 Operationen keine postoperative Pulmonalembolie (klinisch beurteilt), während bei zwei Patienten zum Zeitpunkt der Operation schon ein Pulmonalinfarkt bestand und dennoch operiert wurde. Eine große Anzahl gleichlautender Angaben sind in der Literatur beschrieben, während bei konservativer Therapie die Rate der Pulmonalembolien hoch ist. Ein Beweis wurde jedoch bisher in keiner prospektiven Studie geführt.

Bis zum Abschluß einer derartigen Studie, welche jedoch wegen der nötigen Fallzahl nur multizentrisch möglich und daher nur mit großem Aufwand sauber durchführbar ist, wird dieses Kapitel kontrovers bleiben.

9 Das postthrombotische Syndrom

9.1 Das postthrombotische Syndrom

R. May

Wird eine Thrombose der tiefen Venen in den ersten Tagen – obere Grenze 5 Tage – therapeutisch erfaßt und die Blutgerinnsel lysiert oder operativ ausgeräumt, heilt diese mit einer Restitutio ad integrum aus, sogar die Klappen bleiben intakt. Das ist jedoch selten der Fall. In leichten Fällen werden nur die Venenklappen zerstört, wenn die Thromben nur die Venensinus gefüllt haben. Hatte der Thrombus jedoch das ganze Gefäß verschlossen, so gibt es zwei Möglichkeiten. Wir folgen den detaillierten Studien von Leu [4]: Der Thrombus wird homogenisiert, hyalinisiert zu einem Narbenstrang, oder es bildet sich lockeres, gefäßreiches Bindegewebe. Manchmal wachsen auch Gefäße von den Vasa vasorum ein, die endothelial ausgekleideten Sinus erweitern sich, die Hohlräume werden durch Resorption der sie trennenden Septen immer größer, und in den meisten Fällen entsteht ein durchgängiges Gefäßrohr mit allerdings unregelmäßiger Wanddichte, ungleichmäßig weitem Lumen und zerstörten Venenklappen. Dieser Prozeß hat nach 6 – 12 Monaten sein Endstadium erreicht.

Die Schäden, die eine Thrombose hinterläßt, erfassen 3 Organsysteme:

1. den sympathischen Grenzstrang,
2. die tiefen Lymphbahnen,
3. die oberflächlichen und tiefen Venen.

9.1.1 Der sympathische Grenzstrang

Wie wir zusammen mit Brinkmann und Peters [11] nachweisen konnten, werden die die Venen umspinnenden sympathischen präterminalen Endfasern irreparabel geschädigt. Gleichzeitig finden wir Veränderungen an den zugehörigen Lumbalganglien: Fortsatzdisharmonie, Fortsatzhyperplasie, Faserkorbbildung.

Dadurch erklärt sich, daß das postthrombotisch geschädigte Bein sich feuchtnaß anfühlt: vermehrte Schweißsekretion mit Akrozyanose.

Therapeutische Konsequenzen: keine

Wir haben vor 20 Jahren eine Serie von Patienten mit postthrombotischen Schäden sympathektomiert und durch viele Jahre nachkontrolliert. Der Patient empfand durchwegs die Tatsache, daß das Bein nunmehr warm und trocken wurde, subjektiv angenehm. Eine objektive Besserung des Venenrückflusses, Besserung oder Verhinderung der Thrombosespätfolgen, konnten wir niemals registrieren. Der Eingriff ist daher nicht mehr indiziert.

9.1.2 Lymphbahnen

Oberflächliche Lymphbahnen. Diese sind im Laufe einer tiefen Thrombose primär nicht in Mitleidenschaft gezogen. Nur bei sekundären Entzündungen der Haut und des Unterhautzellgewebes z.B. Ulcus cruris, Erysipel, als Thrombosespätfolge, kommt es als Folge der Lymphangitis zu Schäden der oberflächlichen Lymphbahnen.

Tiefe Lymphbahnen. Es ist uns bisher nicht möglich, diese radiologisch darzustellen. Die Frage einer Mitbeteiligung der tiefen Lymphbahnen blieb daher lange unbeantwortet. Erst die Arbeitsgruppe Lofferer, Mostbeck und Partsch [5, 6] konnte mit Hilfe der Isotopenlymphographie das Problem klären. Wenn man kolloidales Radiogold (Au 198) mit einem Teilchendurchmesser von 50 A intramuskulär in die Wadenmuskulatur injiziert, erfolgt der Abtransport ausschließlich über die tiefen subfaszialen Lymphgefäße, die entlang der Arterien verlaufen. Die Lymphgefäße des Oberschenkels erreichen die abdominalen Lymphknoten; kleinere entlang der A. profunda femoris münden in die Lymphonoduli inguinales profundae. Die injizierte Substanz kann dort mittels Scantechnik nachgewiesen werden. Ein abgeschirmter Strahlenmeßkopf tastet mäanderförmig das fragliche Gebiet ab und mißt fortlaufend die Radioaktivität. Die Verteilung der Radioaktivität wird entweder durch Striche oder durch Schwärzung eines Röntgenfilms im Maßstab 1:1 aufgezeichnet. Das Ergebnis: Die tiefen Lymphbahnen werden parallel der Schwere der Schädigung der tiefen Venen irreparabel geschädigt; d.h.: das Ödem beim postthrombotischen Zustandsbild ist nicht nur ein venöses, sondern auch ein lymphatisches!

9.1.3 Der postthrombotische Venenschaden

Wir teilen ihn nach 3 Gesichtspunkten ein:
1. Etagenlokalisation;
2. Schädigungsgrad der Venen, phlebographisch erfaßbar;
3. Funktionsausfall, erfaßbar durch die Venendruckmessung.

9.1.3.1 Etagenlokalisation

Wir haben die Einteilung von Feuerstein [2] übernommen.
Etage A: Vv. tibiales anteriores und posteriores, Vv. fibulares, Soleusvenen,
Etage B: V poplitea und Gastrocnemiusvenen,
Etage C: Oberschenkelvenen,
Etage D: Beckenvenen.

Die Unterschenkeletage ist mit Abstand am häufigsten befallen. Die meisten Schädigungen zeigen einen Mehretagenbefall. Isolierter Befall der V. poplitea findet sich kaum, auch der isolierte Befall der Beckenvenen ist mit rund 2,4% selten.

9.1.3.2 Schädigungsgrad der tiefen Venen im Röntgenbild

Wir [10] haben 1959 folgende Einteilung vorgeschlagen, die sich bewährt hat.
Stadium I: Leichte Schädigung der Venenwand bei fehlenden Klappen. Das Venensystem ist gut rekanalisiert.
Stadium II: Erhebliche Wandveränderungen, wobei aber der Abfluß im tiefen Venensystem den normalen topographischen Verhältnissen der Venenanordnung entspricht. Die Kontur der Venen ist stark unregelmäßig.
Stadium III: Schwerste Zerstörung der tiefen Venen, die durch ein Gewirr von Kollateralen in der Tiefe ersetzt sind.
Stadium IV: Die Rekanalisation ist ausgeblieben.

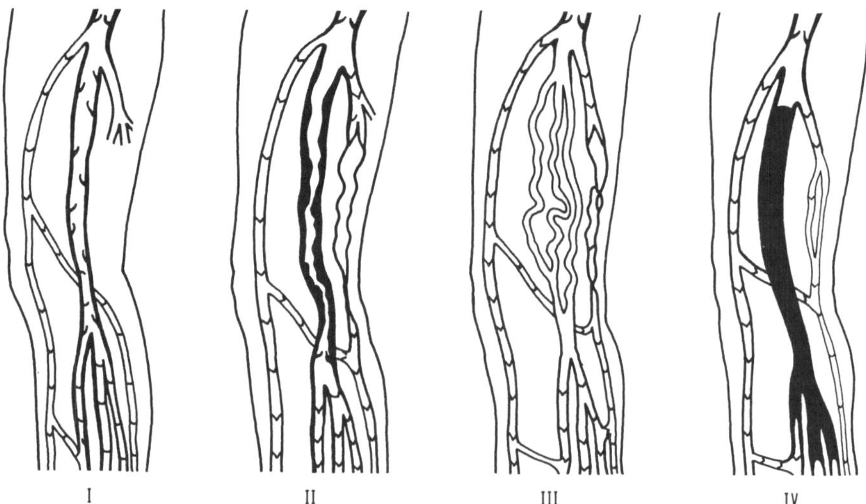

Abb. 9.1. Schematische Darstellung der postthrombotischen Schädigungsgrade

Stadium I ist manchmal schwer abgrenzbar von der kongenitalen Avalvulie. Erst der Vergleich mit dem anderen Bein – der angeborene Klappenfehler ist stets beidseitig – bringt den Entscheid.

Stadium IV kommt kaum vor. Seit wir in all diesen Fällen noch eine Spätaufnahme ausführen, sehen wir, daß die allerdings schwer geschädigten tiefen Venen sich eben doch noch darstellen lassen.

9.1.3.3 Venendruckmessung

Der Rücktransport des venösen Blutes der Beine erfolgt nur durch die Vis a tergo und die Sogwirkung des Herzens. Erhebliche Unterstützung ist die Wadenmuskelpumpe. Sie fällt durch Zerstörung der Klappen und insbesondere durch mangelhafte Rekanalisation parallel der Schwere des Venenschadens aus. Der Grad dieses Ausfalls kann gemessen werden. Der Venendruck, der in Ruhe gemessen wird, entspricht dem hydrostatischen Druck der Blutsäule zwischen Meßort, in diesem Falle einer Fußrückenvene und dem rechten Vorhof. Betätigt der stehende Patient die Wadenmuskelpumpe (Zehenstände – Kniebeugen), so sinkt der Druck ganz erheblich ab, um nach Aufhören der Bewegung den Ausgangspunkt zu erreichen. Dies gibt eine ganz charakteristische reproduzierbare Kurve, die wir mit dem Venendruckmeßapparat aufzeichnen können. Details sind der Monographie von May u. Kriessmann [9] zu entnehmen. Bei Schädigungen der Wadenmuskelpumpe sinkt der Druck nur mehr ganz gering ab. In ganz schweren Fällen sinkt er überhaupt nicht ab, ja er steigt sogar an. Der wesentliche Parameter ist das Ausmaß des Druckabfalls. Je größer die Schädigung, um so geringer der Druckabfall. Die Kurven sind charakteristisch und reproduzierbar.

Um klare Aussagen zu ermöglichen, haben wir in Übereinstimmung mit Nachbur [12] das Schädigungsausmaß der Kurven in drei Grade eingeteilt. Auch bei primären Varizen kommt es zu einer Veränderung der Venendruckkurve. Sie sinkt etwas weniger ab als eine Normalkurve, verändert aber den Kurvencharakter nicht, ist also leicht zu unterscheiden von den Kurven bei geschädigten tiefen Venen.

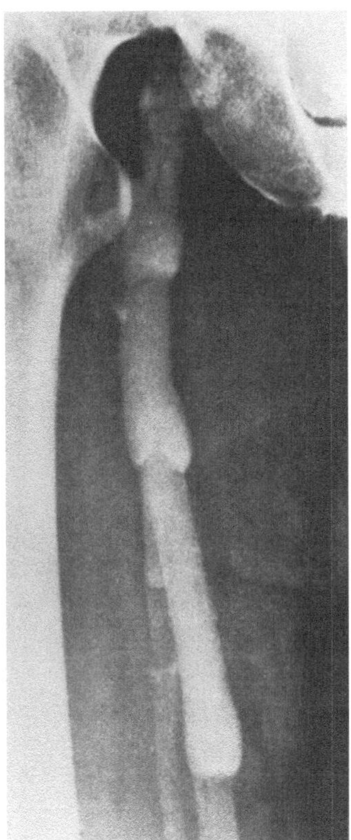

Abb. 9.2. Normale tiefe Venen

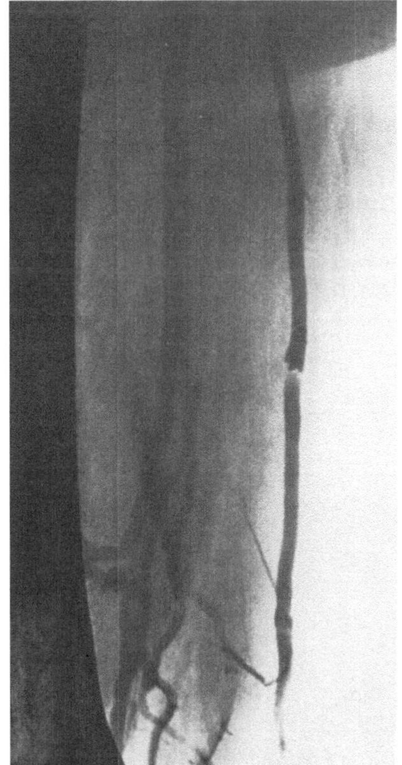

Abb. 9.3. Postthrombotische Schädigung Stadium II

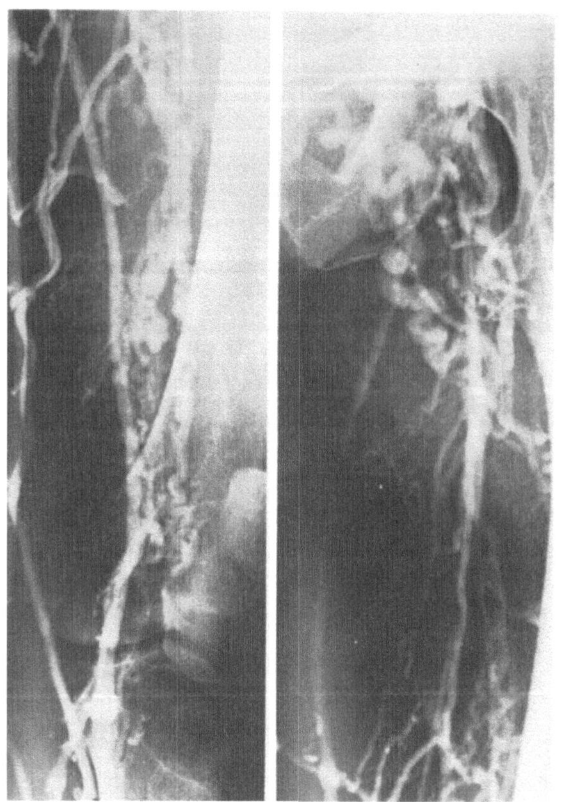

Abb. 9.4. Postthrombotische Schädigung Stadium III

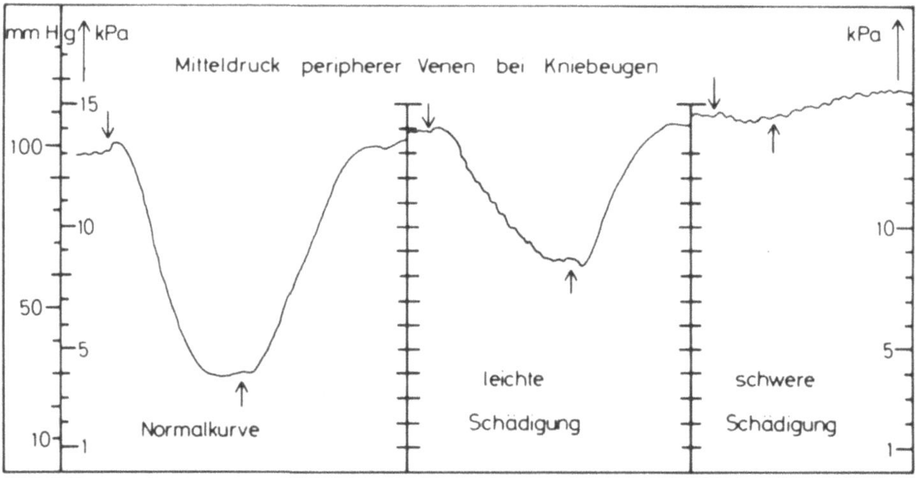

Abb. 9.5. Normale Venendruckkurve und Kurven bei geschädigten tiefen Venen

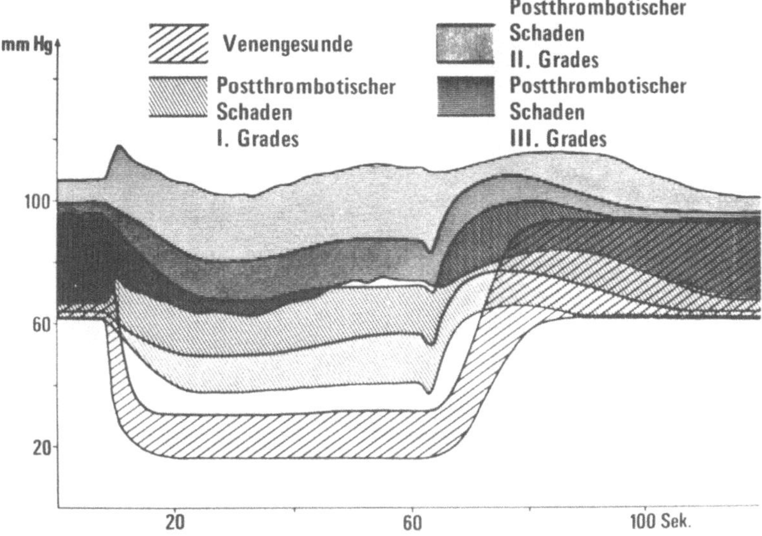

Abb. 9.6. Venendruckkurven. Die drei Grade der postthrombotisch geschädigten tiefen Venen im Schema

9.1.4 Beurteilung der Schädigung der Venen

Wir sind nun in der Lage, exakte Aussagen zu machen über das Ausmaß der anatomischen Schädigung, z.B.: *anatomisch* liegt eine Schädigung der Etage A und B vor; *phlebographisch* ist dies eine Schädigung Stadium II; *funktionell*, aufgrund der Venendruckmessung aber eine Schädigung nur I. Grades.

Das Überraschende und Wichtige ist, daß man von dem anatomisch festgehaltenen Schädigungsgrad keineswegs immer auf den Funktionsausfall schließen kann. Man erlebt immer wieder erhebliche Divergenzen. Wir haben in den Fällen, bei denen röntgenologisch schwere Schäden vorliegen, die Venendruckkurve aber nur geringe Ausfälle zeigt, von *paradoxer Venendruckkurve* gesprochen.

Diese exakten Angaben erlauben uns eine objektive Feststellung des Therapieerfolges. Aussagen, wie „klinische Besserung" sollten seit Galilei, der gesagt hat, „Messen, was meßbar ist und meßbar machen, was nicht meßbar ist" nicht mehr statthaft sein. Eine ganze Reihe von Eingriffen bei postthrombotisch geschädigten tiefen Venen, z.B. die Ligatur der V. femoralis oder V. poplitea mußten, obwohl sie 20 Jahre lang ausgeführt wurden, binnen kurzem eingestellt werden, weil sie dieser objektiven Prüfung nicht standhielten.

Bei Schädigung der Beckenvenen ist in diesem Bereich der venöse Abfluß natürlich behindert. Auch die inneren Kollateralen und die äußeren subkutan gelegenen sind meist nicht ausreichend. Im Liegen ist diese Abflußbehinderung auch in schweren Fällen gering. Sie wirkt sich aber bei Bewegung ganz erheblich aus. Das Blut staut sich wie ein Gebirgsbach, dessen Abfluß durch einen Felsbrocken behindert ist. Wir messen die Abflußbehinderung, indem wir am liegenden Patienten die V. femoralis in der Leiste beiderseits punktieren. Sodann bewegt der Patient den Vorfuß 20mal.

Bei normalen Venenverhältnissen steigt bei Bewegung der Druck nur unwesentlich an. Bei Abflußhindernissen aber ist der Druckanstieg beträchtlich. Der Vorteil dieser Messung ist: das Röntgenbild der Beckenvenen liefert uns eine anatomische Darstellung. Erst diese ergän-

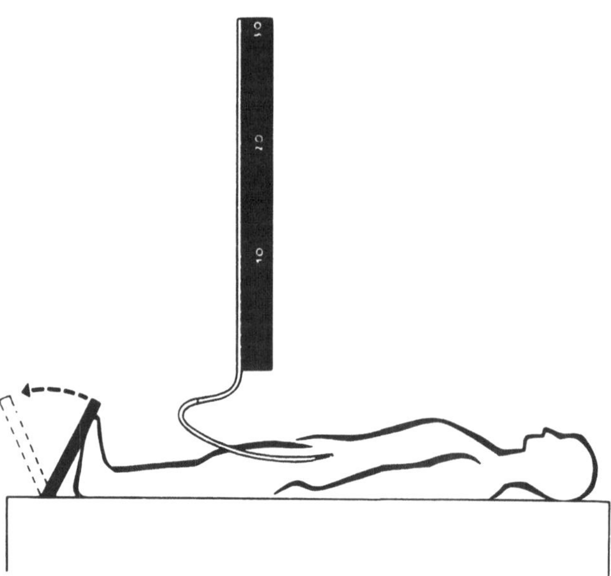

Abb. 9.7. Schematische Darstellung der Beckenvenendruckmessung. Hier ist ein Manometer eingezeichnet; der Druck wird jedoch mit einer Apparatur gemessen, bei der die Druckübertragung über ein Stathamelement elektrisch registriert und der Druckabfall bzw. -anstieg als Kurve aufgezeichnet wird. Die Kurven werden zur besseren Übersicht in Drucksäulen umgezeichnet (vgl. Abb. 9.16 b)

zende Druckmessung erlaubt eine Aussage über das Ausmaß des gestörten Abflusses. Gerade hier erleben wir häufig besondere Überraschungen. Scheinbar schwer geschädigte Venen zeigen nur einen ganz geringen Funktionsausfall, da die Kollateralen vorzüglich funktionieren. Dies läßt sich dem Röntgenbild aber oft nicht entnehmen. Dieser Umstand ist besonders wichtig für die Indikation zu einem operativen Eingriff. Wenn die Funktion nur geringgradig gestört ist, ist eine operative Korrektur nicht nur überflüssig, sondern von einem Mißerfolg begleitet.

Die abgelaufene Thrombose der tiefen Venen wirkt sich auch auf die *oberflächlichen Venen* aus. Normalerweise haben die tiefen Venen 90% des venösen Rückflusses zu bewältigen. Sind sie verlegt oder nur teilverlegt, haben die oberflächlichen Venen beträchtliche Blutmengen zu transportieren. So überlastet erweitern sie sich, entarten varikös. Wir sprechen von *sekundären Varizen.* Sicherlich sind nicht alle Varizen bei postthrombotisch geschädigten Beinen Entartungen infolge Drucküberlastung, sondern anlagebedingte Varizen. Nunmehr sind aber auch diese, trotz variköser Entartung, durchaus in der Lage, als Ersatz-Abflußbahnen zu funktionieren. Es hat sich daher als zweckmäßig erwiesen, vom Standpunkt dieser Funktion aus bei geschädigten tiefen Venen alle als sekundäre Varizen zu bezeichnen, ohne damit eine Aussage über ihre Entstehungsursache zu tätigen.

Im Zuge der Thrombosierung und späteren Rekanalisation der tiefen Venen sind auch die Vv. perforantes in Mitleidenschaft gezogen. Sie waren ursprünglich thrombosiert, sind längst rekanalisiert, aber ihre Klappen bleiben zerstört. Nun gibt es auch mit und ohne Thrombose klappenlose Vv. perforantes, anlagebedingt wie die primären Varizen. Bei postthrombotischen Schädigungen sind sie aber besonders häufig und gewinnen dort besondere Bedeutung.

9.1.5 Die funktionellen Folgen der Schädigung der tiefen Venen

Der erschwerte Rückfluß des venösen Blutes und insbesondere der Ausfall der Wadenmuskelpumpe führt zu einem Versacken, besser Anschoppung des venösen Blutes im distalen Beinabschnitt. Daher das Ödem. Fischer [3] hat in sehr sorgfältigen Untersuchungen nachgewiesen, daß die Drainage der Haut gestört ist und die gestörte Abschöpfung der Hautgefäße zu einem Rückstau führen muß.

Die klinischen Folgen sind Beinschwellung, Schweregefühl, später kommt es zu Indurationen, Verfärbungen, Ekzemen, in seltenen Fällen allein durch die Stauung zu gamaschenförmigen Ulcera cruris um beide Knöchel. Auch die gestauten varikös erweiterten oberflächlichen Venen führen nicht selten zu Ekzemen. Bei geschädigten Beckenvenen bilden sich fast stets dicke oberflächliche Varizen am Mons pubis aus als Zeichen eines entarteten Kollateralkreislaufes.

Von besonderen Konsequenzen ist die Ausbildung insuffizienter Vv. perforantes am distalen Unterschenkel, vor allem an der Innenseite. Normalerweise garantiert die Klappenanordnung in diesen Venen, daß das Blut nur von den oberflächlichen Venen in die tiefen fließen kann. Wenn die Wadenmuskulatur erschlafft – Diastole der Wadenmuskelpumpe –, wird das Blut aus den oberflächlichen Venen in die tiefen Venen gesogen. Bei Kontraktur der Wadenmuskelpumpe wird das Blut zentralwärts gepreßt. Die Klappen der Vv. perforantes schließen sich, eine Strömung von den tiefen Venen zu den oberflächlichen ist so verhindert. Nun aber wird bei jeder Muskelkontraktion ein kräftiger Blutstrom durch die insuffizienten Vv. perforantes in die oberflächlichen Venen gepreßt. Die Folge dieser venösen Hypertonie ist die Störung des arteriovenösen Gefälles, eine chronische Ernährungsstörung der Haut. Ein kleiner Stoß genügt nun, und es bildet sich das Ulcus cruris postthromboticum aus.

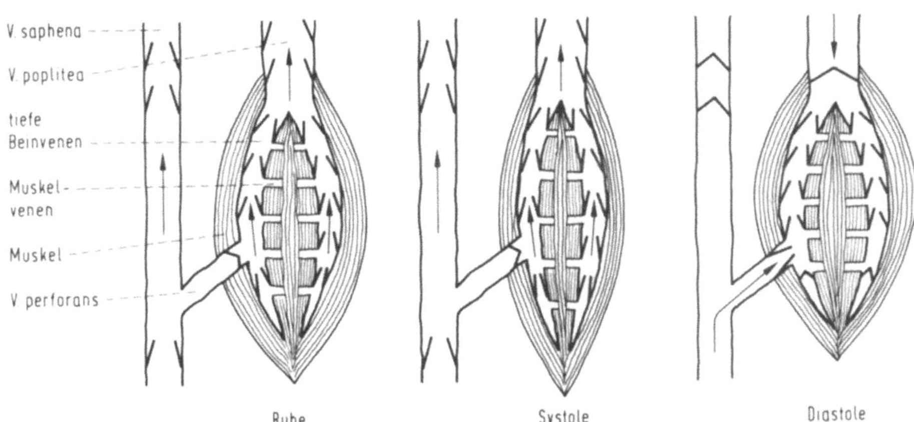

Abb. 9.8. Schematische Darstellung der normalen Wadenmuskelpumpe. In *Ruhe* wird der Blutstrom langsam und stetig von der Vis a tergo weitergetreiben. Alle Klappen des oberflächlichen und tiefen Venensystems sind offen, lediglich die Klappen der Vv. perforantes sind infolge einer leichten Druckdifferenz zwischen tiefen und oberflächlichen Venen geschlossen. Der hydrostatische Druck wirkt sich voll auf oberflächliche und tiefe Venen aus. Muskelkontraktion = *Systole*. Das Blut wird nach proximal gepreßt. Da die suffizienten Klappen der Peripherie zuschnappen, ist nur eine Bewegungsrichtung möglich. Muskelerschlaffung = *Diastole*. Rapider Durckabfall in den tiefen Beinvenen. Dadurch schließen sich die Klappen der V. poplitea, und der Kreislauf beginnt von vorn

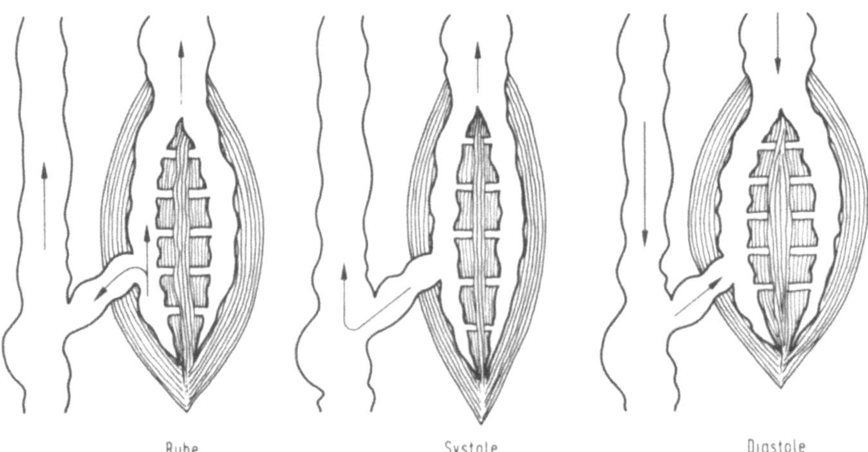

Abb. 9.9. Schema der postthrombotisch geschädigten Wadenmuskelpumpe. Alle Klappen zerstört. In *Ruhe* ist bereits ein Blutstrom von der Tiefe zur Oberfläche möglich. In der *Systole* wird Blut durch insuffiziente Vv. performantes nach außen gepreßt. In der *Diastole* kommt es durch Insuffizienz der Klappen der V. poplitea zu einem retrograden Blutstrom; die wesentlichste Konsequenz: nur kurz dauernde Diastole. Diese schwer gestörte Diastole ist eine entscheidende Mitursache der Ödembildung. Es ist daher nur ein geringer Zufluß von den oberflächlichen Venen möglich

Dodd und Cockett [1] haben die Ausbildung der Ulcus cruris eingehend studiert. Cockett nennt die Druckübertragung von den tiefen Venen auf die oberflächlichen Venen, die bei jeder Muskeltätigkeit erfolgt, Rammstöße. Sie erfolgen in den insuffizienten Vv. perforantes (Cockett-Perforantes genannt). Sie sind besonders am distalen Unterschenkel, vor allem an der Innenseite, ausgebildet und recht konstant.

Die Rammstöße in den insuffizienten Vv. perforantes sind in der Mehrzahl der Fälle die direkte Ursache des Ulcus cruris und nicht die Stauung.

Es ist leicht verständlich, daß die Ausbildung dieser Störungen nicht unmittelbar nach einer Thrombose erfolgt, sondern eine gewissen Anlaufzeit benötigt. Diese Anlaufzeit, die „stumme Periode“ ist charakteristisch. Sie kann zwischen 1 und 12 Jahren betragen. In wech-

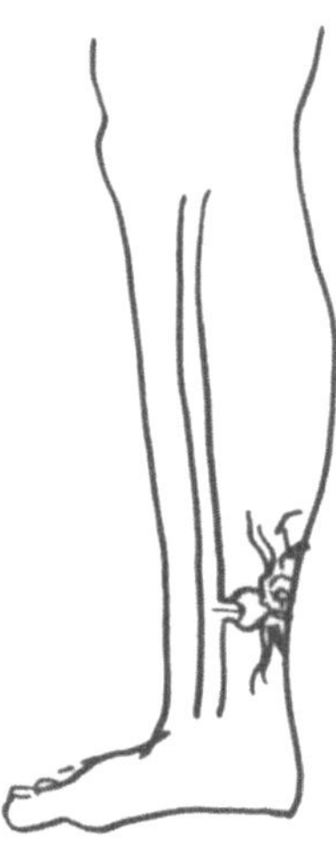

Abb. 9.10. Der Rammeffekt nach Cockett

selnder Ausbildung haben 80 – 90% aller abgelaufenen Thrombosen mit diesen Konsequenzen zu rechnen.

9.1.6 Die Therapie des postthrombotischen Zustandsbildes

Das Wichtigste wäre die Prophylaxe, die Frühbehandlung einer Thrombose in den ersten 5 Tagen. Darum fordern wir auch immer wieder die Phlebographie beim allerersten Verdacht einer Thrombose.

Das wird aber wohl noch lange nicht zu erreichen sein, und bis dahin haben wir uns mit den Folgezuständen zu spät oder insuffizient behandelter Thrombosen zu befassen.

Die große Schwierigkeit liegt darin, den Patienten zu überzeugen, daß die Behandlung der postthrombotischen Folgezustände eine lebenslange sein muß. Nur die lebenslange Befolgung gewisser Richtlinien kann die Konsequenzen, wie Indurationen, entzündliche Infiltrate, vor allem Ulcera cruris usw., verhüten. Man muß dem Patienten immer wieder erklären, daß er in der gleichen Lage ist wie ein Diabetiker. Auch dieser muß ein Leben lang gewisse Diäteinschränkungen beachten. Unser Patient muß ein Leben lang jene Vorschriften befolgen, die wir als Lebensregeln zusammengefaßt haben. Wir erklären sie dem Patienten, geben sie ihm schriftlich mit und überprüfen die Ausführung bei jeder Kontrolluntersuchung.

9.1.6.1 Lebensregeln nach R. May

Die Ursache Ihres Venenleidens, die Schädigung der tiefen Venen ist irreparabel. Aber es liegt in Ihrer Hand, Komplikationen, Verschlechterungen zu verhüten. Wenn Sie folgende Vorschriften ein Leben lang befolgen, bleiben Sie arbeitsfähig und können Komplikationen, wie Entzündungen, Beingeschwüre usw., verhüten. Wenn Sie die Lebensregeln nicht sehr exakt beachten oder nach einer gewissen Zeit unterbrechen, haben Sie mit diesen Komplikationen mit sehr großer Wahrscheinlichkeit zu rechnen.

1. Sie müssen auf jeden Fall ein *Anschwellen des Beines verhindern.* Dazu müssen Sie bandagieren. Wenn Sie bereits Entzündungen, Verhärtungen, Beingeschwüre haben, müssen Sie bandagieren und zusätzlich Schaumgummiplatten tragen. Wenn das Bein geschwollen ist, müssen Sie stets mit 2 neuwertigen Binden bandagieren. Die Bindenart wird Ihnen vorgeschrieben. Sie müssen morgens am abgeschwollenen Bein vor dem Aufstehen bandagieren und während der Mittagsruhe die Bandagen abnehmen. Bandagieren Sie genau nach unserer schriftlich mitgegebenen Bandagetechnik, s. Beilage.
2. *Gummistrümpfe* dürfen Sie erst tragen, wenn die Beinschwellung durch das Bandagieren völlig beseitigt ist. Ob kurze oder lange Gummistrümpfe, ebenso die Kompressionsklasse, wird Ihnen vom Arzt vorgeschrieben. Sie müssen stets ein Paar Gummistrümpfe zum Wechseln haben. Lebensdauer eines Gummistrumpfes höchstens 5 Monate. *Stützstrümpfe (Supp-hose)* sind völlig unzulänglich.
3. Wenn Sie bandagieren oder Gummistrümpfe tragen, dürfen Sie abends nach deren Abnahme keine Schnürfurchen haben. Der Knöchel darf nicht angeschwollen sein. Sonst machen Sie etwas Entscheidendes falsch.
4. Stehen Sie nicht länger als 30 Minuten; unterbrechen Sie das Stehen durch eine kurze Bewegung. Bei längerem Stehen gewöhnen Sie sich an, die Zehen in den Schuhen zu bewegen und sich auf die Zehen zu stellen.

5. Richten Sie Ihren Tag so ein, daß Sie sich mittags bei stark hochgelagerten Beinen hinlegen können. Machen Sie zugleich mittags und abends unsere *Beingymnastik*, s. Beilage.
6. Wann immer Sie sitzen, lagern Sie das erkrankte Bein auf einen Stuhl.
7. Bei längeren Eisenbahn- oder Autofahrten unterbrechen Sie alle 2 Stunden das Sitzen und gehen einige Minuten. Bei längeren Flügen gehen Sie alle Stunde einmal auf die Toilette und lassen sich unter Vorlage dieser Broschüre einen Sitz geben, wo Sie die Beine hochlagern können.
8. Nicht baden, sondern duschen. Am Schluß stets kalt duschen. Abends mit scharfem Strahl von unten nach oben abspritzen.
9. Sauna, heiße Bäder, Sandbäder sind grundsätzlich schlecht. Wenn Sie aus anderen Gründen unbedingt ein Thermalbad aufsuchen müssen, schwimmen Sie dort soviel wie möglich. Schlammbäder, Fango können nur ganz ausnahmsweise gestattet werden.
10. Kneipp-Badekuren, Wassertreten usw. unter ärztlicher Leitung besonders empfehlenswert.
11. Vermeiden Sie jede Reizung des kranken Beines durch zu starke Sonne und Thermophor.
12. Salben, Einreibungen, Bestrahlungen jeder Art dürfen nur nach ärztlicher Anordnung verwendet werden.
13. Radioaktive Bäder nur nach Spezialerlaubnis.
14. Wenn Sie die geringste Verletzung am Bein haben, keine Selbstbehandlung, keine Salbenbehandlung! Exaktes Bandagieren und ärztlicher Rat.
15. Alle einschnürenden Bänder, Gummibänder, Strumpfbänder, Gummiabschluß von Kniestrümpfen und Socken, Gummiabschluß von Unterhosen, enge Korsetts und enge Miederhosen sind besonders schädlich.
16. Keine Pantoffeln, keine Hausschuhe. Zu Hause nur Gesundheitssandalen. Wenn Sie einen Senk- oder Spreizfuß haben, besonders im Haushalt und Beruf: geschlossene Schuhe mit niedrigem Absatz und Einlagen nach Gipsmodell.
17. Im Urlaub, bei Sonntagsausflügen und besonders am Strand barfuß gehen!
18. Nicht SS, sonder LL – nicht Sitzen, Stehen, sondern Liegen oder Laufen. Jede Muskeltätigkeit ist günstig. Besonders regelmäßiges Bergsteigen und Wandern auf nicht asphaltierten Straßen. Waldlaufen! Am günstigsten ist regelmäßiges Schwimmen. Wenn Sie zu Hause einen Swimmingpool haben, ist ein Gegenstromanlage besonders wichtig. Ihr Sommerurlaub sei stets ein Badeurlaub, besser Schwimmurlaub. Schwimmen ist das Allerbeste, aber nicht in zu heißen Gegenden.
19. Das Ideal wäre: täglich 2 Stunden bei jeder Witterung und jeder Jahreszeit in flottestem Tempo auf nicht asphaltierten Wegen gehen. Unbedingt nötig ist: täglich 1 Stunde Intervallgehtraining.
20. Im Winter regelmäßig Skilanglauf. Der Winterurlaub ist ein Langlaufurlaub.
21. Massagen sind erlaubt, wenn keine Entzündungserscheinungen vorliegen. Es soll eine zarte Streichmassage sein. Bindegewebsmassage, manuelle Lymphdrainage nur nach ausdrücklicher ärztlicher Erlaubnis.
22. Machen Sie jeden Morgen und Abend bei geöffnetem Fenster Atemübungen. S. Beilage.
23. Lagern Sie nachts die Beine mit dem „May-Polster" hoch. Auf Reisen nehmen Sie den aufblasbaren Polster mit.
24. Chronische Stuhlverstopfung ist sehr schädlich. Täglich 3 – 4 Eßlöffel Weizenkleie und Bauchgymnastik.
25. Übergewicht ist sehr ungünstig. Fordern Sie unsere Abmagerungsdiät an.

26. Die Pille ist nur mit Spezialerlaubnis gestattet. Pille plus Rauchen: erhöhte Thrombosegefahr!
27. Bei jeder Erkrankung, die Bettruhe erfordert, insbesondere bei Unfällen, Operationen, Entbindungen, besteht erhöhte Thrombosegefahr. Sie sollen dann im Bett Thromboseprophylaxestrümpfe tragen, die Beine richtig hochlagern und vor allem den Arzt informieren, daß Sie bereits eine Thrombose hatten.
28. Bei Schwangerschaften erbitten wir Kontrolle und Nachricht in den ersten 3 Monaten.
29. Bei jeder Komplikation am Bein informieren Sie uns dringend.

    Ich wiederhole: Das weitere Schicksal Ihres Beins hängt in allerster Linie von der Sorgfalt ab, mit der Sie diese Vorschriften ein Leben lang befolgen.

    Eine jährliche ärztliche Kontrolle ist zeitlebens nötig.

9.1.6.2 Der Kompressionsverband

Die Basisbehandlung jedes postthrombotischen Zustandsbildes bei Ödem und insbesondere bei Sekundärfolgen, wie Infiltraten, Ekzemen oder Ulcera cruris, ist der Kompressionsverband. Lokalbehandlungen sind von untergeordneter, lediglich unterstützender Wirkung und insuffizient ohne exakten Kompressionsverband. Bei exaktem Kompressionsverband erübrigt sich die Bettruhe. Im Gegenteil, es ist sogar gut, wenn der Patient die Wadenmuskelpumpe intensiv bewegt.

Es stehen uns grundsätzlich dafür 2 Möglichkeiten offen. Der Dauerverband, der Fischerverband, der eine besondere Art des Zinkleimverbandes ist. Er ist in der Wirkung sicher vorzüglich, der Nachteil ist nur, daß er vom Arzt alle paar Tage gewechselt werden muß und der Patient damit nicht baden kann. Wir verwenden ihn daher eigentlich nur bei so indolenten Patienten, die das Bandagieren nicht lernen.

Die zweite Möglichkeit ist das Bandagieren.

Es stehen uns grundsätzlich 2 Bindenarten zur Verfügung: die unelastische, textilelastische Binde und die elastische Binde („Gummibinde"). Die Gummifäden sind allerdings heute längst durch ein synthetisches Material, Elastomer, abgelöst.

Unelastische Binden:
Anlagedruck gering, Arbeitsdruck erheblich
Elastische Binden:
Anlagedruck stark, Arbeitsdruck gering.

Die nichteleastischen Binden geben ein starres Widerlager für die Wadenmuskelpumpe. Ihre Druckwirkung auf Haut und Unterhautzellgewebe ist gering. Sie können daher auch nachts, ja mehrere Tage angelegt bleiben und unterstützen die Arbeit der Wadenmuskelpumpe ideal (Arbeitsdruck!).

Die Gummibinden komprimieren zwar oberflächliche Venen und Unterhautzellgewebe sehr stark (Anlagedruck), aber, da sie nachgeben, unterstützen sie die Wadenmuskelpumpe wesentlich geringer als die unelastischen Binden. Die korrekte Indikation wäre also:
oberflächliche Venenentzündungen – Gummibinden,
postthrombotische Zustandsbilder – nichtelastische Binden.

Aber: lediglich mit Hilfe des Spezialarztes gelingt die Anlage von unelastischen Binden korrekt. Der Patient lernt die Technik meist schlecht, wogegen er die Technik des Bandagierens mit Gummibinden nach kurzer Information fast stets sehr gut lernt. Wir ziehen daher aus diesen rein praktischen Erwägungen in der Mehrzahl der Fälle das Bandagieren mit Gummibinden vor.

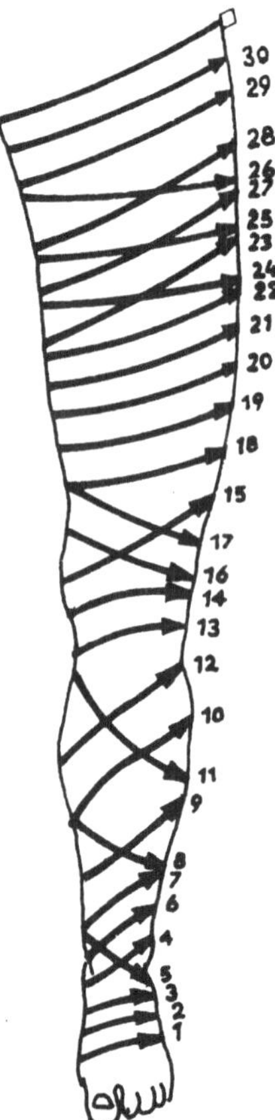

Abb. 9.11. Unsere Bandagetechnik

Es gibt eine ganze Reihe von „Beinspezialisten", die stets eine sehr ausgedehnte Praxis haben und einen Zulauf von nah und fern. Das eigentliche Geheimnis ihrer Erfolge ist, daß sie den Kompressionsverband vollendet beherrschen und ihn ihren Patienten mit jener großen Sorgfalt und Geduld erklären, die sowohl an den meisten Kliniken wie bei vielen praktischen Ärzten angeblich aus Zeitmangel fehlt.

9.1.6.3 Venenmittel

All die vielen Venenmittel sind sicher nicht unbedingt nötig. Als Ergänzung zu den „Lebensregeln" haben sie aber sicherlich wegen ihrer leicht ödemprotektiven Wirkung einen unterstützenden Effekt.

9.1.6.4 Diuretika

Sie sind auch bei starken Ödemen streng kontraindiziert, weil sie die Fließeigenschaft des Blutes vermindern und so eine Thrombose begünstigen können, abgesehen von der Störung des Kaliumhaushaltes bei längerer Anwendung. Einzige Ausnahme ist Dehydrosanol, ein Diuretikum mit recht mildem Effekt ohne Störung des Elektrolythaushalts und der Fließeigenschaften des Blutes.

9.1.6.5 Salben

Diese sind höchstens bei Ekzemen vorübergehend angebracht. Pyrazolonpräparate haben bei stärkeren Entzündungserscheinungen eine unterstützende Wirkung.

9.1.7 Das Ulcus cruris postthromboticum

Rund 80% aller Patienten, die einmal eine Thrombose mitgemacht haben, sind – wenn sie lange genug leben – in späteren Jahren, oft aber schon 2 – 3 Jahre nach der Thrombose, von Unterschenkelgeschwüren bedroht. Ihre Ausbildung ließe sich wohl stets verhindern, wenn die Patienten wirklich die Lebensregeln exakt befolgen würden. Indes: Es macht zwar nie Mühe, einen Patienten von der Notwendigkeit einer großen lebensgefährlichen Operation zu überzeugen, aber es ist ungeheur schwer, gewisse Änderungen seiner Lebensweisen herbeizuführen. Die alte Zusatzbezeichnung „Crux medicorum" ist heute nur mehr für jene jahrelang verschleppten Fälle gerechtfertigt, bei denen eine arterielle Komponente hinzugekommen ist.

9.1.7.1 Differentialdiagnose

Es ist bei jedem atypischen Ulcus cruris zu überprüfen, ob es wirklich ein Ulkus venöser Genese ist. Dutzende von Hauterkrankungen sind mit Ulzerationen vergesellschaftet, von der Lues III bis zum Melanom. Bei wallartigen Rändern und Therapieresistenz ist an eine karzinomatöse Entartung zu denken. Ebenso ist stets die arterielle Durchblutung zu überprüfen. Immer wieder erleben wir, daß ein uns lange bekannter Patient mit einem Ulkusrezidiv kommt, das nun nicht mehr abheilt. Das fortschreitende Alter und die sich häufenden Risikofaktoren haben zu einem zusätzlichen Arterienverschluß geführt. Sie sind so zu behandeln, als ob ein rein arterielles Ulkus vorliegen würde.

9.1.7.2 Das therapeutische Vorgehen

Ein typisches Ulkus cruris muß mit exakten Kompressionsverbänden ohne Bettruhe abheilen. Der Kompressionsverband wird verstärkt durch dicke breite Schaumgummiplatten, die man sich selbst zurechtschneiden kann, die aber auch von einer Reihe von Firmen in verschiedenen Größen geliefert werden. Die Ursache ist ja der venöse Überdruck durch die Rammstöße der insuffizienten Vv. perforantes oder durch die Anschoppung des venösen Blutes. Ihre Beseitigung ist die einzig kausale Therapie.

Die Lokalbehandlung ist zweitrangig, wenn die Kompression wirklich exakt angelegt ist. Wir ziehen feuchte Kompressen mit Borwasser oder Rivanol allen Salben vor. Sicher würde schon Kamillentee genügen. Antibiotika in allen Formen sind nicht nur überflüssig, sondern führen immer wieder zu allergischen Reaktionen. Vielleicht wird ein Ekzem in der Umgebung des Ulkus für einige Tage einer Kortikoidsalbe bedürfen. Nur bei sehr ausgedehnten hochinfizierten Ulzera beschleunigen wir die Abheilung durch mehrtägige Bettruhe.

Wenn das Ulkus geschlossen ist, hat die kausale Therapie einzusetzen. In jedem Falle soll durch eine Phlebographie die Lage der insuffizienten Vv. perforantes festgestellt werden. Sie sind zu unterbinden und die Faszienlücken zu schließen. Da aber die Ulkusnarben bei allen etwas größeren Ulzera von minderer Resistenz sind, empfiehlt es sich, diese breit bis zur Fas-

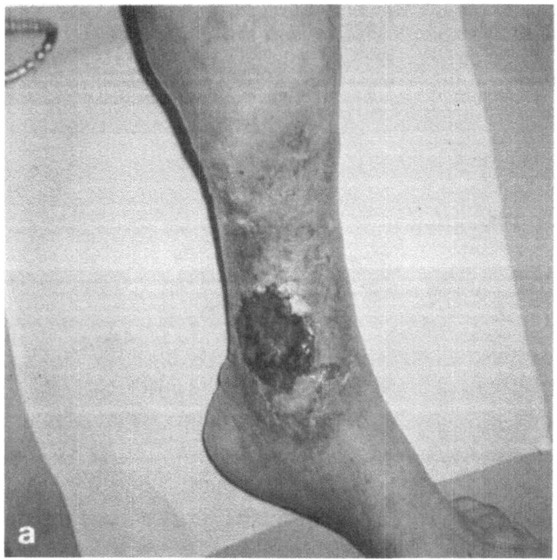

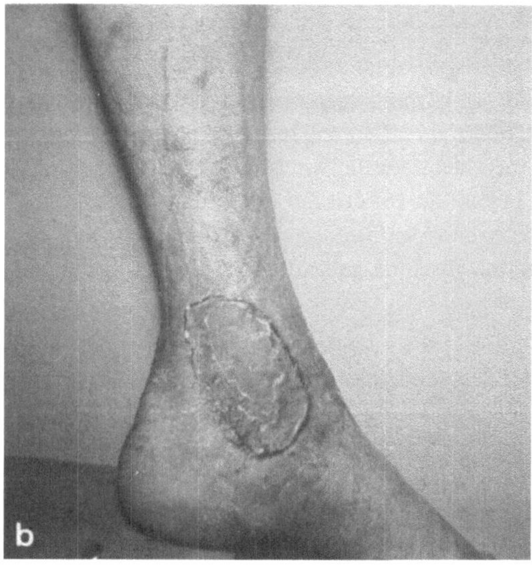

Abb. 9.12 a, b. Ulcus cruris vor (**a**) und nach der Hautplastik (**b**)

zie im Block zu resezieren un den Defekt mit Spalthaut oder einem Mosaiklappen zu decken. Neubildung von insuffizienten Vv. perforantes sind in den nächsten 10 Jahren nicht zu erwarten.

Natürlich ist die weitere Befolgung der Lebensregeln eine Selbstverständlichkeit, weil die tiefen Venen ja geschädigt bleiben und wir nur eine Sekundärfolge beseitigt haben.

Unterbindung insuffizienter Vv. perforantes. Wir haben früher bei allen postthrombotisch geschädigten Beinen grundsätzlich alle im Röntgenbild dargestellten insuffizienten Perforantes am Unterschenkel operativ beseitigt, da wir in ihnen eine latente Gefahr für eine Ulkusbildung sahen.

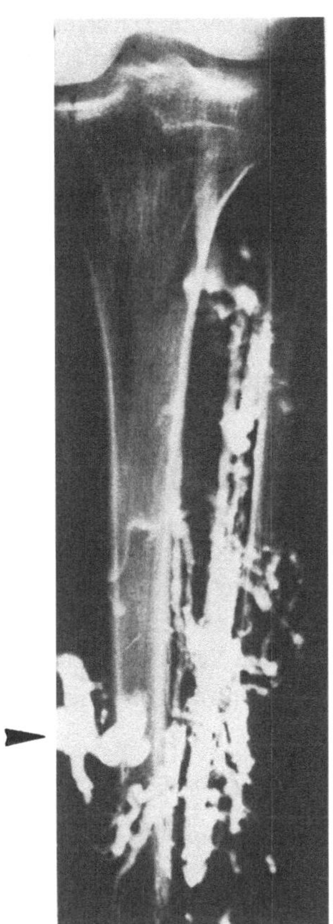

Abb. 9.13. Die das Ulcus cruris verursachende V. perforans (Pfeil)

Partsch [13] hat vorgeschlagen, eine Auswahl zu treffen. Man führt eine Venendruckmessung aus. Nun komprimiert man ganz isoliert die in Frage stehende V. perforans und schreibt abermals eine Venendruckkurve. Verbessert sich diese, ist die Ligatur der V. perforans indiziert. Sonst kann man sie ruhig stehenlassen. Die Detailtechnik der Ligatur insuffizienter Vv. perforantes ist in unserem Buch *Surgery of the veins of the leg and pelvis* [8] abgehandelt.

9.1.8 Varizenoperation bei postthrombotisch geschädigten tiefen Venen

Einzelne Varizen, die kosmetisch stören oder ein Ekzem unterhalten, können und sollen unbedenklich perkutan verödet werden. Jedoch ist das Stripping der großen Venenstränge nicht immer unbedenklich. Sie können – auch wenn sie varikös entartet sind – wichtige Ersatzabflußbahnen sein, wenn die tiefen Venen mangelhaft rekanalisiert sind. Eine Varizenoperation hätte in diesen Fällen eine irreparable erhebliche Verstärkung des Ödems zur Folge, und es ist kein Wunder, daß in letzter Zeit einige für den Arzt recht unangenehme Schadenersatzprozesse in solchen Fällen geführt wurden.

Auf jeden Fall ist beim allergeringsten Verdacht einer Schädigung der tiefen Venen eine Röntgendarstellung der gesamten Bein- *und* Beckenvenen dieser Seite wohl selbstverständlich. Die zur Prüfung der Durchgängigkeit der Venen angegebenen Tests sind unzureichend. Besonders bei der Durchleuchtung sieht man recht gut, ob das Kontrastmittel vorwiegend durch die tiefen oder oberflächlichen Venen abfließt. Aber die Zahl der Grenzfälle, in denen dem Radiologen eine klare Aussage schwerfällt, ist groß. Wir schreiben jetzt eine Venendruckkurve bei Bewegung (Zehenstand und Kniebeugen). Nun komprimieren wir durch Bandagen am Oberschenkel die V. saphena magna bzw. am Unterschenkel die V. saphena parva. Bessert sich die Kurve oder bleibt sie unverändert, können die Varizen gestrippt werden. Bei Verschlechterung der Kurve ist die Operation natürlich kontraindiziert. Aber ganz allgemein sind wir mit diesem Eingriff äußerst zurückhaltend, auch wenn die Varizenentfernung möglich wäre. Trotz aller Aufklärung, die man stets schriftlich machen sollte, denkt der Patient immer wieder „Ich bin operiert und daher gesund". Er ist nicht mehr bereit, die Lebensregeln zu befolgen und schuldigt jede spätere Verschlechterung der Varizenoperation an.

9.1.9 Eingriffe an tiefen Venen

Eine ganze Reihe von Operationen, z.B. die Ligatur der geschädigten V. femoralis superficialis und V. poplitea, denen die Vorstellung zugrundelag, man könne das Blut auf klappensuffiziente Nebenbahnen umleiten, haben einer objektiven Nachprüfung nicht standgehalten.

Die Venendruckkurve wurde postoperativ ausnahmslos schlechter und all die schönen Angaben von klinischen Besserungen waren Selbsttäuschungen.

9.1.9.1 Femoralisbypass nach May und Husni

Beim genauen Studium der Funktion der Wadenvenenmuskelpumpe waren wir zu der Überzeugung gekommen, daß ein wichtiger Faktor bei geschädigter Funktion die Tatsache ist, daß die V. femoralis insuffizient rekanalisiert ist. Es arbeitet die Pumpe gegen einen teilverlegten Ausfluß. Die den Abfluß übernehmenden oberflächlichen Venen haben keinen direkten Anschluß an die Wadenmuskelpumpe. Dies läßt sich korrigieren, indem man die V. sa-

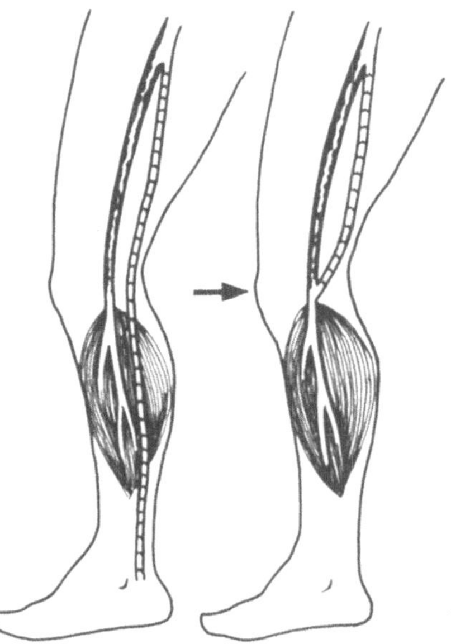

Abb. 9.14. Schematische Darstellung des Femoralisbypass nach May und Husni

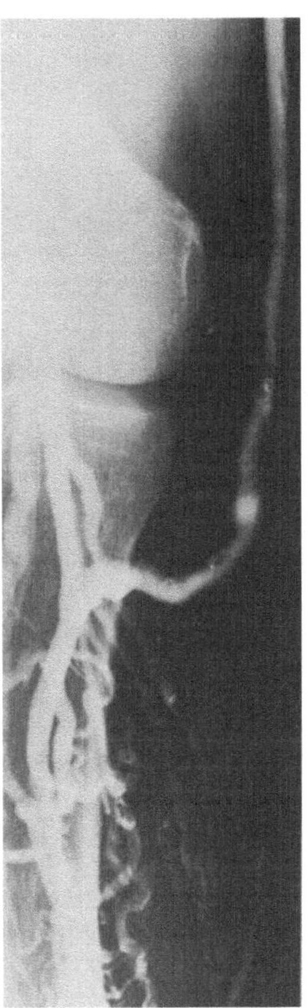

Abb. 9.15. Femoralisbypass 5 Jahre nach Operation

phena magna distal loslöst und in die V. poplitea implantiert. Das geht technisch recht gut. Nachuntersuchungen nach 5 Jahren haben aber zum Teil recht enttäuschende Ergebnisse gezeigt. Bei einer ganzen Reihe von Patienten, die angaben, mit den Ergebnissen der Operation recht zufrieden zu sein, hat die anfängliche Besserung der Venendruckkurve nicht angehalten. Offenbar wiegt die Tatsache, daß es isolierte Schädigungen der V. femoralis, außer nach Verletzungen, kaum gibt und daß die Unterschenkelvenen stets mitgeschädigt sind, schwer und entscheidend. Wir bezweifeln daher jetzt, ob die Operation Bestand haben wird.

9.1.9.2 Die Umgehungsoperation nach Palma bei einseitigen Beckenvenenverschlüssen

Der einzige Eingriff an tiefen Venen, der nunmehr seit 20 Jahren seine Bewährungsprobe bestanden hat, ist die Operation nach Palma. Sie eignet sich nur bei einseitig verlegten Beckenvenen. Die Beinvenen sollen nur geringgradig geschädigt sein. Die V. saphena magna der Gegenseite wird in Kniehöhe losgelöst und durch einen subkutanen Tunnel unter dem Mons pubis durchgezogen und mit der V. femoralis der erkrankten Seite anastomosiert.

Diese Umgehungsoperation beseitigt schlagartig die bei Beckenvenenverschlüssen oft sehr schweren Stauungszustände. Die Patienten klagen immer wieder über schwerste Spannungsschmerzen besonders bei rascherem Gehen: Claudicatio venosa. Eigene Nachkontrol-

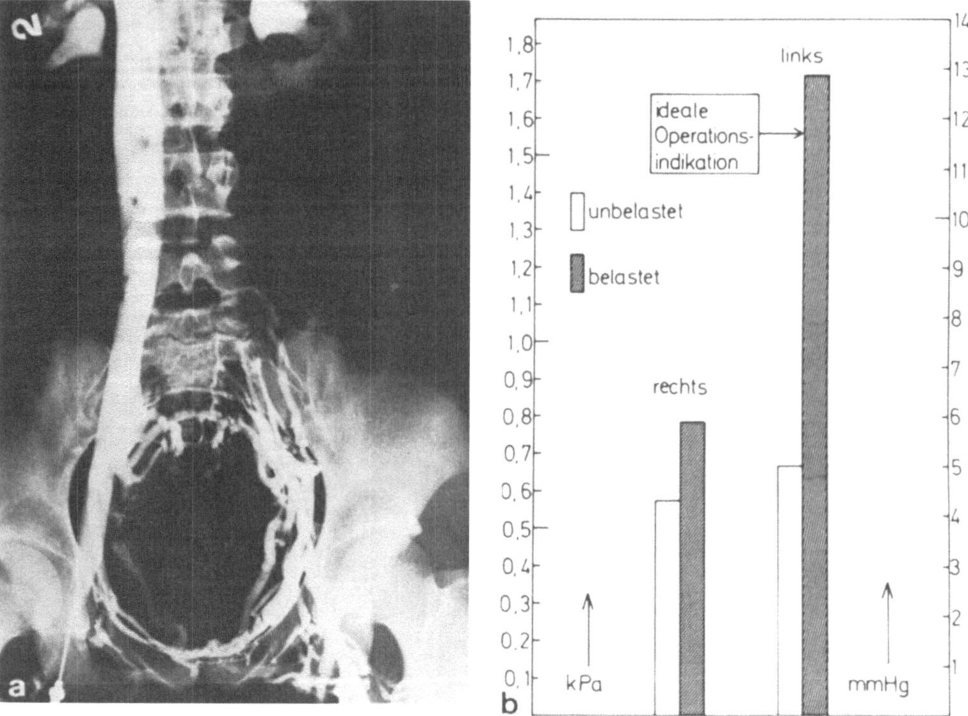

Abb. 9.16 a, b. Ausgedehnter Verschluß der Beckenvenen links (**a**). Die Druckmessung (**b**) zeigt vor allem bei Belastung bzw. bei Bewegung eindrucksvolle Druckdifferenzen

len 10 – 13 Jahre nach der Operation haben ergeben, daß die Anastomose durchgängig bleibt und die Patienten beschwerdefrei bleiben. Auch Geburten werden klaglos überstanden. Wie stets bei neuen Operationen mußte man lernen, Rückschläge zu überwinden. Am Anfang waren Frühverschlüsse zahlreich. Wir operieren jetzt nur noch, wenn die Venendruckmessung bei Bewegung erhebliche Druckdifferenzen rechts – links zeigt. Bis vor wenigen Jahren schien es nötig, zur Verhütung von Frühthrombosen routinemäßig eine temporäre arteriovenöse Fistel anzulegen, deren Rückoperation technisch nicht immer einfach ist. Unterdes haben wir gelernt, daß die eigentliche Ursache der Frühverschlüsse Endothelschäden bei der Manipulation während der Gefäßnaht sind. Seit man diese durch eine besonders behutsame, endothelschonende Technik vermeidet, sind temporäre AV-Fisteln nur in Ausnahmefällen nötig. Gewiß ist die Indikation zur Palma-Operation auf einen recht geringen Prozentsatz von Fällen beschränkt, aber bei diesen Fällen ist sie ein sehr empfehlenswerter Eingriff.

Schlußbemerkung. Postthrombotische Folgezustände sind, da sie lebenslang dauern und sich im Laufe der Jahre progredient verschlechtern, ein großes soziales Problem. Nach groben Schätzungen leiden darunter in Deutschland gegen eine Million Menschen. Der Durchschnitt dieser Patienten wird 2 Monate im Jahr krankgeschrieben und fällt 8 1/2 Jahre früher aus dem Arbeitsprozeß aus. Hinzu kommen die sich im Laufe der Jahre häufenden Kosten für Verbandsmaterial, Binden, Gummistrümpfe, ärztliche Betreuung. Jedoch wird der Arzt, der es wirklich versteht, den Patienten ein Leben lang zur Mitarbeit gewinnen und gegebenenfalls rechtzeitig chirurgische Maßnahmen einsetzen, den Patienten nicht nur arbeitsfähig zu erhalten, sondern ihm auch seine Lebensfreude bewahren können.

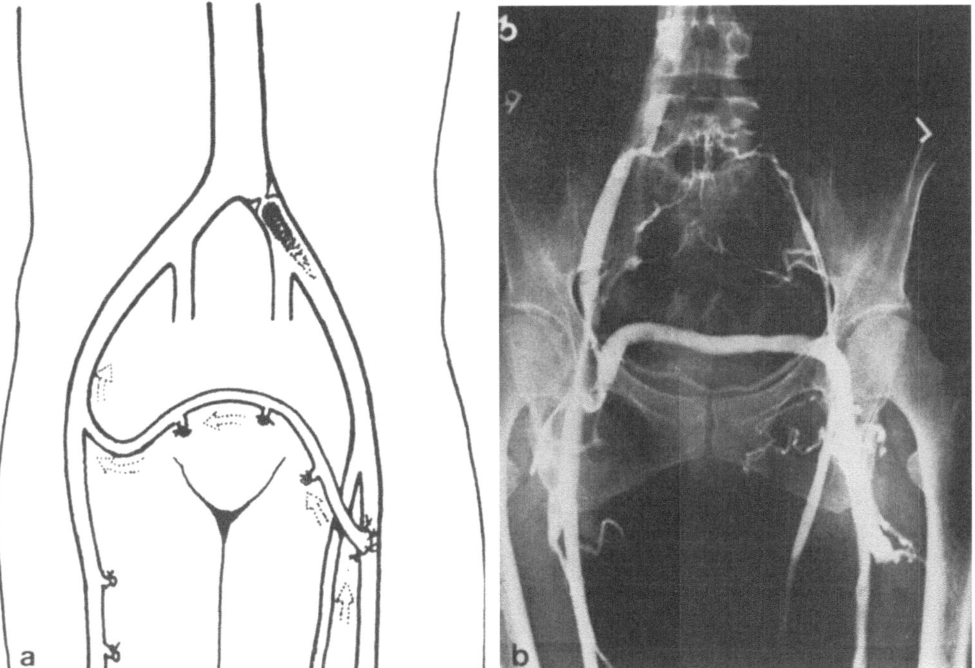

Abb. 9.17 a, b. Schema der Beckenvenenplastik nach Palma (a). Palma-Operation nach 5 Jahren (b)

Literatur

1. Dodd H, Cockett FB (1976) The pathology and surgery of the veins of the lower limb, 2nd edn. Livingstone, Edinburgh
2. Feuerstein W (1979) Die Etagenlokalisation postthrombotischer Venenveränderungen. Wien Med Wochenschr 129 : 293
3. Fischer H (1969) In: Schneider W, Fischer H (Hrsg) Die chronisch-venöse Insuffizienz. Enke, Stuttgart
4. Leu HJ (1971) Histopathologie der peripheren Venenerkrankungen. Huber, Bern
5. Lofferer O, Mostbeck A (1967) Das Lymphgefäßsystem beim postthrombotischen Syndrom. Hautarzt 18 : 361
6. Lofferer O, Mostbeck A, Partsch H (1972) Nuklearmedizinische Diagnostik von Lymphtransportstörungen der unteren Extremität. Vasa 1 :94
7. May R (1962) Die feingeweblichen Veränderungen des Sympathicus bei chron. Venenerkrankungen. Zentralbl Phlebol 1 :90
8. May R (1979) Surgery of the vein sof the leg and pelvis. Thieme, Stuttgart
9. May R, Kriessmann A (1978) Periphere Venendruckmessung. Thieme, Stuttgart
10. May R, Nissl R (1973) Die Phlebographie der unteren Extremität, 2. Aufl. Thieme, Stuttgart, 1. Aufl. 1959
11. May R, Brinkmann H, Peters D (1970) Lichtmikroskopische Betrachtungen an operativ entfernten Lumbalganglien des menschlichen Grenzstranges beim postthrombotischen Zustandsbild. Zentralbl Phlebol 8 : 2
12. Nachbur B (1978) Quantitative Beurteilung venöser Rückflußstörmungen. In: May R, Kreissmann A (Hrsg.) Periphere Venendruckmessung. Thieme, Stuttgart
13. Partsch H (1978) Funktionelle Operationsindikation bei chronisch venöser Insuffizienz. In: May R, Kriessmann A (Hrsg.) Die periphere Venendruckmessung. Thieme, Stuttgart

10 Prophylaxe arterieller Verschlüsse

10.1 Prophylaxe arterieller Verschlüsse durch Hemmung der Thrombozytenaggregation

D. Loew

10.1.1 Die Rolle der Blutplättchen im Rahmen der arteriellen Thrombogenese

Im Brennpunkt der Diskussion über die Pathogenese arterieller Verschlußkrankheiten stehen seit Jahrzehnten hämostaseologische Gesichtspunkte. Ein besonderes Interesse gilt z.Z. den Blutplättchen, da sie bei der Entstehung stenosierender Arterienveränderungen maßgeblich beteiligt sind.

Bereits Ende des letzten Jahrhunderts haben u.a. Bizzozero, Eberth und Schimmelbusch gezeigt, daß sich vor der Fibrinbildung Blutplättchen an der verletzten Gefäßwand anlagern. Ihre volle Bedeutung für die Hämostase und Thrombogenese haben die Blutplättchen aber erst in den letzten Jahren durch Untersuchungen mit verfeinerten elektronen-, rasterelektronenmikroskopischen, histochemischen und biochemischen Methoden erlangt [21]. Ausschlaggebend waren u.a. Beobachtungen von Bounameaux und Roskam [4], daß sich Blutplättchen in Sekundenschnelle an einer Aufschwemmung von Kollagenfasern perlschnurartig anreihen. Inzwischen konnte nachgewiesen werden, daß der spezifische Adhäsions- und Aggregationsreiz von dem unter dem Endothel gelegenen plättchenaktiven Kollagen vom Typ III ausgeht [2]. Hierauf reagieren die Blutplättchen (Abb. 10.1) funktionsmorphologisch mit Formwandel, Adhäsion und Aggregation sowie funktionsdynamisch mit der Freisetzung von ADP, das weiter aggregierend wirkt, von prokoagulatorischen Plättchenfaktoren 3 und 4, die die Thrombinbildung akzelerieren und von vasoaktiven Substanzen. Die kontinuierliche Anlagerung von Blutplättchen führt zu einer zunehmenden Einengung des Gefäßlumens mit Anstieg der Strömungsgeschwindigkeit, die ihrerseits die Plättchenadhärenz und Spontanaggregation unterhält. Darüber hinaus können Bruchstücke von Plättchenthromben abreißen und in die Pe-

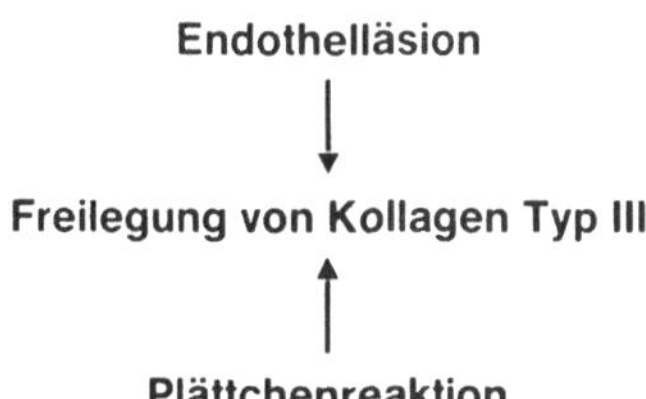

funktionsmorphologisch und **funktionsdynamisch**

Formwandel	Release PF 3
Adhäsion	ADP
Aggregation	Serotonin
	Availability PF 4

Abb. 10.1. Reaktion der Blutplättchen mit der Gefäßwand

ripherie embolisieren. Treten durch Rhexis von Vasa vasorum vorgeschädigter Arterienwände Mikrohämatome in der Blutbahn auf, dann entsteht zusätzlich Thrombin, ein starkes Plättchenaggregans.

Nach neueren biochemischen Untersuchungen werden die Prostaglandine (PG) für die Abscheidung der Blutplättchen an der Gefäßwand verantwortlich gemacht [6, 20, 22, 23]. Ausgangspunkt dieser Theorie ist der unterschiedliche Metabolismus der Arachidonsäure in den Blutplättchen und der Gefäßwand (Abb. 10.2). Vorstufe der Prostaglandine ist die Ara-

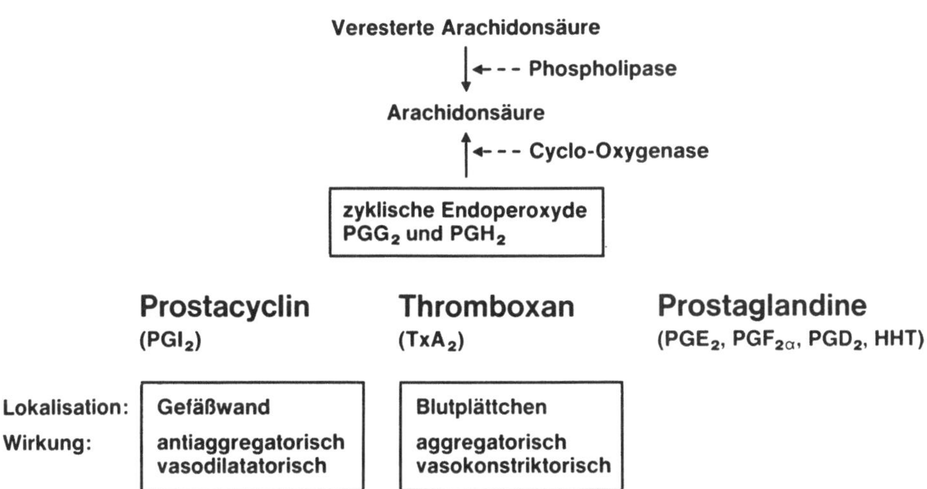

Abb. 10.2. Metabolismus der Arachidonsäure in Gefäßwand und Blutplättchen

chidonsäure, eine langkettige, ungesättigte, essentielle Fettsäure, die durch Phospholipasen aus Membranlipiden herausgelöst wird. Stimuli für die Prostaglandinbiosynthese sind eine Reihe von Substanzen wie Katecholamine, Acetylcholin, Angiotensin, Serotonin, Thrombin, ATP, ADP oder Zustände wie anaphylaktische Reaktionen, Ischämie, erniedrigter Perfusionsdruck oder Irritation der Zellmembran. Durch die Zyclooxygenase wird die freie Arachidosäure in die zyklischen Endoperoxyde PGG_2 und PGH_2 transformiert. Diese labilen Intermediärprodukte sind biologisch hochwirksame Schlüsselsubstanzen. In den Blutplättchen entsteht aus ihnen das plättchenaggregierende und vasokonstriktorisch wirksame Thromboxan (TxA_2), das sehr rasch zu TxB_2 inaktiviert wird. Demgegenüber wird in den Gefäßwänden aus dem gleichen Zwischenprodukt ein potenter Gegenspieler, das Prostazyklin PGI_2, synthetisiert, das antiaggregatorisch und vasodilatatorisch wirkt. PGI_2 wird ebenfalls rasch zu 16-keto-$PGF_{1\alpha}$ inaktiviert. Normalerweise besteht zwischen TxA_2 und PGI_2 ein ausgewogenes Gleichgewicht. Bei geschädigter Gefäßintima, z.B. durch arteriosklerotische Veränderungen, unterbleibt mangels Prostazyklinsynthetase der Transfer von Endoperoxyden zu Prostazyklin, so daß der thrombosefördernde Gegenspieler, das Thromboxan TxA_2, an Übergewicht gewinnt; es kommt deshalb zur umschriebenen Thrombose im geschädigten Intimabereich.

Die Diskussion über die Bedeutung dieser Mechanismen hält noch an. Unsere Kenntnisse über die arterielle Thrombogenese stammen überwiegend aus Tierversuchen. Normalerweise lagern sich Blutplättchen an intakten Endothelzellen nicht an [24]. Auslösende Faktoren sind dagegen u.a. invisible biochemische Wandschädigungen oder mechanische Läsionen des

Endothelverbandes. Tierexperimentell konnte beispielsweise nach selektiver Entfernung des Endothels mit einem Ballonkatheter oder Ringstripper [3, 10, 30] oder nach lokaler Gefäßwandreizung [12, 17] gezeigt werden, daß innerhalb von wenigen Minuten die entblößte Intima von einem mehrschichtigen Thrombozytenteppich und Aggregaten bedeckt ist. In der weiteren Abheilphase wird der Plättchenbelag einschichtig, und nach Tagen ist die Gefäßinnenwand wieder endothelisiert. Die Intima ist aber durch Proliferation und Einwanderung von glatten Muskelzellen – vermutlich induziert durch den von Ross [26] entdeckten Mitosefaktor – verdickt. Erfolgt nach Wochen an der gleichen Stelle eine erneute Läsion, dann laufen die thrombotischen Reaktionen mit zusätzlicher Fibrinbildung viel ausgeprägter ab [30]. Hieraus wird vermutet, daß eine arterielle Thrombosierung eine bereits vorgeschädigtes Gefäß voraussetzt. Von Frost [11] und Hess [17] konnten derartige Adhäsionen von Blutplättchen nach systemischer Stimulation, z.B. durch Cholesterinfütterung, Inhalation von Zigarettenrauch bzw. Kohlenmonoxyd, nachgewiesen werden (Abb. 10.3).

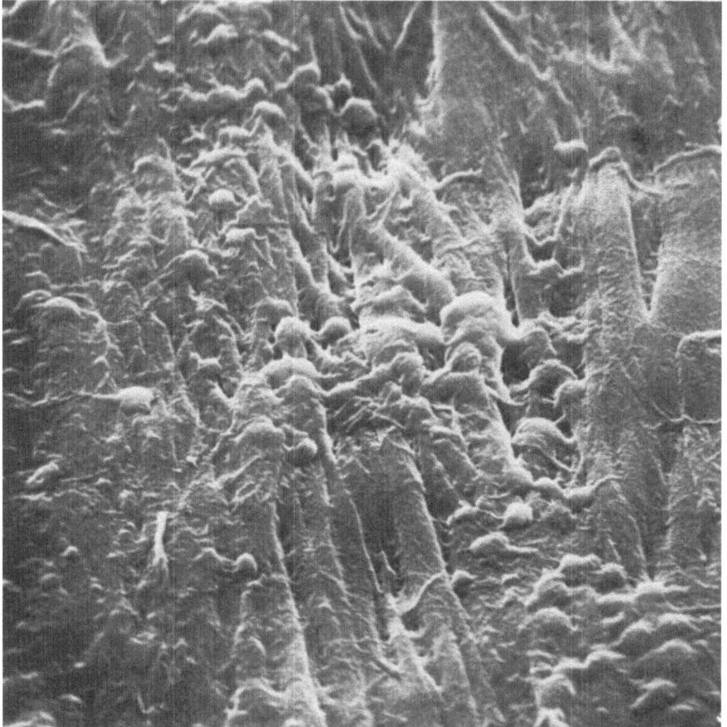

Abb. 10.3. Abscheidung von Blutplättchen an der geschädigten Gefäßwand. Rasterelektronenmikroskopische Aufnahme

10.1.2 Experimentelle Ergebnisse mit Aggregationshemmern

Diese pathophysiologischen Hinweise gaben Veranlassung, die antithrombotische Wirksamkeit von Aggregationshemmern bei verschiedenen tierexperimentellen Thrombosemodellen zu überprüfen. Inzwischen liegen zahlreiche und z.T. diskrepante Ergebnisse vor (Tabelle 10.1).

Tabelle 10.1. Antithrombotische Wirkung von ASS bei verschiedenen tierexperimentellen Thrombosemodellen. (Aus: Loew 1974 [11])

Autor	Modell		Spezies	Dosis	Effekt	Auswertung
Graudins u. Mitarb. 1973	Katheter	V. cava	Kanin.	140–150	0	
Elcock u. Frederickson 1972	Re-Anastomosierung	V. facialis	Kanin.	300–600	0	
Moschos u. Mitarb. 1972	elektr. Reiz	V. femoralis	Hunde	30– 60	0	Subjektiv
Fleming u. Mitarb. 1970	Mikrolaser	Blutkapillare	Kanin.		?	Ja/Nein
Peterson u. Zucker 1970	chem. Reiz	V. femoralis	Kanin.	15–100	+	
Marbet u. Duckert 1973	chem. Reiz	V. jugularis	Ratte	100	?	
Alexander u. Keller 1973	elektr. Reiz	V. femoralis	Katze	250 u. 300	+	Subjektiv
Kricheff u. Mitarb. 1973	Katheter	V. cava	Katze	360–720	+	Graduierung
Zimmermann u. Mitarb. 1974	Stase	V. u. A. femoralis	Kanin.	100	+	
Moschos u. Mitarb. 1972	elektr. Reiz	A. coronaria	Hunde	30– 60	?	
Didisheim 1969	elektr. Reiz	A. mesenteria	Ratte	50–200	+	
Danese u. Mitarb. 1971	chem. u. mechan. Reiz	Arterien	Hunde	300	+	Quantitativ
O'Sullivan u. Vellar 1972	elektr. Reiz	V. cava	Kanin.	100–200	+	Gewicht, Hb,
Zeckert u. Gottlob 1973	chem. Reiz	V. jugularis	Kanin.	100	+	Flow etc.
Meng 1974	Laser, Kälte	V. jugularis	Ratte	10–100	+	
Peter u. Mitarb. 1971	elektr. Reiz	A. coronaria	Hund	30– 60	+	

+ = antithrombotischer Effekt

? = fraglicher oder schwacher Effekt

0 = kein Effekt

Mögliche Ursachen für die kontroversen Befunde könnten die verschiedenen Modelle, untersuchten Gefäßabschnitte, Zeitpunkte, Tierspezies und verabreichte Dosis sein. Ein Vergleich der einzelnen Arbeiten unter diesem Gesichtspunkt bringt jedoch keine befriedigende Erklärung. Der Schlüssel für die unterschiedlichen Ergebnisse scheint in der Messung des antithrombotischen Effektes zu liegen. Erfolgt nämlich die Beurteilung nur nach der makroskopischen oder mikroskopischen Alternativentscheidung „Thrombus vorhanden oder nicht vorhanden", so ist beispielsweise Acetylsalizylsäure (ASS) unwirksam. Werden jedoch die Thromben nach ihrer lumenverschließenden Größe klassifiziert oder sogar quantitativ – sei es nach Gewicht, Hb-Gehalt, mit radioaktiver Markierung, Flowmessungen, usw. – bestimmt, dann läßt sich unter Aggregationshemmern fast regelmäßig eine signifikante Reduzierung der Thrombosierung nachweisen [21].

10.1.3 Voraussetzungen für die klinische Anwendung von Aggregationshemmern

Die klinische Anwendung von Aggregationshemmern basiert auf dem Nachweis einer gestörten Plättchenfunktion bei einer Vielzahl von angiologischen Erkrankungen bzw. bei einer Fülle von Risikofaktoren. Übereinstimmend wurde inzwischen von zahlreichen Autoren eine erhöhte Adhäsion bzw. Aggregationsbereitschaft der Blutplättchen bei generalisierter Arteriosklerose, peripheren, zerebralen, koronaren Gefäßleiden, sowie Stoffwechselerkrankungen wie Diabetes mellitus, Hyperlipoproteinämie, Risikofaktoren wie Zigarettenrauchen oder nach Einnahme von Kontrazeptiva, festgestellt. Bei Herzoperationen mit kardiopulmonalem Bypass kommt es fast regelmäßig zu einem Abfall der Blutplättchen und nach einem Absinken unter einen kritischen Schwellenwert sogar zu schwerwiegenden Blutungen. Ursache sind Adhäsion oder traumatische Schädigung beim Durchfluß durch die Herz-Lungen-Maschine. Die Lebensdauer der Blutplättchen ist bei Patienten mit künstlichen Herzklappen, AV-Shunts oder schwerer, generalisierter Arteriosklerose z.T. erheblich verkürzt.

Unter den vielen Substanzen mit Einfluß auf die Blutplättchen wurden für die klinische Langzeitanwendung am Menschen bisher lediglich Acetylsalizylsäure (ASS), Dipyridamol und Sulfinpyrazon ausgewählt. Voraussetzungen waren Kenntnisse des pharmakologischen Wirkungsmechanismus, Kenntnisse über Bioverfügbarkeit, Pharmakokinetik, Halbwertszeit, Unbedenklichkeit der Substanz, Kenntnisse der wichtigsten Nebenwirkungen sowie Testmethoden zur Überwachung und Erfassung der Patientencompliance.

10.1.4 Klinische Studien mit Aggregationshemmern

Trotz des breiten Anwendungsgebietes von Antithrombotika zählt die klinische Prüfung derartiger Substanzen zu den schwierigsten Unterfangen. Zu den Hauptproblemen zählen u.a. geeignete, reproduzierbare Prüfmodelle, objektiver Wirkungsnachweis, häufig mit großem technischen Aufwand und z.T. invasiven Untersuchungsmethoden, mangelnde Kooperation der Patienten in diesen Langzeitstudien, die eine Mindestbeobachtungszeit von 2 Jahren erfordern, Interaktion bzw. Wechsel von Begleitmedikationen, Stillstand des chronischen Prozesses allein schon durch Ausschaltung von Risikofaktoren bzw. Spontanremissionen.

Bei der Beurteilung des therapeutischen Stellenwertes von Aggregationshemmern empfiehlt sich die Abhandlung nach peripheren, zerebralen und kardiovaskulären Erkrankungen.

10.1.4.1 Periphere Angiopathie

Die von Dotter und Judkins erstmals angegebene Methode der perkutanen Rekanalisation arterieller Obliterationen mit Katheter bot sich als interessantes Modell zur Prüfung von Aggregationshemmern an. Durch Dehnung einer Stenose oder Eröffnung und Bougierung eines Verschlusses werden innere Wandschichten von Arterien nicht unerheblich traumatisiert. Die ersten Minuten und Stunden nach erfolgreicher Rekanalisation sind eine kritische Zeit für thrombotische Reaktionen, da sich Plättchen in Sekundenschnelle an der frischen Wandläsion anlegen. Zusätzliche Faktoren, wie Reststenose im Rekanalisationsgebiet bzw. in der Ein- oder Ausstrombahn, begünstigen den Prozeß. In einer kontrollierten Studie haben Zeitler und Mitarb. die prophylaktische Wirkung von 1,5 g ASS, die Kombination von 1,5 g ASS + Antikoagulanzien bzw. die alleinige Gabe von Antikoagulanzien in einer unausgewählten Gruppe miteinander verglichen. Als Frührezidive wurden Verschlüsse innerhalb der ersten 24 h und als Spätrezidive Rethrombosierungen innerhalb von 10 Tagen definiert. Bei 90 Patienten mit der Kombination ASS + Antikoagulanzien traten 6 (6,6%), bei 87 Patienten mit ASS 4 (4,6%) und bei den 19 unselektierten Patienten mit Antikoagulanzien 4 (21,0%) Rezidivverschlüsse innerhalb des Beobachtungszeitraumes auf (Tabelle 10.2). Während unter ASS bzw. unter der Kombination annähernd gleichviel Rezidive auftraten, lag die Quote unter der Prophylaxe mit Antikoagulanzien signifikant höher. Die gleichzeitige Verabreichung von ASS + Antikoagulanzien führte aber zu einer stärkeren Nachblutung im Bereich der Punktionsstelle. Hess u. Mitarb. haben in einer Doppelblindstudie an 101 Patienten, bei denen eine Stenose oder ein segmentaler Verschluß der unteren Extremität erfolgreich perkutan desobliteriert werden konnte, die antithrombotische Wirkung von ASS bzw. der Kom-

Tabelle 10.2. Klinische Studien mit Aggregationshemmern nach perkutaner Rekanalisation bzw. operativer Rekonstruktion

Autor	Indikation	Beobachtungszeit	Fallzahl	Häufigkeit angiologischer Komplikationen absolut	%
Zeitler et al. Dtsch. med. Wschr. 98, 1285, 1973	Perkutane Rekanalisation peripherer Stenosen und Verschlüsse	14 Tage	19	4	21,0% Antikoagulation
			87	4	4,6% ASS
			90	6	6,6% ASS + Antikoagulation
Hess ét al. Dtsch. med. Wschr. 103, 1994, 1978	Perkutane Rekanalisation peripherer Stenosen und Verschlüsse	14 Tage	50	15	30,0% ASS
			51	8	16,0% ASS + Dipyridamol
Ehresmann et al. Med. Welt 28, 1157, 1977	Thrombendarteriektomie	1 Jahr	213	47	22,0% Placebo
			215	24	11,2% ASS
Schneider et al. Prax. Kur. 16, 10, 1978	Thrombendarteriektomie	2 Jahre	40		49,0% Antikoagulation
			82		20,0% ASS + Dipyridamol
	Venenbypass		30		13,0% Antikoagulation
			61		35,0% ASS + Dipyramidol

bination von ASS + Dipyridamol untersucht (Tabelle 10.2). Hierbei traten während der 14tägigen Beobachtungszeit unter der Kombination (16,0%) weniger Rethrombosen auf als unter der Monotherapie mit ASS (30%).

Trotz Verbesserung der prä- und intraoperativen Diagnostik und Verfeinerung der Operationstechnik lassen sich Rezidivverschlüsse nach offener oder halboffener Endarteriektomie im femoropoplitealen Segment nicht vermeiden. Ursachen sind u.a. falsche Indikationsstellung, Fehleinschätzung der Ein- und Ausstrombahn, operationstechnische Probleme, die besondere Neigung zu Abscheidungsthromben an der aufgerauhten Intima, Weiterbestehen von Risikofaktoren, Fortschreiten der Grundkrankheit und Fehlen einer gezielten risikoarmen antithrombotischen Langzeittherapie. Ehresmann und Mitarb. haben in einer Doppelblindstudie 428 Patienten nach gefäßchirurgischen Eingriffen ein Jahr lang entweder mit 1,5 g täglich ASS oder Placebo behandelt und in dreimonatigen Abständen klinische, oszillographisch und, bei Verdacht, angiographisch nachuntersucht. Allein schon durch die Verbesserung der Ein- und Ausstrombahn wurde eine Änderung des initialen Fontaine-Stadiums von im Mittel 2,5 auf 1,1 erreicht. Dieses Ergebnis hat sich für beide Gruppen innerhalb der ersten 12 Monate nicht geändert. Von den 71 aufgetretenen Rezidiven entfielen auf die ASS-Gruppe 24 (11%) und auf die Placebogruppe 47 (22%). Der generelle Behandlungseffekt von ASS konnte gegenüber Placebo statistisch ($p < 0{,}03$) gesichert werden (Tabelle 10.2). Häufige Ursachen der Rezidive waren hämodynamische Störungen, die in der Placebogruppe vornehmlich in den ersten 9 Monaten auftraten. Schneider et al. [27] haben in einer prospektiven randomisierten Studie an einem homogenen Krankengut von 213 Patienten, bei denen wegen einer obliterierenden Arteriosklerose eine femoropobliteale Arterienrekonstruktion erfolgte, die antithrombotische Prophylaxe von Antikoagulanzien und Aggregationshemmern untersucht. In der kumulativen Durchgängigkeitsrate nach 2 Jahren waren operationstechnische Verfahren (Thrombendarteriektomie 69%, Bypass 73%) und antithrombotische Maßnahmen weitgehend gleichwertig (Tabelle 10.2). Erfolgte aber die Analyse unter Berücksichtigung der Operationsart, dann erwiesen sich Antikoagulanzien beim Bypass und Aggregationshemmer bei der Thrombenarteriektomie als die effizientesten Behandlungsmaßnahmen. Möglicherweise kommt den Blutplättchen für die Rethrombosierung bei der Endarteriektomie eine größere Rolle zu als bei den Venentransplantaten.

Tabelle 10.3. Klinische Studien mit Aggregationshemmern beim Spontanverlauf arterieller Verschlußkrankheit

Autor	Indikation	Beobachtungszeit	Fallzahl	Häufigkeit angiologischer Komplikationen absolut	%
Linke u. Loew Therapiewoche 23, 4681, 1973	Spontanverlauf arterieller Verschlußkrankheit	2–3 Jahre	100		13,0% Vasodilanzien
			50		7,3% ASS
			100		4,5% Antikoagulation
Hess et al. 1975	Spontanverlauf arterieller Verschlußkrankheit	2 Jahre	124	17	13,7% Placebo
			134	8	6,0% ASS
			41	3	7,3% Antikoagulation
Schoop 1979	Spontanverlauf arterieller Verschlußkrankheit	1 Jahr	40	13	32,5% Placebo
			30	1	3,3% ASS + Dipyramidol

In einer Langzeitstudie haben Linke und Loew die Wirkung von ASS, Vasodilatantien und Antikoagulanzien auf den Spontanverlauf der peripheren arteriellen Verschlußkrankheit dem Stadium II nach Fontaine miteinander verglichen. Nach zwei- bzw. dreijähriger Behandlungs- und Beobachtungszeit betrug die jährliche Rate an vaskulären Komplikationen unter ASS 7,3%, unter Antikoagulanzien 4,5% und unter Vasodilatanzien 13,0% (Tabelle 10.3). Ähnliche Ergebnisse wurden von Hess und Mitarb. mitgeteilt. In einer Doppelblindstudie mit einer zweijährigen Laufzeit bei Patienten mit manifesten, obliterierenden Angiopathien traten unter Placebo 13,7%, unter ASS 6,0% und unter Antikoagulanzien in 7,3% vaskuläre Komplikationen auf (Tabelle 10.3). Zur Klärung des protektiven Effektes von ASS bzw. der Kombination ASS + Dipyridamol hat Schoop ein selektives Krankengut, und zwar Patienten mit arterieller Verschlußkrankheit und noch durchgängiger, aber bereits stenosierender wanderkrankter A. femoralis ausgewäht. Diese Doppelblindstudie ist z.Z. noch nicht abgeschlossen, doch zeigt eine parallel dazu laufende offene Studie, daß durch die Hemmung der Thrombozytenaggregation die Progression der arteriellen Verschlußkrankheit aufgehalten wird (Tabelle 10.3).

Die Verhinderung der Thrombusbildung an Dialysemembranen und die Normalisierung der verkürzten Überlebenszeit der Blutplättchen bei Patienten mit arteriovenösen Shunts durch Aggregationshemmer gaben Veranlassung, den antithrombotischen Effekt klinisch zu überprüfen. Von ASS und Sulfinpyrazon konnte inzwischen eine signifikante Reduktion von Shuntthrombosen im Vergleich zu Placebo nachgewiesen werden (Tabelle 10.4).

Tabelle 10.4. Klinische Studien mit Aggregationshemmern bei arteriovenösen Shunts

Autor	Indikation	Beobachtungszeit	Fallzahl	Häufigkeit angiologischer Komplikationen absolut	%
Andrassy et al.		1 Monat	47	11	23,0% Placebo
Klin. Wschr.	Cimino-Fistel		45	2	4,0% ASS
52, 348, 1974					
Kaegi et al.	Arteriovenöser	6 Monate	28	24	86,0% Placebo
N. Engl. J. Med.	Shunt		24	12	50,0% Sulfinpyrazon
290, 304, 1974					

10.1.4.2 Ischämischer Hirninsult

Vorläufer eines Hirninfarktes mit persistierenden neurologischen Ausfallserscheinungen sind häufig typische transitorisch ischämische Attacken (TIA). Diese flüchtigen, nicht gravierenden neurologischen Störungen, die im allgemeinen nur wenige Minuten oder Stunden dauern, bilden sich meistens innerhalb von 24 h vollständig zurück. Sie haben aber die Tendenz, sich zu wiederholen. Die Zahl dieser Episoden ist sehr verschieden. Es gibt Patienten mit nur einer einzigen Attacke und andere mit wiederholten Episoden vor dem großen Schlaganfall. Ischämische Attacken unterscheiden sich pathogenetisch vom Hirninfarkt nur quantitativ. Kehren normale Funktionen und Leistungen wieder schnell zurück, sind Ausmaß der fokalen Durchblutungsstörung und Dauer gering gewesen, sonst wäre ein zerebraler Infarkt entstanden [9]. Nach ausgedehnten Untersuchungen erleiden 25 – 50% dieser Patienten im Verlauf von 5 Jahren einen Hirninfarkt [1, 31]. Das jährliche Risiko wird auf 5–7% geschätzt. Der transitorische Visusverlust auf dem Auge (Amaurosis fugax) ist eine Sonderform einer ischämischen Attacke im Karotiskreislauf. Diese partielle oder totale monokuläre Blindheit dauert häufig nur Sekunden oder Minuten, wiederholt sich häufig und führt schließlich zum permanenten Visusverlust.

Zu den auslösenden Ursachen ischämischer Attacken zählen u.a. starker Blutdruckabfall bzw. hypertensive Krise, Herzrhythmusstörungen, funktionelle Kompression der Halsarterien bei extremen Kopfbewegungen sowie Mikroembolien. Nach angiographischen und operativen Befunden kommen in 60 – 80% der Attacken Mikrothromben in Frage, die von unregelmäßig konturierten, teilweise vom Endothel entblößten bzw. ulzerierten, atherosklerotischen Plaques vorgeschalteter Arterien ausgehen [16].

Hohe Rezidivität mit drohendem Hirninfarkt weisen auf die therapeutische Dringlichkeit. Die Behandlung muß den individuell verschiedenen Entstehungsursachen der Attacken angepaßt sein. Die therapeutische Skala reicht von antihypertensiven Maßnahmen über die Behandlung von Herzrhythmusstörungen bis zur rekonstruktiven Gefäßoperation. Gehen die ischämischen Attacken von atherosklerotischen Gefäßwandschäden aus, so bieten sich Desobliterationen oder Bypassoperationen an. Zur postoperativen Nachbehandlung bzw. wenn operative Maßnahmen nicht mehr in Frage kommen, sind neben Antikoagulanzien vorrangig Aggregationshemmer indiziert. Dyken bereichtete 1973 erstmals über die prophylaktische Wirkung von ASS zur Verhinderung von TIA. In einer Folgestudie wurden die Verläufe von 954 TIA-Patienten, deren Weiterbehandlung dem Arzt überlassen war, verfolgt. 19% wurden chirurgisch, 38% hauptsächlich mit ASS, 13% mit Antikoagulanzien und 22% unspezifisch behandelt. Nach einer Beobachtungszeit bis zu 1,3 Jahren (Tabelle 10.5) lag die Todesrate

Tabelle 10.5. Klinische Studien mit Aggregationshemmern bei zerebraler Ischämie

Autor	Zielgrößen	Beobachtungszeit	Fallzahl	Häufigkeit an Komplikationen absolut	%
			234	15	6% Kontrolle
			75	5	7% Operation
Dyken (1978)	Mortalität	> 1 Jahr	90	15	17% Antikoagulation
			259	9	3% ASS
Fields et al. (Stroke 8, 301, 1977)	Zerebrale, kardiovaskuläre Mortalität Hirnblutung, TIA	1/2 Jahr	90	37	45,7% Placebo
			88	15	18,3% ASS
Fields et al. (Stroke 9, 309, 1978)	Zerebraler, retinaler Infarkt Zerebrale, kardiovaskuläre Mortalität, TIA	1/2 Jahr	60	12	24,5% Placebo
			65	6	11,5% ASS
Reuther et al. Münch. med. Wschr. 122, 795 (1980)	Hirninfarkt, TIA Karotis-Typ	2 Jahre	16	8	50,0% Placebo
			15	1	6,6% ASS
	Vertebro-basilar-Typ		13	5	38,6% Placebo
			14	5	35,7% ASS
C.M.R.C. (N.Engl.J.Med. 299, 53, 1978)	Gesamtmortalität, Hirninfarkt, TIA	> 2 Jahre	139	30	21,6% Placebo
			156	38	24,4% Sulfinpyrazon
			144	26	18,1% ASS
			146	20	13,7% ASS + Sulfinpyrazon

unter ASS (3%) signifikant niedriger als unter Antikoagulanzien (17%). Die protektive Wirkung von ASS konnte nur bei der weißen, nicht jedoch bei der schwarzen Rasse nachgewiesen werden. Einschränkend muß zu diesen Untersuchungen gesagt werden, daß es sich nicht um eine randomisierte Studie gehandelt hat. Inzwischen liegen aber weitere biometrisch geplante, randomisierte, prospektive klinische Studien vor. In den Untersuchungen von Fields und Mitarb. (Tabelle 10.5) lag die Anzahl „ungünstiger Verläufe“ – zerebrale oder kardiovaskuläre Todesfälle, tödliche Hirnblutungen, Hirninfarkt, TIA, Retinainfarkte – unter ASS (18,3%) in den ersten 6 Beobachtungsmonaten signifikant ($p < 0{,}01$) niedriger als unter Placebo (45,7%). In einer weiteren randomisierten Doppelblindstudie haben Fields und Mitarb. 125 Patienten nach einem rekonstruktiven Eingriff an der A. carotis entweder mit Aspirin oder Placebo behandelt. Hinsichtlich Mortalität und Häufigkeit zerebraler bzw. retinaler Infarkte ergab sich im Verlauf der 24monatigen Beobachtungszeit kein signifikanter Unterschied zwischen ASS und Placebo. Werden jedoch die Todesfälle eliminiert, die nicht im Zusammenhang mit einem Schlaganfall standen, dann erwies sich ASS signifikant Placebo überlegen. Ähnlich waren auch die Ergebnisse, wenn nur die ersten 6 Monate berücksichtigt wurden (Tabelle 10.5). Reuther und Mitarb. [25] verglichen in einer Zweijahresstudie bei TIA-Patienten 1,5 g ASS mit Placebo. Unter ASS traten in 20,7% und unter Placebo in 44,8% der Fälle ischämische Rezidive auf. Erfolgt die statistische Analyse für beide Behandlungsgruppen nach dem vaskulären Ausgangsgebiet, dann lag die TIA-Inzidenz unter ASS (6,6%) signifikant niedriger als unter Placebo (50%), wenn die Attacken von der A. carotis ausgingen (Tabelle 10.5). Bei der vertebrobasilären Insuffizienz bestanden keine Unterschiede zwischen den beiden Behandlungsgruppen. Besonders deutlich war die Wirkung von ASS unter Berücksichtigung pathologischer Angiogramme bzw. bei Patienten mit multiplen Attacken vor Studienbeginn. Auf die gleichen Zusammenhänge ist auch von Fields und Mitarb. hingewiesen worden.

Im Gegensatz zu ASS ist die Wirksamkeit von Sulfinpyrazon bei zerebraler Ischämie umstritten. In der Studie des Canadian Medical Research Council (CMRC) wurden 585 Patienten mit TIA bzw. nicht-progressivem Insult entweder mit 4mal 325 g tgl. ASS, 4mal 300 mg Sulfinpyrazon, der Kombination beider Präparate oder mit einem Placebo im Mittel 717 Tage behandelt und über 1002 Tage nachbeobachtet. Unter ASS lag der Anteil an TIA, Hirninfarkt und Tod signifikant niedriger (19%, $p < 0{,}05$) als unter Placebo (Tabelle 10.5). Noch deutlicher war die Wirkung von ASS (Reduktion von 31%), wenn lediglich Hirninfarkt und Tod berücksichtigt wurden. Bei einer geschlechtsgetrennten Auswertung betrug die Reduktion des Risikos Schlaganfall oder Tod für die männlichen Patienten der ASS-Gruppe 48%, während bei den weiblichen Patienten kein signifikanter Unterschied zwischen ASS und Placebo bestand. Sulfinpyrazon war bei den gleichen Analyseverfahren weitgehend unwirksam und zeigte auch in Kombination mit ASS keine stärkere Wirkung.

10.1.4.3 Kardiovaskuläre Angiopathie

Trotz oraler Antikoagulanzion sind Patienten mit künstlichen Herzklappen noch immer von einem hohen Thromboembolierisiko bedroht. Nach den Untersuchungen von Genton und Steele [13], Harker und Slichter [15] sowie Steele et al. [29] treten bei Patienten mit künstlichen Herzklappen und normaler Plättchenlebenszeit weitaus weniger Thromboembolien auf als bei Patienten mit verkürzter Lebensdauer der Blutplättchen. Harker konnte sogar zeigen, daß ein deutlicher Zusammenhang besteht zwischen Häufigkeit an Embolien, Größe der Oberfläche von Herzklappenprothesen einerseits und dem Ausmaß der verkürzten Überlebenszeit der Blutplättchen andererseits. Im Gegensatz zur Dipyridamol und Sulfinpyrazon vermag ASS die pathologisch verkürzte Plättchenlebenszeit nicht zu normalisieren.

Der prophylaktische Wert von Aggregationshemmern bei Patienten mit künstlichen Herzklappen wurde inzwischen mehrfach bestätigt. In kontrollierten Studien haben u.a. Sullivan et al., Arrants et al., Rabello et al. sowie Pell nachgewiesen, daß unter der kombinierten Behandlung von Dipyridamol + Antikoagulanzien signifikant weniger Thromboembolien auftreten als nach alleiniger oraler Antikoagulation (Tabelle 10.6). Dale et al. führten ein ähnliche

Tabelle 10.6. Klinische Studien mit Aggregationshemmern bei Patienten mit künstlichen Mitral-Aortenklappen

Autor	Zielgröße	Beobachtungszeit	Fallzahl	absolut	%
Sullivan et al.	Zerebrale Embolie	1 Jahr	84	12	14,3% Antikoagulation
N. Engl. J. Med.			79	1	1,3% Antikoagulation
284, 1391, 1971					+ Dipyridamol
Arrants et Hairston	Thromboemboli-	–25 Mo-	20	8	35,0% Antikoagulation
Amer Surg.	sche Episoden	nate	39	1	2,5% Antikoagulation
					+ Dipyridamol
Rabello et al.	Thromboemboli-	2 Jahre	41		21,8% Antikoagulation
Rev. Bras. clin. Ter.	sche Episoden		25		16,0% Antikoagulation
2, 95, 1973	Mitralklappe				+ Dipyridamol
	Aortenklappe		22		25,0% Antikoagulation
			13		12,5% Antikoagulation
					+ Dipyridamol
Taguchi et al.	Thromboemboli-		55	8	9,1% Kontrolle
J. Cardiovasc. Surg.	sche Episoden		54	1	1,9% ASS + Dipyridamol
16, 8, 1975	> 5 Jahre n. Op.	14 Monate	34	6	14,7% Kontrolle
	1–5 Jahre n. Op.	14 Monate	35	2	2,9% ASS + Dipyridamol
Pell	Thromboemboli-	12 Monate	130	32	24,6% Antikoagulation
These, Universite	sche Episoden		127	18	14,2% Antikoagulation
Lyon 1975					+ Dipyridamol
Altman et al.	Amaurosis fugax,	2 Jahre	65	13	20,3% Antikoagulation
J. thorac. cardio-	TIA, Hirninfarkt		57	3	5,2% Antikoagulation
vasc. Surg. 72, 127,					+ ASS
1976					
Dale et al.	Thromboemboli-	2 Jahre	77		14,5% ASS
Amer. Heart. J.	sche Episoden/		73		9,3% Antikoagulation
94, 101, 1977	100 Patientwn/Jahr		75		1,8% Antikoagulation
					+ ASS
Hetzer et al.	Thromboemboli-	33 Monate	44	5	6,86% Placebo
J. thorac. cardio-	sche Episoden		60	2	4,21% Antikoagulation
vasc. Surg. 75, 651,	Patient/Jahr		29	–	ASS
1978					

kontrollierte Studie bei Patienten mit Starr-Edwards-Prothesen durch (Tabelle 10.6). In der Gruppe mit Antikoagulanzien + ASS traten bei einem Index von 1,76 (Episoden/100 Patienten/Jahr) signifikant weniger thromboembolische Episoden auf als unter der Monotherapie mit Antikoagulanzien (Index 9,32). In einer weiteren Pilotstudie, ebenfalls bei Patienten mit künstlichen Herzklappen, erwies sich die Monotherapie mit ASS der Kombinationsbehandlung unterlegen (Index 14,5). Die niedrige Embolierate unter der Kombination ASS + Dipyridamol in den Untersuchungen von Taguchi und Mitarb. sprechen sogar dafür, daß auf Antikoagulanzien verzichtet werden kann (Tabelle 10.6). Möglicherweise sind beim Aortenklappenersatz Aggregationshemmer nicht nur wirksamer, sondern auch verträglicher und wirtschaftlicher, wenn man Blutungsgefahr und laufende Überwachung der Gerinnung unter Antikoagulanzien berücksichtigt.

Weitaus wichtiger ist die Prophylaxe des Herzinfarktes, zumal Herzerkrankungen nach wie vor in fast allen zivilisierten Ländern an der Spitze der Morbidität und Mortalität stehen. Darüber hinaus ist das Problem der Reinfarktprophylaxe trotz jahrzehntelanger Anwendung von oralen Antikoagulanzien immer noch nicht befriedigend gelöst. Im Rahmen der Aufklärung des Pathomechanismus konnte in den letzten Jahren gezeigt werden, daß die Blutplättchen an der Entstehung des Herzinfarktes maßgeblich beteiligt sind. Die prophylaktische Anwendung von Aggregationshemmern erschien deshalb wohl begründet.

Die ersten Mitteilungen über den protektiven Effekt von ASS zur Reinfarktprophylaxe stammen von Craven aus den Jahren 1953 und 1956 [7, 8]. Diese Hinweise blieben fast zwei Jahrzehnte unberücksichtigt, bis ähnliche Ergebnisse im Jahre 1974 von der „Bostoner Colaborative Drug Surveillance Group“ (B.C.D.S.G.) mitgeteilt wurden. Alle hospitalisierten Patienten wurden genauestens nach der Einnahme von Medikamenten vor der Krankenhausaufnahme befragt. Hierbei stellte sich in mehreren Studien heraus, daß Patienten, die regelmäßig Aspirin konsumierten, wesentlich seltener einen Herzinfarkt erlitten als eine gleichartige Kontrollgruppe. In der ersten Studie lag die Herzinfarktincidenz bei den „Aspirinusern“ bei 0,9% im Vergleich zu 4,9% bei den „non-users“, in einer zweiten Studie bei 3,5% im Vergleich zu 7% bei den Kontrollen, in der dritten Studie wiederum bei 0,9% für Aspirin und 5,0% in der Kontrollgruppe und in der letzten Untersuchung bei 1039 „Aspirin-users“ bei 0,9% im Vergleich zu 4,1% bei 10 870 „non-users“ [19]. Diese Vermutung einer protektiven Wirkung von ASS veranlaßten Hammond und Garfinkel [14] zur Reanalyse einer alten prospektiven Studie der American Cancer Society aus dem Jahre 1959. 1 Million Menschen wurden damals u.a. über die Einnahmegewohnheiten von Aspirin befragt. Bei der nachträglichen Auswertung konnte keine negative Assoziation zwischen der regelmäßigen Aspirineinnahme und dem Herzinfarkt nachgewiesen werden.

Inzwischen sind 6 prospektive klinische Studien mit ASS bzw. eine Studie mit der Kombination ASS und Dipyridamol und eine Studie mit Sulfinpyrazon veröffentlicht worden. Alle wurden von Statistikern sorgfältig geplant, überwacht und statistisch ausgewertet. In einer ersten Studie haben Elwood und Mitarb. 1239 Patienten über 2 Jahre entweder mit Placebo oder 300 mg ASS täglich behandelt. Durch ASS konnte die Gesamtmortalität im Vergleich zu Placebo innerhalb der ersten 6 Monate um 12% und nach einem Jahr um 24% gesenkt werden (Tabelle 10.7). An einer zweiten Studie nahmen 1682 Patienten teil. Die Dosierung betrug 3 × 300 mg ASS täglich. Unter Placebo verstarben 14,8% und unter ASS 12,3%. Dies bedeutet eine Reduktion der Gesamtmortalität von 17,3%. Durch ASS wurden die koronare Mortalität um 22%, der überlebende Herzinfarkt signifikant um 34% und Gesamtmortalität plus koronare Mortalität um 28% gegenüber Placebo gesenkt (Tabelle 10.7).

Vom National Heart and Lung Institute wurde von 1973–1975 das Coronary Drug Projekt Aspirin (C.D.P.A.) durchgeführt. 758 Patienten erhielten dreimal täglich 324 mg Aspirin und 771 ein Placebo. Die Gesamtmortalität konnte durch ASS (5,8%) gegenüber Placebo (8,3%) um 30%, die koronare Mortalität um 27% und koronare Mortalität plus nicht tödlicher Infarkt um 21% gesenkt werden (Tabelle 10.7). An der A.M.I.S.-Studie nahmen 4524 Patienten teil. 2267 erhielten täglich entweder 1 g ASS und 2257 ein Placebo. Die ASS-Gruppe war hinsichtlich mehrerer Kriterien negativ belastet. Die Gesamtmortalität betrug nach einer 38,2monatigen Beobachtungszeit für ASS 10,8% und für Placebo 9,7%. Dies bedeutet einen Anstieg von 11%. Der Anteil nicht tödlicher Infarkte lag dagegen unter ASS bei 6,3% und unter Placebo bei 8,1%. Dies bedeutet eine Reduktion von 22%. Koronare Mortalität und nicht tödlicher Infarkt werden durch ASS um 5% reduziert (Tabelle 10.7).

Auf Anregung von Breddin führte die deutsch-österreichische Arbeitsgruppe in der Zeit von 1970–1977 eine prospektive Reinfarktstudie durch. 946 Patienten erhielten 4–6 Wochen nach einem frischen Infarkt entweder mikroverkapselte ASS, ein Placebo oder Phenprocumon. Nach einer 2jährigen Beobachtungszeit betrugen Gesamtmortalität unter ASS 8,5%, unter Placebo 10,4% und unter Antikoagulantien 12,2%, koronare Mortalität unter ASS 4,1%, unter Placebo 7,1% und unter Antikoagulantien 8,1%, nicht tödliche Infarkte unter ASS 3,4%, unter Placebo 4,9% und unter Antikoagulantien 1,6%. Werden koronare Mortalität und nicht tödlicher Infarkt zusammengefaßt, dann lag der Anteil unter ASS bei 7,6%, unter Placebo bei 12% und unter Antikoagulantien bei 10%. Gegenüber Placebo werden unter ASS koronarer Herztod um 42,3%, Gesamtmortalität um 17,3% und koronare Mortalität plus nicht tödlicher Infarkt um 36,6% reduziert (Tabelle 10.7). Die Wirkung war beim männlichen Geschlecht besonders ausgeprägt.

In der Persantin-Aspirin-Studie (P.A.R.I.S.) erhielten 2026 Patienten entweder dreimal täglich 324 mg ASS, die Kombination ASS plus 75 mg Dipyridamol oder ein entsprechendes Placebo. Die Gesamtmortalität betrug unter ASS 10,5%, unter der Kombination 10,7% und unter Placebo 12,8%, die koronare Mortalität unter ASS 8%, unter der Kombination 7,7% und unter Placebo 10,1%. Faßt man tödliche und nicht tödliche Herzinfarkte zusammen, dann wird dieses Ereignis durch die Kombination um 25% und durch ASS um 24% gegenüber Placebo reduziert. Wie aus der detaillierten Analyse aller Gesamtergebnisse der Studie hervorgeht, reduzieren Aggregationshemmer Gesamtmortalität, koronare Mortalität und koronare Incidenz zwischen 20 bis 28%. Die Einzelergebnisse waren statistisch nicht signifikant, werden jedoch Untergruppen und Zeitverläufe analysiert, dann lassen sich in mehreren Studien Signifikanzen nachweisen. Mit diesen klinischen Studien ist der prophylaktische Wert von Aggregationshemmern gut belegt, so daß eine echte Alternative zu den Antikoagulantien vorhanden ist.

Außer den ASS-Studien liegt auch eine multizentrische Studie zur Reinfarktprophylaxe mit Sulfinpyrazon aus den USA und Kanada vor. 1558 Patienten erhielten 4 × 200 mg Sulfinpyrazon täglich oder ein Placebo und wurden im Durchschnitt 16 Monate beobachtet. Sulfinpyrazon senkte die kardiale Mortalität um 32% und den plötzlichen Herztod um 43% gegenüber Placebo. Diese günstige Wirkung fand sich fast ausschließlich in den ersten Monaten nach dem Infarkt, woraus die Annahme abgeleitet wird, daß Sulfinpyrazon eine hemmende Wirkung auf die nach einem Infarkt gehäuft auftretenden tödlichen Arrhythmien ausübt [32].

Tabelle 10.7. Reduktion von Gesamtmortalität und koronarer Herzkrankheit unter Langzeitbehandlung mit Aggregationshemmern

Autor	Fälle	Substanz-Vergleich	Gesamt-Mortalität %	Koronare Mortalität nicht tödl. Infarkt %	Nicht tödl. Infarkt %
B.C.D.S.G.	3807	ASS:Kontr.			–18,4
Brit. med. J.	325				
1, 440, 1974	10091	ASS:Kontr.			–50,0
	451				
1, 1057, 1976	7496	ASS:Kontr.			–25,7
	658				
Elwood et al.	1239	ASS:Pla.	–24,0		
Brit. med. J.					
1, 436, 1974					
Elwood et al.	1682	ASS:Pla.	–17,3	–28,0	–34,0
Lancet					
II, 1313, 1979					
C.D.P.A.	1529	ASS:Pla.	–30,0	–21,0	–12,0
J. chron. Dis.					
29, 652, 1976					
A.M.I.S.	4524	ASS:Pla.	+11,0	– 5,0	–22,0
JAMA					
243, 661, 1980					
Breddin et al.	946	ASS:Pla.	–17,3	–36,6	–30,0
Hämostasis					
9, 325, 1980					
P.A.R.I.S.	2026	ASS:Pla.	–18,0	–24,0	–30,0
Circulation		ASS+Dip.	–16,0	–25,0	–20,0
62, 449, 1980					

Literatur

1. Acheson J, Hutchinson C (1971) The natural history of focal cerebral vascular disease. Qu J Med 40 : 15
2. Balleisen L, Gay S, Marx R, Kühn K (1975) Comparative investigation on the influence of human bovine collagen types I,II and III on aggregation of human platelets. Klin Wochenschr 53 : 903
3. Baumgartner HR (1974) The subendothelial surface and thrombosis. Thromb Haemostas [Suppl] 59 : 91
4. Bounameaux Y, Roskam J (1959) L'accolement des plaquettes aux fibres sous-endotheliales. CR Soc Biol (Paris) 153 : 865
5. Breddin K, Überla K, Walter E (1977) German-Austrian multicenter two years prospective study on the prevention of secondary myocardial infarction by ASA in comparison to Phenprocoumon and placebo. Thromb Haemostaas 38 : 168
6. Bunting S, Grygkwski R, Moncada S, Vane JR (1976) Arterial walls generate from prostaglandin endo-operoxides a substance (prostaglandin X) which relaxes strips of mesenteric and coeliac arteries and inhibits platelet aggregation. Prostaglandins 12 : 897
7. Craven LL (1953) Experiences with Aspirin (Acetylsalicylic Acid) in the nonspecific prophylaxis of coronary thrombosis. Miss Val Med J 75 : 38, 78, 213, 1956
8. Craven LL (1956) Experiences with Aspirin (Acetylsalicylic Acid) in the nonspecific prophylaxis of coronary thrombosis. Miss Val Med J 78 : 213
9. Dorndorf W (1975) Schlaganfälle. Klinik und Therapie. Thieme, Stuttgart

10. Dragojevic D (1975) Experimentelle und klinische Ergebnisse der Thromboseprophylaxe mit ASS nach Herzklappenersatz und Gefäßrekonstruktion. Colfarit Symposion III Köln, 23 Oktober 1975
11. Dyken ML (1977) Clinical studies of cerebral ischemia and antiplatelet drugs. In: Breddin K, Dorndorf W, Loew D, Marx R (eds) Acetylsalicylic acid in cerebral ischemia and coronary heart diesease. IV Colfarit Symposium Berlin 30.9.–1.10.1977
12. Frost H (1969) Zur Pathogenese obliterierender Arterienprozesse bei Hypercholesterinämie. Thromb Haemostas 22 : 351
13. Genton E, Steele P (1975) Platelets, drugs and thrombosis. Karger, Basel, p 263
14. Hammond EC, Garfinkel L (1975) Aspirin and coronary heart disease: Findings of a prospective study. Br Med J 2 : 269
15. Harker A, Slichter SJ (1970) Studies of platelet and fibrinogen kinetics in patients with prospective heart valves. New Engl J Med 282 : 1302
16. Harrison MJG, Marshall J (1977) The finding of thrombus at carotid endarterectomy and its relationship to the timing of surgery. Br J Surg 64 : 511
17. Hess H (1970) Neue Überlegungen zur Physiologie obliterierender Angiopathien. Fortschr Med 88 : 923
18. Hess H, Keil-Kuri E (1975) Theoretische Grundlagen der Prophylaxe obliterierender Arteriopathien mit Aggregationshemmern und Ergebnisse einer Langzeitstudie mit ASS (Colfarit). Colfarit Symposion III Köln, 23. Oktober 1975
19. Jick H (1977) Regular Aspirin use and myocardial infarction. In: Breddin K, Dorndorf W, Loew D, Marx R (eds) Acetlysalicylic acid in cerebral ischemia and coronary heart disease. IV Colfarit Symposion Berlin 30.9. – 1.10.1977
20. Lewis GP, Lieberman GE, Westwick J (1977) Adenosine diphosphatase, prostaglandins and Aspirin. In: Breddin K, Dorndorf W, Loew D, Marx R (eds) Acetylsalicylic acid in cerebral ischemia and coronary heart disease. IV Colfarit Symposion Berlin 30.9. – 1.10.1977
21. Loew D (1974) Die Bedeutung der Thrombozyten für die Thrombogenese und die Beeinflussung der Thrombozytenfunktion. Münch Med Wochenschr 116 : 1409
22. Moncada S, Gryglewski R, Buntung S, Vane JR (1976) An enzyme isolated from arteries transforms prostaglandins endoperoxides to an unstable substance that inhibits platelet aggregation. Nature 263 : 663
23. Moncada S, Higgs EA, Vane JR (1977) Human arterial and venous tissues generate prostacyclin (prostaglandin X), a potent inhibitor of platelet aggregation. Lancet I : 18
24. Mustard JF, Packham MA (1975) Platelets, thrombosis and drugs. Drugs 9 : 19
25. Reuther R, Dorndorf W, Loew D (1980) Behandlung transitorisch-ischämischer Attacken mit Azetylsalizylsäure. Münch med Wschr 122 : 795
26. Ross R (1976) Die Rolle von Endothelläsion, Proliferation glatter Muskelzellen und Blutplättchenfaktoren. Triangel 15 : 45
27. Schneider E, Brunner U, Bollinger A (1978) Medikamentöse Rezidivprophylaxe nach femoro-poplitealer Arterienrekonstruktion. Prax Kur 16 : 10
28. Schoop W (1979) Progression der arteriellen Verschlußkrankheit unter Aggregationshemmern. In: Ehringer H, Betz E, Bollinger A, Deutsch E (Hrsg) Gefäßwand Rezidivprophylaxe Raynaud-Syndrom. Witzstrock, Baden-Baden Köln New York p 262
29. Steele P, Weily H, Davies H, Pappas G, Genton E (1975) Platelet survival time following aortic valve replacement. Circulation 51 : 358
30. Stemerman MB (1978) Thrombogenesis of the rabbit arterial plaque. Am J Pathol 73 : 7
31. Toole JF, Janeway R, Choi K, Cordell R, Davis C, Johnston F, Miller HS (1975) Transient ischaemic attacks due to atherosklerosis. Arch Neurol 32 : 5
32. Anturane reinfarction trial research group (1980) N engl J Med 302 : 250

10.2 Prophylaxe arterieller Gefäßverschlüsse mit Antikoagulanzien

M. Fischer

Die Anwendung der Antikoagulanzien (AK) bei thromboembolischen Erkrankungen des arteriellen Gefäßsystems hat in den letzten Jahren einen Wandel erfahren. Bis gegen Ende der 60er Jahre wurde aufgrund der damaligen pathologischen Vorstellungen über die Entstehung arterieller Gefäßverschlüsse vorwiegend eine Therapie bzw. Prophylaxe mit Cumarinderivaten betrieben [1, 7]. Neuere Erkenntnisse der Thromboseforschung zeigten aber, daß bei der Entstehung arterieller thromboembolischer Ereignisse den Thrombozyten eine wesentliche Rolle zukommt: daher steht heute die Thromboseprophylaxe im arteriellen Gefäßsystem mit Thrombozytenaggregationshemmern mehr im Vordergrund [8, 10, 14]. Trotzdem sind aber die Antikoagulanzien vom Typ des Heparins und Cumarins bei bestimmten Indikationen nicht völlig ersetzbar.

10.2.1. Therapeutisches Ziel der AK-Prophylaxe bei arteriellen Gefäßverschüssen

Das Ziel einer wirksamen Prophylaxe wäre die völlige Verhinderung arterieller Gefäßverschlüsse. Da aber die Ursachen der Gefäßveränderungen bzw. die Thrombosebildung vielfältig sein können, ist meist nur ein partielles Eingreifen möglich [8, 14, 16]. Den AK kommt hierbei nur eine beschränkte therapeutisch-prophylaktische Bedeutung und Anwendung zu, bei welcher eine neuerliche Thromboseentstehung bzw. Ausweitung oder Embolisierung verhindert werden soll. Die Progredienz des arteriosklerotischen Gefäßleidens wird durch AK nicht beeinflußt.

10.2.2 Indikation der AK-Prophylaxe bei arteriellen Gefäßverschlüssen

Bei Abwägung der Kontraindikationen gegenüber AK (s. Beitrag 8.1) ergeben sich bei thromboembolischen Verschlüssen des arteriellen Gefäßsystems folgende wichtige Indikationen:

10.2.2.1 Periphere arterielle thromboembolische Ereignisse

Im Rahmen der Gefäßchirurgie, vor allem für eine intra- und postoperative Rezidivprophylaxe peripherer arterieller Verschlüsse, ist Heparin das Mittel der Wahl. Auch im Anschluß an eine thrombolytische Therapie mit Streptokinase oder Urokinase wird zunächst Heparin zur Überbrückung auf eine AK-Dauertherapie angewendet. Die Angaben über Applikation, Dosierung und Kontrolle sind im Kap. 8 zusammengefaßt.

Die Dauer der Heparintherapie liegt im Mittel bei 7 –10 Tagen, soll aber bis zur völligen Mobilisation fortgesetzt werden. Nur bei bestimmten Voraussetzungen ist eine Umstellung auf eine Dauertherapie mit oralen AK zweckmäßig [3, 5, 11, 13, 15]. Dazu zählen neben der Verläßlichkeit des Patienten, Einhaltung regelmäßiger Kontrollen und einer guten therapeutischen Einstellung vor allem auch klinische angiologische Voraussetzungen: Patienten nach

Gefäßoperationen oder Thrombolyse distal der A. fem. comm., inoperable Patienten mit multiplen Stenosen oder Verschlüssen an strategisch wichtigen Lokalisationen und die ektatische emboliegefährdete Art der arteriellen Verschlußkrankheit sind Indikationen für die Dauertherapie; auch Patienten nach einer transluminaren Dilatation nach Dotter haben unter Dauertherapie mit AK eine geringere Verschlußrate.

Als Recidioprophylaxe ist eine AK-Dauertherapie anzustreben.

10.2.2.2 Embolisierende Myokardiopathien

Eine Dauerbehandlung mit oralen AK bei embolisierenden Myokardiopathien, wie rheumatischen Mitralvitien, künstlichen Herzklappen, flimmernden arteriosklerotischen Myokardiopathien und muralen Thromben nach Herzinfarkt, stellt eine wirksame prophylaktische Maßnahme dar, um Rezidive zu verhindern [1, 7]. Da es einige Zeit dauert, bis die bereits vorhandenen Thromben organisiert sind und sich nicht mehr lösen, können in den ersten Wochen der Therapie noch vereinzelt Embolien auftreten. Als Rezidivprophylaxe ist bei diesen Patienten eine lebenslange Dauertherapie mit oralen AK zu fordern. Die Durchführung und Probleme dieser Therapie werden im Kap. 8 bereits besprochen.

10.2.2.3 Myokardinfarkt

Bei Patienten mit akuten Myokardinfarkt ist die Anwendung von Heparin nur zur Prophylaxe thromboembolischer Komplikationen sinnvoll; murale Thromben und tiefe Venenthrombosen treten zu diesem Zeitpunkt in 30% der Fälle auf [1, 2, 6, 9, 12]. Die Dauer der Heparintherapie richtet sich im allgemeinen nach der Dauer der Immobilisation. Die Indikation zu einer Dauertherapie mit oralen AK als Prophylaxe eines Reinfarktes ist nach wie vor umstritten.

Folgende Aspekte sind dabei zu berücksichtigen:

a) Hemmung der Blutgerinnung ist nur eine der therapeutischen Maßnahmen, um die thromboembolische Komplikation beim akuten Myokardinfarkt zu beeinflussen. Das Infarktgeschehen wird dadurch kaum beeinflußt.

b) Da beim akuten Myokardinfarkt die auslösenden Ursachen, wie arteriosklerotischer Verschluß, Thrombose, Mikroembolie oder Mikroblutung, nicht realisiert werden, ist der Einsatz von Antikoagulanzien fragwürdig.

c) Die AK haben auf die Koronarsklerose, Thrombozytenaggregate oder entzündliche Gefäßreaktionen keinen Einfluß.

d) Sofern Thrombosen der Koronararterien für das Krankheitsgeschehen des Myokardinfarktes eine primäre Rolle spielen, hat eine Therapie mit oralen AK – als Prophylaxe einer weiteren Koronarthrombose – einen protektiven Wert, aber nur als Langzeittherapie.

Obwohl jüngst eine kontrollierte Doppelblindstudie der niederländischen Thrombosestiftung ganz klar den prophylaktischen Wert der AK-Dauertherapie im Hinblick auf ein Rezidivinfarktgeschehen gezeigt hat, ist das Problem noch nicht gelöst. Weitere Ergebnisse zukünftiger Studien werden vielleicht eine gesicherte Antwort geben.

Die Angina pectoris ist heute weniger eine Indikation für AK, nach letzten Untersuchungen sind Thrombozytenaggregationshemmer günstiger.

10.2.2.4 Zerebrale arterielle Gefäßverschlüsse

Zerebrovaskuläre Erkrankungen auf der Basis thromboembolischer Ereignisse stellen nur eine begrenzte Indikation dar: bei geringstem Hinweis für das Vorliegen einer zerebralen Blutung sind AK jedweder Art kontraindiziert [1, 4].

Die Behandlung des thrombotischen zerebralen Infarktes mit AK bringt keinen Vorteil; lediglich im frühen Stadium der sich anbahnenden arteriellen Zerebralthrombose hat eine Infusionstherapie mit Heparin unter exakter Kontrolle einen prophylaktischen Wert.

Die transitorische ischämische Attacke (TIA) stellt keine Indikation für AK dar: die verschiedenen Thrombozytenaggregationshemmer sind hier indiziert. Auf die erfolgversprechende Anwendung der AK bei der Behandlung zerebraler Embolien auf der Basis streuender Myokardiopathien wurde bereits hingewiesen.

10.2.2.5 Verschiedene andere Organsysteme

Die Indikation der Therapie mit AK zur Verhinderung von Rezidiven arterieller Gefäßverschlüsse im Bereich des Auges, des Mesenterialbereiches, der Milz, der Niere u.a. Organbereiche wird im Einzelfall zu prüfen sein; eine generelle AK-Anwendung kann nicht vorgeschlagen werden.

Der frühere Enthusiasmus für die AK-Therapie bei der arteriellen Verschlußkrankheit hat z.Z. einer Zurückhaltung und kritischen Sichtung der pathogenetischen und therapeutischen Möglichkeiten Platz gemacht. Erst die Zukunft wird die richtige Antwort auf die derzeit noch kontroversiellen Meinungen bringen.

Literatur

1. Deutsch E (1971) Klinische Anwendung der Antikoagulantien. In: Markwardt F (Hrsg) Handbuch der experimentellen Pharmakologie. Springer, Berlin Heidelberg New York S 302 Bd 27
2. De Vries WA, Roos J, Tijssen JPG, de Jonge H, Loeliger EA (1979) A double-blind trial to study the effects of discontinuation of long-term AC-treatment after myocardial infarction in patients older 60 years. Basler AC Symposion Abst. Roche Basel S 12
3. Heine H, Schmidt H, Mach H, Jaruszewski H (1971) AK-Therapie und Prophylaxe bei arteriellen Gefäßwanderkrankungen. Dtsch Gesundheitswesen 26 : 861
4. Held K (1973) Die flüchtigen cerebralen Durchblutungsstörungen. Medizin 17 : 9
5. Hopmeier P, Fischer M (1977) Rezidivprophylaxe arterieller Verschlüsse unter Anwendung von Antikoagulantien. Kongreßverband der Österr. Ges. Chirurgie, Graz S 329
6. International AC-Review Group: Collaborative analysis of long term anticoagulant administration after acute myocordial infarction. Lancet I, 203
7. Koller F (1969) Klinische Beurteilung der Antikoagulantien. Internist 10 : 8
8. Losito R (1973) Present status of thrombosis; its pathophysiology, diagnosis and treatment. Schattauer, Stuttgart New York
9. Meuwissen OJA, Vervorn AC, Cohen O, Jordan FLJ, Nelemans FA (1969) Double blind trial of long term anticoagulant treatment after myocardial infarction. Acta Med Scand 186 : 361
10. Mitchell JRA (1978) Clinical events resulting from thrombus formation. Br Med Bull 34 : 103
11. Popov-Cenic S, Raschke E (1972) Prae- und postoperative Anwendung von AK bei arteriellen Verschlußkrankheiten. Med Welt 23 : 610
12. Van de Loo J (1972) Antikoagulantienprophylaxe beim Herzinfarkt. In: Marx R, Thies AH (Hrsg) Herzinfarkt und Blutgerinnung. Schattauer, Stuttgart
13. Waibel P (1976) Antikoagulantien in der Gefäßchirurgie. Vasa 5 : 107
14. White AM, Heptinstall S (1978) Contributions of platelets to thrombus formation. Br Med Bull 34 : 123
15. Widmer KL, Waibel P (1972) Arterielle Durchblutungsstörungen in der Praxis. Huber, Bern
16. Woolf N (1978) Thrombosis and atherosclerosis. Br Med Bull 34 : 137

11 Therapie arterieller Verschlüsse

11.1 Thrombolysetherapie bei akutem und chronischem Verschluß von Extremitätenarterien (einschließlich Bauchaorta und Beckenarterien)

R. Schmutzler

11.1.1 Akuter Verschluß

Die plötzliche Unterbrechung der arteriellen Strombahn führt in der Regel zu schwersten Zirkulationsstörungen im Versorgungsgebiet der Arterie. Funktion und Erhaltung der Extremität sind dadurch in höchstem Maße gefährdet. Darüber hinaus kann das Leben des Patienten bedroht sein. Es handelt sich stets um eine Notfallsituation. Die Folgen des Gefäßverschlusses für die Extremität und den Gesamtorganismus sind abhängig von der Grundkrankheit und von der Lokalisation des Verschlusses sowie von raschen und zweckmäßigen therapeutischen Maßnahmen.

Nach Askey [2] (80%) und Eufinger [5] (82,5%) steht die Embolie ätiologisch an erster Stelle des akuten Arterienverschlusses.

Die arterielle Thrombose tritt als Ursache für einen akuten Extremitätenverschluß weit hinter der embolischen Genese zurück und variiert in der Häufigkeit zwischen 15 – 30%. Sie entsteht vor allem auf dem Boden degenerativer oder entzündlicher Wandveränderungen, ganz überwiegend als Sekundärthrombose bei chronisch obliterierender Arteriopathie. Hierbei beträgt die absolute Zahl akuter Arterienverschlüsse 8 – 14%. 80 – 90% davon gehen zu Lasten der Arteriosklerose. Nicht selten bleiben Emboli in stenosierten Gefäßabschnitten hängen.

Allgemein lassen Embolien und Thrombosen prognostisch einige Unterschiede erkennen. Embolien verschließen meist kürzere Strecken eines gewöhnlich intakten und reaktionsfähigen arteriellen Systems jüngerer Patienten. Emboli können sich spontan verkleinern und in distalere Regionen rutschen, außerdem fallen etwa 18% kleinerer Emboli einer Spontanlyse anheim. Ungünstig wirkt sich dagegen das Hängenbleiben an Gefäßgabeln aus. Da Thrombosen in vorgeschädigten, oft stenosierten Arterien entstehen, sind zwar die Kollateralen schon erweitert, können aber durch das obliterierende Grundleiden in ihrer Funktion bereits insuffizient geworden sein. Mit einer Spontanlyse meist langstreckiger Thrombosen ist praktisch nicht zu rechnen.

Akute Arterienverschlüsse der unteren Extremität einschließlich der abdominalen Aorta sind häufiger und folgenschwerer als die besser kollateralisierten Armarterienverschlüsse und haben somit eine wesentlich größere klinische Bedeutung.

Höheres Alter des Patienten verschlechtert die Prognose eines akuten arteriellen Verschlusses grundsätzlich, weil sich seine Kompensationsmöglichkeiten verringern und er den drohenden Komplikationen, Nekrose, sekundäre Infektion, Gangrän, Sepsis, weniger Widerstand zu leisten vermag. Die Amputationsrate steigt an.

Das Behandlungsziel beim akuten Verschluß von Extremitätenarterien ist die rasche Wiedereröffnung der verlegten Strombahn. Grundsätzlich kann das auf operativem Wege (Embolektomie, Thrombendarteriektomie, Transplantat) oder durch eine thrombolytische Therapie mit einem fibrinolytischen Enzym [Streptokinase (SK), Urokinase (UK)] geschehen.

Zur Beseitigung einer akuten arteriellen Thrombose reicht die einfache Thrombektomie wegen der zur Rethrombosierung neigenden veränderten Gefäßwand nicht aus. Der technisch etwas schwierigere und länger dauernde Eingriff der Thrombendarteriektomie kann hierbei gegebenenfalls durch die Thombolysebehandlung ersetzt werden.

11.1.1.1 Indikation

Die Behandlungsindikation sollte am besten vom Chirurgen und vom Internisten gemeinsam gestellt werden.

Die Wahl zwischen beiden Therapien ist nach Erfahrungen in erster Linie vom Grad der Ischämie und dann von der Verschlußlokalisation und Ausdehnung abhängig. Zu berücksichtigen ist dabei auch der längere Zeitraum, den die Thrombolyse (Stunden bis Tage) gegenüber der Operation benötigt. Bei Ischämie mäßigen Grades (Ratschow-Test < 100 s) und Lokalisation abwärts der distalen Hälfte der A. femoralis ist der Lysetherapie der Vorzug zu geben. Nach eigenen angiographischen Feststellungen und denjenigen anderer Autoren wird von Thromben, die nicht älter als 3 Tage sind, täglich eine Wegstrecke von ca. 5 – 8 cm lysiert. Bei schwerer Ischämie – wenn bei der Ratschowschen Extremitätenlagerungsprobe die Wiederkehr von Rötung und Venenfüllung nach unserer Erfahrung mehr als 100 s beträgt – kann es bereits vor der Gefäßeröffnung zu irreversiblen Gewebeschäden gekommen sein [22, 28].

Je frischer der Verschluß und je kürzer die verschlossene Gefäßstrecke, um so mehr ist mit einem Lyseerfolg zu rechnen. 26 akute periphere arterielle Gefäßverschlüsse unseres eigenen Krankengutes waren durch Thrombolyse mit Streptokinase wiedereröffnet und der Erfolg durch Pulstasten, Ratschow-Test, Oszillographie und Arteriographie vor- und nachkontrolliert worden. Wir konnten eine deutliche Abhängigkeit der Lysedauer vom Zeitpunkt des Behandlungsbeginns nach dem akuten Verschluß feststellen. Es handelte sich, nach bestimmten Kriterien vermutbar, um 12 Embolien und 14 Thrombosen.

Der Therapiebeginn bei unseren Embolien erfolgte im Mittel nach 19 h, bei den Thrombosen nach 30 h.

Bei Emboliealter unter 19 h ergab sich eine mittlere Lysedauer von 39 h. Die Embolien über 19 h benötigten zur Lyse im Mittel 62 h (Abb. 11.1).

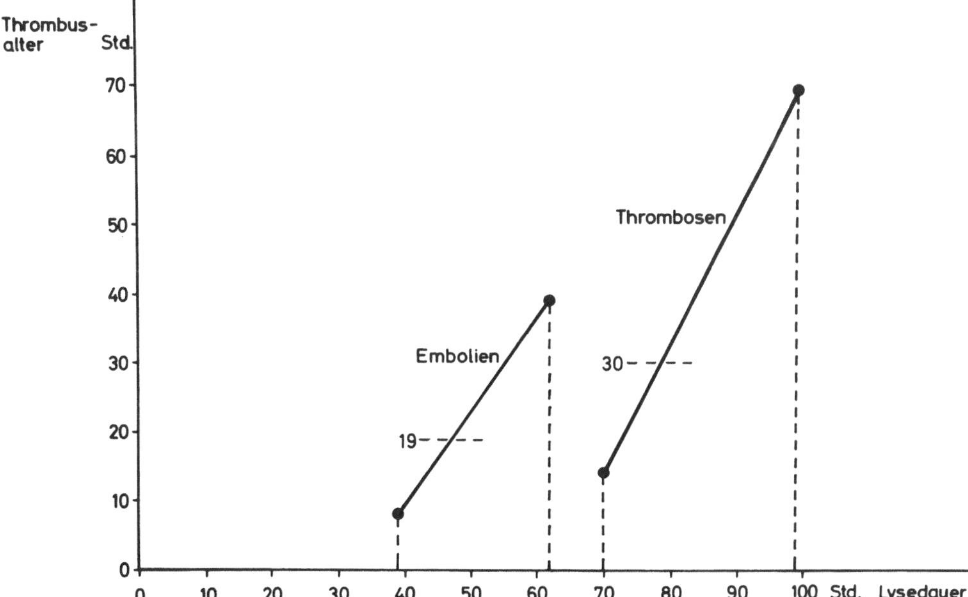

Abb. 11.1. Thrombusalter und Lysedauer bei arteriellen Embolien und Thrombosen

Eine gleiche Relation fand sich bei den arteriellen Thrombosen. Mittlerer Therapiebeginn innerhalb von 30 h ergab eine mittlere Lysedauer von 70 h. Therapiebeginn nach 30 h benötigte eine mittlere Lysedauer von 99 h.

Verzögerung des Behandlungsbeginns bedeutet sowohl Zunahme des Thrombusalters mit Strukturveränderungen, wie Retraktion und Endothelialisierung der Oberfläche, als auch Verlängerung der Verschlußstrecke durch Thrombusapposition. Dabei spielen offenbar auch unterschiedliche sklerosierende Gefäßwandveränderungen und die Thrombushaftung an der Wand eine Rolle, wie aus einem Kreuzvergleich geschlossen werden kann: im Mittel 39 h alte embolische Verschlüsse haben nahezu die gleiche Lysezeit wie im Mittel 14 h alte Thrombosen (62:70 h) [18].

Wie ausgezeichnet der Ablauf der Thrombolyse allein durch Pulstasten, Ratschow-Test und Oszillographie verfolgt werden kann, soll ein Beispiel demonstrieren, wobei die zusätzliche Arteriographie mehr den Wert der beweisenden und überzeugenden Dokumentation besitzt.

Kasuistik. Pf., 66 Jahre. 6 h alter arterieller Verschluß kurz unterhalb der Leistenbeuge eines vor 5 Jahren angelegten femoropoplitealen Bypass (Abb. 11.2). Nur der Leistenpuls ist tastbar; Rötung des Fußrückens nach 30 s, der Großzehe nach 100 s; Ischämie mittleren Grades; Beginn der Thrombolysetherapie (Abb. 11.3).

24 h später: pulsierende Arteria poplitea; Rötung: Fußrücken nach 20 s, Großzehe nach 45 s.

48 h nach Lysebeginn: zusätzliches Pulsieren der Arterie im Retromalleolaraum; Rötung: Fußrücken nach 15 s, Großzehe nach 30 s

72 h nach Lysebeginn: auch die Fußrückenarterie ist jetzt wieder tastbar; der Ratschow-Test hat sich normalisiert. Im Kontrollarteriogramm der Beweis der Wiedereröffnung des Bypass (Abb. 11.4)[19, 21].

Bei 65 arteriellen Extremitätenverschlüssen bis 1968 ergaben sich folgende, größtenteils angiographisch vor- und nachkontrollierte Resultate:

Tabelle 11.1. Thrombolysen arterieller peripherer Gefäßverschlüsse. Med.-Univ.-Klinik Basel, (1961/62–66)

Art der Lyse	Zahl	Erfolg	Mißerfolg	Letalität	Amputationen	Komplikationen: Hämatom nach Arteriogramm	Komplikationen: Art. Embolie in die Peripherie
Arterien							
Embolien	31	23=74%	8=26%	5[a]	1	4	5=16,1%
Thrombosen	34	21=62%	13=38%	–	8	9	–
Gesamt	65	44=68%	21=32%	5=7,7%	9=14% =43%[b]	13=20% =25%[c]	5=7,7%

[a] 2 Hirnembolien, 1 zerebrale Blutung, 1 Verblutung aus arteriographischer Stichstelle, 1 Herzstillstand

[b] Bei Mißerfolg

[c] Bei diagnostischem Arteriogramm

Die Thrombolyse war erfolgreich
bei 23 von 31 Emboliepatienten (= 74%)
bei 21 von 34 Thrombosepatienten (= 62%)
insgesamt bei 44 von 65 arteriellen Verschlüssen (= 68%)

Zu ähnlichen Ergebnissen gelangten Verstraete et al. [77], Sailer et al. [16], Hess [11], Hiemeyer [9, 10], Samama et al. [17], Fiessinger et al. [67].

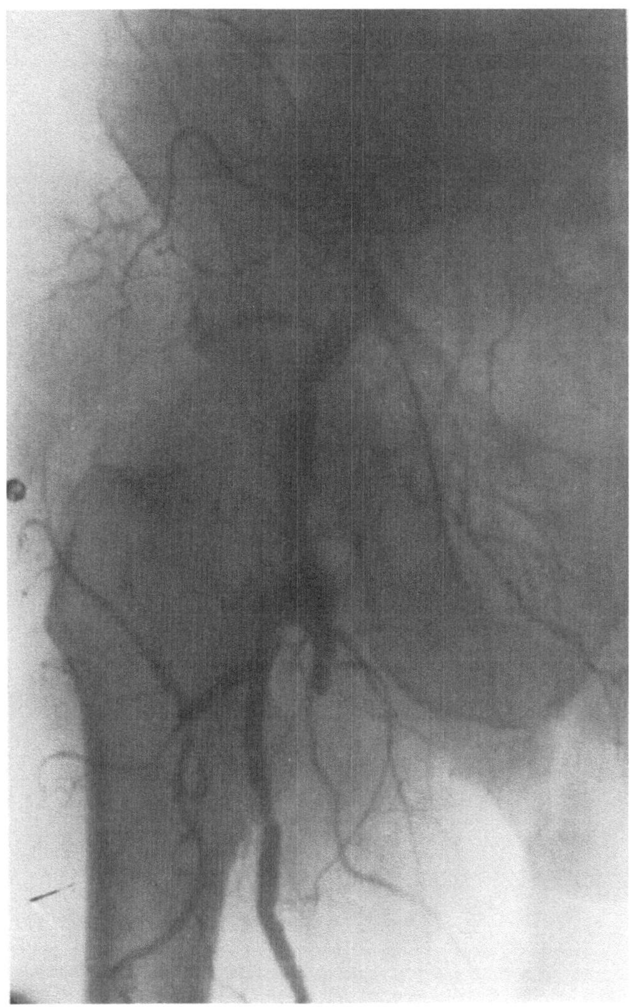

Abb. 11.2. Arteriogramm *vor* Thrombolysetherapie

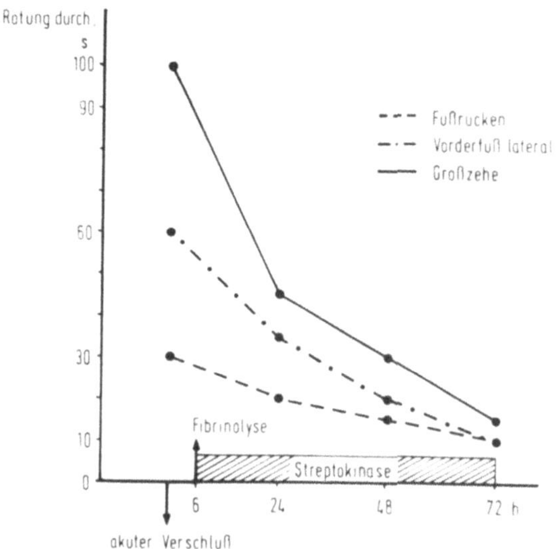

Pulse:

A. femoralis	+	+	+	+
A. poplitea	O	+	+	+
A. tib. post.	O	O	+	+
A. dors. ped.	O	O	O	+

Abb. 11.3. Ratschow-Test unter Thrombolysetherapie

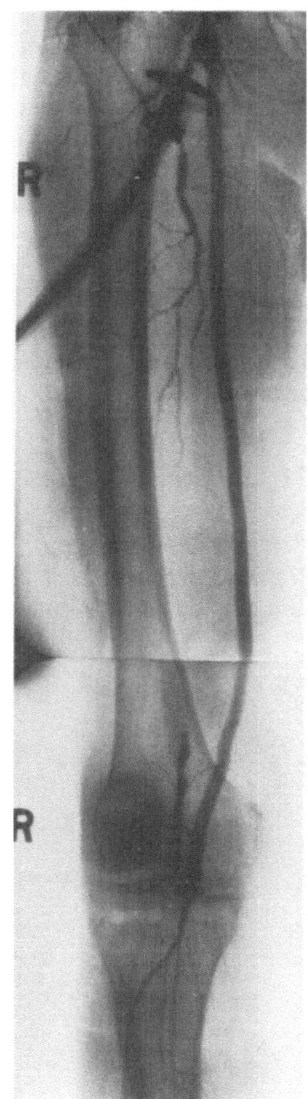

Abb. 11.4. Arteriogramm *nach* Thrombolysetherapie

11.1.1.2 Bemerkungen zu den Komplikationen

Blutungskomplikationen unter der Thrombolyse bleiben hinter der theoretischen Erwartung zurück, trotz eines mehr oder weniger deutlichen Koagulationsdefektes, der eine SK-Behandlung zu begleiten pflegt. Kleinere Nachblutungen aus venösen Punktionsstellen stehen meist von selbst oder nach leichter Verbandskompression. Größere Hämatome können sich unter der Lyse besonders an arteriosklerotischen Femoralarterien entwickeln, wenn sie vor Behandlungsbeginn zwecks Arteriographie punktiert wurden. Eine lokale Kompressionsprophylaxe ist hier angezeigt.

Als Komplikation während der Thrombolyse peripherer arterieller Verschlüsse beobachteten wir und andere Autoren das Auftreten von Embolien.

Bei 31 Patienten mit embolischen Arterienverschlüssen – meist bestand dabei eine Arrhythmia absoluta – kam es in 5 Fällen zu peripheren Embolien (= 16,1%), davon starben 2 an Hirnembolie. Vergleichsweise treten thromboembolische Komplikationen bei Mitralklappenstenosen durchschnittlich in 17,7% auf, davon betreffen 49,5% das Gehirn [13]. In der Behandlung multipler Embolien stehen die 2 modernen Verfahren zur Wahl: überall dort, wohin der Fogarty-Katheter mühelos gelangt, ist die Embolektomie vorrangig. In der Karotisgabel wird der Embolus abgesaugt. Für embolische viszerale Verschlüsse und multiple distale periphere Extremitätenembolien, sofern sich klinische Konsequenzen ergeben, ist der Thrombolyseversuch angezeigt. Allerdings gilt aufgrund allgemeiner Erfahrungen ein Thrombolyseversuch bei Flimmerarrhythmie des Herzens wegen der relativ hohen sekundären, häufig fatal ausgehenden Embolisierungsrate als kontraindiziert.

11.1.2 Chronische Verschlüsse und Stenosen

Vor etwa 12 Jahren, basierend auf den Untersuchungen der Arbeitsgruppe um Gottlob et al. [7], konnten Schoop et al. [25], sowie Schmutzler et al. [23] in Gießen nachweisen, daß die fibrinöse und bindegewebige Organisation eines intraluminären Thrombus, die normalerwei-

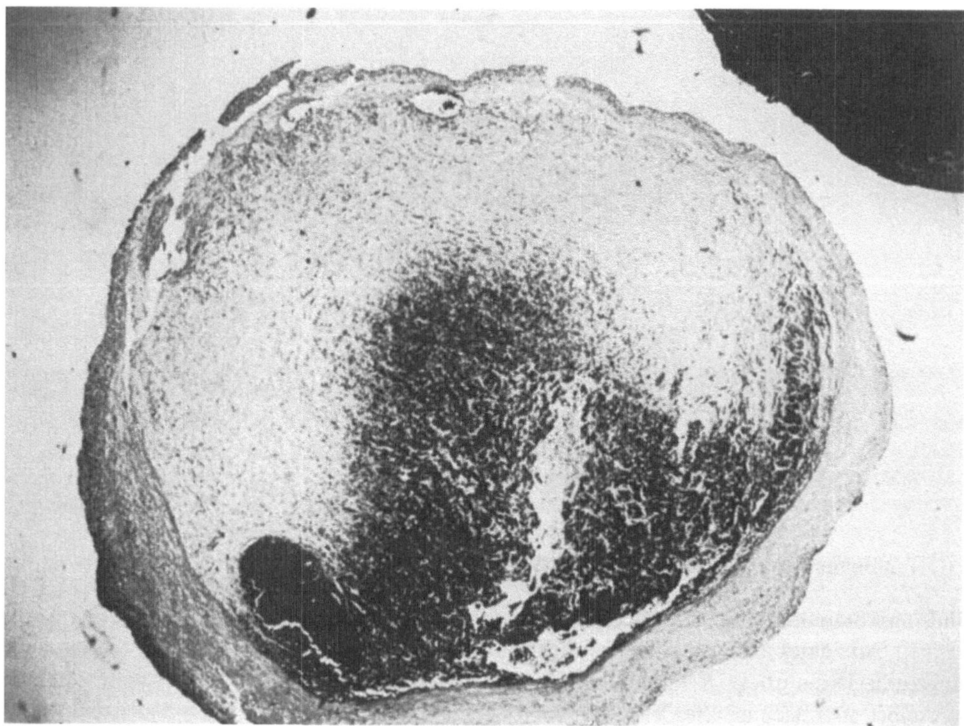

Abb. 11.5. Der mikroskopische Arterienquerschnitt zeigt an der einen Seite ein ausgedehntes Plaque, an das thrombotisches Material angrenzt. Die Gegenseite läßt organisiertes Bindegewebe erkennen. Dies durch Arteriosklerose „geschützte" Fibrin bleibt für eine Fibrinolyse angreifbar [24]

se in 8 – 14 Tagen beendet sein kann, durch arteriosklerotische Wandveränderungen eine unterschiedliche lange Verzögerung erfährt.

Gemeinsam mit Heinrich konnten wir in Gießen von 1968 bis 1971 zu einer 1975 publizierten Gemeinschaftsstudie der Thrombolysebehandlung mit Streptokinase (SK) bei 708 Patienten mit chronisch-arterieller Verschlußkrankheit aus 7 Kliniken 100 eigene Fälle beitragen [8, 20].

Tabelle 11.2. Erfolgsrate der thrombolytischen Therapie bei chronischen arteriellen Verschlüssen und Stenosen (Nach Heinrich 1975 [8])

Gefäßabschnitt	Verschlüsse		Stenosen	
	n	Erfolg(%)	n	Erfolg (%)
Aorta	47	27,7	26	65,4
A. iliaca comm.	185	27,0	209	58,4
A. iliaca ext.	87	26,4	83	48,2
A. femor. comm.	28	42,9	13	61,5
A. femor. Superf.	208	22,6	75	32,0
A. poplitea	38	28,9	7	14,3
Unterschenkelarterien	20	20,0	15	26,7
Gesamt	613	26,1	428	50,5

Von 613 arteriellen *Verschlüssen* konnten 160 = 26,1% eröffnet werden.

Unter Berücksichtigung der Lokalisation der Verschlüsse zeigt die A. femoralis communis mit 43% die größte und die Unterschenkelarterien mit 20% die niedrigste Erfolgsquote. Die Lyserate der anderen Regionen schwankt zwischen 22% und 29%.

Von 428 arteriellen *Stenosen* konnten 216 = 50,5% erweitert werden.

Die Stenosen der Aorta, der A. iliaca communis und der externa sowie der A. femoralis communis zeigen mit 48,2% – 65,4% die besten Ergebnisse, während die distale Region mit der A. poplitea und den Unterschenkelarterien von 14,3% zu 26,7% die niedrigste Quote hat.

Nach enger Begrenzung der Relation Verschlußalter zu Lokalisation (wie in Tabelle 11.3 angegeben) ließ sich im eigenen Krankengut die Erfolgsrate der Stenosen von 59% auf 66% und die der Verschlüsse von 22% auf 39% verbessern [20].

Tabelle 11.3. Parameter zur Indikationsstellung

	Verschluß präokklusiver Gefäßdurchmesser	Verschlußalter	Stenose Struktur	Stenosealter
Aorta	> 15 mm	< 2 Jahre		> 2 Jahre
A. iliaca communis A. iliaca externa	> 8 mm	< 1 Jahr	„krümelig"	< 2 Jahre
A. femoralis A. poplitea	?	6 Wochen		< 6 Monate

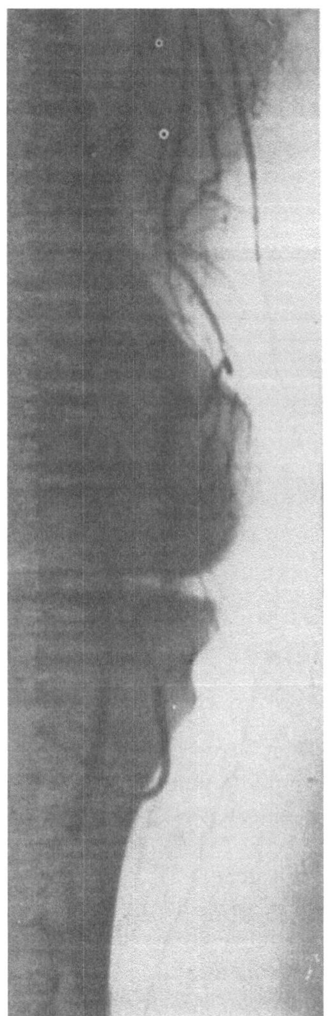

11.6.

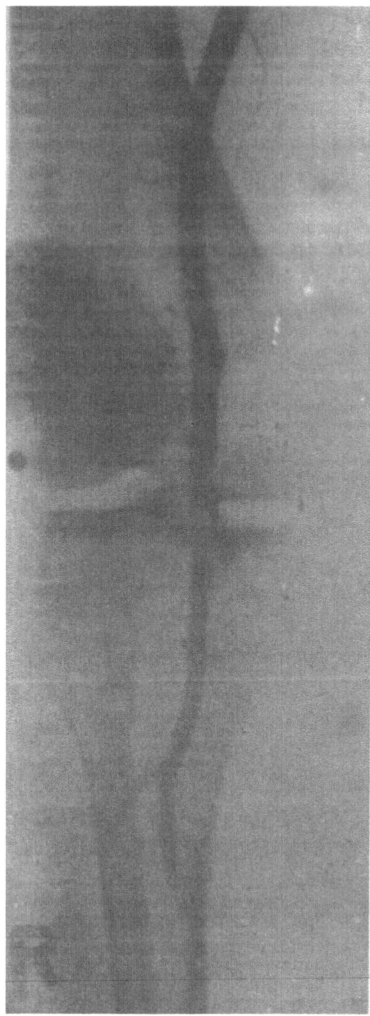

11.7.

Abb. 11.6. Arteriographie *vor* SK-Behandlung
Abb. 11.7. Arteriographie *nach* SK-Behandlung

Kasuistik. 60jähr. Mann: seit 6 Wochen Claudicatio intermittens nach 100 m Gehstrecke. Angiographisch Verschluß der Femoralarterie im distalen Abschnitt (Abb. 11.6). Nach 3tägiger SK-Infusion Wiedereröffnung der Arterie (Abb. 11.7), normale Gehleistung.

52jähr. Frau: seit 1 Jahr Claudicatio intermittens bereits nach 10 m; Aortographie: segmentaler Verschluß der distalen Abdominalaorta (Abb. 11.8). Nach 4tägiger SK-Behandlung normalisiertes Oszillogramm, schmerzfreie Gehstrecke und angiographisch nachgewiesene Beseitigung des Verschlusses (Abb. 11.9).

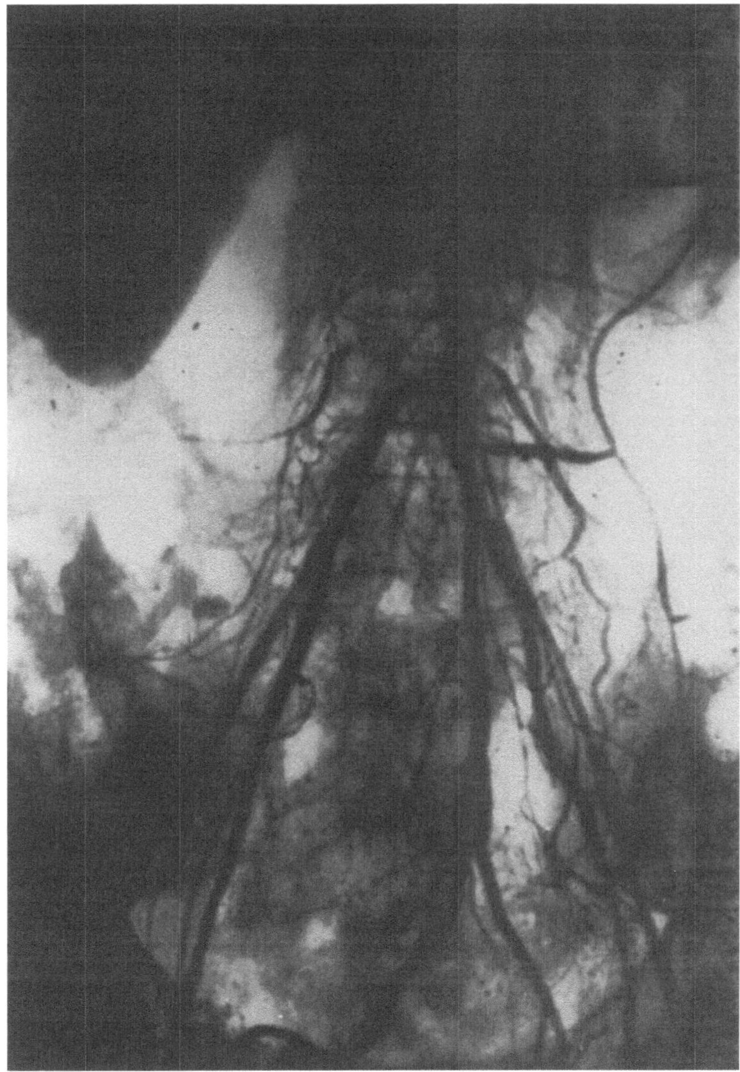

Abb. 11.8. Aortographie *vor* SK-Behandlung

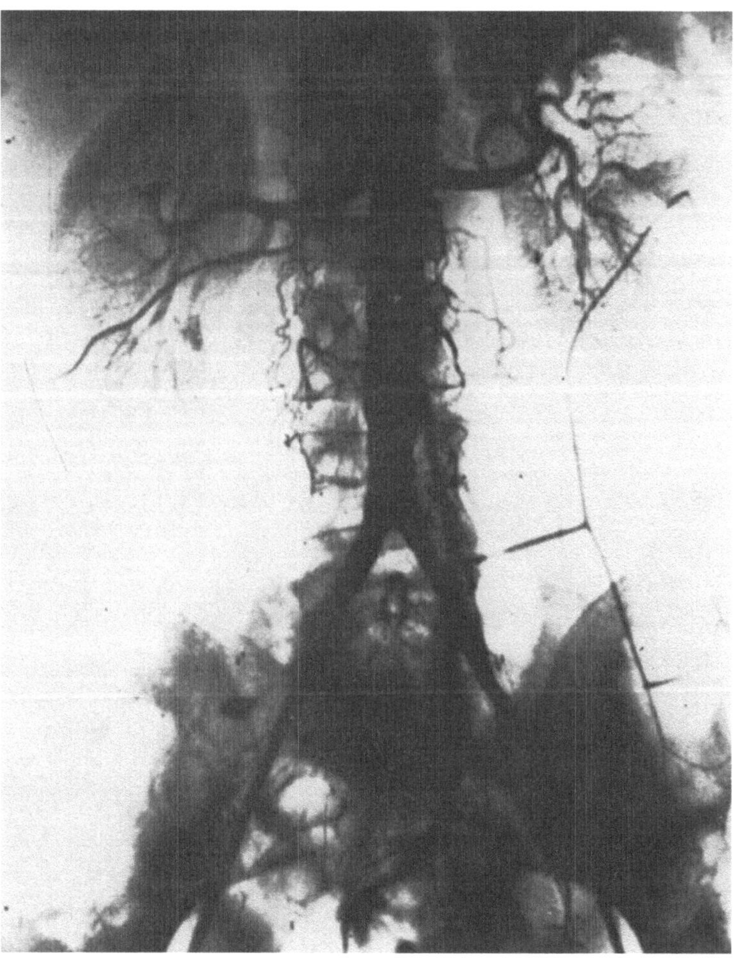

Abb. 11.9. Aortographie *nach* SK-Behandlung

Zu ähnlichen Ergebnissen kamen die Arbeitsgruppen in Engelskirchen [25, 29], Hannover [1], Hamburg [26], München [12], Wien [4] u.a.

Der Stellenwert einer Behandlungsmethode wird auch hier bestimmt durch die Relation von Effektivität zu Komplikationen und Nebenwirkungen. Neben gelegentlich allergischen Reaktionen ist bei etwa der Hälfte der Patienten unter SK-Behandlung mit Temperatursteigerungen zu rechnen. Ein Anstieg über 38,5 °C, der subjektiv zum Teil unangenehm empfunden wurde, war maximal in 17,4% zu registrieren.

Unter UK-Therapie steigt nach Niessner et al. [15] die Temperatur durchschnittlich nicht höher als auf 37,6 °C an. Allergische Reaktionen werden wegen fehlender Antigenität nicht beobachtet.

Größere Bedeutung von allen Nebenreaktionen haben Blutungen. Im gesamten Krankengut von 708 Patienten kam es in 29,5% zu Blutungen, die jedoch bei 22% als leicht zu bezeichnen waren. Es handelte sich vorwiegend um Blutungen aus Punktionsstellen nach Blutentnahme, die durch Kompressionsverband rasch zum Stehen zu bringen sind. Bei 7,5% waren die Blutungen schwerer, so daß sie den Abbruch der Behandlung notwendig machten. 10mal (= 1,4%) handelte es sich dabei um Hirnblutungen, von denen 5 (= 0,7%) tödlich waren. Insgesamt gab es 8 tödlich verlaufende Komplikationen, was einer Letalitätsrate von 1,12% entspricht. Es gilt die Risiken gegeneinander abzuwägen.

In neuerer Zeit wurde von Martin et al. [14] bei chronisch arteriellen Verschlüssen und Stenosen die sog. „Aktivator"therapie (SK-Human-Plasminogen-Komplex) durchgeführt. Von 22 Verschlüssen wurden 8 eröffnet (= 36%), von 24 Stenosen 12 geweitet (= 50%). Die Lysezeit dauerte nicht länger als 2 Tage. Wegen der ständig vorhandenen mäßiggradigen Plasmaämie erübrigte sich eine begleitende Heparinisierung. Der Vorteil scheint in der kurzen Lysedauer und der begleitenden Eigenantikoagulation zu liegen.

Schließlich sei noch erwähnt, daß sich die Thrombolyse im arteriellen Gefäßgebiet als ergänzende Maßnahme eignet vor bzw. nach der transluminalen Katheterkanalisation und Dilatation nach der Methode von Dotter [3] bzw. der Modifikation von Grüntzig. Auch versperrt ein Thrombolyseversuch ohne Erfolg in keiner Weise eine nachfolgende gefäßchirurgische Maßnahme.

Literatur

1. Alexander K, Buhl V, Holsten J, Poliwoda H, Wagner H (1968) Fibrinolytische Therapie des chronischen Arterienverschlusses. Med Klin 63 : 2067
2. Askey JM (1957) Systemic arterial embolism. Grune & Stratton, New York London
3. Dotter CT, Judkins MP (1964) Transluminal treatment of arteriosclerotic obstruction. Description of of a new technique and a preliminary report of its application. Circulation 30 : 654
4. Ehringer H, Fischer M, Lechner K, Mayrhofer E (1970) Thrombolytische Therapie nicht akuter arterieller Verschlüsse. DMW 95 : 610
5. Eufinger H (1961) Akute Chirurgie der Arterien. Vortrag aus der praktischen Chirurgie, Enke, Stuttgart 62
6. Fiessinger JN, Aiach M, Lagneau P, Husson JM, Cormier JM, Housset E (1976) Indications de al streptokinase dans les obliterations arterielles des membres. Coeur Med Interne 15 : 453
7. Gottlob R, Blümel G, Piza F, Brücke P, Böhmig HJ (1968) Die Lysierbarkeit operativ gewonnener menschlicher Thromben verschiedenen Alters in Streptokinase. Wien Med Wochenschr 118 : 222
8. Heinrich F (Hrsg) (1975) Streptokinase-Therapie bei chronischer arterieller Verschlußkrankheit. Ergebnisse einer multizentrischen Studie. Medizinische Verlagsgesellschaft Marburg
9. Hiemeyer V (1967) Thrombolytische Therapie bei akuten Gefäßverschlüssen. DMW 92 : 955
10. Hiemeyer V (1971) On the prognosis of thrombolytic treatment in patients with acute thromboembolic occlusions of limb arteries. Thromb Haemostas [Suppl] 47 : 199
11. Hess H (1969) Zur Streptokinase-Therapie akuter Verschlüsse von Gliedmaßengefäßen. Thromb Haemostas [Suppl] 32 : 275
12. Hess H (1975) Risikofaktoren der arteriellen Verschlußkrankheit. In: Heinrich F (Hrsg) Streptokinase-Therapie bei chronischer arterieller Verschlußkrankheit. Medizinische Verlagsgesellschaft Marburg, S 11
13. Loogen F, Seipel L (1967) Zur prä- und postoperativen Emboliehäufigkeit bei Mitrastenose. DMW 1 : 1
14. Martin M, Roth F-J, Fiebach BJO, Auel H (1978) Fibrinolytische Therapie mit Aktivator. DMW 103 : 1953
15. Niessner H, Czembirek H, Lechner K, Nowotny C, Thaler E (1977) Grundlagen der Dosierung von Urokinase und Therapieüberwachung. Urokinase Workshop, 22. Okt. 1977, Gravenbruch b. Frankfurt
16. Sailer S, Wehrschutz E, Tilz GP (1968) Die thrombolytische Behandlung peripherer Gefäßverschlüsse mit Streptokinase. Wien Med Wochenschr 118 : 1

17. Samama M, Conrad J, Bilski-Pasquier G (1973) Streptokinase in peripheral arterial thrombo-embolism. Postgrad Med J [Suppl] p 91
18. Schmutzler R (1968) Thrombolytic treatment of acute peripheral arterial and venous occlusions. Angiologia 5 : 119
19. Schmutzler R (1969) Klinik der thrombolytischen Behandlung. Internist 10 : 21
20. Schmutzler R, Heinrich F (1973) Critical review of one indication for fibrinolytic therapy. Recent experiences in 100 cases with chronic arterial stenoses and occlusions. In: Losito R (ed) Proc. II. Quebec Coagulation Conference, Sept. 1972. Schattauer, Stuttgart New York, p 219
21. Schmutzler R, Koller F (1969) Thrombolytic therapy. In: Poller L (ed) Recent advances in blood coagulation. Churchill, London, p 299
22. Schmutzler R, Waibel P, Widmer LK (1965) Operation und thrombolytische Behandlungsindikationen des akuten Arterienverschlusses. Schweiz Med Wochenschr 95 : 831
23. Schmutzler R, Beneke G, Eisenreich F, Heinrich F (1970) Thrombolytische Therapie des chronischen thrombotischen Arterienverschlusses. In: Marx R und Thies HA (Hrsg.) Thrombose und Embolie. Schattauer, Stuttgart, S 257
24. Schmutzler R, Beneke G, Heinrich F (1971) New therapeutic aspects of fibrinolysis: Basic studies of fibrinolytic treatment in chronic arterial stenoses and occlusions. In: Losito R, Longpre B (eds) Porc. Quebec Coagulation Conferences, April 1970, Schattauer, Stuttgart New York
25. Schoop W, Martin M, Zeitler E (1968) Thrombolytische Therapie bei chronischer occlusiver Arteriopathie. Verh Dtsch Ges Kreislaufforsch, 34 : 346
26. Tilsner V (1975) Nebenwirkungen. In: Heinrich F (Hrsg) Streptokinase-Therapie bei chronisch arterieller Verschlußkrankheit. Medizinische Verlagsgesellschaft Marburg, S 55
27. Verstaete M, Amery A, Vermeulen J (1963) Feasibility of adequate thrombolytic therapy with streptokinase in peripheral arterial occlusions. Br Med J 1 : 1499
28. Waibel P, Schmutzler R, Widmer LK (1965) Zur Indikation von Operation und medikamentöser Thrombolyse. Verh Dtsch Ges Kreislaufforsch 31 : 358
29. Zeitler E, Martin M, Schoop W (1969) Angiographische Befunde bei chronischer arterieller Verschlußkrankheit vor und nach Streptokinasebehandlung. ROEFO 111 : 498

11.2 Therapeutische Hypofibrinogenämie

A.M. Ehrly

Unter therapeutischen Hypofibrinogenämie im weiteren Sinne versteht man die Absenkung der Fibrinogenkonzentration im Blut zur Behandlung bestimmter Erkrankungen. Im engeren Sinne wird unter therapeutischer Hypofibrinogenämie oder Defibrinogenierung die Gabe von defibrinogenierenden Schlangengiftenzymen verstanden, wodurch normale oder erhöhte Fibrinogenspiegel im Blut gezielt abgesenkt werden können. Zusammenfassende Darstellungen wurden an anderer Stelle publiziert [4, 6, 9].

Üblicherweise wird dazu das Schlangengiftenzympräparat Ancrod (Arwin), gewonnen aus dem Gift der malaischen Grubenviper (Agkistrodon rhodostoma), verwendet. Die gerinnungshemmende Eigenschaft des Giftes dieser Schlange wurde 1963 von Reid untersucht und beschrieben [21, 24]. In der Folgezeit wurde der defibrinogenierende Anteil des Giftes isoliert, gereinigt und für die Verwendung an Menschen zunächst in England, später auch in Deutschland in den Handel gebracht. Die Biochemie des Arwins und der Einfluß auf das Gerinnungssystem sind heute weitgehend erforscht. Arwin ist ein Enzym mit einem Molekulargewicht von etwa 40 000; es ist in bezug auf die Wirkung auf das Fibrinogen mit dem Thrombin verwandt, aber nicht identisch. Im In-vitro-Testsystem kommt es zur Bildung von sog. Arwingerinnseln, welche leichter lysierbar sind und eine geringere Gerinnselfestigkeit haben. Einzelheiten über die Biochemie des Arwins und den Einfluß der Substanz auf die Blutgerinnung sind an anderer Stelle nachzulesen [25, 27]. Prinzipiell kann eine therapeutische Hypofribrinogenämie auch mit anderen ähnlichen Schlangengiftenzymen, aber auch durch einen Plasmaaustausch (gegen fibrinogenfreies Plasma) erzielt werden.

Die Gerinnungshemmung infolge einer kompletten Defibrinogenierung sahen die ersten Untersucher diese Präparates als Hauptwirkungsmechanismus an, da infolge einer kompletten Defibrinogenierung sich die Blutgerinnung vollständig verhindern ließ. So waren denn auch die venöse Thrombose und deren Prophylaxe die ursprüngliche Indikation für das Präparat Ancrod [6]. Wegen hoher Kosten und wegen der Verfügbarkeit anderer potenter gerinnungshemmender Mittel hatte das Präparat für diese Indikation nie eine größere Bedeutung.

Untersuchungen über die Besserung der Fließeigenschaften des Blutes und die Senkung der Blutviskosität durch eine fibrinogensenkende Therapie mit Streptokinase [16] und Vermutungen über Kausalzusammenhänge zwischen peripheren arteriellen Durchblutungsstörungen und verschlechterten Fließeigenschaften des Blutes [1, 3, 4] haben uns 1970 bewogen, die defibrinogenierende Therapie mit Ancrod für die Indikation der chronischen arteriellen Verschlußerkrankung vorzuschlagen [6]. Nach ersten Publikationen über Beobachtungen in einzelnen Fällen wurden in den folgenden Jahren Dosierungen, Indikationen, Kontraindikationen, Nebenwirkungen sowie Wirksamkeit des Präparates von einer Serie von Autoren beschrieben (zusammenfassende Darstellung bei [4, 9]

Im Gegensatz zur Indikation der Thromboseprophylaxe mußte bei der chronischen arteriellen Verschlußkrankheit die Fibrinogenkonzentration nicht auf Null abgesenkt werden, um günstige Verbesserungen der Fließeigenschaften zu erzielen. Es stellte sich heraus, daß durch entsprechende Dosierungen und Applikationsweisen eine Einstellung auf Werte von 70

–100 mg % eine wesentliche Verbesserung der Fließeigenschaften des Blutes bewirken, ohne daß die Gerinnungsfähigkeit des Blutes dadurch negativ beeinträchtigt wird [4, 9].

Im folgenden soll der derzeitige Stand des Wissen und der Erfahrung mit der therapeutischen Hypofibrinogenämie bei chronischen arteriellen Verschlußkrankheiten besprochen werden.

11.2.1 Pathophysiologie und Wirkungsweise

Die ursprüngliche Vorstellung, die zum Vorschlag der Anwendung viskositätssenkender Medikamente bei chronischen arteriellen Verschlußkrankheiten führte [3, 6] war, daß bei gegebenen arteriellen Stenosen oder Gefäßverschlüssen nach dem Hagen-Poiseuille-Gesetz infolge einer Viskositätssenkung das Stromzeitvolumen erhöht wird und somit die Gewebeversorgung verbessert werden kann. Tatsächlich findet man im Verlauf einer Behandlung mit Arwin eine Senkung der Blut- und Plasmaviskosität sowie eine Verminderung der Erythrozytenaggregation [5, 13]. Nachdem in den letzten Jahren die Rolle der Mikrozirkulation bei angiologischen Erkrankungen mehr und mehr in den Vordergrund gerückt und von unserer Arbeitsgruppe die Verbesserung der Mikrozirkulation an den Fließeigenschaften des Blutes als therapeutisches Prinzip bei arteriellen Verschlußerkrankungen beschrieben worden war [4], wurde mehr und mehr deutlich, daß insbesondere die Verminderung der Aggregation der Erythrozyten durch die Absenkung der Fibrinogenkonzentration einen wesentlichen Anteil an der Verbesserung der Mikrozirkulation haben müßte. So ist bekannt, daß es insbesondere bei niedrigen Schergraden, d.h. unter klinischen Bedingungen im Bereich der langsamen Blutströmung distal von arteriellen Stenosen oder Verschlüssen zur Erhöhung der Viskostitätswerte kommt (Strukturviskosität). Diese Aggregation der Erythrozyten löst im Blut dieser poststenotischen Gefäßbezirke einen Circulus vitiosus aus, wobei die Strukturviskosität erhöht und so die Fließvoraussetzungen noch weiter verschlechtert werden [2]. Eine Verminderung der Konzentration des aggregationsfördernden Proteins Fibrinogen ist dann logischerweise in der Lage, diesen Circulus vitiosus distal der arteriellen Okklusion weitgehend zu verhindern, so daß die Mikrozirkulation trotz unveränderter anatomischer Situation in den großen Gefäßen erheblich verbessert werden kann [4]. Daß solche theoretischen Vorstellungen für die Humanphysiologie zutreffen, wurde mit Hilfe der direkten Messung des Sauerstoffdruckes im ischämischen Muskelgewebe von Patienten erhärtet [17].

Neuere Vorstellungen über die Pathophysiologie der chronisch arteriellen Verschlußerkrankung lassen erkennen, daß die desaggregierende Wirkung einer therapeutischen Hypofibrinogenämie noch in einem größeren Rahmen gesehen werden muß. Nach unseren Vorstellungen liegt in der durchblutungsgestörten Region eine Mikrozirkulatorische Blutverteilungsstörung [18], wobei durch mikorzirkulatorische Steal-Phänomene die Effektivität der Durchblutung erheblich beeinträchtigt wird. So ist vorstellbar, daß die Erythrozytenaggregate einige längere Kapillaren verlegen können, während bei anderen, kürzeren Kapillaren die Perfusion inadäquat hoch sein kann. Das Gesamtresultat einer solche mikrozirkulatorischen Blutverteilungsstörung liegt in einer Verschlechterung der Gewebeversorgung, obgleich die Gesamtdurchblutungsgröße nicht wesentlich vermindert zu sein braucht. Einer der Angriffspunkte, wodurch eine mikrozirkulatorische Blutverteilungsstörung therapeutisch angegangen werden kann, ist die Desaggregation von Erythrozytenaggregaten [12].

11.2.2 Indikationen

Seit der Erprobung des Präparates Ancrod zur Therapie chronischer arterieller Verschlußkrankheiten ist das Stadium III nach Fontaine, der Ruheschmerz, eine unumstrittene Indikation. Unter Ruheschmerz sollten dabei strenggenommen diejenigen Schmerzzustände im Bereich der unteren und oberen Extremitäten verstanden werden, die ohne erkennbare Hautläsion zu permanenten ischämiebedingten Schmerzen führen. Verschiedene Autoren haben jedoch auch den begleitenden Ruheschmerz im Stadium IV in die Therapie mit einbezogen. Eine weitere Indikation ist das beginnende Stadium IV nach Fontaine, d.h. beim Vorliegen kleiner Nekrosen im Bereich der unteren und der oberen Extremitäten ist Ancrod indiziert und wird mit gutem Erfolg angewendet. Dagegen wird die Behandlung ausgedehnter Nekrosen oder Gangrän von der Mehrzahl der Autoren nicht für sinnvoll erachtet (s. bei [10]). Allerdings gibt es Hinweise dafür, daß auch in solchen Fällen eine Therapie mit Ancrod insofern Vorteile bringt, als die Wundheilung nach Amputationen schneller und sicherer vonstatten geht. Auch Fälle von schwerer Claudicatio intermittens (Gehstrecken unter 100 m) haben wir in die Indikationsliste mit aufgenommen und dort eine objektive Verbesserung der Geweberversorgung nachweisen können [17, 19].

Die Genese der chronisch arteriellen Verschlußerkrankungen spielt für die Therapie mit Arwin keine entscheidende Rolle. So werden neben der arteriosklerotischen arteriellen Verschlußkrankheit auch die entzündlichen Verschlußerkrankungen vom Typ der Endangiitis obliterans in die Behandlung mit einbezogen. Von einigen Referenten wurde mitgeteilt, daß diabetische Durchblutungsstörungen offenbar weniger günstig auf eine Behandlung ansprechen [10]. Behandlungsversuche sind jedoch bei der geringen Komplikationsrate der Therapie (s.u.) durchaus angezeigt.

Bezüglich der Lokalisation der Stenosen und der Verschlüsse hat sich gezeigt, daß Patienten mit weiter peripher liegenden Verschlüssen oder Stenosen besonders günstig auf diese Art der Therapie ansprechen. Aber auch bei höher sitzenden Verschlüssen kann in einer Vielzahl von Fällen eine günstige Beeinflussung der Symptomatik erwartet werden.

Die Reihenfolge des therapeutischen Vorgehens bei Patienten mit chronisch arterieller Verschlußerkrankung richtet sich nach den jeweiligen Gegebenheiten der einzelnen Kliniken. In der Regel kommen die Patienten zur Arwinbehandlung dann, wenn die übliche konservative Therapie (Trainingsbehandlung und handelsübliche Gefäßpräparate) nicht zu einer Verbesserung der Krankheitssituation geführt haben und wenn von chrirurgischer Seite ein operativ-rekonstruktives Vorgehen als wenig aussichtsreich oder nicht möglich bezeichnet wird. Diese Einstellung kann allerdings dazu führen, daß Patienten erst spät oder zu spät einer sinnvollen defibrinogenierenden Therapie zugeführt werden, nämlich dann, wenn größere Gebiete bereits nekrotisch oder gangränös sind. Deswegen kann nur empfohlen werden, im Fall des Bestehens von Ruheschmerzen oder des Auftretens kleinster Nekrosen zeitliche Verzögerungen dieser Therapie zu vermeiden.

Besonders günstige Ergebnisse wurden bei dem sekundären Raynaud-Syndrom gesehen [7]. Von Hess [22] wurde zusätzlich die Arwintherapie nach einem chirurgischen Eingriff oder nach einer Katheterkanalisierung angegeben. Voigt [26] und Klüken et al. [23] beziehen auch die progressive Sklerodermie in die Indikationsliste von Arwin mit ein.

11.2.3 Kontraindikationen

In der Anfangsphase der Therapie mit Arwin sowie bei der Registrierung des Präparates wurde die Kontraindikationsliste bewußt sehr ausführlich gehalten, um auch theoretisch denkbare Komplikationen von vornherein ausschließen zu können. Mit zunehmender Erfahrung mit diesem Präparat ist die Kontraindikationsliste jetzt auf wenige Punkte zusammengeschmolzen, die übereinstimmend von den Autoren genannt werden [10]. Es sind dies:

a) Hämorrhagische Diathesen,
b) ulzeröse Intestinalerkrankungen,
c) schwere konsumierende Erkrankungen,
d) dekompensierte Hypertonie (mit Werten über 180 mm Hg systolisch),
e) akute Gefäßerkrankungen,
f) Schockzustände.

Bei durchgemachten zerebralen Insulten ist die Indikation besonders streng zu stellen. Bei Verletzungen und Operationen sowie nach Arterienpunktionen ist Arwin erst nach 3 – 6 Tagen zu geben. Sollte während einer Arwintherapie ein operativer Eingriff durchgeführt werden, genügt es, die Arwindosierung zu reduzieren, so daß der Fibrinogenspiegel auf über 150 mg % ansteigt. Ulzerogene Arzneimittel sollten während der Arwintherapie nicht gegeben werden.

11.2.4 Anwendung und Dosierung

Wegen der besseren Steuerbarkeit und der protrahierten Absenkung des Fibrinogenspiegels auf die erwünschten niedrigen Werte hat sich die subkutane Applikation weitgehend bewährt [15]. Dabei werden zu Beginn der Behandlung üblicherweise täglich 1–2 Ampullen Arwin (70–140 I.E.)s.c. injiziert, bis nach etwa 3–4 Tagen der Fibrinogenspiegel unter 100 m % absinkt. In den folgenden Tagen wird die Gabe von Arwin von der jeweiligen aktuellen Fibrinogenkonzentration im Blut abhängig gemacht. Liegt der Kontrollwert über 100 mg %, wird eine Ampulle Arwin injiziert; liegt der Kontrollwert unter 100 mg % wird an diesem Tage keine Injektion durchgeführt. Der Fibrinogenspiegel wird in den ersten Tagen täglich, in der Folgezeit alle 2 Tage oder 2mal in der Woche kontrolliert. Die Fibrinogenbestimmung erfolgt entweder nach Clauss oder mit einem handelsüblichen Schnelltest. Die Einstellung auf die individuelle Arwindosis über den Behandlungszeitraum von etwa 4 Wochen weist Analogien zur Blutzuckereinstellung des Diabetikers bei subkutaner Gabe von Insulin auf.

11.2.5 Behandlungsdauer

In Fällen von Ruheschmerzen oder bei Patienten im Stadium IV wird die Behandlung üblicherweise stationär erfolgen. Die Behandlung kann aber grundsätzlich auch ambulant durchgeführt werden, wenn einer regelmäßige Fibriongenkontrolle erfolgt und wenn der Patient einen Fibrinogenpaß erhält, in dem seine entsprechenden Labordaten festgehalten worden sind. Für eine ambulante Therapie eignen sich besonders Patienten im schweren Stadium II.

Wir haben eine Behandlungsdauer von 4 Wochen vorgeschlagen [6], wobei bestimmte Krankheitsbilder wie z.B. das sekundäre Raynaud-Syndrom oftmals nur drei Wochen behandelt werden müssen. Dabei ist bei Ansprechen der Therapie im Falle von beginnenden Nekrosen die Behandlung durchaus auch für 5 oder 6 Wochen hinaus auszudehnen. Untersuchungen mit der Messung des Sauerstoffdrucks im ischämischen Muskelgewebe zeigen allerdings, daß der Sauerstoffdruck auch nach einer 6wöchigen Therapie nicht höher ansteigt als nach einer Behandlung von 4 Wochen [19].

11.2.6 Nebenwirkungen und Komplikationen

Nebenwirkungen sind bei der subkutanen Gabe von Arwin sehr selten. Da die Gerinnbarkeit des Blutes bei den anzustrebenden Fibrinogenkonzentrationen zwischen 80 und 100 mg % praktisch nicht beeinträchtigt ist, waren Blutungen auch theoretisch nicht anzunehmen. Wir haben zwei schwere gastrointestinale Blutungen gesehen, bei denen jeweils ein bis dato nicht bekanntes Karzinom die Blutungsquelle darstellte. Bei einem Teil der Patienten kommt es nach einigen Wochen der Therapie lokal an der Injektionsstelle zu einer Rötung und Schwellung, die juckt, aber nicht schmerzhaft ist. Hier handelt es sich offenbar um eine Antigen-Antikörper-Reaktion, die allerdings lokal beschränkt bleibt. Die lokale Gabe von Kortikoidsalben läßt diese Erscheinung rasch verschwinden, ohne daß die Therapie abgesetzt werden muß. Generalisierte Antigen-Antikörper-Reaktionen haben wir nicht beobachten können. In einzelnen Fällen kommt es im Verlaufe der Arwinbehandlung zu oberflächlichen Thrombophlebitiden, die keiner besonderen Behandlung bedürfen und spontan wieder verschwinden. Ganz vereinzelt sind auch tiefe venöse Thrombosen und eine arterielle Thrombose mitgeteilt worden, die im Verlauf der mehrwöchigen Therapie mit Arwin aufgetreten sind (s. bei [10]). Ein Kausalzuammenhang ist jedoch schwer zu beweisen, da insbesondere bei entzündlichen Arterienerkrankungen dies bekannterweise auch spontan eintreten kann.

Beim kleinen Teil der Patienten (in unserem Patientengut etwa 10 – 15%) tritt nach frühestens 3 – 4 Wochen eine Resistenz gegenüber dem Präparat ein. Dies macht sich dadurch bemerkbar, daß höhere Dosen von Arwin zur Absenkung der Fibriogenkonzentration benötigt werden. Bei anderen Patienten stellt sich die Resistenz erst nach mehr als 6 Wochen oder überhaupt nicht ein. Die Resistenz gegenüber dem Präparat kann zunächst durch höhere Dosen ausgeglichen werden; in der Regel wird jedoch dann die Behandlung abgebrochen. Beschränkt man die Behandlungsdauer, wie von uns vorgeschlagen, auf 4 Wochen, dann ist ein Abbruch der Therapie wegen Resistenzbildung sehr selten [11].

11.2.7 Ergebnisse

Übereinstimmend berichten verschiedene Autoren, daß in zeitlichem Zusammenhang mit der Absenkung der Fibrinogenkonzentration – meist einige Tage bis eine Woche nach Beginn der Therapie – die Ruheschmerzen nachlassen oder verschwinden. Dies gilt insbesondere für diejenige Art von Ruheschmerzen, die ohne offene Hautläsionen bestehen. Gelegentlich kann auch festgestellt werden, daß Ruheschmerzen erst nach 2 bis 3wöchiger Behandlung nachlassen und gegebenenfalls verschwinden können. Wird innerhalb der ersten Woche nach Nachlassen der Ruheschmerzen die Therapie unterbrochen, kommt es innerhalb von 1–2 Tagen zum Wiederauftreten der Beschwerden [14].

Die Verbesserung der allgemeinen Blutversorgung der Peripherie macht sich beim Patienten auch dadurch bemerkbar, daß die Kältgefühle nachlassen. Falls beginnende Nekrosen oder kleine gangränöse Stellen z.B. im Bereich der Zehen vorhanden sind, wird die Abheilung nicht innerhalb kurzer Zeit zu erwarten sein. In aller Regel kommt es jedoch nach einigen Wochen zu einer beginnenden Heilung, die sich auch nach Beendigung der Therapie fortsetzt.

Während sich die Verbesserung des Ruheschmerzes und die Abheilung von kleinen Nekrosen einwandfrei nur in einer prospektiven Studie sichern ließe, ist die Verbesserung der Claudicatio intermittens der Gewebeversorgung innerhalb kurzer Zeit durch die objektive Methode der Gewebesauerstoffdruckmessung direkt am ischämischen Muskel nachweisbar [20]. Es ließe sich zeigen, daß die niedrigen Sauerstoffdruckwerte bei Patienten mit chronischer arterieller Verschlußerkrankung im Stadium IIb 14 Tage nach Beginn der Therapie nahezu auf das Doppelte ansteigen [17, 19]. Bei entsprechenden Placeboversuchen fanden sich keine Veränderungen der Sauerstoffdruckwerte im Muskelgewebe.

Die Erfolgsquote der Therapie wurde von verschiedenen Autoren zwischen 60 und 70% angegeben [10]. Es ist allerdings klar, daß die bisher vorliegenden Kriterien insbesondere für die Verbesserung des Ruheschmerzes und die Abheilung von kleinen Nekrosen durch subjektive Faktoren einer exakten Beurteilung nur schwer zugänglich sind. Auf einem Symposium über die Arwintherapie [10] wurde allerdings von allen Referenten, die das Medikament benutzt haben, übereinstimmend erklärt, daß die Erfolge weit jenseits eines Placeboeffektes liegen.

11.2.8 Dauer der Behandlung und Resistenz

Wir schlagen eine Behandlungsdauer von 4 Wochen vor. In dieser Zeit sollte sich ein positiver Effekt gezeigt haben. Falls keine Veränderung des klinischen Zustandsbildes erreicht werden kann, ist u.E. auch eine längere Behandlung sinnlos. Vereinzelt wurde von Autoren auch eine Behandlung von über 6 Wochen, und z.T. sogar bis zum Eintreten der Arwinresistenz durchgeführt. Wir halten dies aufgrund der Untersuchungen mit der Sauerstoffelektrode für nicht opportun, weil sich mit längerer Behandlungsdauer die Sauerstoffversorgung nicht verbessert und sich außerdem die Quote der Resistenzbildung naturgemäß erheblich erhöht. Dadurch werden Zweitbehandlungen weniger gut möglich. Erfahrungsgemäß muß, falls einmal eine Resistenz aufgetreten ist, bis zur nächsten Behandlung mit Arwin mindestens 6 Monate gewartet werden, um nicht schon zu Beginn der Wiederholungsbehandlung eine Resistenz gegen das Medikament zu bekommen.

11.2.9 Wirkungsdauer nach Arwintherapie

Schon die ersten Untersucher, die Arwin zur Behandlung arterieller Verschlußerkrankungen eingesetzt haben (s. bei [10]) konnten feststellen, daß der Therapieerfolg weit über die Zeit nach Beendigung der eigentlichen medikamentösen Behandlung voll bestehen bleibt. Diese eigenartige Beobachtung ist mehrfach bestätigt worden und konnte auch durch entsprechende Sauerstoffdruckmessungen objektiviert werden [8]. Wenn einmal eine erfolgreiche Arwintherapie durchgeführt worden ist, hält der Effekt über Monate, gegebenenfalls sogar über Jahre an. Wir haben dieses Phänomen als „Langzeiteffekt" bezeichnet. Der Grund für ein derartiges Persistieren des günstigen Behandlungseffektes ist noch nicht eindeutig geklärt. Hypothesen und Erklärungsversuche wurden an anderer Stelle gegeben [8].

Zusammenfassung. Mit der therapeutischen Hypofibrinogenämie wurde erstmals die Verbesserung der Fließeigenschaften des Blutes als therapeutisches Prinzip zur Behandlung chronischer arterieller Verschlußerkrankungen eingeführt [6, 21, 25]. Die nunmehr nahezu 10jährigen Erfahrungen haben gezeigt, daß mit diesem Präparat besonders die schweren arteriellen Durchblutungsstörungen günstig zu beeinflussen sind. So wird insbesondere das Stadium III (Ruheschmerz) sowie das beginnende Stadium IV (kleine Nekrosen) und das schwere Stadium IIb (Claudicatio intermittens mit schmerzfreien Gehstrecken unter 100 m) in etwa 60 – 70% der Fälle günstig beeinflußt. Die Quantifizierung der Therapieerfolge ist bekannterweise schwierig. Die übereinstimmende positive Meinung verschiedenster Untersucher ist jedoch ein weitgehender Hinweis für die Effektivität des Präparates. Messungen des Gewebesauerstoffdrucks in der ischämischen Muskulatur von Patienten mit schwerem Stadium II haben eine eindeutige Erhöhung der pO_2-Werte gezeigt, was eine Verbesserung der nutritiven Durchblutung entspricht. Die Wirkungsweise des Präparates ist zwischenzeitlich weitgehend geklärt worden, wenn auch die Langzeiteffekte nach Beendigung der Therapie noch nicht abschliessend gedeutet werden können. Die Nebenwirkungen der Therapie sind erstaunlich gering, die Kontraindikationsliste hat sich in den letzten Jahren mehr und mehr verringern können. Durch die subkutane Applikationsweise ist die Anwendung sicherer und leichter geworden. Die therapeutische Hypofibrinogenämie mit dem Schlangengiftenzym Arwin stellt m.E. die derzeit wirkungsvollste medikamentöse Behandlungsmaßnahme zur Therapie chronischer arterieller Verschlußerkrankungen dar.

Literatur

1. Ehrly AM (1967) Bedeutung von anderen strömungsbedingten Veränderungen des zirkulierenden Blutes (Erhöhung der Blutviskosität, Erythrozyten-Sludge). In: Hess H (Hrsg) Thrombolytische Therapie. Schattauer, Stuttgart, S 63
2. Ehrly AM (1969) The effect of plamsa substitues on erythrocyte aggregation and blood viscosity. Bibl Haematol 33 : 302
3. Ehrly AM (1970) Rheologische und mikrozirkulatorsiche Aspekte bei angiologischen Erkrankungen. Med Tribune 5/10a : 13
4. Ehrly AM (1973) Verbesserung der Fließeigenschaften des Blutes: Ein neues Prinzip zur medikamentösen Therapie chronischer peripherer arterieller Durchblutungsstörungen. Vasa [Suppl] 2 : 1
5. Ehrly AM (1973) Influence of Arwin on the flow properties of human blood. Biorheology 10 : 453
6. Ehrly AM (1975) Therapie chronischer peripherer arterieller Verschlußkrankheiten mit dem Schlangengiftenzym Arwin. Eine Übersicht. Med Welt (NF) 446
7. Ehrly AM (1975) Treatment of patients with secondary Raynaud's syndrome. Acta Chir Scand [Suppl] 465 : 92
8. Ehrly AM (1976) Therapy of occlusive arterial disease with Ancrod (Review). Artery 2 : 98
9. Ehrly AM (1977) Derzeitiger Stand der Therapie chronischer arterieller Verschlußerkrankungen mit Arwin. Krankenhausarzt 50 : 244
10. Ehrly AM (1977) Derzeitiger Stand der Therapie chronischer arterieller Verschlußerkrankungen mit Arwin. Der Krankenhausarzt 50 : 244
11. Ehrly AM (1979) Klinische Erfahrungen mit Arwin bei der Behandlung chronischer arterieller Verschlußkrankheiten. In: Breddin K, Gross D, Rotter D (Hrsg) Initiale Veränderungen der Atherosklerose. Therapie chronischer peripherer arterieller Durchblutungsstörungen mit Arwin. Schattauer, Stuttgart, S 168
12. Ehrly AM (im Druck) Mikrozirkulatorische Blutverteilungsstörung (MBV) als pathophysiologisches Prinzip bei der chronischen arteriellen Verschlußerkrankung. Angiologenkongreß Düsseldorfs1979
13. Ehrly AM, Breddin K (1972) Verbesserung der Fließeigenschaften des Blutes durch Arwin. Verh Dtsch Ges Inn Med 78 : 617
14. Ehrly AM, Breddin K (1974) Konservative Therapie chronischer arterieller Verschlußkrankheiten mittels subcutaner Gabe des rheologisch wirksamen Schlangengiftenzyms Arwin. Verh Dt Ges Kreislauff 40 : 243

15. Ehrly AM, Köhler H-J (1976) Modifiziertes Dosisthema für die subcutane Anwendung von Arwin bei Patienten mit chronischen arteriellen Durchblutungsstörungen. Vasa 5 : 155
16. Ehrly AM, Lange B (1971) Reduction in blood viscosity and disaggregation of erythrocyte aggregates by streptokinase. In: Hartert HH, Copley AC (eds) Theoretical and clinical hemorheology. Springer, p 336
17. Ehrly AM, Schroeder W (1977) Oxygen pressure in ischemic muscle tissue of patients with chronic occlusive arteriel diseases. Angiology 28 : 101
18. Ehrly AM, Schroeder W (1979) Zur Pathophysiologie der chronischen arteriellen Verschlußkrankung. I. Mikrozirkulatorische Blutungsverteilungsstörung in der Skelettmuskulatur. Herz/Kreislauf 11 : 175
19. Ehrly AM, Köhler H-J, Schroeder W (1979) Zeitliche Beziehungen zwischen den Zunahmen des muskulären Gewebesauerstoffdruckes und der schmerzfreien Gehstrecke bei der Therapie der schweren Claudicatio intermittens mit Ancrod. Vasa 8 : 28
20. Ehrly AM, Köhler H-J, Schroeder W, Müller R (1975) Sauerstoffdruckwerte im ischämischen Muskelgewebe von Patienten mit chronischen peripheren arteriellen Verschlußkrankheiten. Klin Wochenschr 53 : 687
21. Esnouf MP, Tunnah GW (1967) The isolation and properties of the thrombin-like activity from agkistrodon rhodostoma venom. Br J Haematol 13 : 581
22. Hess H (1979) Klinische Erfahrungen mit Arwin bei chronischen arteriellen Durchblutungsstörungen. In: Breddin K, Gross D, Rotter D (Hrsg) Initiale Veränderungen der Atherosklerose. Therapie chronischer peripherer arterieller Durchblutungsstörungen mit Arwin. Schattauer, Stuttgart, S 197
23. Klüken N, Paar D, Katzorke T (1975) Die Defibrinogenierungs-Therapie bei Sklerodermia progressiva. Folia Angiol 23 : 416
24. Reid HA, Chan KE, Thean PC (1963) Prolonged coagulation defect (defibrination syndrome) in Malayan viper bite. Lancet 1 : 621
25. Vinazzer H (1979) Biochemie des Arwins und sein Einfluß auf das Gerinnungssystem. In: Breddin K, Gross D, Rotter D (Hrsg) Initiale Veränderungen der Atherosklerose. Therapie chronischer peripherer arterieller Durchblutungsstörungen mit Arwin. Schattauer, Stuttgart, S 413
26. Voigt G (1979) Klinische Erfahrungen mit Arwin bei der Behandlung chronischer arterieller Verschlußkrankheiten. In: Breddin K, Gross D, Rotter D (Hrsg) Initiale Veränderungen der Atherosklerose Therapie chronischer peripherer arterieller Durchblutungsstörungen mit Arwin. Schattauer, Stuttgart, S 185
27. Wenzel E, Kessler H, Rolzhausen W, Nienhaus KN, Becker M, Heese R (1979) Die Fibrinbildung unter der Einwirkung thrombinähnlicher Enzyme. In: Breddin K, Gross D, Rotter D (Hrsg) Initiale Veränderungen der Atherosklerose. Therapie chronischer peripherer arterieller Durchblutungsstörungen mit Arwin. Schattauer, Stuttgart, S. 153

11.3 Chirurgische Behandlung akuter arterieller Verschlüsse

P. Brücke

Im vorliegenden Beitrag soll der Versuch unternommen werden, die akuten arteriellen Verschlüsse in den verschiedenen Lokalisationen systematisch nach Diagnostik und Therapie zu besprechen und dadurch eine Art Rezept für den Nichtspezialisten auf diesem Gebiet zu präsentieren.

Gefäßkrankheiten stellen heute die häufigsten Todesursachen dar. Darunter sind akute Verschlußprozesse mit rund 10% beteiligt. Etwa 2% aller Todesfälle entstehen durch akute arterielle Gefäßverschlüsse. Betrachtet man die Organschädigungen (insbesondere Herz, Gehirn, Extremitäten und Nieren), die durch nicht-tödliche arterielle Verschlüsse entstehen, so liegt dieser Prozentsatz bei rund 10% aller Menschen. Trotz dieser absoluten Häufigkeit verlaufen viele derartige Verschlüsse ohne chirurgisch-therapeutische Konsequenz. Häufig wird nur Organschaden sichtbar (Herzinfarkt, Niereninfarkt, Hirninfarkt etc.), ohne daß das Gefäß noch sinnvoll behandelt werden kann.

11.3.1 Ursachen

Der häufigste akute Gefäßverschluß, der chirurgisch behandelt wird, ist die Embolie.

11.3.1.1 Embolie

Häufigste Ursache makroskopischer Embolien sind Thrombenbildungen im Herzen. 95% aller Embolieursachen liegen im Herzen, und hier ist der flimmernde linke Vorhof der häufigste Sitz der Thrombenbildungen. Herzinfarkte und globulöse Vegetationen sind die zweithäufigsten kardialen Embolieursachen, gefolgt von der Endokarditis mit Klappenzerstörung.

Ursachen kardiogener Embolien

a) Vorhofflimmern mit und ohne Mitralvitium
b) Transmuraler Herzinfarkt mit Thrombenbildung
c) Endokarditis mit Klappenzerstörung
d) Vorhofmyxom und andere Tumoren
e) Offenes Foramen ovale mit paradoxer Embolie
f) Herzschuß mit Fremdkörperembolie
g) Künstliche Herzklappen (allerdings meist nicht chirurgische Mikroembolien)

Andere Embolieursachen. Prinzipiell kann jede Gefäßläsion zur Thrombenbildung mit anschliessender Embolie führen. Je größer das lädierte Gefäß, desto größer ist auch die Wahrscheinlichkeit einer Embolie. Häufigster Sitz von gefäßbedingten Embolien sind die A. abdominalis und die Beckengefäße. Arteriosklerose mit Elongation und Aneurysembildung sowie Stenosen führen sehr häufig zu Mikroembolien, welche erst bei kompletter Verlegung der Unterschenkel- bzw. Zehenarterien durch die Entstehung von Gangrän entdeckt werden.

Derartige Mikroembolien in den Beinen sind in ihrer Inzidenz noch nicht klar zu bewerten, die Häufigkeit dürfte jedoch groß sein.

Solche Mikroembolien sind auch im Bereich des Zerebrums bei Stenosen der Karotisgabel häufig Ursache vorübergehender zerebraler Symptome und heute für Diagnostik und Therapie von großer Bedeutung.

Im Bereich der A. subclavia gibt es Läsionen, welche durch den knöchernen Ausgang aus dem Thorax durch Halsrippe bzw. 1. Rippe und Clavicula und deren enge Beziehung zueinander entstehen. An dieser Stelle entstandene Aneurysmen können zu Thrombenbildungen und Embolien führen, die zunächst oft als Raynaud-artige Zustände fehlgedeutet werden. Diese können bei Verzögerung der adäquaten Therapie zu Finger- und Extremitätenverlust führen.

Ursachen nichtkarodiogener Embolien

a) Arteriosklerotische Gefäßläsionen: Aorta abdominalis, A. carotis interna
b) Chronisches Trauma: A. subclavia, A. femoralis
c) Traumatische Läsionen
d) Aneurysmen
e) Tumoren
f) Fremdkörper

Chronische Traumata können auch in anderen Regionen zu Embolien führen: A. fem. comm., A. axillaris, A. femoralis, A. poplitea jeweils durch chronische Überbeanspruchung und Aneurysem- bzw. Thrombenbildung.

Akute Traumata an den großen Gefäßen (Aorta thoracica, A. iliaca, A. subclavia) können zu akuten Embolien führen, dies jedoch nur in seltenen Fällen.

Aneurysmen können Embolieursache sein, besonders im Bereich der Aorta abdominalis und der A. poplitea. Häufig imponieren derartige Aneurysemenembolien nicht als massive Embolie, sondern als chronisch fortschreitende Mikroembolie.

Einbruch von Tumoren in die Arterien sowie Fremdkörperembolien sollen der Vollständigkeit halber auch erwähnt werden, sie sind jedoch selten. Dennoch gilt als Grundprinzip, daß jeder entfernte Embolus histologisch untersucht werden muß.

11.3.1.2 Thrombosen

In jeder Lokalisation können aufgrund von Gefäßläsionen akute Thrombosen entstehen, die klinisch oft nicht von Embolien zu unterscheiden sind. Die häufigsten Gefäßläsionen sind wiederum arteriosklerotischer Natur.

Ursachen akuter Gefäßthrombosen

a) Arteriosklerotische Stenosen
b) Aneurysemen
c) Dissektionen
d) Tumoren
e) Traumatische Läsionen

Während arteriotische Gefäßstenosen die Hauptursachen von Thrombosen sind, können Aneurysmen in kleineren Gefäßen wie A. poplitea oder Carotis interna Ursache von akuten embolieähnlichen Verschlüssen sein. Dissektionen in mittelgroßen oder kleineren Gefäßen (A. iliaca bis Carotis interna) können ebenfalls zu akuten Gefäßverschlüssen führen. Thrombosen nach traumatischen Gefäßläsionen sind an den Extremitäten häufig, können aber auch andere Gefäße betreffen.

Lokalisation traumatischer Gefäßthrombosen

a) Extremitäten: A. iliaca, A. femoralis, A. axillaris, A. subclavia, Aorta throacica
b) Nierenarterien, Mesenterialgefäße
c) A. carotis communis und interna
d) Andere

Bei jungen Patienten mit engem Aortenrohr kann der Abriß der Aorta thoracica zur kompletten Thrombose führen. Derartige Thrombosen entstehen durch Einriß und Aufrollen der Intima des Gefäßes. Während in den meisten jugendlichen Fällen ein massives Trauma für einen derartigen Gefäßverschluß notwendig ist, tritt bei geschädigter Elastica auch bei Bagatelltraumen gelegentlich eine Läsion auf. Derartige Schädigungen können schon im jugendlichen Alter vorhanden sein, deshalb kommen gelegentlich bei Jugendlichen und Bagatelltrauma solche traumatische Läsionen vor. Prinzipiell kann, von den Koronarien beginnend über die Aorta, jedes Gefäß befallen sein; Hauptlokalisationen stellen jedoch die A. poplitea, A. axillaris, Carotis interna sowie A. iliaca dar.

11.3.1.3 Seltene Gefäßverlegungen

Tumoren, die man erst durch abdominelle Angiographie findet, führen sehr häufig zu akuter arterieller Symptomatik. Gelegentlich können insbesondere Sarkome zu akuten Gefäßverlegungen führen, wobei meist eine Appostionsthrombose den Ausschlag gibt.

Künstliche Herzklappen können ausreißen und embolisieren; dies ist jedoch klinisch nicht relevant, da ein derartiges Ereignis sofort zum Tode führt.

Gefäßembolien, Tumorembolien, Fremdkörperembolien sowie Embolien nach Einsatz der Herz-Lungen-Maschine und andere iatrogene Embolien, wie sie nach arteriellen Kathetern auftreten können, seien hier der Vollständigkeit halber erwähnt; sie sind jedoch sehr selten und insbesondere in der klinischen Bedeutung gering, da die Embolie meist eine Mikroembolie ist.

11.3.2 Diagnostik

Die klinische Diagnostik ist beim wachen, kreislaufgesunden Patienten sehr weit führbar und genügt vielfach bei Embolien der Extremitäten völlig zur Diagnose, die dann dazu ausreicht, die Indikation zur Embolektomie ohne weitere Abklärung zu stellen.

Da es Zweifelsfälle gibt und vor allem die klinische Diagnostik an Erfahrung gebunden ist, sind instrumentelle Untersuchungsmethoden dennoch nötig. Derzeit steht die angiographische Diagnostik noch immer im Mittelpunkt. Bei der Entwicklung der Sonographie bzw. der Doppler-Untersuchungen scheint in Zukunft ein Abgehen von angiographischer Diagnostik möglich.

Für jedes von einem akuten Gefäßverschluß betroffene Organ ist eine spezifische Symptomatik der Ischämie vorhanden. Die Ischämietoleranz der verschiedenen Organe ist verschieden und ebenso der vor den Organen befindliche Kollateralkreislauf. Kollateralkreislauf und Ischämietoleranz sind jene beiden Faktoren, die das Überleben eines Organs bestimmen.

Die Ischämietoleranz beträgt bei 37 °C beim Gehirn rund 1 min, bei den Nieren 30 min, bei der Leber 40 min und bei den Extremitäten 1 h.

Der Kollateralkreislauf bewirkt noch eine mehr oder weniger ausgeprägte Restzirkulation in den peripheren Gefäßen. Daraus ergibt sich die Tatsache, daß auch bei den Nieren eine

Embolektomie nach mehreren Stunden noch zur Erhaltung des Organs führen kann. Für die Extremitäten gilt, daß die komplette Embolektomie innerhalb der ersten 6 h zum 100%igen Erhalt der Extremität führt. Wird diese Zeit überschritten, steigt die Gefahr der Irreversibilität der Schädigung.

Embolien im Gehirn sind, von extremen Einzelfällen abgesehen, chirurgisch-therapeutisch nicht mit Erfolg anzugehen. Nieren, Mesenterialgefäße und Koronarien sind Ziel chirurgischer Interventionen.

Nach klinisch erhobenem Verdacht eines akuten Verschlusses ist die komplette angiographische Diagnostik wichtig.

Klinische Symptome an den Extremitäten

a) Kälte
b) Keine peripheren Pulse
c) „Lähmung"
d) Schmerzen
e) Farbe

Die klinischen Symptome einer Extremitätenischämie sind charakteristisch und sind Allgemeingut geworden. Bei Aortenembolien können Fehldiagnosen entstehen, die von der Diskushernie bis zur akuten Koxitis reichen. Die exakte klinische Analyse klärt die Diagnose.

Nieren- und Mesenterialembolien. Diese können auch klinisch immer nur vermutet werden und werden daher häufig sehr spät diagnostiziert.

Merksatz: Schwere Nierenkolik, abdominelle Kolik nach Herzinfarkt oder bei Vorhofflimmern muß zum Reflex „Angiographie" führen.

Koronarembolie. Diese sind selten und machen Herzinfarktsymptome. Bei rechtzeitiger Diagnose ist die Operation möglich.

Zerebralembolien. Nur in seltenen Fällen ist eine chirurgisch-therapeutische Konsequenz abzuleiten. Die klinische Diagnose ist meist unschwer anhand der neurologischen Symptomatik zu erkennen. 80% betreffen das Gebiet A. carotis interna – A. cerebri media und gehen daher mit Paresen einer Seite einher. Die Mortalität ist sehr hoch und beträgt 60 – 80%. Ebenso die Morbidität: Spastische Paresen und Aphasien sind sehr häufig. Nach zerebralen Embolien kann man in nur 5 – 10% mit kompletter klinischer Restitutio rechnen. Eine Angiographie kann meist vermieden werden, da sich keine therapeutische Konsequenz ergibt. Computertomographie und/oder Szintigraphie können Aussagen über das Ausmaß der Erweichung ermöglichen. Ein EEG ist nur in den Endstadien nötig, zur Beurteilung des Hirntodes.

11.3.3 Therapie

Die Therapie der Wahl ist heute die möglichst frühzeitige Embolektomie. Dieses Prinzip ist für alle Embolien gegeben, kann jedoch, etwa am Gehirn, wegen des Zuspätkommens der Diagnose meist nicht angewendet werden. Eine medikamentöse Therapie (Lyse) einer Embolie kann nur auf Einzelfälle, etwa an der oberen Extremität, beschränkt werden.

Extremitäten. Seit Einführung des Fogarty-Katheters hat sich die Erfolgsrate von Embolektomie sprunghaft verbessert.

Alle übrigen technischen Maßnahmen, wie Ringstripper (Vollmar) oder Dormiakörbchen (Denck) sind bei Embolien gegenüber dem Ballonkatheter von großem Nachteil, wenn sie auch in wenigen Einzelfällen von Beckenembolien oder Spätembolektomien wegen eines besseren „Abstreifeffektes" zusätzlich eingesetzt werden können. Eine komplette Angiographie ist wegen der Lokalisation u.E. nötig. Wenn auch die Angiographie zur Diagnose des Hauptverschlusses nicht nötig wäre, deckt sie doch Embolien im Bereich der Nieren, der A. profunda femoris und in anderen Bereichen auf. Wir führen sie daher in jedem Fall durch.

Der chirurgische Zugang zu den Embolien der Extremitäten ist einfach. An der unteren Extremität liegt er inguinal oder in der distalen A. poplitea. Gegeninzisionen an den Unterschenkelarterien sind seit Einführung der feinsten Emboliekatheter, mit Charriere 2, nicht nötig und auch nur unter mikrochirurgischen Bedingungen durchzuführen. Dies gilt auch für die obere Extremität, wo die Incisionen im Bereich des Sulcus bicipitalis medialis an gewünschter Stelle bis in die Cubita durchgeführt wird. Inzisionen der A. radialis und A. ulnaris sind überflüssig und gefährlich.

Embolektomien an den oberen Extremitäten stellen keine ebenso dringliche Indikation zur Operation dar, da es nur in etwa 10% aller Fälle zu Nekrosen kommt.

Im Gegensatz dazu tritt eine Nekrose an der unteren Extremität in 80% der Fälle auf. Auch sollten die Embolien in den Unterarmarterien nach Möglichkeit konservativ behandelt werden, da häufig zusätzlich zur Embolie in der Primärphase Spasmen auftreten, die sich nach Gabe vonVasodilantanzien bessern; außerdem kann eine mechanische Irritation durch den Embolektomiekatheter in weniger geübten Händen zu irreversiblen Verletzungen mit Thrombose in den kleinen Gefäßen führen. Diese Indikationen könnten sich eventuell in Zukunft als Domäne der Mikrochirurgie entwickeln.

Nierenembolien. Eine Indikation zur Operation ist dann gegeben, wenn noch eine Restdurchblutung der Nieren vorhanden ist. Diese Restdurchblutung kann so gering sein, daß sie weder angiographisch noch durch Isotopennephrographie nachweisbar ist. Es muß daher zur Feststellung einer Freilegung durchgeführt werden. Die Inzision des Gefäßes erbringt die Antwort. Der Zugang ist transperitoneal, auch bei einseitiger Embolie. Ein Fogarthy-Katheter, CH 2, ist nötig. Die einseitige Embolie bei guter Funktion der anderen Niere kann konservativ behandelt werden, insbesondere bei hohem Alter und schlechter kardialer Situation des Patienten. Bei reduzierter Nierenfunktion oder Oligoanurie ist die Embolektomie auch bei hohem Allgemeinrisiko in jedem Fall indiziert.

Folgezustände nach Nierenembolie werden bei Patienten mit Vorhofflimmern in etwa 10% der Fälle gefunden. Gelegentlich ist die Nephrektomie bei solchen Patienten zur Beherrschung einer Hypertonie nötig.

Mesenterialembolie. Die Embolektomie der A. mesenterica superior ist, nach Hochklappen des Colon transversum, technisch sehr einfach durchzuführen. Das Problem ist die rechtzeitige Diagnose, die in weniger als 10% der Fälle gestellt wird. Meist wird die Diagnose erst im Stadium der Darmgangrän und Peritonitis gestellt. In diesem Stadium gelingt es meist nicht mehr, ausreichend Dünndarm zu erhalten, um ein „malignes" Malabsorbtionssyndrom zu vermeiden. Dies gelingt gelegentlich bei Jugendlichen, jedoch nicht bei der durchschnittlichen Embolie.

Bei der Embolektomie des Darmes ist der mesenterielle Schock durch Einschwemmung von Bakterien und Endotoxinen über die Leber in die Lunge die tödliche Gefahr der ersten 48 h. Volumenauffüllung – Cortison bis 6mal 250 mg Methylprednisolon, Antibiotika (Mefoxitin-Aminoglucosyde) sowie Respiratortherapie sind von eminenter Wichtigkeit. Wenn heute Embolektomieversuche oder Darmresektionen wegen Embolie ohne konsekutive intensivtherapeutische Maßnahmen inklusive Respiratortherapie durchgeführt werden, muß dies als „Kunstfehler" gelten.

Bei ausgedehnter Ileokolischer Gangrän bei alten Menschen, bei denen weniger als 1 m Dünndarm und das gesamte Colon erhalten werden kann, oder 150 cm Dünndarm und das halbe Colon, sollten wegen des malignen Malabsobtionssyndroms Versuche zur Erhaltung des Lebens nicht mehr durchgeführt werden.

Parenterale Langzeittherapie, wie sie von französischen und amerikanischen Autoren angegeben wurden, beziehen sich auf die junge Patientengruppe. Bei alten Patienten führt dies, auch nach eigenen Erfahrungen, zu langem Siechtum und Tod. In Fällen mit zuwenig Darm schließen wir die Operation als Explorativlaparotomie ab.

Zerbrale Embolie. Embolien der A. carotis können im Einzelfall operiert werden. Die Indikation ergibt sich bei Patienten mit passageren Symptomen. Die Computertomographie gibt ziemlich klaren Aufschluß über die Lebensfähigkeit des Gerhirns. Vor jedem operativen Versuch muß eine derartige Untersuchung durchgeführt werden.

Spätindikationen zur extrakraniell-intrakraniellen Umleitung ergeben sich aus der Symptomatik und sollten erste 6–8 Wochen nach dem ersten Ereignis durchgeführt werden.

12 Therapie der Lungenembolie

12.1 Die Thrombolyse zur Therapie der Lungenembolie

R. Schmutzler

Zur Behebung der arteriellen Hypoxämie und der kardiovaskulären Folgen, einschließlich des Schocks, sowie zur Abwendung pulmonaler Komplikationen der Lungenembolie muß die rasche Beseitigung des verschließenden Embolus bzw. die Verhütung weiterer appositioneller Thrombosierung der Lungenstrombahn und die Vermeidung weiterer Embolisierung erstes Gebot sein.

Als Kausaltherapie steht neben der Embolektomie allein die Thrombolyse zur Verfügung. Die Antikoagulation kann nur ein weiteres appositionelles Thrombuswachstum verhindern. Dadurch werden jedoch günstigere Bedingungen für die körpereigene Fibrinolyse geschaffen. In der pulmonalen Strombahn besteht eine Neigung zur Spontanlyse, auf die vor allem Fred et al. [3] hingewiesen haben. Ob diese jedoch ausreicht, eine rasche Desobliteration mit Besserung der Hämodynamik zu bewirken, ist im Einzelfall nicht vorhersehbar und bei massiverem Befall auch nicht zu erwarten. Die Art des therapeutischen Vorgehens in der akuten Situation hängt von der Schwere des Zustandes ab. Dabei hat es sich nach Porter [10] sowie Miller et al. [9] als zweckmäßig erwiesen, Lungenembolie mit oder ohne Schock zu differenzieren.

Bei fulminanter bzw. massiver LE mit Schock – Grad IV nach Grosser und Vogel [4] – ist primär so rasch als möglich die pulmonale Embolektomie nach vorheriger pulmonaler Angiographie anzustreben. Es hat sich bewährt, in der zur Vorbereitung bzw. Durchführung dieser Maßnahmen erforderlichen Zeit eine thrombolytische Behandlung einzuleiten [60a]. Ausser der Lyse pulmonaler Emboli verspricht man sich eine günstige Beeinflussung des Schocks. Persistiert der Schock oder tritt gar Herzstillstand ein, ist die Embolektomie die Ultima ratio. Bessert sich jedoch die Situation unter der Lyse, so kann unter Umständen auf die pulmonale Embolektomie verzichtet werden.

Bei massiver LE ohne Schock – Grad III – ist nach Studien [14, 15] mit 40 – 50%iger Lyse des embolischen Materials zu rechnen, mit rascher Besserung der hämodynamischen Situation. Für diese Fälle ist dementsprechend die Thrombolysetherapie mit Streptokinase (SK) oder Urokinase (UK) Methode der Wahl. Auch hierfür sollte eine angiographische Sicherung der Diagnose gefordert, aber nicht zur Conditio sine qua non gemacht werden. Bei hinreichend begründetem Verdacht auf schwere Lungenembolie empfiehlt es sich auch hier, die Lysetherapie vor der angiographischen Bestätigung zu beginnen.

Bei mittelschweren (submassiven) Fällen mit Schock – Grad II/III – kann häufig eine vorbestehende kardiorespiratorische Erkrankung gefunden oder angenommen werden, wodurch sich die schlechten Kreislaufverhältnisse erklären. Von den meisten Autoren wird hierbei für den Einsatz der Thrombolysetherapie plädiert, da sich die Prognose der Thrombektomie durch die Vorkrankheit verschlechtert.

Kasuistik. [66b] 56jähriger Mann, seit 3 Wochen tiefe Thrombophlebitis in beiden Beinen, wegen plötzlicher Schmerzen in der Brust, Zyanose und Atemnot stationär aufgenommen. RR 100/60 mm Hg, Herzfrequenz 135/min, im EKG kompletter Rechtsschenkelblock, Zeichen beginnenden Schocks. Unter Annahme einer Lungenembolie sofortiger Beginn mit einer Streptokinasetherapie mit 250 000 E initial und Erhaltungsdosis von 100 000 E/h. 3 h nach Behandlungsbeginn zeigt die Pulmonalisangiographie: Teilverschluß des linken Hauptstammes, Totalverschluß der linken Unterlappengefäße, des rechten Truncus intermedius und

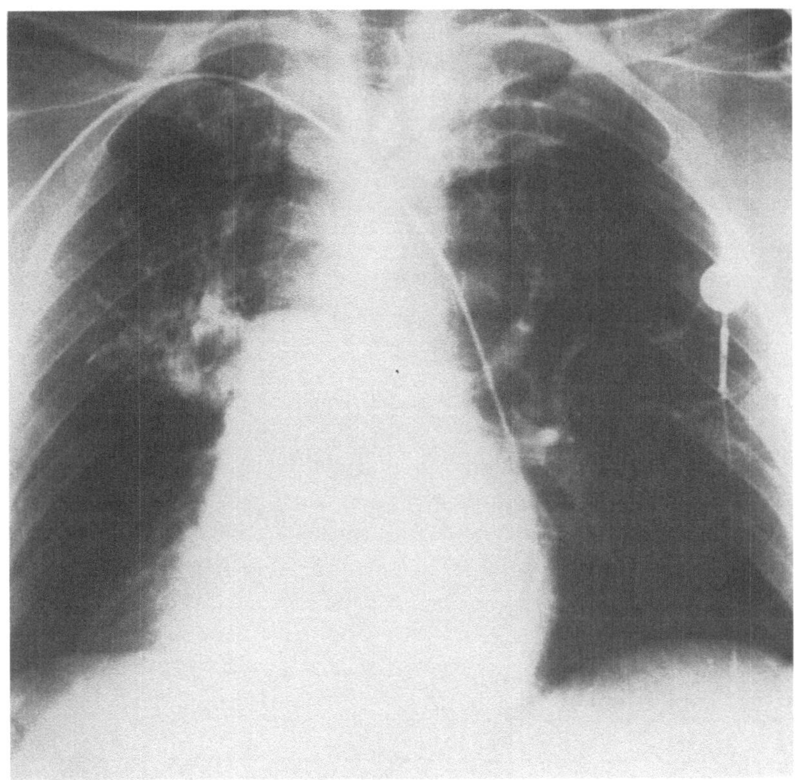

Abb. 12.1. Pulmonalis-Angiographie mit Beginn der SK-Behandlung

der rechten Oberlappenarterie (Abb. 12.1). Fortsetzung der SK-Therapie über 5 Tage mit 100 000 E/h. Unter dieser Behandlung rasche Normalisierung des RR auf 130/80 mm Hg, Puls 86/min, im EKG Rückbildung des Rechtsschenkelblocks. Die Kontrolle der Pulmonalisangiographie zeigt 1 Woche nach dem akuten Ereignis: weitgehende Durchgängigkeit der vorher verschlossenen Gefäße (Abb. 12.2).

Bei leichteren oder submassiven Embolien ohne Schock – Grad I/II – dürfte man im allgemeinen mit einer Heparintherapie (5 000 E initial, 50 – 60 000 E/24 h) als i.v. Dauertropf infusion auskommen. Bei Verschlechterung des Befindens kann nach Neutralisation des Heparins durch Protaminchlorid die Behandlung je nach Schwere des Befundes sofort mit einer SK- oder UK-Infusion fortgesetzt oder gar die Embolektomie vorgenommen werden.

Resümiert man die von Miller et al. [9] an 68 Patienten mit massiver LE vergleichsweise behandelt mit Embolektomie, Streptokinase oder Heparin, so schneidet bei den Fällen ohne Schock (Tabelle 12.1) die Thrombolysebehandlung am besten ab (alle 9 Fälle überlebten). Bei LE mit Schock (Tabelle 12.2) hält sich das kombinierte Ergebnis: Todesrate/Behandlungsmißerfolg bei Embolektomie bei 26% bzw. Thrombolyse mit 25% die Waage, steigt aber unter alleiniger Heparinbehandlung mit 50% an.

Seit 1968 liegen einige gut kontrollierte und randomisierte Vergleichsstudien vor, u.a. von Hirsh et al. [8] aus Australien bzw. Kanada und vom American National Heart and Lung Institute [11] und schließlich die jüngste Studie 1974 von Tibbutt et al. [12] aus Großbritannien.

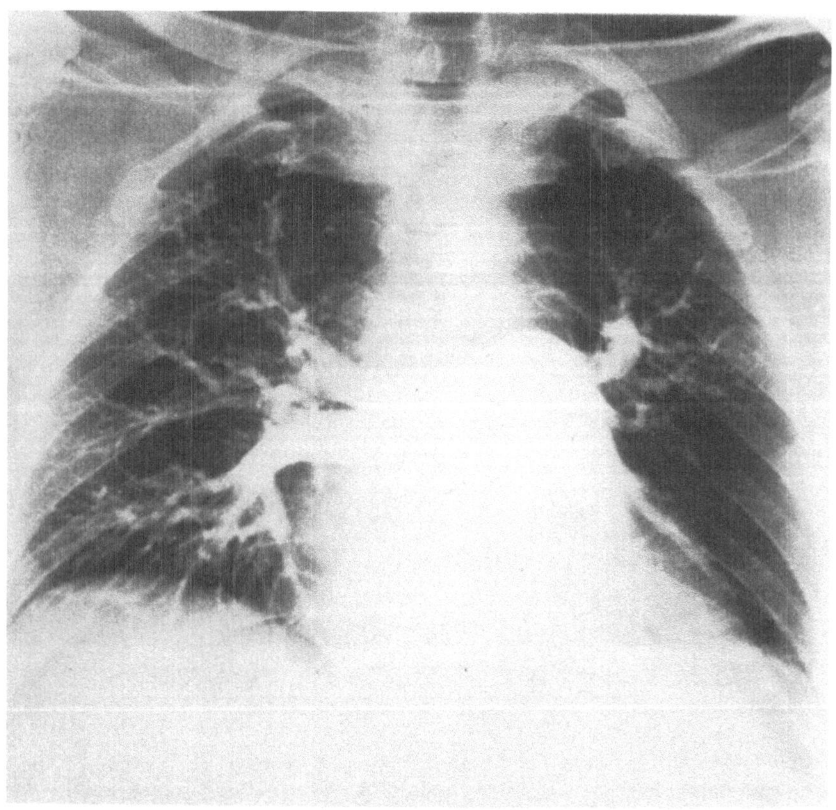

Abb. 12.2. Pulmonalis-Angiographie *nach* SK-Behandlung

Tabelle 12.1. Ergebnisse bei Patienten ohne Schock, RR > 100 mm Hg

Erstbehandlung	Embolektomie	Streptokinase	Heparin	Gesamt
Patienten	10	9	8	27
Todesfälle	1	0	1	2 (7,4%)
Keine Besserung	0	0	1	1
Rezidivembolie	0	0	1	1
Ohne Erfolg (zus.)	1 (10%)	0	3 (37,5%)	4 (14,8%)

In den vorliegenden Studien wurden SK bzw. UK gegen Heparin vergleichen und pulmonal angiographische Befunde sowie hämodynamische Parameter, insbesondere der Pulmonalarteriendruck, als Kriterien des Behandlungseffektes herangezogen. In der britischen Studie wurden 23 Patienten mit lebensbedrohlicher LE randomisiert, 11 behandelt mit SK, 12 mit Heparin. Das akute Ereignis lag zwischen 6 und 72 h, anschließend Antikoagulation beider Gruppen mit einem Cumarinderivat (Warfarin) für 6 Monate. Applikation durch den liegenden Pulmonaliskatheter von SK: Initialdosis 600 000 E in 30 min, ED 100 000 E/h bzw. von

Tabelle 12.2. Ergebnisse bei Patienten mit Schock, RR < 100 mm Hg

Erstbehandlung	Embolektomie	Streptokinase	Heparin	Gesamt
Patienten	23	8	10	41
Todesfälle	6	2	1	9 (21,9%)
Keine Besserung	0	1[a]	4	5
Rezidivembolie	0	1	1[b]	2
Ohne Erfolg (zus.)	6 (26%)	2 (25%)	5 (50%)	

[a] Bei diesem Patienten hatte die Behandlung keinen Erfolg (hämodynamische Verschlechterung), und er starb 3 Monate später nach einer Rezidivembolie. Er erscheint daher unter „Keine Besserung", unter „Rezidivembolie" und unter „Todesfälle"

[b] Dieser Patient verstarb an einer Rezidivembolie und erscheint daher auch unter „Todesfälle"

Heparin ID 5 000 E und ED 2 500 E/h. Pulmonalangiographie vorher und nach 72 h, in einigen Fällen nochmals nach 6 Monaten. Der systolische und mittlere PA-Druck wurde vorher und täglich kontrolliert bis zum Ende der speziellen Behandlung nach 72 h, mit Entfernung des Katheters. Nochmalige Kontrolle nach 6 Monaten (Abb. 12.3).

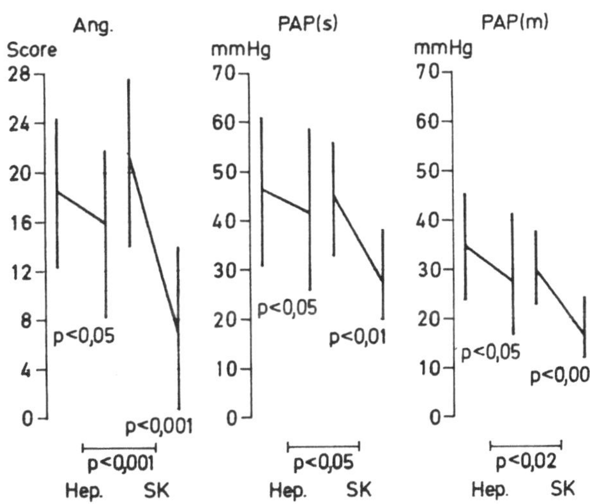

Abb. 12.3. Angiographischer Index und Pulmonalarteriendruck (PAP; s = systolischer, m = mittlerer) bei Lungenembolie. Vergleich Heparin – Streptokinase. (Nach Tibutt et al. 1974 [12])

Der Vergleich von angiographischem Index, bezogen auf Ausdehnung des Verschlusses, von systolischem und mittleren PA-Druck zeigt folgende Ergebnisse: Die Rückbildung des pulmonal-angiographischen Befundes sowie die Reduktion des PA-Druckes, vor allem des Mitteldruckes, ist nach 72 h bei der SK-Gruppe mit 41% gegenüber der Heparingruppe mit 9% eindeutig signifikant.

Bei der Kontrolle nach 6 Monaten zeigte sich ein weiterer Trend zur Rückbildung der Befunde, bei Heparin weniger ausgeprägt als bei SK, sofern die Normalisierung der SK-Gruppe nicht schon nach 72 h erfolgt war.

Da in beiden relativ kleinen Kollektiven während der Beobachtungszeit kein Todesfall zu verzeichnen war, konnte zur Mortalität in dieser Studie nicht Stellung genommen werden.

Die wesentlich größere Studie des American National Heart and Lung Institute mit 168 randomisierten Patienten kommt beim Vergleich von SK bzw. UK mit Heparin insgesamt zu gleichen Resultaten: schnellere Verminderung der vaskulären Obstruktion und der hämodynamischen Auswirkungen. Die Mortalität betrug bei SK innerhalb der ersten zwei Wochen 7 – 9% und nach 6 Monaten 10 – 15% und zeigte überraschend zur Heparingruppe keinen signifikanten Unterschied. Katamnestische Untersuchungen von Hall et al. [5] an 72 Patienten, 1 – 9 Jahre nach Lungenembolie, behandelt in 33 Fällen mit Embolektomie, 31 mit SK und 8 mit Heparin, konnten nachweisen, daß in keinem Falle eine pulmonale Hypertension Ursache für eine spätere Todesfolge war.

Aufgrund einer weitgestreuten Umfrage konnte Heinrich [6a] 1977 berichten, daß von 1 118 bundesdeutschen und Westberliner Klinikabteilungen 71,3% bei mittelschweren und/ oder schweren LE eine Thrombolysebehandlung (meist SK) durchführten.

Was die praktische Durchführung der Thrombolysebehandlung bei LE angelangt, so hat sich im allgemeinen hier der Beginn mit 250 000 E SK oder UK und die Fortsetzung mit 100 000 E/h bewährt, am besten auf einer Intensivpflegestation, wenn möglich Aufenthalt in der Nähe eines Operationssaales. Wenn keine entscheidende Besserung oder gar Herzstillstand auftritt, kann sofort chirurgisch eingegriffen werden.

Brochier et al. [2] sahen mit einer kombinierten Behandlung von UK und Lys-plasminogen über 24 h bei 28 Patienten, 17 davon mit schwerer oder massiver LE, eine raschere und ausgiebigere Revaskulasierung als mit UK allein.

Wird die LE pulmonal-angiographisch diagnostiziert, so bietet sich die thrombolytische Infusionsbehandlung durch den verweilenden Pulmonaliskatheter an. Hierdurch gelangen höhere Konzentrationen von UK oder SK an die Verschlußlokalisation. Außerdem kann zwischenzeitlich das Lyseergebnis pulmonal-angiographisch kontrolliert werden. Durch Injektion von 750 000 E SK innerhalb weniger Minuten gelang es in vereinzelten Fällen, wo technisch eine Embolektomie nicht durchführbar war, nahezu aussichtlose Situationen unter Zurückstellung von Kontraindikationen und Nebenerscheinungen lebensrettend zu stabilisieren [1, 13].

Falls unter der Lysetherapie vermehrt blutig-tingiertes Sputum als Ausdruck eines begleitenden Lungeninfarktes auftritt, braucht die Therapie im allgemeinen nicht unterbrochen zu werden, da mit der pulmovaskulären Besserung nach eigenen Erfahrungen auch die Blutbeimengungen rückläufig sind.

Literatur

1. Borst RH, Wolf H (1976) Rasche i.v.-Injektion einer hohen Initialdosis Streptokinase zur Therapie der fulminanten Lungenembolie. Anaestesist 25 : 398
2. Brochier M, Planiol T, Griguer P, Raynaud P, Fauchier J-P, Charbonnier B, Latour F, Pellois A (1977) Interet du traitement sequentiel. Lysyl-plasminogene-urokinase en therapeutique thrombolytique. Coer Med Interne 16/4 : 513
3. Fred HL, Axelrod MA, Lewis JM, Alexander JK (1966) Rapid resolution of pulmonary thromboemboli in man. JAMA 196 : 1137
4. Grosser KD, Vogel W (1976) Beatmung und Behandlung der Lungenembolie. Intensivmedizin 13 : 182

5. Hall RJC, Sutton GC, Kerr IH (1977) Long-term prognosis of treated acute massive pulmonary embolims. Br Heart J 39 : 1128

6a. Heinrich F (1977) Zum Stand der Diagnostik und Therapie der Lungenembolie in der Bundesrepublik Deutschland und West-Berlin. Krankenhausarzt 50 : 734

6b. Heinrich F (1980) persönliche Mitteilung

7. Heinrich F, Burkhardt H, Maubach P (1978) Die internistische Therapie thromboemolischer Erkrankungen. Therapiewoche 28 : 2373

8. Hirsh J, McDonald JG, Hale GS, O'Sullivan EF, Jelinek VM (1971) Comparison of the effects of streptokinase and heparin on the early resolution of major pulmonary embolis. Can Med Assoc J 104 : 488

9. Miller GAH, Hall RJC, Paneth M (1977) Pulmonary embolectomy, heparin, and streptokinase: Their place in the treatment of acute massive pulmonary embolism. Am Heart J 93 : 568

10. Porter JM (1977) Thrombolysis as an alternative to pulmonary embolectomy. Vasc Surg 11/6 : 373

11. Sasahara AA, Hyers TM, Cole CM, Ederer F, Murray JA, Wenger NK, Sherry S, Stengle J (1973) The urokinase pulmonary embolism trial. A national cooperative study. Morbidity and mortality. Circulation [Suppl 2] 47 : 66

12. Tibbutt DA, Davies JA, Anderson JA, Fletcher EWL, Hamill J, Holt JM, Lea Thomas M, de J Lee G, Miller GAH, Sharp AA, Sutton GC (1974) Comparison by controlled clinical trial of streptokinase and heparin in treatment of life-threatening pulmonary embolism. Br Med J 1 : 343

13. Unseld HM, Hillenbrand F, Heinsius P (1978) Streptokinase bei Lungenembolie mit Herz-Kreislauf-Stillstand. Anaesthesist 27 : 333

14. Urokinase pulmonary embolism trial (1970) Bell W, Black ED, De Mets D, Simon T, Phase 1 Results. A cooperative study. JAMA 214 : 2163

15. Urokinase-streptokinase embolism trial (1974) Bell W, Black ED, De Mets D, Simon T, Phase 2 Results. JAMA 229 : 1606

12.2 Therapie der Lungenembolie (LE) mit Antikoagulanzien (AK)

M. Fischer

Kleine LE können klinisch so unauffällig verlaufen, daß selbst die dabei bestehende venöse Thrombose klinisch oft unerkannt bleibt. Eine massive LE wird nur selten überlebt. Zwischen diesen beiden extremen klinischen Krankheitsbildern kann sich das thromboembolische Ereignis des Lungeninfarktes manifestieren.

Therapeutisch lassen sich folgende Möglichkeiten abgrenzen:

1. Der Einsatz von AK ist sowohl bei der minimalen wie auch der massiven LE möglich.
2. Bei der massiven LE ist entweder eine Thrombolyse oder eine Embolektomie durchführbar: Auf die entsprechenden Indikationen bzw. Voraussetzungen wird in gesonderten Beiträgen eingegangen.

Therapeutisches Ziel der AK-Therapie. Durch die AK-Therapie kann am lokalen Geschehen des Pulmonalarterienverschlusses, d.h. des Lungeninfarktes, keine Beeinflussung erfolgen; aber mit Hilfe der AK kann eine Prophylaxe thromboembolischer Ereignisse im Bereich des venösen Gefäßsystems erreicht werden, d.h. nach Einsetzen der Wirkung der AK wird ein Thrombosewachstum verhindert und das Risiko einer Embolisierung geringer [1, 3, 4, 5, 6, 8, 9, 11].

Gerade in der operativen Medizin (Chirurgie, Gynäkologie und Geburtshilfe, Orthopädie, Traumatologie, Urologie) sind thromboembolische Komplikationen gefürchtet, daher sind prophylaktische Maßnahmen indiziert; eine davon ist die Therapie mit AK. In der prä-, per- und postoperativen Phase ist Heparin das Mittel der Wahl zur Thromboembolieprophylaxe [2, 3, 7, 8, 10]. In der Form des von Kakkar angegebenen und weiterentwickelten Dosierungsschemas ist eine sichere Reduzierung der LE-Quote zu erreichen, wobei das akute Blutungsrisiko nicht wesentlich größer wird. Eine Fortsetzung der AK-Therapie mit oralen AK ist nur dort indiziert, wo durch eine längerdauernde Immobilisation das Thromboembolierisiko erhalten bleibt. Nach völliger Mobilisation kann die AK-Therapie beendet werden.

Bei Patienten mit einer LE besteht allgemein die Ansicht, daß eine AK-Dauertherapie von 6 – 12 Monaten durchgeführt wird. Lediglich Patienten mit rezidivierenden venösen Thrombosen und Lungeninfarkten, wie bei der sog. Thrombophilie, sind Anwärter für eine lebenslange Antikoagulation. Auch Patienten, welche wegen rezidivierender LE einen Kavaschirm erhalten haben, sollen eine AK-Dauertherapie erhalten.

Bei Patientinnen nach einer Geburt ist bei einer AK-Therapie mit oralen AK daran zu denken, daß mit der Muttermilch das Cumarinderivat in den Organismus des Neugeborenen gelangt und dort zu Blutungen Anlaß geben kann. Bei diesen Frauen ist die Laktation zu unterbrechen.

Über die allgemeinen Richtlinien und die Durchführung der AK-Therapie wurde in Kap. 8 ausführlich berichtet.

Literatur

1. Deutsch E (1971) Klinische Anwendung der Antikoagulantien. In: Markwardt (Hrsg) Handbuch der experimentellen Pharmakologie. Springer, Berlin Heidelberg New York, S. 301, Bd 27
2. Fischer M (1977) Möglichkeiten der medikamentösen Thrombolyseprophylaxe unter besonderer Berücksichtigung der prä-, per- und postoperativen Behandlungszeit. Zentralbl Chir 102 : 449
3. Kakkar VV, Spindler J, Flute PT, Corrigan T, Fossard R, Crellin Q, Wessler S, Yin ET (1972) Efficacy of low dosis of heparin in prevention of deep vein thrombosis after major surgery. Lancet I, 101
4. Kakkar VV, Jouhar AJ (1972) Thromboembolism: Diagnosis and treatment. Churchill Livingstone, Edinburgh
5. Marx R, Thies HA (1976) Thrombophilie. Roche, Basel
6. Marx R, Thies HA (1977) Klinische und ambulante Anwendung klassischer Antikoagulantien. Schattauer, Stuttgart
7. Mayer W (1967) Thromboembolie-Prophylaxe in der Chirurgie. Schattauer, Stuttgart
8. Morris GK, Mitchell JRA (1978) Clinical management of venous thromboembolism. Brit Med Bull 34, 169
9. Poller L (1977) Recent advances in blood coagulation. Churchill Livingstone, Edinburgh
10. Popov-Cenic S (1972) Medikamentöse Thromboseprophylaxe. Med Klin 71 : 1221
11. Woolf N (1978) Thrombosis and Atherosclerosis. Br Med Bull 34 : 137

12.3 Chirurgische Therapie der Pulmonalembolie

P. Brücke

Thromboembolische Erkrankungen treten selten als Erkrankung sui generis auf, häufig sind sie Komplikationen bei anderen Grundkrankheiten.

Die Ursachen liegen bei über 95% in Venenthrombosen, deren Genese bekannt ist. Bei chirurgisch-orthopädischen Patienten sind sie besonders häufig und treten bei unbehandelten Patienten bei genauer Untersuchung (etwa mit Phlebographie) in bis zu 60% auf.

Der wesentliche Fortschritt auf diesem Gebiet gelang durch prinzipielle Einführung einer medikamentösen Thromboseprophylaxe, die in kombinierter Form (Low-dose-Heparin + Aggregationshemmer) eine Reduktion der thromboembolischen Erkrankungen auf nahezu null erwirken kann.

Da die Prophylaxe bei Patienten mit fortgeschrittenen maligenen Erkrankungen oder schon vorher bettlägerigen Patienten nicht immer oder nicht rechtzeitig möglich ist, wird die Pulmonalembolie, bzw. der Infarkt nie ganz zu vermeiden sein, wenn auch die Frequenz drastisch abgenommen hat.

Merksatz: Kommt es heute postoperativ oder nach Trauma zu einer Pulmonalembolie und wurde keine medikamentöse Thromboseprophylaxe durchgeführt, so muß dies dem juridischen Begriff der Fahrlässigkeit zugeordnet werden.

12.3.1. Einteilung

a) Pulmonalinfarkt
b) Embolie, die durch Heparinisierung und O_2-Therapie Kreislaufstabilität zeigt
c) Pulmonalembolie mit Kreislaufinstabilität und Schock

Während a) und b) die Domäne der konservativen Therapie sind und daher in diesem Beitrag nicht näher besprochen werden, stellt c) ein erhebliches diagnostisches und therapeutische Problem dar.

12.3.2 Diagnostik (s. auch Kap. 5)

a) Klinisch
b) Röntgen, Szintigraphie
c) Pulmonalarteriendruck, Atemgase
d) Pulmonalisangiographie

Klinische Diagnostik. Die Symptomatik kann verschieden sein und reicht von der klassischen Atemnot mit Oppressionsgefühl in der Brust und Blutdruckabfall bis zu synkopalen Anfällen, welche klinisch mit Adams-Stokes-Anfällen oder mit unklaren Schockzuständen und zerebralen Symptomen verwechselt werden können.

Bei diesen Symptomen an die *Pulmonalembolie zu denken*, ist der wichtigste Punkt in der Diagnose-Therapie-Kette.

Maschinelle Diagnostik: a) RR-Abfall
b) ZVD-Anstieg
c) RVD-Anstieg
d) PO_2-Abfall
e) PCO_2-Anstieg
f) Vd/Vt-Anstieg

„Blauer Schock mit gestauten Venen“: Differentialdiagnostisch sind pulmonale und kadiale Ursachen auszuschließen.

Thoraxröntgen. Ausschluß linksventrikulärer Insuffizienz, pulmonaler Erkrankungen. Schon am Nativröntgen sind Gefäßabbrüche oder lobäre Minderperfusion häufig sichtbar und diagnostisch wertvoll.

Sicherung der Diagnose: *Pulmonalisangiographie.*

Szintigraphie. Diese (sowohl der Perfusion als auch der Inhalation) ist bei Patienten ohne Schock die wesentliche Methode zur Diagnosesicherung. Bei Patienten mit Schock ist es eine Methode, die nicht nur überflüssig, sondern wegen der Verzögerung der Therapie abzulehnen ist.

Die Pulmonalangiographie zeigt Sitz und Ausmaß der Embolie.

12.3.3 Operationsindikation

Diese ergibt sich aus dem klinischen Verlauf. Läßt sich durch konservative Maßnahmen der Kreislauf und die Oxygenierung nicht innerhalb einer Stunde stabilisieren, so ist eine Pulmonalisangiographie und Operation indiziert. Lyseversuche bei massiven Pulmonalembolien schließen wegen der langen Dauer eine spätere Operation aus.

Die Indikation zur Operation ergibt sich aus der Klinik und dem Angiogramm. Ist eine Hauptstammembolie vorhanden oder ist mehr als die Hälfte der Lungenstrombahn verlegt, so ist die Indikation gegeben.

Merksatz: Massive Pulmonalembolien, die zu Bewußtlosigkeit und Herzstillstand führen, bevor der Operationssaal erreicht ist, sind therapeutisch nicht angehbar!

12.3.4 Embolektomie

Die alte Methode der Embolektomie der A. pulmonalis aus rein klinischer Diagnose und ohne Herz-Lungen-Maschine sollte heute der Geschichte angehören. Diese Methode, welche jeder Chirurg, der etwas auf sich hielt, gelegentlich versucht hat, hat sicherlich mehr Menschen das Leben gekostet als gerettet.

Persönlich habe ich bei 5 derartigen Operationen assistiert und 3 selbst durchgeführt. Keiner dieser Patienten hat überlebt. 2mal war die Diagnose falsch, 2mal wurden bei der Operation gravierende technische Fehler gemacht und 3mal konnte wegen des peripheren Sitzes der Embolie in der Eile, die notwendig war, nur inkomplett embolektomiert werden.

So konnte von den 8 Fällen nur in einem einzigen das Operationsziel erreicht werden. In diesem Fall gelang die Embolektomie, aber die zerebrale Reanimation nicht mehr.

So wie auch diese Zahlen bisher nicht publiziert wurden, ist die Dunkelziffer bei den Mißerfolgen zweifellos groß.

Die Embolektomie der A. pulmonalis muß heute nach erfolgter Angiographie, evtl. sogar Angiographie an der extrakorporalen Zirkulation, mit der Herz-Lungen-Maschine und Herzstillstand durchgeführt werden. Nur so kann – und dies ist technisch oft nicht einfach – der periphere Embolus entfernt werden.

Die Ergebnisse sind nur in den ersten 6 – 12 h nach erfolgter Embolie als ausgezeichnet zu bewerten: 80 – 95% Erfolg.

Bei zunehmender Verzögerung der Operation verschlechtern sich die Ergebnisse rapid. Die Patienten sterben an massivem Lungenödem, an Pneumonie und an Lungenfibrose.

Dies sind die Folgezustände der ischämischen Parenchymschädigung.

Im Stadium der Pneumonie ist eine Embolektomie mit extrem hoher Mortalität belastet.

Soll ein Patient mit massiver Pulmonalembolie überleben, so ist eine sehr entschlossene, rasche Diagnostik nötig, und ebenso ist die Angiographie und Operation umgehend anzustreben.

Als mögliche Alternative ist die Lyse zu nennen, die von einigen Stellen durchgeführt wird. Insgesamt sind die Ergebnisse jedoch bisher nicht mit der chirurgischen Therapie beim Schockpatienten vergleichbar. Wir lehnen den Versuch wegen der Verzögerung und der Verschlechterung der operativen Chance ab.

12.3.5 Additive Therapie

Nach einer Pulmonalisembolektomie ist eine Unterbrechung der V. cava inferior unterhalb der Nierenvenen durchzuführen, um eine Rezidivembolie zu verhindern. Welche Methode dabei verwendet wird, ist von untergeordneter Bedeutung. Wir haben lange die Ligatur der V. cava inferior bevorzugt, ziehen heute wegen der Kleinheit des Eingriffes ein Schirmfilter vor.

Antikoagulanzien. Bis zum 5. Tag kombinierte Thromboemboliеprophylaxe. Ab dem 5. Tag Antikoagulanzientherapie mit Marcumar über 3 Monate.

Die Embolektomie der A. pulmonalis bleibt nach wie vor eine seltene Operation, wird sie bei Patienten mit massiver Embolie durchgeführt, sind ausgezeichnete Ergebnisse zu verzeichnen.

13 Spätfolgen der Pulmonalembolie

13.1 Spätfolgen der Pulmonalembolie

F. Kummer

13.1.1 Pathophysiologie

Bei der massiven Embolie (Ausfall von über 50% des Gefäßquerschnittes) entscheidet sich das Schicksal der Patienten in den ersten Stunden. Zunächst muß das im Vordergrund stehende mechanische Problem des abrupten Gefäßverschlusses bewältigt werden. Sogleich läuft eine Reihe von neurogenen Reflexmechanismen ab, welche aber weitgehend unabhängig vom Ausmaß der Embolisierung sind, wie dies die Studien mit experimentellen Mikroembolien beim Versuchstier gezeigt haben [14, 27]. Allerdings sind die tierexperimentellen Resultate nur sehr bedingt auf jene Vorgänge beim Menschen anwendbar, die in den entscheidenden ersten Phase der Embolie ablaufen [11]. Klinische Untersuchungen zielen daher besonders auf die Erfassung der Pathophysiologie in der weiteren Zeitfolge ab, nicht zuletzt deshalb, weil das Initialereignis so häufig inapparent geblieben ist (s. Beitrag 5.1). Von „Spätfolgen" kann also bereits nach Ablauf von wenigen Stunden oder Tagen gesprochen werden.

13.1.1.1 Pathophysiologie der Hämodynamik nach der Akutphase

Durch den Verschluß eines Pulmonalisastes oder mehr als einer Lappenarterie kommt es zu einer anhaltenden Reduktion des verfügbaren Gefäßquerschnitts und einer Widerstandssteigerung. Diese drückt sich zunächst in einer Verminderung des Schlagvolumens des rechten Ventrikels aus, wobei über eine Frequenzsteigerung der Abfall des Herzzeitvolumens kompensiert werden soll (anhaltende Tachykardie [5, 9, 10]. Das Niederdrucksystem des kleinen Kreislaufs reagiert nun mit einer Neuverteilung der Perfusion durch Rekrutierung von vorher weniger stark durchströmten Lungenanteilen. Der treibende Druck aus dem rechten Ventrikel kann in der ersten Zeit nicht über eine gewisse Grenze hinaus gesteigert werden. McIntyre und Sasahara [8] fanden bei 20 Embolien (durchschnittliche Gefäßobstruktion 27%) einen maximalen Mitteldruck in der A. pulmonalis von unter 40 Torr. Diese Patientengruppe war herzgesund. Anders verhielten sich 30 Herzkranke (embolische Obstruktion durchschnittlich 24%), bei denen Mitteldruckwerte bis zu 80 Torr gemessen wurden. Dieselben Autoren fanden auch eine wesentlich stärkere Einschränkung des Herzzeitvolumens bei vorbestehender Herzkrankheit im Vergleich zu der Gruppe der Herzgesunden. Die Hämodynamik normalisiert sich in der Regel rasch, doch kann eine leichte pulmonale Hypertension bestehen bleiben [21].

13.1.1.2 Hämodynamik bei rezidivierender Embolie

Wenn das erste embolische Geschehen nicht diagnostiziert, nicht behandelt wird oder keine Prophylaxe eingeleitet wird, so ist die Gefahr einer Wiederholung groß. Mit jedem Embolus sinkt die Kompensationsfähigkeit des kleinen Kreislaufs und es entwickelt sich allmählich eine manifeste pulmonale Hypertension. Es können die einzelnen embolischen Schübe durchaus unbemerkt verlaufen, so daß für das letztlich nachweisbare Rechtsherz zunächst keine Erklärung besteht [15]. Eine Sonderform stellt hier die rezidivierende Mikroembolie dar, die unter dem Bild einer primären pulmonalen Hypertension verlaufen kann. Diese wird besonders bei Frauen im gebärfähigen Alter gefunden („Cor matrum", R. Marx; [3]). Die pulmonale Hypertension ist durch Atmung von reinem O_2 bei dieser Form nicht zu beeinflussen, wodurch sie sich von anderen Formen der Drucksteigerung im kleinen Kreislauf unterscheidet.

13.1.1.3 Genese des Lungeninfarktes

Experimentell gelingt es durch Embolisierung der A. pulmonalis praktisch nie, einen hämorrhagischen Infarkt zu erzeugen [7]. Auch beim Menschen wird angenommen, daß eine Embolie nur in etwa 10% von einem Infarkt gefolgt wird. Begünstigt wird die Ausbildung eines solchen durch eine pulmonalvenöse Abflußbehinderung (Schock, Linksinsuffizienz), durch das Vorhandensein eines Ergusses, einer Thoraximmobilisierung, einer pulmonalen Infektion und schließlich durch die Lokalisation im peripheren Gefäßbezirk [2, 25]. In jedem Fall ist ein Druckgradient zwischen Kapillare (Ersatzkreislauf aus Aa. bronchiales oder Vv. pulmonalis) und Alveolen anzunehmen, wodurch es zur Hämorrhagie ins betroffene Parenchym kommt. Nun ist die O_2-Versorgung des Gewebes nicht mehr gewährleistet und eine Nekrose ist die Folge (s. unten 13.2).

13.1.1.4 Pathophysiologie der Atmung nach der Akutphase

Der von der Embolie betroffene Lungenanteil verliert an Volumen und Compliance, er schrumpft also und wird steifer [13, 20]. Gleichzeitig nimmt der Durchmesser der Luftwege ab [1]. Die Verkleinerung der Alveolen könnte eine direkte Folge von freigesetzten Mediatoren aus den aggregierten Thrombozyten sein [19]. Diese im Tierexperiment meßbaren Reaktionen können indirekt auch beim Menschen beobachtet werden. So bewirkt die Volumenrestriktion den im Nativröntgen nachweisbaren Zwerchfellhochstand; die Verengung der Bronchien – bei dyspnoisch gesteigertem Atemstrom – kann als Giemen imponieren [26]. Was den alveolaren Gasaustausch betrifft, so haben McIntyre und Sasahara [8] eine gute Korrelation zwischen dem Ausmaß des Gefäßverschlusses und dem Grad der Hypoxämie gefunden. Demnach kann bei normalem PaO_2 eine massive Pulmonalembolie ausgeschlossen werden. Im späteren Verlauf beruht die Hypoxämie in der Ungleichheit des Ventilations-Perfusions-Verhältnisses und auf Rechts-links-Shuntmechanismen, die durch den erhöhten Pulmonalisdruck aktiviert werden. Durch die dyspnoische Hyperventilation kommt es zu einer Steigerung der alveolo-arteriellen O_2-Differenz ($AaDO_2$). Die CO_2 Spannung weist einen Gradienten in der Gegenrichtung auf ($aADCO_2$), basierend auf der verminderten CO_2-Konzentration der Expirationsluft aus den Lungenanteilen ohne Perfusion (Steigerung des funktionellen Totraums). Der Transferfaktor für CO (Diffusionskapazität) wird so lange als normal gemessen, so lange durch Hyperventilation und Blutumverteilung der Ausfall an verfügbarem Kapillarquerschnitt kompensiert wird. Bronchiale Obstruktion, Volumenrestriktion und Complianceänderung werden als Spätfolgen der Pulmonalembolie nicht zu erwarten sein, es sei denn, daß weitere strukturelle Komplikationen (Erguß, Schwarte etc.) zu gröberen anhaltenden Funktionsveränderungen geführt haben. Umgekehrt kommt es immer wieder vor, daß szintigraphisch aufgezeigte Perfusionsstörungen nicht durch alte Embolien, sondern durch bronchialobstruktive Verteilungsstörungen hervorgerufen werden. Daher ist zu fordern, daß bei jedem Perfusionsscan entweder spirographisch eine Obstruktion ausgeschlossen oder ein Ventilationsscan veranlaßt wird.

13.1.2. Strukturveränderungen

13.1.2.1 Schicksal des Parenchyms

Das Lungengewebe ist durch eine mehrfach gesicherte Oxygenierung weitgehend gegen die Folgen der Ischämie geschützt. Es erhält seinen Sauerstoff aus dem nutritiven (Bronchial-) Kreislauf, der Alveolarluft selbst und nur zu einem geringen Teil aus der Pulmonalarterie. Ein Zugrundegehen des Parenchyms im Rahmen einer Lungenembolie ist daher selten und an bestimmte zusätzliche Bedingungen gebunden (s. oben 13.1.2.). Die folgende Sequenz von Ereignissen setzt nach dem Akutereignis ein ([4, 25]. Abb. 13.1). Die initiale Blutleere wird von

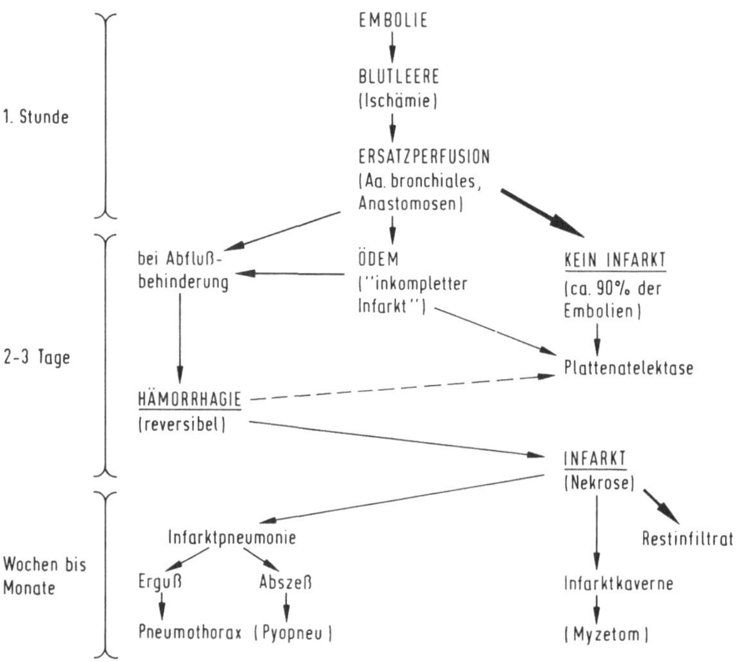

Abb. 13.1. Strukturveränderungen nach Lungenembolie

einer Ersatzfunsion aus dem nutritiven Kreislauf (Aa. bronchiales) und Anastomosen aus der A. pulmonalis selbst aufgefüllt. Es entwickelt sich in der Regel keine Parenchymveränderung. Manchmal kommt es zu einem flüchtigen Ödem des betroffenen Lungenanteils (auch als inkompletter oder unvollständiger Infarkt bezeichnet). Nur bei einer Behinderung des venösen Abflusses (vorwiegend bei vorgeschädigtem linken Herzen) resultiert eine Blutung in die Alveolen. Dieses hämorrhagische Stadium ist aber durchaus reversibel, solange keine Nekrose des Parenchyms selbst eintritt. Erst bei längerem Bestehen dieser lokalisierten Lungenblutung kommt es schließlich zum Infarkt, der durch die Nekrose des betroffenen Parenchyms gekennzeichnet ist. Hämorrhagie und Infarkt können im besten Falle mit einer minimalen, bleibenden Strukturveränderung ausheilen (Plattenatelektase bzw. Restinfiltrat). Es wird allgemein angenommen, daß nur in etwa 10% der Embolien ein Infarkt eintritt. Wesentlich häufiger und nicht unbedingt an das Erscheinungsbild des Infarktes gebunden ist die pleurale Beteiligung, welche als Pleuritis mit Schmerzen und Pleurareiben in Erscheinung tritt. Nach Resorption der Hämorrhagie kann sich aus dem Infarkt eine aseptische Höhle bilden, die als Infarktkaverne bezeichnet wird. Sie kann sehr lange bestehen bleiben, wobei die Sekundärbesiedelung mit einem Pilz möglich ist (Myzetom; s. Beitrag 5.1). Bei Infektion des Infarktes durch in den Luftwegen präsente Keime kann eine Infarktpneumonie entstehen, welche sich sehr hartnäckig gegen antibiotische Therapie erweist, da sie primär ja keinen anatomischen Zugang zum abführenden Bronchialsystem hat. Eine direkte Komplikation der Infarktpneumonie ist ein Lungenabszeß einerseits und ein Pleuraerguß andererseits. Es sei aber bemerkt, daß der Erguß auch ohne vorhergehende Infarktpneumonie entstehen kann. Er bildet dann ein differentialdiagnostisches Problem. Eine Linksinsuffizienz scheint das häufige Rezidivieren des Ergusses zu unterstützen. Schließlich ist der Spontanpneumothorax zu erwähnen, der als direkte Spätkomplikation bei nekrotisierenden Veränderungen an der dem Infarkt anliegenden Pleura gilt. In Gegenwart einer abszedierenden Infarktpneumonie ist dann die Entstehung eines Empyems bzw. Pyopneus zu befürchten.

13.1.2.2 Schicksal des Embolus

Der in der Peripherie gebildete, mobilisierte und in den kleinen Kreislauf embolisierte Thrombus wird schnell verändert. Er retrahiert sich und wird dadurch oft weiter peripher propagiert; in seiner Endstellung wird durch die dem Pulmonalisendothel eigene, besonders hohe fibrinolytische Aktivität in kürzester Zeit sein Abbau begonnen [23]. Da aufgrund experimenteller Daten [12] das Thrombusvolumen innerhalb der ersten 3 h auf die Hälfte abnimmt, kann man den Beginn der Spätfolgen bereits zu diesem Zeitpunkt ansetzen. Auch in der klinischen Diagnostik zeigen Verlaufsbeobachtungen mittels Angiographie und vor allem mittels nuklearmedizinischer Methoden die hohe spontane und therapiegestützte Lyserate auch massiver Pulmonalembolien [17, 18, 24]. Es ist dabei das Phänomen der „Webenbildung“ (Webs) zu erwähnen, auf welches der Pathologe Korn [6] hingewiesen hat und das von Peterson et al. [16] intra vitam mittels Angiographie erfaßt werden konnte. Es handelt sich dabei um die Reste von größeren Thromben, die nach teilweiser Organisation einer weitgehenden Rekanalisierung unterworfen und in feine spinnwebartige Gebilde umgewandelt werden.

13.1.3 Klinische Spätfolgen

Die Chance, daß Akutereignis zu überleben, ist abhängig vom Ausmaß des Gefäßverschlusses und vom Allgemeinzustand des Patienten. Wird das erste Stadium überlebt (50 – 70% der Fälle), setzt nach 3 – 12 h nachweislich eine Thrombusauflösung ein, die durch Scan und Angiographie beweisbar ist. Tow und Wagner [24] haben an 69 Patienten gezeigt, daß bei geringfügigen Embolien (weniger als 15% Verschluß) bereits nach einer Woche 25% der Patienten eine Restitutio ad integrum aufwiesen, nach einem Monat sogar etwa 50%. Eine gleichzeitig bestehende Linksinsuffizienz spielt eine erhebliche Rolle, indem sie den Lysevorgang wesentlich verzögert oder verhindert. Paraskos et al. [17] haben 60 Patienten 1 – 7 Jahre (im Mittel 29 Monate) lang nachuntersucht und fanden eine komplette Auflösung des Embolus in 65% und einer partielle in 23%. Von den im Untersuchungszeitraum verstorbenen 19 Patienten litten 13 an einer Linskinsuffizienz. Die sofort einsetzende Therapie der akuten Pulmonalembolie kann die Erfolgsquote noch verbessern. Im Urokinasetrial [22] konnte unter 63 Patienten nach 2 Wochen in 56% eine komplette Auflösung erreicht werden, nach 3 und 6 Monaten in 74,5 bzw. 77%. Auch die Lokalisation des Embolus scheint Einfluß auf die Heilungsrate zu haben. Poe et al. [18] beobachteten in großen (lobären) und kleinen (subsegmentalen) Ästen eine schnellere Auflösung (4 Tage – 6 Wochen) als in mittleren (segmentalen) Arterien (6 Wochen – 14 Monate). Das Schicksal des hämorrhagischen Lungeninfarktes ist wieder sehr von der Funktion des linken Ventrikels bzw. der präexistenten kardiopulmonalen Funktion abhängig. Dalen et al. [2] fanden bei 20 Fällen ohne Vorerkrankung nach einer Woche bereits in 10 Fällen eine Auflösung, während bei 14 Fällen mit Vorerkrankung nur in einem Fall eine Besserung gesehen wurde. Die Ausbildung von Infarktkavernen, Infarktpneumonien und -abszessen ist selten, verglichen mit der großen Häufigkeit von pulmonalen Gefäßverschlüssen, doch stellen gerade diese Fälle den Diagnostiker und Therapeuten auf eine harte Probe. Tatsächlich können diese Arten von Spätfolgen der Pulmonalembolie praktisch jede Lungenerkrankung vortäuschen, vom Ödem bis zur Tuberkulose und vom peripheren Karzinom bis zum Pleuramesotheliom. Die Komplikationen des hämorrhagischen Infarktes werden begünstigt durch rezidivierende bronchopulmonale Infektionen, Bettlägerigkeit, immobilisierende Zustände (Traumen, Lähmungen) und Respiratorbeatmung (Spontanpneugefahr bei Pleuraläsion).

Nur allzu häufig wird der Arzt erst aufgesucht, wenn rezidivierende Pulmonalembolien – die entweder still verlaufen oder mißdeutet worden sind – irreversible Spätfolgen in Form von pulmonalem Hochdruck und Rechtsherz nach sich gezogen haben. Fleischner [3] rät in solchen Fällen, eine gezielte Befragung nach typischen Konstellationen von Ereignissen anzustellen. Ein Teil der Patienten wird berichten von „Pleuritis" oder „Pneumonien" nach banalen Sportunfällen, anderen Traumen oder Phlebitiden. Andere Patienten – und besonders jüngere Frauen – berichten von rezidivierenden Atemnotzuständen (nach einer Geburt oder später), wobei das Röntgen immer normal gewesen sei.

Zum Schluß kann festgehalten werden, daß die große Dunkelziffer an unerkannten Lungenembolien nicht zum diagnostischen Fatalismus führen darf. Genausowenig darf die große Spontanheilungstendenz zum therapeutischen Minimalismus Anlaß geben. Die Pulmonalembolie bleibt ein lebensbedrohliches Ereignis, dem mit allen zu Gebote stehenden Mitteln der Prophylaxe, Diagnostik und Therapie begegnet werden muß. In keinem Fall ist der weitere Verlauf exakt voraussagbar; die Spätfolgen am kleinen Kreislauf können schleichend eintreten und sind – wenn einmal manifest – nicht mehr reversibel.

Literatur

1. Clarke SW, Graf PD, Nadel JA (1970) In vivo visualization of small-airway constriction after pulmonary microembolism in cats and dogs. J Appl Physiol 29 : 646
2. Dalen JE, Haffajee CI, Alpert JS, Howe JP, Ockene IS, Paraskos JA (1977) Pulmonary embolism, pulmonary haemorrhage and pulmonary infarction. New Engl J Med 296 : 1431
3. Fleischner FG (1967) Recurrent pulmonary embolism and cor pulmonale. New Engl J Med 276 : 1213
4. Hampton AO, Castleman (1940) Correlation of postmortem chest teleroentgenograms with autopsy findings. AJR 43 : 305
5. Kohn P, Zekert F, Vormittag E, Havelec L (1974) Die tödliche Lungenembolie in der Allgemeinchirurgie: Häufigkeit, Risikofaktoren, Diagnostik. Acta Chir Austriaca 6 : 122
6. Korn D, Gore I, Collins DP (1962) Pulmonary arterial bands and webs: An unrecognized manifestation of organized pulmonary emboli. Am J Pathol 40 : 129

7. Marshall R (ed) 1965 Pulmonary embolism. Thomas, Springfield
8. McIntyre KM, Sasahara AA Determinants of cardiovascular responses to pulmonary embolism. In: Moser KM, Stein M (eds) s.d., p 144
9. Morawetz F (1968) Der Lungeninfarkt – Klinik und besondere Verlaufsform. In: Tagungsbericht, IX. Wiss. Tg. d. Österr. Ges. TBC u. Lungenerkr. Springer, Berlin Heidelberg New York S 278
10. Moser KM (1977) Pulmonary embolism (State of the art). Am Rev Respir Dis 115 : 829
11. Moser KM, Stein M (eds) (1973) Pulmonary thrombembolism. Year Book Medical, Chicago
12. Moser KM, Guisan M, Bartimmo EE Resolution rates of experimental thrombemboli. In: Moser KM, Stein M (eds) s.d., p 104
13. Nadel JA (1965) Alveolar duct constriction after barium sulfate microembolism. In: Sasahara AA, Stein M (eds) Pulmonary embolic disease. Grune & Stratton, New York, p 153
14. Nadel JA, Colebatch HJH, Olsen CR (1964) Location and mechanism of airway constriction after barium sulphate microembolism. J Appl Physiol 19 : 387
15. Owen WR, Thomas WA, Castleman B, Bland EF (1953) Unrecognized emboli to lungs with subsequent cor pulmonale. New Engl J Med 249 : 919
16. Petersen KL, Fred HL, Alexander JK (1967) Pulmonary arterial webs – A new angiographic sign of previous thromboembolism. New Engl J Med 277 : 33
17. Paraskos JA, Adelstein SJ, Smith RE, Rickman FD, Grossman W, Dexter L, Dalen JE (1973) Late Prognosis of acute pulmonary embolism. New Engl J Med 289 : 55
18. Poe ND, Swanson LA, Dore EK, Taplin GV (1967) The course of pulmonary embolism. Am Heart J, 73 : 582
19. Stein M, Hirose T, Yasutake T, Khan M (1970) The effect of platelet amines on airway function. In: Bouhuys A (ed) Airway dynamics. Thomas, Springfield, p 283
20. Stein M, Hirose T, Yasutake T, Tarabeih A Airway response to pulmonary embolism : pharmacologic aspects. In: Moser KM, Stein M (eds) s.d., p 166
21. Symbas PN, Jacobs W, Schlant RC (1971) Chronic pulmonary embolization or thrombosis. Am Heart J 28 : 342
22. The urokinase pulmonary embolism trial. (1973) Circulation [Suppl] 47 : 1
23. Todd AS (1959) The histological localization of fibrinolysin activator. J Pathol 78 : 281
24. Tow DE, Wagner HN (1967) Recovery of pulmonary arterial blood flow in patientes with pulmonary embolism. New Engl J Med 276 : 1053
25. Uehlinger E (1968) Die pathologische Anatomie des hämorrhagischen Lungeninfarktes. In: Tagungsbericht, IX. Wiss. Tg. der Österr. Ges. f. TBC und Lungenerkr., Springer, Berlin Heidelberg New York S 245
26. Webster JR Jr, Saadeh GB, Eggum PR, Suker JR (1966) Wheezing due to pulmonary embolism – treatment with heparin. New Engl J Med 274 : 931
27. Widdicombe JG Reflex mechanisms in pulmonary thrombembolism. In: Moser KM, Stein M (eds) s.d., p 178

Sachverzeichnis

Disaster Medicine

Editors: R. Frey, P. Safar
Sub-Editors: P. Baskett, K. Stosseck, P. Sands, J. Nehnevajsa

Volume 1

Types and Events of Disasters Organization in Various Disaster Situations

Proceedings of the International Congress on Disaster Medicine, Mainz 1977
Part I
Editors: R. Frey, P. Safar

1980. 97 figures, 33 tables. XX, 355 pages
DM 84,–
ISBN 3-540-09043-6

Volume 2

Resuscitation and Life Support in Disasters Relief of Pain and Suffering in Disaster Situations

Proceedings of the International Congress on Disaster Medicine, Mainz 1977
Part II
Editors: R. Frey, P. Safar

1980. 81 figures, 52 tables. XIX, 280 pages
DM 84,–
ISBN 3-540-09044-4

Volume 3
H. Killian

Cold and Frost Injuries – Rewarming Damages Biological, Angiological and Clinical Aspects

In cooperation with T. Graf-Baumann

1981. 89 figures, approx. 8 tables.
DM 138,–
ISBN 3-540-08991-8

W. Gobiet

Grundlagen der neurologischen Intensivmedizin

1980. 38 Abbildungen, 46 Tabellen. XII, 205 Seiten
(Kliniktaschenbücher)
DM 29,80
ISBN 3-540-10133-0

Hochkalorische parenterale Ernährung

Herausgeber: J. M. Müller, H. Pichlmaier
Mit Beiträgen zahlreicher Fachwissenschaftler

1981. 90 Abbildungen, etwa 82 Tabellen.
280 Seiten
DM 57,–
ISBN 3-540-10360-0

D. A. Buxton Hopkin

Hazards and Errors in Anaesthesia

1980. 5 figures, 2 tables. X, 296 pages
DM 48,–
ISBN 3-540-10158-6

G. Schley

Störungen des Wasser-, Elektrolyt- und Säure-Basenhaushaltes

Diagnose und Therapie

1981. 27 Abbildungen, 30 Tabellen. VIII, 84 Seiten
(Kliniktaschenbücher)
DM 19,80
ISBN 3-540-10366-X

Springer-Verlag
Berlin
Heidelberg
New York

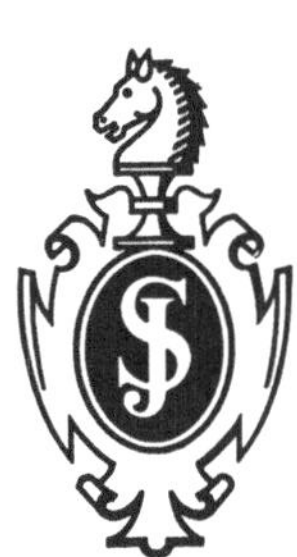